高级卫生专业技术资格考试指导用书

妇产科护理学高级教程

（第2版）

主　编　黄人健　李秀华

科学出版社
北　京

内 容 简 介

本书在人民军医出版社畅销书《妇产科护理学高级教程》基础上修订而成。由中华护理学会最具权威的护理专家共同编写，按照国家对高级卫生专业技术资格人员的专业素质要求，集中、准确地介绍了护理学总论和妇产科护理学基本理论和新进展。全书分护理学总论篇和妇产科护理学篇，共31章。除分别介绍护理伦理、护理心理、护理教育、护理管理和医院感染外，书内贯穿整体护理概念，详细阐述了孕产妇的护理、妇科疾病的护理和妇女保健等内容。本书配有网络资料，包含由知名专家亲自拟定的2000余道试题，读者可通过实战演练，掌握卫生专业技术资格考试机考的知识内容和操作技巧。

本书适合于拟晋升高级职称的应试者，也是高年资护理人员提高临床、教学、科研水平和进一步提高临床实际工作能力的案头必备指导用书。

图书在版编目(CIP)数据

妇产科护理学高级教程/黄人健，李秀华主编. —2版.—北京 ：科学出版社，2018.1

高级卫生专业技术资格考试指导用书

ISBN 978-7-03-055845-9

Ⅰ.①妇… Ⅱ.①黄… ②李… Ⅲ.①妇产科学－护理学－资格考试－教材 Ⅳ.①R473.71

中国版本图书馆CIP数据核字(2017)第303539号

责任编辑：郝文娜 徐卓立 / 责任校对：韩 杨

责任印制：赵 博 / 封面设计：吴潮洪

科学出版社 出版

北京东黄城根北街16号

邮政编码：100717

http://www.sciencep.com

中国科学院印刷厂 印刷

科学出版社发行 各地新华书店经销

*

2011年4月第 一 版 由人民军医出版社出版

2018年1月第 二 版 开本：889×1194 1/16

2018年1月第一次印刷 印张：22 1/4

字数：630 160

定价：129.00元

(如有印装质量问题，我社负责调换)

高级卫生专业技术资格考试指导用书
《妇产科护理学高级教程》
编 委 会

主　编　黄人健　李秀华

副主编　（以姓氏笔画为序）

刘纯艳　刘绍金　吴欣娟　张黎明

倪国华　徐润华

编　委　（以姓氏笔画为序）

丁炎明　北京大学第一医院
于丽莎　中国人民解放军第302医院
马玉芬　中国医学科学院北京协和医院
马秀芝　首都儿科研究所
王立新　北京妇产医院
王丽霞　首都医科大学附属北京儿童医院
叶文琴　海军军医大学附属长海医院
成守珍　中山大学附属第一医院
刘纯艳　天津医科大学护理学院
刘绍金　中国医学科学院北京协和医院
刘春华　北京大学妇产儿童医院
李庆印　中国医学科学院阜外心血管病医院
李秀华　中日友好医院
李春燕　首都医科大学附属北京朝阳医院
吴欣娟　中国医学科学院北京协和医院
汪四花　浙江大学医学院附属第二医院
宋书梅　中国医学科学院北京协和医院
张晓静　中国医学科学院北京协和医院
张海燕　北京大学人民医院
张培生　浙江绿城职业培训学校
张黎明　中国人民解放军总医院
陈　东　首都医科大学附属北京佑安医院
陈伟菊　暨南大学附属第一医院
陈京立　中国协和医科大学护理学院
陈建军　北京大学第一医院

陈湘玉　南京大学医学院附属鼓楼医院
郑一宁　首都医科大学附属北京友谊医院
赵继军　海军军医大学附属长海医院
顾则娟　南京医科大学第一附属医院
倪国华　杭州师范学院护理学院
徐　波　中国医学科学院肿瘤医院
徐润华　首都医科大学附属北京儿童医院
徐筱萍　复旦大学附属中山医院
高凤莉　中国医学科学院北京协和医院
黄人健　中国医学科学院北京协和医院
黄惟清　北京护士学校
曹文媚　天津市第一中心医院
屠丽君　南京医科大学附属脑科医院

出版说明

人事部、卫生部于2000年下发了文件《关于加强卫生专业技术职务评聘工作的通知》(人发[2000]114号)。根据该文件的精神和各地的实际情况，我国目前卫生专业技术资格的评定工作主要采取如下方式进行：卫生专业的副高级技术资格一般通过考试与评审相结合的方式获得；而正高级技术资格则通过专业答辩，由评审委员会评议通过后获得。现在全国各个省、自治区、直辖市负责职称评定的部门已经领导设立了多个考区，专门负责副高级技术资格考试的一系列工作有序公正地开展；很多地区的正高级技术资格的评审工作也正在逐步向考评结合的方式过渡。凡符合申请卫生专业高级技术资格的人员，通过考试合格并取得相应资格，就代表了该人员已经具备相应级别技术职务要求的水平与能力，这是单位聘任相应技术职称人员的必要依据。

随着卫生专业职称改革的进一步深化，高级技术资格考试制度也正在日臻完善。2011年为了配合国家的高级技术资格考试，也根据职称改革考试时考生对考前辅导用书的迫切需求，人民军医出版社与各学科权威专家通力协作，编辑、出版了《高级卫生专业技术资格考试指导用书》(后称指导用书)系列丛书，本次出版的《护理专业高级资格考试指导用书》就是其中一套，受到了相关人员的热烈欢迎。现在该套书出版已经5年有余，鉴于出版和市场的实际情况，我们决定将其修订再版，以满足当前卫生专业技术资格考试用书的市场需求。本次修订编写人员基本不变，仍由从事临床工作多年，在本学科领域内具有较高知名度且具有副主任护师职称以上的专家及教授担任，除确保内容的权威性、实用性和先进性外，全书基本延续了第1版书编写的基本宗旨与框架结构，主要根据国家对高级卫生专业技术资格人员的专业素质要求，介绍相关领域内的基本理论和规范护理，特别注意“注重实用、突出进展”的原则，同时根据近几年护理形势的变化和技术的更新做了必要的修改。鉴于原书的多媒体光盘在使用中读者反馈有诸多不便，也不符合数字化出版的发展趋势，本次修订将练习题设立为网络版，护理专业系列共含2000余道题，但题目和题型保持不变，便于考生复习、记忆。

考试不是目的，而是为了加强临床医务人员对学科知识的系统了解和掌握，是提高医疗质量的一种手段。因此，本套书的受益者不仅仅是中、高级技术资格应考人员，其权威、专业、前沿的学科信息将会对我国医学科学的发展、医学科技人才的培养以及医疗卫生工作的进步起到推动和促进作用。

前　言

护理是一门科学，也是一门艺术，其目标为“协助人们增进健康，并协助解决人们的健康问题”。随着时代及社会的变迁，人们观念的改变，护理的定义在发生变化，内涵也在逐步扩大。首先，护理是一个专业。今日的护理人员，大多接受过大专或大专以上的高等教育，并需要经过执业资格考试取得护士执业资格，才能从业并实现职称晋升。其次，护理是综合性科学，涉及社会学、生物学、哲学、人类文化学、心理学、营养学等。第三，护理应有整体观。目前所推崇的整体护理，要求护理人员应以整体理论帮助患者治愈疾病，并关注患者的心理问题。第四，护理必须具备同情和关怀思想。护理是关怀人们的健康及与健康有关的问题。第五，护理是一门实务学科，护理人员在实务上扮演着医疗照顾者、教育者、辅导者、个案照顾者等不同的角色。总之，护理是以科学、整体、关怀和实务为中心的专业。护理人员需要具备足够及广泛的专业知识和社会知识。

为贯彻人事部、卫生部《关于加强卫生专业技术职务评聘工作的通知》等相关文件的精神，自 2001 年全国卫生专业初、中级技术资格以考代评工作正式实施。通过考试取得的资格代表了相应级别技术职务要求的水平与能力，作为单位聘任相应技术职务的必要依据。随着初、中级技术资格以考代评工作的日益完善，高级技术资格评审也进入考评结合的时代。为了配合护理人员高级技术资格全国统一理论考试，我受高级卫生专业技术资格考试指导用书编委会邀请担任主编，负责组织全国护理专家编写这套护理专业高级资格考试指导用书，本套书的编委均来自全国知名医院及医学院校，工作在临床和教学一线。在编写过程中，我们严格按照国家对高级卫生专业技术资格人员专业素质的要求，根据“注重实用，突出进展”的原则，系统介绍了护理学的基础理论和各专科护理规范，阐述了护理学专业的国内外发展现状和发展趋势等前沿信息，反映了目前本学科发展的现况，保证了全书具有很高的权威性、实用性和先进性。

本套用书共 5 种，分别是《护理学高级教程》《内科护理学高级教程》《外科护理学高级教程》《妇产科护理学高级教程》《儿科护理学高级教程》。为配合考生复习，还有网络版配套模拟试题，包括单选题、多选题、共用题干单选题、案例分析题 4 种题型（书后二维码）。希望本书能加深护理人员对基础理论知识的掌握，深化临床护理技能，提高护理人员对患者服务的水平，顺利通过考试。

承担本书撰写的作者均是护理学领域的知名专家和学术带头人，除繁重的临床、教学、科研工作之外，还要利用业余时间伏案编写此书实属不易，在此对他们的辛勤劳动及严谨工作表示感谢。因水平有限，对书中不足和错误之处，恳请读者不吝赐教，提出宝贵意见，以期再版时及时改正。

黄人健

中国医学科学院北京协和医院

2017 年 2 月

目　录

第一篇　护理学总论

第二篇　妇产科护理学

第一篇　护理学总论

第1章

护理管理

人类的管理活动源远流长，但是管理学的出现是近100年的事情。护理管理学是管理科学在护理管理事业中的具体应用，通过对管理的含义、内容、方式以及管理活动规律的系统研究，实现对医院护理工作的有效管理。合格的护理管理必须掌握护理管理科学规律，了解当今国际先进的管理理论和方法，提高管理能力和水平，在管理实践中不断探索和创新，建立完善的适合我国医院工作实际的护理管理理论和方法。

第一节　基本概念

一、管理与管理学

1. 管理与管理学的概念　管理(management)是管理者通过计划、组织、人事、领导、控制等各项职能工作，合理有效利用和协调组织管理所拥有的资源要素，与被管理者共同实现组织目标的过程。要准确理解这一概念，需要明确以下几点：管理的对象是组织管理者所拥有的资源，包括人、财、物、信息、空间和时间6个方面，其中人是管理的主要对象，人际管理是管理的核心问题；由于时间具有不可逆性，所以时间是管理过程中最稀有、最特殊的资源；管理要解决的基本矛盾是有限的资源与相互竞争的多种目标之间的矛盾；管理是为实现组织管理目标服务的，是一个有意识、有目的的行为过程。

管理学是研究管理活动基本规律与方法的综合性应用科学。管理学发展到今天，已经形成一个庞大的管理学体系，几乎每个领域都已经形成了专门的管理学，如为医院护理管理服务的护理管理学。

2. 管理的对象　管理对象是指管理过程中管理者所作用的对象，是管理的客体，管理对象包括组织中的所有资源，其中人是组织中最重要的管理资源。

(1)人力资源：人是组织中最重要的资源，如何使人的主动性、积极性、创造性得以充分发挥，提高组织劳动生产率，是管理者面临的管理挑战。

(2)财力资源：在市场经济中，财力资源既是各种资源的价值体现，又是具有一定独立性和运动规律的特殊资源，财力资源管理目标就是通过管理者对组织财力资源的科学合理管理，做到以财生财，用有效的财力资源为组织创造更大的社会效益和经济效益。

(3)物力资源：物是人们从事社会实践活动的基础，所有组织的生存和发展都离不开物质基础，在进行组织物力管理时，管理者要遵循事物发展的客观规律，根据组织管理目标和实际情况，对各种物力资源进行最优配置和最佳的组合利用，做到物尽其用。

(4)信息资源：信息是物质属性和关系的特征，信息是医院护理管理中不可缺少的构成要素，随着信息社会的到来，广泛地收集信息、快速准确地传递处理信息、有效利用信息为管理活动服务已成为护理信息管理的重要内容。管理者应保持对信息的敏感性和具有对信息迅速做出反应的能力，并通过信息管理提高管理的有效性。

(5)时间资源：时间是运动着的物质的存在形式，物质与时间、空间与时间都是客观存在且密不可分的，管理者要善于管理和安排时间，做到在最短的时间完成更多的事情，创造更多的财富。

3. 管理的方法

(1)行政方法：行政方法是指在一定的组织内部，以组织的行政权力为依据，运用行政手段，按照行政隶属关系来执行管理职能，实施管理的一种方法。行政方法的特点：有一定的强制性；具有明确的范围，只能在行政权力所能管辖的范围内起到作用；不平等性。

(2)经济方法：经济方法是指以人们的物质利益需要为基础，按照客观经济规律的要求，运用各种物质利益手段来执行管理职能，实现管理目标的方法。经济方法的特点：利益性、交换性、关联性。

(3)教育方法：教育是按照一定的目的、要求对受教育者从德智体诸多方面施加影响，使受教育者改变行为的一种有计划的活动。教育方法的特点：教育是一个缓慢的过程；教育是一个互动的过程；教育形式的多样性。

(4)数量分析方法：数量分析方法是建立在现代系统论、信息论、控制论等科学基础上的一系列数量分析、决策方法。数量分析方法的特点：模型化、客观性强。

4. 管理者的角色

(1)人际角色：包括头面人物的角色，是象征性的首脑，必须履行法律性或社交性的例行义务；领导者的角色，负责激励和指导下属；联络者的角色，与外部能够提供好处和信息的人保持接触和联系网络。

(2)信息传递角色：包括监控者、传播者、发言人的角色，所有管理者在某种程度上都要从其他组织或机构接受或收集一些信息，这种活动最典型的是通过阅读杂志和与别人交谈来了解公众需求的变化、竞争者可能在做什么计划等，这是监控者角色，管理者也会像导体一样给组织成员传送信息，这是信息发送者的角色；当管理者代表组织与外界交往时，扮演的是发言人的角色。

(3)决策角色：在企业家角色中，管理者激发并监督能改善组织绩效的新项目；作为混乱处理者，管理者对事先未预测到的问题采取正确的行动；作为资源分配者，管理者负责分配人力、物力和财力资源，作为谈判者，他们与其他部门协商和谈判，为自己的部门争取好处。

5. 管理的职能　管理的职能，也就是管理的作用或功能，包括计划、组织、领导、人力资源管理、控制5个方面。

(1)计划：计划是为实现组织的管理目标而对未来行动方案做出选择和安排的工作过程，具体就是确定做什么，为什么做，什么人去做，什么时间做，在什么地点去做和怎样去做，好的计划可以促进和保证管理人员在工作中开展有效的管理，有助于将预期目标变成现实。

(2)组织：组织职能的主要内容包括组织的结构设计、人员配备、医院护理管理的规划与变动、医院护理管理授权等。组织是分配和安排医院护理管理成员之间的工作、权利和资源、实现医院护理管理目标的过程。组织职能使医院护理管理当中的各种关系结构化，从而保证计划得以实施。

(3)领导：领导是指导和督促组织成员去完成任务的一项管理职能，护理管理的领导职能就是管理者带领和指挥护理人员同心协力实现组织目标的过程，领导工作成功的关键在于创造和保持一个良好的工作环境，激励下属努力工作，提高组织工作效率。

(4)人力资源管理：人力资源管理职能是指管理者根据组织管理内部的人力资源供求状况所进行的人员选择、使用、评价、培训的活动过程，目的是保证组织任务的顺利完成。

(5)控制：控制是为实现组织目标，管理者对被管理者的行为活动进行的规范、监督、调整等管理的过程。控制职能与计划职能密不可分，计划是控制的前提，它为控制提供了目标和标准；控制是实现计划的手段，没有控制，计划就不能顺利实现。

二、护理管理

1. 护理管理的概念　世界卫生组织医院和护理管理专家委员会认为：护理管理是为提高人类健康水平，系统地发挥护士的潜在能力及有关人员或设备、环境及社会活动作用的过程。

美国护理专家吉利斯认为，护理管理若能具备规划、组织、领导、控制的能力，对人力、财力、物力、时间能做最经济有效的运用，就能达到最高效率并收到最大效果。

护理管理是以提高护理质量和工作效率为主要目的的活动过程。管理中要对护理工作的诸多要素进行科学的计划、组织、领导、控制、协调，以便使护理系统实现最优运转，为服务对象提供最优的护理服务。护理管理学是管理科学在护理管理工作中的具体应用，是在结合护理工作特点的基础上，研究医院护理管理活动的基本规律和方法的一门科学，已经为越来越多的专家、学者和管理人员所接受，对医院护理管理实践具有积极的指导作用。

2. *护理管理者的角色* 大多数医院的护理管理体制包括护理部主任、总护士长、护士长三级管理或总护士长、护士长两级管理体制。护士长是医院护理管理最基层的管理者，是病房或护理单元工作的具体护理管理者，在医院护理管理中扮演重要角色。

(1)联络者：护士长在工作中需要不断地与护理人员、上级护理管理者、医师、其他医技人员等进行沟通，保证创造一个良好的工作场所和利于患者治疗康复的环境。

(2)代表者：在处理行政、业务工作中，护士长代表病房参加各种会议，接待来访者等。

(3)监督者：护士长有责任对病房的各项护理活动与资料进行监督，促进各项护理活动顺利进行。

(4)传达和宣传者：护士长要主持各种会议，将上级的文件、指令、命令和政策精神等传达给护理人员，宣传有关的方针、规定及有关护理知识等。

(5)护、患代言人：护士长应维护护理人员群体利益，代表护理人员与其他医务人员协商业务工作，与行政后勤部门协商保护护理人员的权益。护士长还须代表患者反映其要求，与相关人员联络沟通，以解决患者的问题，满足他们的健康需求。

(6)计划者：护士长要规划病房护理业务工作，制订年度、季和月工作计划，提出工作改进方案，促进护理质量的提高。

(7)冲突处理者：护士长有责任协调病房人员之间的冲突和矛盾，通过双方协商、劝告、解释说明等管理手段，使双方相互理解，求同存异，维持部门工作氛围的团结和谐。

(8)资源调配者：护士长负责病房资源的合理分配和有效利用，包括合理有效的护理人力资源组合、保证各班次的护理人力能够满足病房护理工作需要，对科室医疗仪器、设备、办公用品等消耗性物质的计划、申请、领取、保管、维修和报废，保证临床医疗护理工作的正常运转。

(9)协商谈判者：护士长的管理工作需要与有关部门人员进行正式、非正式的协商和谈判。如向上级申请调整护理人员，增添医疗仪器设备等。

(10)教育者：病房是患者健康教育最直接的场所，护士长有责任对自己本单元的护理人员进行教育，不断提高护理人员的素质，是护理人员、进修护士、护士学生在护理业务技术方面的指导者和教育者；同时要安排科室护理人员开展病人健康教育项目，对患者及其家属进行护理指导、健康教育。

(11)变革者：护士长是医院临床第一线的管理者，有着丰富的基层护理管理经验，最能发现护理管理上的问题，对病房护理管理有一定的权威性。护士长在病房护理的服务模式上有较大的自主权，可以大胆变革、创新，提高护理服务质量。

第二节 相关理论

一、古典管理理论

1. *泰勒的科学管理理论* 美国的佛雷德里可·泰勒(Frederick Taylor)是科学管理学派奠基人。在产业革命以后，改进工厂的管理、提高效率、解决劳资双方的矛盾是管理学家迫切需要解决的问题。泰勒在科学管理理论上的主要贡献是：有关工作定额方面的时间与动作研究；有关工作能力与工作相适应的人员合理适用研究；有关提高工作效率的工具标准化研究；有关劳资方面的工资制度的研究；有关组织方面的计划与执行部门、职能部门的研究。

泰勒虽然运用时间研究以及根据科学的方法对工作进行甄选、训练及培养，使得工作成果增加，但是他的管理过程过分强调工作场所及方法，而忽略了组织整体。同时，也由于他高估薪酬对工人的重要性，而忽略了组织中社会满足的重要性，因此引起劳工组织激烈的反对。因为他们认为科学管理的方法使工人犹如机器般工作，奖金又迫使工人必须保持高水准的绩效，而生产力增加的成果对业主的利益大于雇工。不过，无论其缺点如何，不可否认科学管理是管理工作科学化、系统化的开端，是管理理论发展史上的重要里程碑。科学管理理论在护理管理中的应用如下。

(1)以科学的研究方法对各项护理业务的改进进行探讨。

(2)各阶层的护理管理者有其特定的职责,各班护理人员也有固定的角色与功能,护士长负责护理单元业务的统筹、规划、控制等事宜。

(3)进行护理人员的甄选、分配、训练和再教育。

(4)部分护理工作标准化。

(5)护理管理人员的管理、领导能力训练。

(6)建立奖励制度和绩效考核。

2. *法约尔的管理过程理论*　与科学管理理论并肩而行的另一管理理论是管理过程理论。它不同于科学管理学派的标准化、制度化,而是探讨如何使管理过程合理有效等问题,法约尔是此学派中的代表人物。

法约尔曾撰写《一般与工业管理》一书,书中指出管理过程可分为规划(planning)、组织(organization)、指挥(command)、协调(coordination)及控制(control)5 项功能,并提出如下 14 项管理原则:

(1)合理的分工。

(2)权责的对应。

(3)严明的纪律。

(4)统一指挥。

(5)目标与计划一致。

(6)集体利益重于个人利益。

(7)公平合理的奖酬原则。

(8)权力应予以集中。

(9)良好的等级系统状态。

(10)良好的工作秩序。

(11)对雇员一视同仁。

(12)人员的相对稳定。

(13)鼓励和发展下属。

(14)养成团体意识与合作精神。

法约尔对管理过程的职能划分,为近代管理学科的研究提供了理论的框架,也为现代的管理科学理论体系的形成奠定了牢固的基础。其一般性管理理论的提出,扩展了管理理论的领域,为社会各种组织的管理活动提供了科学依据。

管理过程理论在护理管理中的应用:①强调护理管理者必须负责本单位内各项工作的规划、组织、领导、协调与控制等事宜;②有正式的护理管理组织,每一阶层有其职责,每一员工有一主管,每人的权利与责任对等,并将工作进行分工,护理部主任是最高的护理主管,各单位都朝着护理部的目标努力;③护理部及各单位都设有奖惩方法,强调奖罚分明,并设有留任措施,以减少护理人员的流动;④护理工作是团队的工作,所以强调团队的合作;⑤有一套固定的员工薪资办法,使员工的薪酬公平化;⑥通过制订护理技术手册,使护理技术一致化,并成为正式的工作说明单。

3. *韦伯的行政组织理论*　韦伯在古典管理组织上的最大贡献是在他的代表作《社会理论与经济组织》一书中提出的"理想的行政组织模式"理论,该模式具有以下特点:

(1)明确的组织分工,即每一职位都应有明确规定的权利和义务。

(2)自上而下的等级体系,即应按照等级原则建立权职指挥系统。

(3)合理任用人员,即任用人员完全要通过职务的要求,经过考核和教育训练来执行。

(4)建立职业性的管理人员制度,即管理人员应有固定的薪酬和明文规定的升迁制度,并作为一种职业人员去对待。

(5)建立严格的、不受各种因素影响的规则和纪律。

(6)建立理性的行动准则,即人与人之间的关系只有职位的区别,不应受个人情感的影响,人与人之间应具有一种不偏不倚的态度。

二、行为科学理论

1. *弗莱特的管理理论*　弗莱特是美国管理学家,其观点主要集中在她的《新国家》《创造性的经验》等著作中,其内容可归纳为四点:通过利益的结合去减少冲突;变服从个人权力为遵循形式规律;通过协作和控制去达到目标;领导应以领导的拥护者的相互影响为基础。

2. *孟斯特伯格的工业心理学理论*　孟斯特伯格是德国人,他在管理方面的最大贡献是首先把心理学知识与测试方法应用于工商管理的实践中,他批评过去的管理者只注重人的体力与技能,却忽视了人的智力与心理状态,这实质上是一个严重的错误,他认为人员选用的同时就应该考虑到"职业要求"和"个人心智",并用测验方法加以确定。他在《心理学与工业效率》一书中,明确指出了实践心理学应系统地应用在人员的选用上,其目的是要发现:

(1)如何使每个人的心理特征适合于他的工作。

(2)什么样的心理状态下能使每个人达到最高

效率。

(3)什么方法的刺激才能诱导人们去达到最满意的产量和最高的效率。

3. 梅奥的人际关系理论　梅奥在他所著的《工业文明中的人类问题》一书中，首次提出了“人际关系的思想”，主要内容可归纳为以下4个方面：

(1)以前的管理把人视为“经纪人”，认为金钱是刺激积极性的唯一动力，而霍桑试验证明人是“社会人”，是受社会和心理因素影响的。

(2)以前的管理认为生产效率主要受工作方法和条件的限制，而霍桑试验证明生产的效率主要取决于工人的积极性、职工的家庭和社会生活及组织内部人与人之间的关系。

(3)以前的管理只注重管理组织机构、职能划分及规章制度的建立，而霍桑试验发现除了正式的团体和组织外，职工中还存在各种非正式的小团体，并且这种无形的组织有它的情感影响力，能左右其成员的行为活动。

(4)以前的管理只强调管理的强制作用，而霍桑试验发现新型有效的领导，应该是提高职工的满足感、善于倾听和沟通工人的意见，使人们的情感和需要发生转变。

4. 马斯洛的人类需要层次理论　马斯洛提出人有五种需要，是依次要求、依次满足、递级上升的五个层次，这五种需要是：①生理的需要；②安全的需要；③社会交往(爱和所属)的需要；④自尊和受人尊重的需要；⑤自我实现的需要。当需要未被满足时，就可以成为激励的起点，马斯洛的人类需要层次论为研究人类行为的产生和发展规律奠定了基础，在国内外管理中得到了广泛的应用。

5. 路因的人类行为领域　路因主张一个员工的行为受到员工的性格、工作群体的结构以及工作场所的工作气氛三者互动的影响。其主要观点如下：

(1)群体是一种非正式组织，是处于相对平衡状态的一种“力场”，群体行为就是各种相互影响的力的结合，这些力也修正个人行为。

(2)群体形成有从属的目标。

(3)群体的内聚力，即群体对每一成员的吸引程度。他可用每个成员对群体的忠诚、责任感、对外来攻击的防御、友谊和志趣相投等态度来说明。

(4)群体有本身的规范。

(5)群体的结构。在非正式群体中，包括正式成员、非正式成员、领导成员和孤立者，其中领导成员重视保持群体的团结及组织结构。

(6)群体领导方式有3种，即专制的、民主的、自由放任的，各有不同效果。

(7)群体的领导者要创造条件促使参加者做出贡献。

(8)群体中的团结、消除紧张、同意、提建议、确定方向、征求意见、不同意、造成紧张、对立等行为。

(9)基本团队趋向于规模较小，以便成员间相互交往的团队。

三、现代管理理论

1. 管理科学学派　管理科学在狭义上是指制订数学和统计模型，并通过计算机应用于管理，使管理工作中大量的数字筹算、统计、决策、检索及大型复杂的控制等问题简单化，降低不确定性，不仅节省人力、物力，而且提高了精确度。

管理科学学派具有这样的特征：①以决策为主要着眼点，通过数学分析求得最优决策；②以经济效果标准作为评价的依据；③依靠数学模型和计算机作为处理和解决问题的方法和手段。

2. 系统管理学派　系统管理学派提倡将管理的对象视为系统，从系统的整体性出发进行管理活动。系统管理学派的主要观点如下：

(1)管理系统是一个由人、财、物、信息等要素构成的有机整体，各要素之间相互影响、相互作用，领导人员的责任在于保持各要素间的动态平衡和相对稳定。

(2)管理系统是一个开放式系统，与外界环境有着密切的联系，管理人员在制订计划时应考虑市场、服务和盈利。

(3)管理系统是一个输入、输出系统，输入的是人力、物质、信息和时间等要素，输出的是产品、服务和盈利。

系统理论为护理管理人员提供了一种独到的见解，打开了新的思想领域，在护理上应用很广泛，护理组织系统内的人员组成、层级结构、职务权责的分界，以及各种护理活动，如：使用护理计划、病人分类、人力规划、排班、护理品质改进等都是系统理论的应用。

第三节　进　　展

一、人力资源管理

在所有的管理对象中，人是首要的因素，员工的素质和行为表现是实现组织目标的关键，人才便是资本。护理人力资源是以促进疾病康复，提高全体人民的健康水平，延长寿命为目标的国家卫生计划所需要的一种人力资源，他们是受过不同的护理职业培训，能够根据病人的需求而提供护理服务、贡献自己才能和智慧的人，包括已经在卫生服务场所工作的护理人员，正在接受教育和培训、达到一定的学历或技术水平后能提供卫生服务的人员。

（一）我国护理人力资源现状

1. 护理人力资源总量及分布　据国家卫生和计划生育委员会 2015 年统计，我国现有卫生机构数量为 98.35 万个，医院 27 587 个，床位 533.1 万张。现有卫生技术人员 800.8 万人，其中执业医师 303.9 万人，注册护士 324.1 万人，注册护士占卫生技术人员总数的 40.5%，医护比为 1∶1.06。与 2007 年相比，注册护士增加了 177.1 万人。至 2016 年每千人口注册护士数由 2007 年的 1.12 人增加到 2.54 人。到 2016 年底全国医院共有注册护士 350.7 万人，占医院卫技人员总数的 42%，比 2010 年增长了 71.2%。尽管近年护士数量已经有了较大提高，但仍没有达到《医院管理评价指南（2008 年版）》要求的医院护士至少占卫生部统计人员 50%的比例。

2015 年的统计数据还显示，护理人力资源分布地区差异较大，东部及中心城市，如上海、北京、天津、广东、江苏、浙江等地区的护理人力资源数量及指标相对较高，而西部和边远地区数量及指标较差。城乡分布差异也很大，我国 80%的人口在农村，而截至 2015 年底，全国 58.1 万个行政村的卫生室人员只有 144.8 万人，其中执业（助理）医师 31.0 万人、注册护士 10.6 万人、乡村医生 96.3 万人。平均每个村的卫生室人员数量为 2.26 人。

2. 护理人力资源结构状况

（1）年龄结构：据相关统计数据显示，我国护士年龄因职业特点普遍比较年轻，主要分布在 20～45 岁。随着年龄的增长护士的流失率也在增长。

（2）职称结构：2005 年时的统计显示全国护理人员中护士与护师数量占注册护士总数的 68.1%。主管护师、副主任护师、主任护师的数量分别为 30.3%、1.2%、0.4%。而从 2015 年各地发表的统计数据初步估计，该数据中护士与护师数量的占比有所增加，在 82%～86%，而高级职称人数虽有增加但数量仍然偏少，约占 4.7%。

（3）学历结构：2005 年时的统计显示我国护理人员学历普遍较低，以中专学历为主，其中具有大专学历者占 31.8%，而中专学历者占 57.5%。目前该数量已有很大改观，至 2015 年国家卫计委统计我国护士中具有大专以上学历的总数已经达到 62.5%，但具有本科和研究生学历的护士的数量仍不多。

（4）性别结构：女性比例占绝对优势，男性比例极低。

3. 护理人力资源培训现状　我国的护理高等教育起步较晚，1983 年恢复本科教育，1990 年第二军医大学率先在国内开始培养护理学硕士研究生，2007 年护理学硕士招生院校为 58 所，招生人数 428 名，受过高等教育的人还很少，与发达国家相比有很大的差距。据不完全统计，我国目前有 570 余所中高等院校培养护理专业人才，有 19 所高等医学院开设了护理本科教育，7 所开设了护理硕士点，还有 50 余所开设了护理进修大专班。

目前，我国护理继续教育的作用和地位越来越受到重视，卫生部曾颁发了《继续护理教育暂行规定》和《继续护理教育学历授予试行办法》，对继续护理教育的内容、时间、对象都做了详细的阐述。但目前我国护理继续教育还未能很好地落实，很多医院还是采取临时讲课、短期培训的方式为主，未形成目标明确、阶段性的教育模式，需要进一步的规范和完善。

我国专业护士的发展还处在初级阶段，虽然近几年专业护士培训发展迅速，北京（直辖市）、江苏、广东等省已开设了不同专业的专科护士培训班，但是与发达国家相比还存在着很大的差距。美国高级实践护士（advanced practice nurse，APN）发展迅速，美国的 APN 占护士总数的 7%，日本从 1993 年引进美国临床护理专家（clinical nurse specialist，CNS）和专科护士培训制度，并发展迅速，现已有 13 个专科护理领域。

（二）护理人员的编配

护理人力资源管理就是对护理人员进行有效

选择、安置、考评、培训和开发,使之能达到岗位和组织的要求,而人力资源管理的目的就是根据医院的结构、目标、护理模式,给予每个护理单元、每个班次足够的、高质量的护理人员。护理人员编配,是指对护理人员进行有效恰当的选择,以充实组织结构中所规定的各项职务,完成各项护理任务。人员编制是否合理,比例是否适合,直接影响到工作效率、护理质量、服务水平和成本消耗,甚至影响护理人员的流动及流失率。因此,护理管理者要在有限的内部经费限制下,合理配置护理人员,最大限度地满足病人需要。

1. 编配原则　护理人员编配除了遵循人员管理的基本要求,还应该遵守以下原则。

(1)以病人为中心:医院护理工作的目标是为病人提供最佳的整体护理。因此,配置护理人员的数量、结构等应满足病人的护理需要,即有利于护理目标的实现,并结合医院情况和护理工作的科学性、社会性和持续性等特点,进行全面安排。

(2)结构合理:护理人员编配不仅要考虑数量,而且要考虑人员群体的结构比例。护理队伍中,高、中、初级专业技术职务人员,老、中、青不同资历人员,护士与护理员,临床护理与教学、科研人员等,都应有合理的比例。只有合理编设不同数量和不同层次结构的护理人员,才能优化人才组织结构,做到不同个性、智能、素质特长优势互补,从而充分发挥个人潜能,以最少的投入达到最大效益。

(3)能级对应:即按照工作职能编制人员,使护理人员的资历、级别等与之相适应。由于各级医院及医院各科室的性质、规模不同,服务对象的数量和层次不同,护理人员编制标准也就不同。如普通病房从事护理技术操作的以初级护理人员为主,而重症监护病房则需要配备较多高学历、实践能力较强、专科知识扎实、有临床护理经验的护理人员。选择合适的人去担任所规定的各项任务,做到人员的资历、能力、素质与所担负的固定职务相适应,才能提高护理工作的质量和运转速度。

(4)控制成本:护理人员的配置不仅要根据病人和护理工作的需要,同时也要参照医院的经济效应。护理管理者应考虑预算中的人事费用,制订合理的人员编制,较大限度地发挥人力资源的效能,减少成本。

(5)动态调整:护理专业的发展,服务对象的变化,医院在体制、制度、机构等方面的不断变革,客观上对人员编制的动态管理提出了要求。护理管理者应根据实际情况,不断进行人员动态调整,包括引进新的护理人员、重视和落实在编人员的继续教育,从而在人事工作上发挥对护理人员的筛选、调配、选用、培养的作用,为配合医院总体发展,提供护理人员编配的决策性建议。

2. 护理人员的编配方法

(1)国内护理人力配置方法

①宏观卫生人力资源配置的预测方法:目前我国宏观的卫生人力资源配置的研究方法是以医生人数为主要研究对象,护士数量则通过医护比例来确定。《综合医院组织编制原则试行草案》规定,临床医护比为1∶2,卫护比为1∶0.5。宏观配置方法不能直接计算出应配置的护理人员数量,必须由医生数间接计算,并受医生数结果的影响,随着社会的发展对护理人员的需要及要求的变化,此方法早已不再适应现代护理模式的要求。

②床护比计算法:目前,国内的大多数医院仍然在采用卫生部1978年颁布的《关于县及县以上综合性医院组织编制原则(试行)草案》进行配置,即医院500张床位以上,床护比1∶(0.58～0.61);300～500张床位,1∶(0.50～0.52);＜300张床位,1∶(0.40～0.46);临床平均床护比为1∶0.4。该计算方法没有考虑到医院或科室之间床位使用率、工作量大小,以及病人病情严重程度的不同,已不再适应医院护理人员需求的新局面。

③护理工作量测定配置法:护理工作量测定法是在准确测定护理工时的基础上运用公式计算,合理配置护理人力资源的方法。护理人力的计算公式为:

护士人数=(病房床位数×床位使用率×平均护理时数)×(1+机动系数)/每名护士每天工作时间;平均护理时数=各级患者护理时数总和/该病房患者总数;床位使用率=占用床位数/开放床位数;每名护士平均每日工作时间应去除每周公休时间。

护理工作量的测定方法:护理工作量包括直接护理时间和间接护理时间,直接护理时间是护士每日直接为病人提供服务的护理活动,如晨间护理、输液、输血等;间接护理时间是护士为直接护理服务所准备的项目,以及沟通协调工作(包括会议、交接班、书写记录)所需要的护理活动,如参加医生查房、处理医嘱、领药等。

此外,护理工作量测定方法还包括按患者日常生活自理能力等级测定法、按护理级别测定法、按患者照顾需要分类测定法等。

目前我国护理工作者对护理工作量的测量方法做了很多研究，但是还没有一个公认的可靠的测量方法，且工时测定只测量了我们所做的而不是我们应该做的，还是有一定的缺陷，测量结果应做到标准化、计算机化；测量结果应在医院的各个科室之间或在全国范围内的各医院之间进行比较。

(2)国外护理人力配置方法：关于护理人力资源配置的相关研究，国外起始于20世纪50年代，目前已趋于成熟。

①宏观护理人力资源配置的预测方法：如北爱尔兰卫生部和社会服务系统运用护理人力资源数据库和护理计划聘用护士，不断评价和测算护理人员在岗与离职情况，并用图表显示各种比例，以便动态调整。

②国外微观护理人力资源的配置方法如下。

PRN信息管理方法：PRN(project of research in nursing，护理科研项目)起源于加拿大，是一种医院护理体系信息管理系统，目前被许多国家广泛应用，该方法通过累加每名患者每日所需每项护理工作的时间，得出每名患者每日所需的直接护理和间接护理时间总和，用来指导护理人员的配置。

患者分类系统配置(patient classification system，PCS)：是北美护理工作量的主要测量方法，该方法对患者在特定时间内所需求的护理等级进行分类，再根据各类情况分配工作、预估经费、计算人力等。该方法包括原型分类法、患者分类量表法、因素分类法等，这些方法的应用有效利用了护理人力资源，提高了护理效率。

治疗性干预评分系统(therapeutic intervention scoring system，TISS)：该系统1974年由麻省医院建立，于1983年更新并被应用于重症监护病房，它被用来判断疾病的严重程度、评估病床的使用和需求及确定护患比。通过为患者接受的干预行为打分来判断病情严重程度，再根据分值将患者分类(Ⅰ类≤10分，Ⅳ类≥40分)。该系统的优点在于，所搜集的干预措施很容易被床旁护士识别，是评估监护室患者护理需求的有效手段，但它的分值是与医疗项目密切关联，所以使用范围不广。

应用计算机技术进行配置：美国的Medicus Systems计算机公司编制的医疗软件在美国被广泛应用于护理人力资源的配置，它根据护理患者的工作量需求安排护理人员在班数。该方法在一些发达国家和地区实施情况证明它能够科学合理地配置护理人力资源，避免人员紧缺和浪费，是一种有效的人力资源配置方法。

【例】　二级与三级综合性医院护理人力资源的配置研究

2005年7月，中华人民共和国卫生部颁布了《中国护理事业发展规划纲要(2005—2010)》(简称《纲要》)，《纲要》强调，护士队伍建设亟待进一步加强。医疗机构临床护理岗位的护士数量不足，提出了要增加临床一线护士总量，实现护理人力资源的合理配置。根据《纲要》的要求，上海市确定了二级与三级综合性医院护理人力资源配置专项研究课题，根据诊疗技术的发展和临床护理工作的实际需要，设置护理岗位，制订医院护士配置标准，为合理制订护理人力资源配置标准提供科学的理论依据。

1. 对象与方法

(1)研究对象：本次研究时间为2005年7月至2006年12月，研究分两个阶段进行。第一阶段研究：采用分层随机抽样法在上海市抽取34所二级与三级综合性医院进行现况调查。第二阶段研究：采用分层随机抽样法在上海市抽取40所二级与三级综合性医院作为研究对象。对上述医院进行现况调查，内容包括医院护士和床位的总体配置情况和个别护理单元的配置情况。从第二阶段抽取的40所医院中选择10所医院进行为期1周的“护理项目工时测算”，用于护理人力资源配置数量的计算。

(2)研究方法

专家咨询：两个阶段研究所使用的调查问卷和护理项目工时测算表，均在阅读文献的基础上使用头脑风暴法自行设计，由专家咨询确定表格，对其进行信度和效度分析，调查问卷克朗巴哈系数为0.827 67，被咨询专家权威系数C为0.88。

问卷调查第一阶段研究：针对34所医院不同层次人员发放5种调查问卷，调查的对象包括医院行政管理人员、护理部主任、护士长、临床一线护理人员、患者家庭等；调查的内容有护理人员数量与现有配置情况，护理人员的学历结构、职称结构，护理工作主要问题与需求等。共发放问卷4826份，回收4768份，回收率为98.80%，有效问卷4704份，有效率为98.66%。第二阶段研究：针对40所选定医院护理管理人员发放5类调查问卷(综合问卷、门诊问卷、急诊问卷、手术室问卷、消毒供应室问卷)共200份，回收200份，回收率为100%；回收问卷全部有效，有效率为100%。

工时测算选定10所医院发放工时测算表格3

类(直接工时测算表、间接工时测算表、频数登记表)共160份,回收160份,回收率为100%。课题组对10所即将进行工时测定的医院负责人和调查员进行测算前培训。工时测算采用体育专用计时秒表,时间单位精确到秒(s)。10所医院同时在普通外科、骨科、神经内科、呼吸内科、重症监护病房(ICU)及精神科、妇科、儿科、五官科、急诊观察室、中心输液室、门诊换药室、门诊注射室、内科等科室展开测定,使用"一对一"跟踪测定,三班24h不间断,力求准确全面。

研究指标:①护理人员休假机动系数:机动系数又称为机动率,它是一个比值,指因正常缺勤而在一般编制人数基础上需另外增加的人数比例。根据机动系数的概念可知,机动系数=全年所有休假人数/全院护理人员全年工作日;②医院整体护理人员配置:本次研究在结果表达中使用两类数据,即实际配置数值和标准配置数值。实际配置是基于目前临床护士实际从事直接护理和间接护理工作的计算结果,未考虑配置公式中的机动系数部分(即机动系数=0)。其计算使用:科室护士实际配置数值=(病房床位数×床位使用率×平均护理时数)÷每名护士每天工作时间(每天工作5.71 h)。标准配置是考虑护理人员的事假、产假、病假、节日长假、脱产教学等实际缺勤情况的计算结果,在计算过程中考虑机动系数(即机动数=0.079)。计算公式为:科室护士标准配置数值=实际配置数值×(1+机动系数)。

统计学处理:使用EpiData 3.0、SPSS 12.0和Excel 2003中文版软件,建立数据库,将全部调查问卷和工时测定表格数据录入。

2. 结果

(1)机动系数:本研究第二阶段调查了40所医院2005年度护理人员不在岗情况(双休日休息不在其内)。由公式计算40所医院机动系数并进行相关分析,结果为护理人员休假机动系数均数为0.079,标准差为0.003 95,95%参考值范围为0.071~0.087。

(2)配置结果:经过两个阶段的调查研究,我们将现况调查和护理项目工时测定数据整合、汇总,根据护理人员配置公式,计算出了不同级别医院内外科、重症监护护理单元护理人员配置的床护比数值。

①普通病房配置:普通病房是住院患者接受治疗、护理的场所,也是医护人员开展临床科研、教学的场所,它是医院的基本组成单位。主要包括内科病房(呼吸内科、心血管内科、消化内科、血液内科等科室)和外科病房(普通外科、心胸外科、泌尿外科、骨科、神经外科等科室)。根据实际配置公式计算,结果见表1-1;根据标准配置公式计算,结果见表1-2。

②医院整体护理人员配置:应用以上配置方法分别形成监护病房、急诊、门诊、手术室、消毒供应室等5个单元的配置模型,并且综合以上各单元护理人力资源实际配置数值和标准配置数值,得出综合性医院整体护理人力资源配置模型,见表1-3。

(三)护理人员的排班

排班是指护理管理者根据人员管理和工作的计划,以每天及每班为基础,分配护理人员的过程。为了达到工作的最大效能、为病人提供最佳的服务,护理管理者必须根据护理模式、护理工作任务、护理人员的数量、职称,合理安排人力,否则会导致病人需求与护理人员数量不平衡。护理是24h不间断的,护理人员必须轮流在不同的时间上班,包括晚班及节假日上班,这样就会造成护理人员生理时钟、日常生活、社交活动的改变,甚至影响护理人员的健康及工作的质量。护理人员常抱怨轮班后出现睡眠紊乱、食欲缺乏、烦躁、疲倦及对疾病的抵抗力降低等生理方面的改变,以致在工作中反应迟钝、工作效率降低,甚至有可能造成给药错误、仪器操作失败及问题处理不当等错误。因此,护理管理者应实施合理排班,最大限度地减少轮班的影响,使护理人员在工作和个人生活之间达到一种平衡或和谐的状态。

表1-1 综合性医院普通病房护理人员实际配置

医院级别	实际床护比	95%参考值范围下限
三级综合医院	1∶0.42	0.397 7~0.443 1
二级综合医院	1∶0.40	0.380 5~0.424 1

表 1-2　综合性医院普通病房护理人员标准配置

医院级别	标准床护比	95%参考值范围下限
三级综合医院	1:0.45	0.429 1～0.478 1
二级综合医院	1:0.43	0.410 6～0.457 6

表 1-3　综合性医院整体护理人力资源配置模型

医院级别	平均展开床位(张)	实际配置床护比	标准配置床护比
三级综合医院	1091.60	1:0.62	1:0.67
二级综合医院	596.94	1:0.56	1:0.60

1. 排班的目标

(1)达到以病人需要为基础的管理目标，提供持续性的照顾，使病人获得最佳的护理。

(2)实现人力运作的最大效果，以最少的人力完成最多的工作，避免护理人员工作负担过重或闲置。

(3)力求让每位护理人员都得到公平的待遇，至少对同一级工作人员的节假日安排有一定的原则可循。

(4)激励护理人员专业技能的发挥，提升护理人员的满足感。

(5)维护排班的弹性和机动性，提供应付紧急状况的排班模式，避免人力过多或不足的情形发生。

2. 排班的原则

(1)以病人需要为中心，合理安排人力，保证护理工作的安全性、连续性。

(2)根据护理人员的不同层次结构来排班，实现职能匹配。

(3)让护理人员参与排班，尽量给护理人员安排喜欢的班以及给予其足够的时间安排私人事宜、学习、生活等。当病人所需照顾与护理人员需求发生冲突时，应优先考虑病人需求。

(4)掌握工作规律，实行弹性排班，保证护理工作量与护理人力相一致，节假日备机动人员，做好应急准备。

(5)尽量避免长期连续地工作，防止工作效率降低。

(6)节假日可适当减少护理人员，但要确保病人得到持续的照顾。同时考虑护理人员排班的公平性，最好是假日轮流连续休息 2d，其次是在一周中间连续休息 2d。

(7)避免增加护理人员的紧张度，勿将“排班”作为奖惩工具，降低护理人员的紧张度，提高工作积极性。

(8)排班必须依据劳动法、医院及护理部的政策和规定实施。

3. 排班的影响因素　Maier rotho & Wolfe 认为影响排班的一般性因素有下列 6 点。

(1)护士的不同素质：依教育程度而言，护士有职校、专科和大学毕业等。个人的经验、教育的背景、成长的历程等均影响其工作的绩效及工作的承受能力。

(2)不同时段的工作性质：医院的护理工作是全天 24h 的提供，每周工作 7d，白天的工作量负荷较重，需要较多的人力；晚、夜班的工作量依次减轻，需要的人力也较少。一般来说，白天、晚班、夜班的人力配置为 50%、30%、20%。周六、日病人出入院减少，医生的医嘱及病人的化验、检查均减少，因此，护理工作量是周一至周五的 70% 或 80%。

(3)医院的政策：排班与人力的充足与否有密切的关系。然而，人力的状况与医院管理者的政策方向息息相关。例如：A 医院的政策是赚钱第一，服务第二，则人力的运作必然是以最少的人力获取最大的利润。B 医院的政策是服务第一，赚钱第二，则人力的运作会考虑到服务的品质，如医院有盈余的资金会聘用较多的护士。

(4)排班的方法：不同的排班方法，就会产生不同的人力运用情形。例如：有传统式排班、周期性排班、每 8h 轮班的三班制，或每 12h 的轮班方式等。

(5)护理的模式：提供护理的方式不同，则排班的方式也不相同。如功能制护理、小组护理或整体护理等不同护理模式在人力的需求或安排上各有不同。

(6)单位的特殊性:监护中心、手术室、门诊部、产房等病区均有其特殊性,因此与普通病区的排班有不同之处。

4. 排班的种类

(1)集权式排班:由护理部门的一级、二级管理者负责所有单位护理人员的排班。随着计算机的临床应用,亦可由计算机负责操作。负责人员管理的协调者要清楚每天可运用的护理人数,并根据每日护理人员或病情不同的需要而做改变,使人员运用能完全满足医院护理的需要。优点:对人员管理有全盘的了解,可随时调整各单位的人数,避免忙闲不均;节省护士长的时间,使其能处理其他的管理问题;运用一致的政策及目标,使所有的护理人员得到公平的待遇。缺点:没有顾及个人及单位的需要,影响下级人员的满意度;单位层次责任感低,不利于发挥人力所长;管理者较少参与人员的管理,容易忽视人员预算的控制。

(2)分权式排班:排班者为单位护士长,可依自己的排班计划,配合护理人员的愿望,以及病人的需要来排班,为目前最常见的排班方式。优点:排班者熟悉单位临床及护理人员的需要,能有效利用人力,表现自主力,也称有弹性;能增加护理人员管理的责任感;能较好满足护理人员的需要。缺点:护士长花过多的时间在排班的非护理性工作上;可能会造成工作人员间为得到好的班次而产生不良竞争;造成护理单位间不一致的政策;可能会成为护士长用来惩罚或奖励护理人员的工具;可利用的人力资源较少;使护理人员有较多的机会提出特殊要求;较不符合经济效益。

(3)自我排班:指病区管理者和护士共同制订工作时间安排表。优点:可增强向心力,改善主管与工作人员的合作关系,使工作人员的自觉性增强;同时护士长亦可节省排班所费的时间。缺点:排班规则不完善,易导致人力不能有效利用;护理人员的需求不易协调。

5. 排班方式

(1)传统式排班:是目前普遍采用的排班法。由护士长对护理人员的上班时间做大致上的分配,通常是以单位所使用的护理模式、护理人员数、病人数及病情等因素作为排班的依据,这种方式的好处在于它比较有规律性,也可以随时调整,管理者实施起来比较方便。缺点是缺乏弹性,人力与工作需要不能较好匹配。三八制混合排班是常见的传统式排班,即实行每日8h工作,二日夜班制,夜班后休息2d。而12h、24h多适用于产房、手术室或其他非病房科室。

(2)循环式排班:即护理人员按照重复的排班方式实施,一般是4周或6周循环1次。这种排班方式优点是:品质高、涵盖面广、稳定性佳、公平性高及成本低,且护理人员可预见自己的上班时间,因而可以及早安排自己的活动,另外护士长花在排班上的时间减少、护理人员间的冲突也减少。但是,这种排班方式有一个很明显的缺点就是没有弹性。

(3)计算机辅助的传统式排班:计算机可根据既定的排班政策及护理人员过去的排班方式来协助排班,也可帮助快速及完整地寻找过去的较好的排班表,计算护理时数及统计护理人员的夜班费。这种排班方式不但具有传统排班方式的弹性、产生高品质的排班,也可配合政策使稳定性增加,成本降低,还能减少时间的浪费。此方法多用于集权式的排班中。目前,国内已有多家医院的护理部采用电脑辅助的排班方式。

(4)自我排班:是一种由单位的护理人员共同决定后采取的以月为单位的排班过程。实施自我排班的单位,护理人员能表现出较高的自主性及工作满意度、护理人员间协调及沟通的能力增加、士气提高、能较好完成各单位预定的目标,可使离职率下降、成本降低、要求换班及怠工的情形减少。自我排班包括5个步骤:①委员会征集护士要求,提出自己要求的工作日、班次和休息日。②委员会汇总,制订出一张排班表,突出强调尚待安排的班次与休息日。③张贴公布尚待安排的班次,以便护士自愿改变工作日填补。④委员会调整排班,填补空缺的班次,在一个排班周期内,一个护士最多被调班1次。护士轮流调班,保证被调班的护士在下一排班周期之内不再被调班。⑤张贴最终病区排班表,若再有任何改动则通过护士私人间协商解决。护士长应给予护士自我排班练习的时间,先试验两三次,提出改进措施,待完成排班规则后正式实行。

(5)弹性排班方式:介于传统及循环式排班间的排班方式,由管理者根据工作的性质、病人的数量、病情,弹性调整工作时间安排的排班方式。它可以合理使用人力,提高护士积极性。

(四)护理人员的绩效考核

绩效考核是人力资源管理中的重要环节,它能给人力资源管理的各个方面提供反馈信息,是工资管理、晋升、人员使用和培训的主要依据，也是调动员工工作积极性的重要手段。绩效考核是“知人”的主要手段，而“知人”是用人的主要前提和依据，即绩效考核是护士人力资源与开发的手段、前提与依据。

1. 绩效考核的定义　绩效考核，又称人事考核、绩效评估、员工考核等，是指按照一定的标准，采用科学的方法，检查和评定员工对职务所规定的职责履行程度，以确定其工作成绩的一种有效管理方法。简而言之，是指主管或相关人员对员工的工作做系统的考核。

2. 绩效考核的功能　绩效考核有悠久的历史，古今中外都有很多记载，当今世界各国政府和企业对人员绩效考核越来越重视，主要是因为考核具有以下重要功能。

(1)控制功能：绩效考核是人力资源管理中主要的控制手段。通过考核，可以使工作过程保持合理的数量、质量、进度和协作关系，使各项管理工作能够按计划进行。对员工本人来说，也是一种控制手段，员工能明确自己的工作职能，因而能提高员工按照规章制度工作的自觉性。

(2)激励功能：通过考核，对员工的工作成绩给予肯定，使员工能够体验到对成功的满足感、对成就的自豪感，由此调动员工的积极性。

(3)标准功能：考核为各项人事管理提供了一项科学而公平的标准，管理者依据这个考核结果决定人员的晋升、奖惩、调配。这样，便可使组织形成事事按标准办事的风气，从而促进人力资源管理标准化。

(4)发展功能：考核的发展功能，主要表现在两个方面：一方面，组织可以根据考核的结果制订正确的培训计划，达到提高全体素质的目标，以推动专业的发展；另一方面，它可以发现员工的长处和特点，从而决定员工的培养方向和使用办法，充分发挥人员的长处，促进个人发展。

(5)沟通能力：考核的结果出来以后，管理者向员工说明考核结果、听取员工的申诉和看法，并帮助其分析原因、提出改进措施，为领导与员工的沟通提供了相互理解的机会。

3. 考核的内容　考核护理人员绩效时，管理者所选定的考核标准，对考核结果有重要的影响，如用“能遵守三查七对制度”来评价护理人员行为，不如用“差错事故发生率”来评价更直接、更有意义。因此，对护理人员应该考核什么？3 种最为常用的标准是：个人完成任务的结果、行为、特质。

(1)结果：如果重要的是结果而不是手段，那么管理者就应对护理人员任务完成的结果进行考核。比如，使用任务结果来评价护士长的标准是：行政管理质量、业务管理质量、安全管理质量。

(2)行为：许多情况下，工作效果很难直接归结为护理人员活动的具体结果，因为许多护理工作任务属于群体工作的一部分，在这种情况下，群体的绩效可能易于评价，但每个成员的贡献就很难判断，因此，管理者可对护理人员的行为进行评价，如职业态度、缺勤次数、夜班数等。

(3)特质：个人特质是最弱的一个标准，因为它离实际的工作绩效最远，但应用却很广泛。如“梯度良好”“合作”“经验丰富”这样的特质，不一定与良好的绩效高度相关，但不能忽视，因此也能被组织用作评价人员绩效的标准。

由于每个医院都有它自身的特点、独特的历史和未来目标。因此，工作评价内容要与医院的任务、目标和宗旨相一致。个人行为表现的标准包括任务的完成情况、工作满意度、个人的成长；部门的行为标准包括有效地护理病人、组织纪律、缺勤情况、周转率和有效的资源利用；医院的行为反映在有效的资源利用和投入回报。

4. 绩效考核的类型　在传统观念中，管理者权利的表现形式之一是评估下属的绩效，这种观念背后的理论基础是：管理者对下属的绩效负有责任，只有他们来进行绩效评估才有意义，但是实际上，采取多种考核方式，可能会达到更好的效果。

(1)上级考核：医院对护理人员的绩效评估，95%是由他们的直接上司来做的。但是，有些医院已经认识到这种评估方式的缺陷，因为管理者负责的事务太多，不可能充分地和每个部属直接接触，也不可能熟悉所有部属整体的表现。最理想的办法是由每个员工的上一级督导人员来考核该员工的表现。

(2)同行评议：同事的评估是最可靠的评估资料来源之一。因为同事之间的行动密切相关，日常接触使他们对自己同事的绩效有一个全面的认识，通过同行评议，可以增加人员之间的信任、减少冲突，使人员勇于面对困难和努力改进行为，同时还能使护士提高交流技能、增加责任感。

(3)自我考核：让护理人员评估自己的工作绩效，与自我管理和授权是一致的。自我评估法得到员工的高度评价，因为它有助于消除员工对评估过程的抵触,有效地刺激员工和他们的上司就工作绩效问题展开讨论。但是,这种方法难免存在自我服务偏见,造成评估结果被夸大。因此,自我评估更适用于员工的自我开发计划。

(4)下属评价:直接下属的评估也能够提供关于管理者行为的准确信息,因为评估者与被评估者的接触比较频繁。但是这种评价方式存在的问题是,员工害怕对上级的评价太低而受到不利影响。因此,想要得到准确的评估结果,在评估中应采取匿名的形式。

(5)全方位评估(360°评估):最新的绩效评估方法是360°评估法,这种方法提供的绩效反馈比较全面。评估者可为护理人员在日常工作中接触到的所有人,如病人及其家属、上级、同事等。但实施起来比较困难。

5. *绩效考核的方法* 明确了绩效评估的内容和评估方式后,就要采用具体的考核技术来评估员工的绩效。下面介绍几种主要的绩效考核方法。

(1)书面报告法:写一篇短文来描述一下员工的缺点、优点、过去的绩效状况、潜能和改善建议。书面报告不需要复杂的形式,也不需要多少训练就可以做。但是,这种评估法反映的常是写作者的能力,表现在评估结果的好坏往往50%取决于评估者的写作技巧,50%取决于员工的实际绩效水平。

(2)关键事件法:关键事件法将绩效考核的注意力集中在那些有效从事一项工作与无效从事一项工作的关键行为上。也就是说,评估者记录下护理人员的哪些行为是特别有效和无效的。这里的关键是描述的重点必须是具体的行为,而不是定义模糊的人格特质。此种方法有助于护理人员提高应变能力和维持较高的工作水准,也可以提供丰富的行为榜样,让护理人员知道哪些行为是符合要求的,哪些行为是需要改进的。

(3)评定量表法:由于编制和实施中花费时间较少,而且可以进行定量分析和比较,因此是绩效考核中使用的一种最古老又最常用的方法。这种方法是把一系列绩效因素罗列出来,如工作的质与量、知识能力、合作、忠诚感、主动性等。

(4)专家复审法:专家复审法是所有绩效考核方法中成本最高的,需要外请护理专家与各单位主管、护理成员与同事一起讨论工作人员的表现。由于考核人员为外聘,因此考核结果比较公正,也较专业。

(5)要素评定法:把被考评岗位的工作内容划分为相互独立的几个考核要素,并把每个考核要素划分为若干等级,且对每个等级均用明确的定义或说明,来描述达到该等级的标准,然后按此进行评估,最后再综合得出总的评价。

(6)多人比较法:这种评估法是在与别人绩效水平对比的过程中评估每个人的绩效水平,因而是一种相对的而非绝对的测量手段。最常用的3种比较方法是:小组顺序排列法、个人排序法和配对比较法。

小组顺序排列法:要求评估者把员工置于特定的类别中,在挑选护理骨干时,可采用这种方法,以判断某个护士是否排在全科护士优等之列,还是中等之列。

个人排序法:把护理人员从最好到最差排出顺序,如果管理者要评估30名护理人员,这种方法先假设第1名和第2名之间的差别与第21名和第22名的差别一样大。虽然有些员工之间差别很小,但这种方法不允许名次并列,这样就能清晰对员工绩效排出最好的到最差的顺序。

配对比较法:把每一个员工与另外所有人员进行比较。在两个人的比较中评出优劣。在配对比较得分的基础上,给每个员工一个总和的等级。这种方法可以保证每个员工都与其他员工做一次比较,但是如果员工人数太多,这种比较就难以进行了。

(五)护理人力资源发展趋势

人力资源是社会组织在激烈竞争中生存、发展、充满生机和活力的特殊资源。护理人力资源是发展护理事业所需资源的重要组成部分,是护理资源中最重要且最具活力的部分,其状况直接影响到护理质量的提高和护理事业的发展,我国护理人才队伍的素质、结构都将面临新的挑战,护理人力资源管理急需建立全新的思维模式和管理模式。

1. *人力资源的影响因素*

(1)护理服务需求的变化

①护理服务需求的层次增多、要求提高:随着社会进步和经济发展,人们的健康观开始出现变化,对生活质量和健康更加关注,对卫生保健服务的期望和要求也越来越高;医学领域的迅速发展,使护理强度大大增加,护理队伍必须不断充实并提高自身的素质,才能适应发展的需要;人口老龄化的到来,社会需要照料生活的人数越来越多,使老年护理专业的发展面临挑战,长期的保健工作,还没有利用专业护士,并充分发挥其才能;医疗保健

成本迅速增加、卫生保健制度的改革要求卫生保健系统加快改革步伐，提供优质、高效、低耗、便捷的卫生保健服务，也使得护理工作需要着眼于财力、人力的管理。护理管理者在促进人力资源需求的重建及有效的管理方面，已处于关键位置。

②医疗保健机构功能分化：社会对卫生保健需求的变化和医学科技发展内在规律的作用，使传统的医疗保健功能发生变化，出现了以解决疑难病症的诊断治疗为主，具有科教研和开发新技术能力，拥有更多高水平资源的区域医疗中心和面向社区，以常见病多发病诊断治疗康复、预防保健、健康教育咨询指导为主要任务的社区保健中心。这种变化使医疗保健机构必须更合理、更有效地配置和使用人力资源，提供不同层次的卫生保健服务使大众能够得到更方便、更经济、更有针对性的服务。

③卫生人力的需求发生变化：在传统的医疗结构中，卫生技术人员一般被分为主系列和辅助系列，即医疗岗位和药、护、技等技术岗位，后者一般围绕医疗工作的需要提供技术支持，这种人员配置和工作模式已经不能适应现代化医院发展的需要。随着医学模式的发展，专业分工越来越细，岗位要求越来越高，医疗机构内部岗位的主辅界限在逐渐消失，护理也变得越来越专业化，国内外现代医院中出现的临床护理专家就是有力的证明。这一发展趋势需要大批在护理领域具有较高水平的掌握护理知识、具有良好沟通和合作能力的专业人才。护理人力资源管理应该根据卫生人力需求这种变化，在护理人员的培训、配置、管理方面做出调整，建立相应的专科化体系，建立专科的准入制度及有梯度的学位体系。使在职护士能更好地向专科化发展，保证护理人员的质量和数量能够满足现代医院发展的需要。

我国已经进入老龄化社会，老年人因衰老导致的身体功能减退、多重慢性疾病缠身，因社会活动圈狭小易出现精神心理问题，解决这些健康问题，需要护理人员能够提供包括身体健康情况监测、预防保健、慢性病治疗康复咨询指导、不良行为生活方式的健康教育等方面的服务，并将心理、社会疾病列入常规防治范畴。目前我国社区护理人力资源力量较弱，社区护理人才的教育培训也相对滞后，工作规范化程度不高，很难满足人民群众日益增长的保健需要。

(2)经济全球化对护理人力资源管理的影响

①人才竞争和流动：随着经济的发展，人才竞争与流动日益频繁，如何发现、保留、发展优秀人才，使它们构成组织的核心竞争力，是人力资源管理必须认真对待的问题，护理人力资源中知识型员工占有很大比重，拥有更大的独立性、自由性、灵活性，且可替代性差。

②新技术与服务性工作的挑战：随着医学科技的迅猛发展，医疗机构的知识和服务密集的特点越来越突出，管理者应该为组织招募和培养更多高素质的员工，使传统的纯技能性的“劳动者”转变为多技能性的“知识员工”。

③环境变化与管理变革：面对动态的环境，管理者需要不断地改变以往做事的方式和进行变革，这种变革可能是受外部因素的压力，也有可能是组织主动迎接变化，医疗卫生体制改革就是一场大的变革，变革是否成功，在相当大的程度上是人的问题，既包括管理者，也包括每一位员工。

④医疗安全和经济效益：在医疗保健活动中，质量保证对于提高组织的竞争力十分重要，现代管理中质量包含了安全和经济效益两重含义，实施全面质量管理对质量进行全面、全员、全过程的控制，不仅可以保证提供安全的服务，而且有利于在服务的各个环节重视成本控制。

2. *护理人力资源管理的发展趋势*　随着医疗保健体制改革的不断深入，医疗保健机构的内外环境均在发生变化。通过对人力资源管理发展变化影响因素的分析，护理管理可以从中得到宝贵的启示，加快护理管理现代化的步伐。

(1)建立“以人为本”的管理模式：传统的护理管理基本上属于行政事务式的管理，更多注重的是对“事”控制；现代管理强调以“人”为中心，把人作为活的资源加以开发，注重人与事相宜，事与职匹配，达到人、事、职能效益最大化。管理以人为本不应该仅仅是一个口号，护理人力资源的管理必须提升到战略高度来认识，转变管理模式，切实营造一个能够使员工不断学习、不断获取发展和积累知识的环境。

(2)实现护理人力资源管理专业化：从国内外成功的经验看，人力资源管理在现代管理中的地位和作用越来越重要，专业化的程度越来越高，这是传统的部门管理或专业管理很难胜任的，因此，护理管理必须在人力资源规划、员工招聘和甄选、定向和培训、绩效评估、职业发展、薪酬确定等方面与人力资源管理部门合作，才能提高护理人力资源管理的水平。管理要从建立规范入手，逐步完成从行业规范管理为主到依法管理的转变,实现护理管理现代化。

(3)培养临床专科护理人才:根据现代人力资源管理理论,护理人才队伍建设必须考虑卫生服务需求发生的变化及其对人力资源需求的影响,认真做好护理人力资源规划,抓紧专科护理人才队伍的建设,培养具有较高水平、掌握专业知识的专家型护士,他们是专业建设、学科发展、管理变革的中坚力量,能够在护理实践中充分展现护理工作的专业价值,对于提高护理队伍整体水平具有良好的示范和牵引作用。

(4)完善护理支持系统:目前护士用于非护理专业事务的时间较多,造成了人力资源的浪费,临床已逐步成立护理支持系统,包括改进方法和操作规程、流水线系统,改变工作分配的方式和护理人员的结构,将计算机用于病人的护理等,以较少的专业时间更有效地完成常规的非专业性的和间接的护理任务,在今后的工作中,管理者要进一步完善支持系统,包括制订职工的工作标准与工作计划、建立工作监视系统等,提高医院资源的使用效率。

二、护理质量管理

护理质量是医院质量的重要组成部分,护理质量管理是指按照护理质量形成的过程和规律,对构成护理质量的各要素进行计划、组织、协调和控制,以保证护理服务达到规定的标准和满足服务对象需要的活动过程。开展护理质量管理必须建立护理质量管理体系,并有效运行,护理质量才有保证;应制订护理管理标准,有了标准,管理才有依据;要对护理过程中影响护理质量的各要素,按标准进行质量控制,才能达到满足服务对象需要的目的。

(一)护理质量管理模式

美国质量专家戴明博士于1954年根据信息反馈原理提出了“PDCA”质量管理循环程序是质量管理的基本模式之一,亦称戴明环。李丽传等推荐了国外的D×T×A模式、QUACERS模式、以单位为基础的护理质量保证模式、美国JCAHO ten steps质量管理模式和质量管理圈。

1. PDCA循环 PDCA是在管理活动中,为提高护理质量和管理效应所进行的计划(plan,P)、实施(do,D)、检查(check,C)、处理(action,A)4个阶段循环的质量管理过程。

(1)PDCA质量管理循环的4个阶段8个步骤

计划阶段:①分析现状,找出存在的质量问题;②分析产生问题的各种影响因素;③找出主要因素;④针对影响质量的主要因素,制订工作计划和活动措施。

实施阶段:⑤按照制订的计划措施认真执行。

检查阶段:⑥根据计划的要求,检查实际执行的效果,判断是否达到预期的结果。

处理阶段:⑦肯定成功的经验,形成标准、制度或规定,知道今后的工作;总结记录失败的教训,作为前车之鉴,防止以后再次发生类似事件。⑧提出这一循环中存在的问题,并转入下一循环去解决。

(2)PDCA循环的特点

①PDCA 4个阶段是一个有机的整体。有计划而不去实施,等于没有计划;有计划、有实施,但不检查,则无法了解其效果;计划、实施、检查都有了,缺乏处理,则工作成果无法巩固,管理水平无法提高。因此,4个阶段的有效运行才能形成完整的循环。

②大循环套小循环,互相衔接,互相促进。在大PDCA循环管理中,包含若干小PDCA循环。护理质量管理是一个独立的质量管理系统,也是医院质量管理中一个重要组成部分。它既可以在护理系统内进行不同层次的循环管理,也是医院管理大循环中的一个小循环。

③阶梯式的运行,不断上升的循环。PDCA 4个阶段周而复始地运行,每运转一个循环都会解决一些实际问题,并充实新的内容与目标,使质量水平有所提高。新一轮循环建立在提高了的基础上进行。

④处理阶段是PDCA循环的关键环节。把计划执行中的成功经验和失败教训都纳入有关的标准、规程、制度中去,作为今后工作的指南和借鉴,才能使质量水平在原有基础上提高一步。处理阶段具有承上启下的作用。

2. D×T×A模式 D×T×A模式是简单而有效的质量管理架构,该模式将质量管理的成效视为资料(data)、工具(tool)和态度(attitude)三者交互作用的结果。“×”是乘号,意味着当其中一项为0的时候,则质量管理的成效也将等于0。所以当质量管理失败时,应该考虑从这3个方面来寻找失败的原因。

3. QUACERS模式 1981年M. N. Adair提出QUACERS模式(the quality assurance, cost effectiveness, risk management, and staff need),确

认护理质量管理的4个方向，并确认质量管理的均衡发展，即：①做好病人护理的质量管理保证；②有效掌握医疗护理的成本效益；③做好病人及工作人员的安全措施，有效运用危机处理技巧；④满足工作人员的需求，包括薪水、升迁机会、专业成长与成就感。

4. *以单位为基础的护理质量保证模式*　1984年施罗德结合美国护理行政协会及梅尔的护理质量管理模式，形成了以单位为基础的护理质量管理模式（unit-based practice model for nursing quality assurance），如图1-1。

5. *美国JCAHO ten steps*　美国医疗护理机构评鉴联合委员会建议医疗机构采用10个步骤实施质量管理计划，以确保质量管理计划。

（1）审视机构的理念、目标、目的及管理模式，以界定质量管理的责任。

（2）在病人护理、工作人员绩效、成本效益3个监测管理系统责任区内，明确主要功能及措施。

（3）确定主要服务范围及相关活动。应以病人种类、检查治疗形态与基本临床护理活动来考虑，并以该活动是否与高危险性、多量性、潜在性问题及高成本等相关，作为选择重要质量管理监测项目的依据。

（4）建立标准及确定测量指标。

（5）建立阈值。

（6）收集及组织资料，需考虑资料数据的频数、样本数和方法。

（7）分析、评价其变异因素并与常态做比较。

（8）选择并执行行动，优异表现应给予鼓励，存在问题应寻求解决、修正并追踪。

（9）追踪评价，做好记录。

（10）进行有成效的沟通与整合；内容须呈现正、负面结果，并提出总结与建议。

6. *质量管理圈*　质量管理圈（quality control circle，QCC）是由同一现场工作人员或者工作性质相近的同仁，运用简单有效的质量管理方法和理念，对自身的工作环境进行持续的改进。实施过程体现自动、自发、互助的团队精神，按以下8个步骤进行，即：组圈、选定主题、现况分析、制订活动目标、检查对策、实施对策、确认成效及标准化。

（1）圈员自愿来自同一单位或一起工作者，可以轮换。

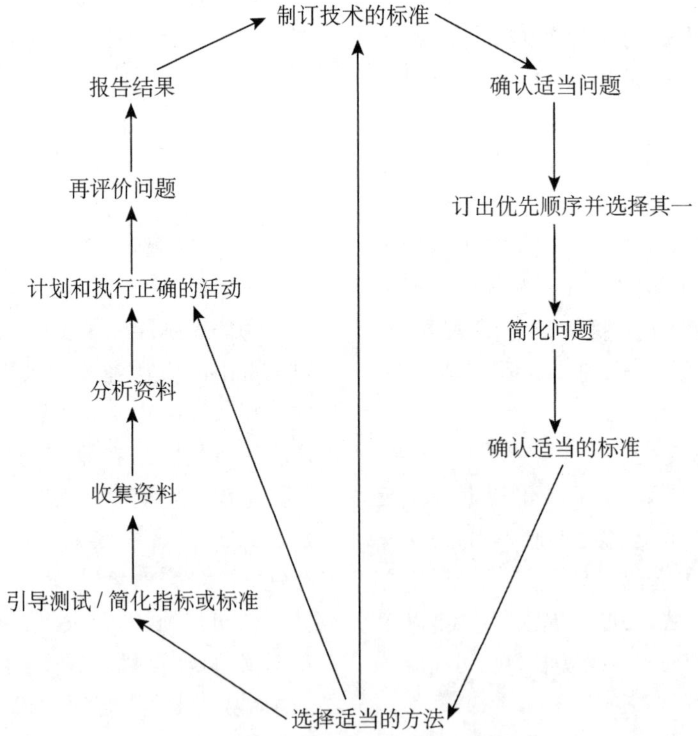

图1-1　以单位为基础的护理质量保证模式

（摘自：李丽传．护理管理．北京：科学技术文献出版社，2000）

(2)圈员每周开会1次,或者每个月至少2次,每次30min至1h;遇有临时问题则随时开会,每次20～30min。

(3)圈员应注意主持会议的技巧,采取指名发言、接力发言或反问等方式引导全体发言。

(4)遵守有效开会的原则,准时开会,不做人身攻击及尊重不同的意见。

(5)圈员应适时学习并运用辨识问题及解决问题的质量管理新技巧。

(6)一般由工作现场的督导者来辅导质量管理圈的活动,注意重在激发员工的创意,而不是去指示员工该如何做。

(7)质量管理圈需要高层管理者给予强有力的支持,比较容易成功。

(8)应重视人员的发展和现场工作者所提供的创意,以提高生产力及效率。

(二)护理质量体系

1. 护理质量体系的概念　护理质量体系是指实施护理质量管理所需的组织机构、程序、过程和资源。潘绍山等认为,通常所称的质量保证体系、质量管理体系应统一称之为护理质量体系。它包括以下三方面内容:①护理质量管理的组织机构、质量职能、质量职责以及机构之间的纵向、横向关系、质量工作网络、质量信息传递与反馈;②为进行某项活动所规定的途径,所有工作都是通过过程来完成的,每一过程都有输入和输出,输出是过程的结果,护理质量管理是通过对各个过程进行管理来实现的;③人员和物质是护理质量体系的硬件,是实施护理质量管理,实现质量目标的前提和基础,必须给予有力的保证。

医院护理质量体系包含在质量管理的范畴内,是为了实施护理质量管理而建立和运行的。建立护理质量体系必须结合医院的具体情况和内外环境来考虑,实际上任何一个医院都有一个护理质量体系,按照ISO 9000质量体系的标准建立健全护理质量体系,是为了使护理质量体系更加完善、科学和有效。建立护理质量体系可采用不同的步骤与方法,一般按以下程序实施:建立护理质量体系的组织准备→编写护理质量体系文件→护理质量体系的实施。

2. 护理质量体系的建立　护理质量体系有4个基本要素,即管理者职责、人员和物质资源、质量体系结构及与护理对象沟通,也是质量体系的关键因素。护理对象是护理质量体系3个基本要素围绕的核心和焦点,4个基本要素之间相互作用和影响,只有当4个基本要素协调一致时,才能取得满意的服务效果。因此使护理对象满意,既是医院每个护理人员为之努力的主要目标,也是医院护理质量管理的最高目标。

(1)管理者职责

①制订质量方针:质量方针是指医院的质量宗旨和质量方向,是进行质量管理、建立和实施质量体系、开展各项质量活动的准则。质量方针的内容包括质量宗旨和达到的总体质量水平;应树立形象与信誉;各项具体质量目标;在追求质量目标中采取的措施等。

②明确质量目标:质量目标是实现质量方针的具体内容,是为实现中长期的质量宗旨和质量方向而提出的短期内质量方面要达到的具体目标和活动。

③规定质量职责与权责:为达到质量目标,要建立一个结构设置合理、隶属关系合理、管理与技术人员比例合理的质量体系机构,对护理质量进行有效控制、评价和改进,并明确机构中所有人员的质量职责和权责,使他们在一定岗位上做到有职有权,为实现质量方针和努力目标而工作。

④实施管理者评审:管理者评审是指护理管理者正式的、定期对质量体系运行的有效性和服务成绩及效果进行评审,对质量体系及其运行存在的问题及时予以修正,使质量体系更加符合医院护理质量管理的实际。

(2)人员和物质资源:人员和物质资源是质量体系有效运行的保证。通过资源保证把质量改进与医学护理技术的进步与发展联系起来。

①人力资源:护理人员是护理组织最重要的资源。首先,护理管理者要灵活运用激励机制,调动每个护理人员的积极性,以保证质量方针和目标的落实。其次,做好培训与开发。培训包括两个方面:一是质量体系教育;二是知识更新。通过培训可以提高质量控制的自觉性和控制技能;开发是对护理人员的业绩进行评价,了解他们的发展需要和潜力。再次,是培养沟通联络能力。护理人员应具备与病人和内部工作人员之间进行有效沟通的知识和技能,这是确保护理质量极为重要的无形资源。

②物质资源:物质可以帮助改善服务条件和服务环境,加快服务过程中的信息流转速度,提高服务效率和质量。护理服务所需要的物质,在科技高速发展的今天已经成为影响护理服务质量的重要

因素。因此，护理管理者要把好护理设备和卫生材料的质量关，防止因这些物质的质量问题而影响护理质量；应注意护理设备的更新，采用先进的护理手段为病人服务。

(3)护理质量体系结构：护理质量体系结构包括护理服务质量环、质量文件和记录、内部质量审核。

①护理服务质量环：护理服务质量环概括了医院门诊和住院护理服务全过程的运转情况，包括5个作业过程和3个评价过程。护理服务质量环从质量改进的原理上清晰地阐述了质量体系各运转要素之间的关系，从病人入院开始，到最终满足病人需要的服务结果，充分体现了“病人至上”的服务宗旨，显示了全过程的质量信息反馈系统，以评价护理质量，了解服务在各个阶段中存在的问题，并作为质量改进的依据。

②护理质量文件和记录：体系文件——护理质量体系文件是评审护理质量体系及其运行情况的依据。构成护理质量体系的全部服务要素、要求和规定均应明确并形成文件。质量体系文件包括：护理质量手册、护理质量计划、护理质量程序、护理质量记录和附件(技术规程)。

护理质量手册：是护理质量体系文件中的纲领性文件，主要阐述质量方针、质量目标、组织结构(含职责)、质量体系要素和护理质量活动的基本方法、措施及护理质量体系文件的结构和分发等。通过质量手册可以对一个医院的护理质量管理状况有较全面和清楚的了解。

护理质量计划：是质量体系要求在具体事务上的反映，指针对某一项护理活动做出的包括质量措施、所需资源和活动顺序、进度的具体部署和安排。

护理质量程序：是质量手册的支持性文件，是落实质量手册的要求而规定的实施细则，是以书面文件的形式，规定医院为满足病人需要开展的护理活动的方法、目的和范围，以及活动如何实施、控制和记录等，使各项质量活动处于受控制状态，使与质量活动有关人员明确职责、权限和相互关系，为执行、验证和评审质量活动提供依据。

护理质量记录：是证明护理服务达到的程度，并验证服务质量体系有效性的原始数据资料，为实现护理服务的可追溯性及采取预防、纠正措施提供信息。

文件管理——体系文件应做到字迹清楚、内容明确、易于识别和具有权威性，注明文件修订、再版日期。建立严格的质量文件管理程序，包括文件的发布、发放、修订和管理办法。所有文件应保证做到：由授权人员批准；在需要此文件的范围内发放和保证其有效；使用者能够理解和接受；对任何必要的修订进行评审；文件作废时给予撤销。

③内部质量审核：目的是为了验证护理质量体系的实施效果，进行持续质量改进。应按照已形成文件的程序，由与受审和活动或领域无关的、能胜任的人员有计划地完成并记录档案。审核结论应形成文件并提交上级管理者。对被审核的活动管理者应负责确保采取必要的、与审核结论相适应的纠正措施。应当评定由前次审核产生的纠正措施的落实情况和效果。

(4)与护理对象的沟通：与护理对象的沟通贯穿于护理的全过程，融洽的护患关系是与护理对象良好沟通的前提。与护理对象的沟通包括：①了解护理对象的需要，获取与治疗护理有关的信息；②向护理对象说明诊疗方法和要求，以取得护理对象的合作；③进行健康教育，增强护理对象自我保健水平和能力；④收集护理对象对护理服务质量的感受，便于进行质量改进。护理管理者应致力于护理人员与护理对象之间建立有效的相互协作关系，帮助护理人员掌握与护理对象及内部工作人员的沟通联络方法与技巧。

3. *护理质量体系的实施*

(1)加强组织协调：护理质量体系的有效实施，必须确定组织机构，把相应的工作职责和权责分解到各级质量机构和人员。质量职责的分解应遵循职、责、权、利统一的原则，保证各级机构和人员能够严格、有效履行职责，同时做好部门之间、人员之间的协调管理，及时纠正偏差，以保证护理质量体系的有效运作。

(2)进行质量教育：在建立护理质量体系的基础上，应对全体护理人员进行质量教育培训，以程序文件的内容为重点，提高护理人员对建立和实施质量体系的认识，明确建立和实施质量体系的目的、意义、作用和方法，使他们在质量意识上、技术方法上和管理手段上适应新的要求。

(3)建立信息反馈：对质量体系运行过程中的质量信息，应分层次、分等级进行收集、整理、储存、分析、处理和输出反馈到执行和决策部门，为管理者做出正确决策提供依据。在质量体系实施过程中，只有确保信息流通迅速，分析处理及时、准确，才能保证质量控制扎实有效，使护理质量保证在一个稳定的状态中。

(4)定期评审与审核:在质量体系实施过程中,应在一定的时间内,对质量体系运行的过程和结果,组织有关人员进行评审与审核。通过评审,修改质量体系文件,使质量体系运行更科学有效;通过评价结果,对相关人员进行鼓励,调动护理人员实施质量体系的积极性。

(5)持续质量改进:持续质量改进的目的是向病人提供高价值的服务和使他们满意。质量改进的关键是预防问题的出现,而不是等到出了问题采取改进。

(三)护理质量控制

1. *护理质量控制的概念* 控制工作是管理的重要职能之一。它是为了确保组织的目标以及为此而拟订的计划能得以实现,各级主管人员根据预定标准或发展的需要而重新拟订的标准,对下级的工作进行衡量和评价,并在出现偏差时进行纠正,以防止偏差继续发展或今后再度发生。管理活动中的控制是一个复杂并反复进行的工作过程。

护理质量控制是一种有目的的管理行为,其实质是保持或改变管理对象的某种状态,使其达到管理者预期的目的。如果管理对象没有状态变化,也就不需要控制。因而,研究管理对象状态变化及其与目的的关系,也就成为控制理论需要研究解决的核心问题。控制理论正是从这一角度出发,把主观和客观有机地结合起来,把预先的愿望同实现这种愿望的活动结合起来,铺平了理论通向实践的道路。护理质量管理活动中控制的过程也就是主客观逐步统一的过程。护理管理者能否对管理对象的变化状态进行有效的控制,主要取决于两方面的因素:一是要有明确的目的;二是要有实现目的的相应手段。护理质量控制,首先必须要有明确的护理质量指标,同时还必须具有必要的人力、物力、财力、信息及组织机构。

护理质量控制工作贯穿在护理质量管理活动的全过程中。护理质量控制只能是与质量管理的计划、决策、人员管理等活动密切联系在一起作为管理过程的整体发挥管理作用,即控制是质量计划实施的保证,质量计划是控制的标准和依据;决策目标决定控制内容,控制工作为实现决策目标服务;组织成员的工作成效评价的有效性在许多方面也与控制工作的质量直接相关。因此,控制工作不仅可以维持其他职能的正确活动,而且在必要时可以通过采取纠正偏差,改变其他职能的活动。当护理质量控制发现原定目标和标准不能实现时,管理者可能采取调整原计划、重新确定目标或标准的行动;可能调整组织机构;或重新配备合适人选;采取加强领导和指导等重大改变,以便纠正偏差,完成工作任务。因此,护理质量控制工作对于衡量标准的执行程度,揭示标准执行中的偏差,以及指明纠正措施等均非常重要。

2. *护理质量控制的原则* 护理质量控制必须针对具体目标,由控制者与控制对象共同参与,按实际情况设计质量控制系统。建立控制系统时应遵循以下基本原则。

(1)组织机构健全原则:在质量控制工作中,被控制的组织要机构健全、责任明确,所设计的控制系统能反映机构中岗位的责任,使控制工作有利于纠正偏差。当出现偏差时,应责任分明,责任与负责执行质量管理计划的岗位职务相适应。有效的质量控制不仅可以指出偏差,而且可以纠正这种偏差。如护理质量中发生的偏差应能明确地判明科室、病房和人员的责任,并加以纠正。

(2)与组织相一致的原则:质量控制系统的建立要反映质量计划所提出的要求。确立质量控制标准和控制手段也都要依据质量计划,质量控制过程中应力求使实际活动与计划目标相一致。在设计质量控制系统、运用控制技术进行控制活动之前,必须制订质量标准,控制系统要反映计划所提出的要求。例如:护理教学要有教学计划和教学质量控制标准,控制手段要依据教学计划设计;临床护理服务质量的控制标准与方法要反映临床护理工作计划的要求,社区护理、护理科研等不同工作都应分别按各自的计划要求设计控制系统。

(3)控制关键问题的原则:管理者在护理质量控制工作中,应着重于计划完成的关键性问题和实现质量计划的主要影响因素。关键点的选择是一种管理艺术。临床护理工作细致,项目繁多,质量控制应选择对完成工作目标有重要意义的关键标准和指标,重点放在容易出现偏差或偏差造成的危害较大的环节。

(4)直接控制的原则:直接控制原则的指导思想是使合格的人员发生差错最少,并能及时觉察、及时纠正,减少或防止出现偏差。直接控制相对于间接控制而言,是控制工作的重要方式,以采取措施保证所属人员的质量,提高人员素质,而不只在工作出现了偏差后采取纠正措施,追究责任。下属人员越能胜任所担负的职务,自身就越能觉察执行计划的偏差，及时采取措施纠正偏差。因此，在护理质量管理中，应不断提高护理人员的医德、医风、专业、心理、体格等素质，保证提供护理的人员质量。

(5)标准合理性原则：应建立客观、准确、有效、适当的质量标准。标准太高或不合理，不会起到激励作用；标准不准确，不能测量，控制工作就会失败。

(6)追求卓越的原则：要使所属人员具有追求卓越的精神。在质量控制工作中，发现问题、分析原因、纠正偏差时，应寻求发展，追求卓越；在制订质量计划和质量标准、控制指标时，应具有一定的先进性、科学性，使组织和个人经过一定的努力方能达到，而不是可以随意轻取。

3. *护理质量控制的方法*　前馈控制、同期控制和反馈控制称为控制的三级结构理论，也是护理质量控制的基本方法。

(1)前馈控制：前馈控制又称预先控制，是一种积极的、主动的控制，指在活动之前就对结果进行认真的分析、研究、预测，并采取必要的防范措施，使可能出现的偏差在事先就得到控制的方法，前馈控制的纠正措施作用在计划执行过程的输入环节上，工作重点是防止所使用的各种资源在质和量上产生偏差，是通过对人力、财力、物力等资源的控制来实现的。其优越性在于面向未来，通过控制影响因素，而不是控制结果来实现控制目的。

(2)同期控制：同期控制又称过程控制或环节质量控制，是管理人员对正在进行的各种具体工作方法和过程进行恰当的指导、监督和纠正。同期控制的纠正措施作用于正在进行的计划过程之中，是在执行计划过程中对环节质量的控制，这是护士长经常使用的一种控制方法，其有效性很大程度上取决于管理者的素质与能力，以及护士对管理者指示的理解程度。

(3)反馈控制：又称结果控制，主要是分析工作执行的结果，对照控制标准发现已产生或即将出现的偏差，分析原因和对未来的影响，及时拟定纠正措施并实施，防止偏差继续发展和再度发生。这是一个不断提高的过程。

4. *护理质量控制的过程*　护理质量控制工作的过程包括 3 个基本程序：确立工作标准；根据标准衡量成效；纠正计划执行过程中偏离了标准的误差。

(1)确立标准：标准是计量实现预期工作成果的尺度。标准是根据计划而制订的，是计划工作的个体化，是在完整的计划程序中选出的对工作成果进行衡量的关键点。确立护理质量控制标准，首先应明确控制的对象，即体现目标特性和影响目标实现的要素。护理质量控制的对象有护理工作和提供护理的人员，控制标准应针对两方面来制订。护理服务质量的控制应抓住影响护理服务质量的关键点制订出标准。标准的类型很多，如实物标准、费用标准、时间标准、效率指标；有形和无形标准；定量和定性的标准等。一般把目标作为标准是一类比较理想的控制标准，即在各级质量管理机构中建立可考核的完整的目标网络，以使无形标准的作用逐渐减少。

(2)衡量成效：衡量成效是为了确定实际工作绩效而对所控制的管理系统运行效果做定性或定量的描述和评价，直接关系到能否实现管理目标。管理者首先需要收集必要的信息，然后将实际绩效与标准进行比较，确定计划执行的进度和出现的偏差。在实施过程中，要考虑到衡量的精度和频率的问题。所谓精度是指衡量指标能够反映出被控制对象多大幅度的变化，精度越高，越能准确反映管理活动状况，但同时也越复杂。频率是指对被控对象多长时间进行一次考核和评定，频率越高，越能及时掌握情况，但同时也增加了监测机构的工作量，或者根本做不到。在护理质量控制工作中，许多问题很难定出精确的标准，工作成效也难以用定量的方法进行衡量，因此，除了用定量的方法进行考核和评定外，大量的定性指标要规定得尽量具体，并按不同的重要性用一定的级数表示出来，最后用权重方法进行综合评价，使定性的指标趋向定量。权重的确定可以采用专家评审法进行。

(3)纠正偏差：成效与标准之间总存在着一定的偏差。偏差的出现总有一定的原因。系统变化不只是受到控制影响的作用，还受其他一些影响因素的作用，找到这些因素也就找到了导致偏差的原因。找到偏差的原因后，应根据偏差的大小和控制能力，制订纠正偏差的方案。有两种方法：一种是当系统的控制能力有限，在现有条件下根本无法达到要求的目标时，只有改变标准，才能纠正偏差；另一种是改变输入的质量和数量，改变人、财、物、信息和系统的结构，提高系统的控制能力，输出满足目标的要求。

在某些活动中难免会出现一些偏差，但要确定可以接受的偏差范围。衡量成效要通过实际绩效与标准的比较找出偏差，并确定是否在可以接受的范围，如护理技术操作合格率控制范围是90%～95%，低于90%则不能接受。管理者要把握好偏差的大小和方向，这是非常重要的。

(四)护理质量评价

我国医院护理质量管理经历了由定性管理到定量管理、由经验管理到科学管理的发展过程。科学的质量评价不仅有利于维护病人的利益，对劣质服务进行惩处和改进，同时也有利于维护医院与医务人员的利益，使优质服务得到肯定。然而由于护理工作面临的情况复杂，不可控因素多，如何建立起更加科学、客观、可信、有效的护理质量评价方法，是值得卫生主管部门和医院管理者共同深入探讨的问题。

1. *护理质量评价* 护理质量的评价是护理管理中的控制工作。评价一般指衡量所订标准或目标是否实现或实现的程度如何，即对一项工作成效大小、工作好坏、进展快慢、对策正确与否等方面做出判断的过程。评价贯穿在工作的全过程中，而不应仅在工作结束以后。护理质量评价的意义在于：①说明护理工作的价值，证明和使人确认提供给病人的是有质量的护理；②衡量工作计划是否完成，并按预定的目标或方向进行，工作进展的程度和达到的水平；③根据提供护理服务的数量、质量，评价护理工作需要满足病人需求的程度、未满足的原因及其影响因素，为管理者改进和提高护理质量提供参考；④通过比较评价，选择最佳方案，达到肯定成绩，纠正偏差，持续改进提高的目的。

在进行护理质量评价时应遵循两项原则：实事求是的原则，即评价应尊重客观事实，将实际执行情况与制订的标准进行比较，而标准应是评价对象能够接受的，并在实际工作中能够衡量的；评价标准适当的原则，即确定的标准应适当，不能过高或过低，并具有可比性。

医院护理质量评价指标是说明医院护理工作中某项现象数量特征的科学概念和具体数值表现的统一体，它由一个名称和一个数值组合而成，护理质量的评价和比较可在医院之间进行，也可在同一医院内的不同科室之间进行。一项护理质量评价指标只能反映医院护理工作的某个或某些侧面，只有当不同来源和用途的各个方面护理质量评价指标有序地集合在一起，形成护理质量评价指标体系，才能对医院的全面护理质量发挥评价作用。

指标及指标体系是管理科学的产物，也是进行质量管理最基本、最重要的手段。护理质量评价指标对医院护理工作起着关键的导向性作用。各医院现行的护理质量评价指标主要参照：国家卫生和计划生育委员会《医院分级管理办法》、全国“百佳”医院评审标准、《医疗护理技术操作常规》以及各省、自治区、直辖市卫生部门制订的医疗护理评价指标。军队医院还同时参照《军队医院护理质量主要评价指标》《军队医院分级管理办法和评审标准》。

《军队医院护理质量主要评价指标》将护理质量评价指标分为工作效率、工作质量和管理质量三类。工作效率指标主要反映护理工作的负荷程度，包括特级护理床日用率、一级护理床日用率2项；工作质量指标主要反映临床护理和环节质量，包括基础护理质量合格率、特护及一级护理质量合格率、年度压疮发生数、护理技术操作合格率4项；管理质量指标重点控制护理管理过程，包括服务态度优良率、病区管理合格率、急救物品器材准备合格率、五种护理文书书写合格率、陪护率、年度护理事故发生数、年度严重护理差错发生率、年度护理差错发生率、护理人员年培训率、护理人员考核合格率10项。

国家卫生和计划生育委员会《医院分级管理办法》中设置了11项护理质量评价指标，与《军队医院护理质量主要评价指标》基本相同，不同的是设置了责任制护理和整体护理开展病房数、常规器械消毒灭菌合格率，一人一针一管执行率等指标。

随着国家和军队护理学科水平的不断提高和发展，以及医学模式的转变，人们的健康观、服务观、质量观都发生了较大的改变，原有的评价指标有待进一步调整和扩大。自国家卫生和计划生育委员会倡导整体护理工作模式以来，对传统的护理质量管理和评价工作提出了新的要求。我国各大医院的护理管理者积极探讨整体护理的理论与实践，不断完善整体护理质量评价标准。

2. *护理质量评价指标的设置原则* 护理质量评价指标的设立是一项复杂的系统工程。要紧紧围绕进行护理质量评价的目的来设置。一项质量指标就是一项原则、程序、标准、评价尺度或其他能保证提供高水平护理的测量手段，是反映护理工作质量特性的科学概念和具体素质的统一体。因此，每一项指标的设置都应建立在科学、充分的论证和调研，以及对收集的数据进行准确统计分析的基础上，指标的设置除了遵循科学性原则外，还应遵循以下原则。

(1)实用性和可操作性:确定的指标应能切实反映护理质量的核心,能合理解释护理质量现象,同时应考虑到质量管理的成本因素。指标的概念和原理要便于理解,指标的计算公式、运算过程也要简单实用。

(2)代表性和独立性:选择能反映目标完成程度的指标,如病人满意度较好地反映了服务水平、技术水平和管理水平,具有一定的代表性。指标还应具有独立的信息,互相不能替代。

(3)确定性和灵敏性:指标必须客观、确定、容易判断,不会受检查人员的主观因素影响。某些需要现场检查判定结果的指标,如基础护理合格率、病区管理合格率、护理文书合格率,由于评价结果容易受检查人员主观因素的影响,故确定性较差,必须通过合理设计调查和正确的统计学处理,以提高其确定性。对于需要通过向病人发放调查问卷才能取得数据的指标,如病人满意度,只有经过严格设计的调查工具、方式和统计方法取得的数值才具有说服力。指标还应有一定的波动范围,以区别质量的变化。如抢救物品完好率多为100%,其灵敏度较差,起不到比较评价的作用。

评价指标的筛选可选用:专家咨询法;基本统计量法;聚类分类法,即将评价指标分类,选择出具有代表性的指标,以减少评价信息的交叉重复;主成分分析法,即将多个相关评价指标合成转化为数个相互独立的主成分,并保留大部分信息;变异系数法,即选择 *CV* 值中的指标,筛除迟钝和过于敏感的指标。

3. *护理质量评价指标体系的构成*　护理质量评价指标体系按管理层次可分为医院间评价指标体系和医院内评价指标体系。医院间评价指标体系适用于上级卫生管理部门了解和评价各医院护理质量水平和状况,为辅助决策提供依据;医院内评价指标体系适用于医院了解和评价各科室护理单元的护理质量水平和状况,奖优罚劣,提高医院护理服务水平。

传统的护理质量评价指标主要侧重临床护理质量,即执行医嘱是否及时、准确;护理文书、表格填写是否正确、清晰;生活护理是否周到、舒适、整洁、安全;有无因护理不当而给病人造成的痛苦和损害等。随着整体护理模式的广泛应用和护理工作内涵与功能的扩展,护理质量评价也应由上述狭义的概念发展为广义概念。

美国学者 Avedis Donabedian 于 1968 年首次提出质量评价的 3 个层次,即卫生服务系统的基本框架是结构质量、过程质量和结果质量的动态构成。我国则按管理流程分为要素质量、环节质量和终末质量。

(1)要素质量评价:要素质量是指构成护理工作的基本要素,主要着眼于评价执行护理工作的基本条件。评价内容如下。

①机构和人员:建立健全与等级医院功能、任务和规模相适应的护理管理体系。可设置 2～3 级质控组织,即护理部专职质量监控组;总护士长级质量监控组;护士长级质量监控小组,定期进行质量控制与改进活动。护理人员编配合理,在数量和质量上符合卫生部规定标准,如护理人员占全院卫生技术人员构成比(50%),医护比(1∶2)、床护比(1∶0.4),医院和病区主管护师以上人员构成比、大专以上学历人员构成比、具有执业资格护士构成比等。

②环境、物质和设备:反映医院设施、医疗护理活动空间、环境卫生检查、护理装备水平及物资设备等合格程度。如各护理单元是否安全、整洁、舒适、便捷,床单位设备齐全,护士站离重病人单元的距离、加床数以及常规物品器械消毒灭菌合格率、每年引进护理新仪器设备总值或护理仪器设备占全院构成比、护理仪器设备完好率、急救物品完好率等。

③知识及技术:反映护理业务功能与水平、开展的技术服务项目及执行护理技术常规的合格程度。如护理人员"三基"水平达标率、护理人员年考核合格率、护理人员年培训率、开展整体护理病房构成比、年发表论文数、年科研成果或革新项目数等。

④管理制度:护理工作有计划并按计划落实,规章制度健全并严格贯彻执行,护理资料齐全并尽量达到计算机管理,如年计划目标达标率。

(2)环节质量评价:环节质量管理注重在护理工作的过程中实施控制,将偏差控制在萌芽状态,属前馈控制。目前国内医院进行护理环节质量评价最常用的指标主要包括以下两类:病人护理质量指标,如基础护理合格率、特级与一级护理合格率;护理环境和人员管理指标,如病区管理合格率、消毒隔离管理合格率、急救物品准备完好率、陪护率、护理表格书写合格率、一人一针一管执行率、护理技术操作合格率。部分医院还增加了一些反映护理观察和诊疗处置及时程度的指标,如护理处置及时率、巡视病房及时率、输液病人呼叫率等。

长期以来，国内医院将环节质量管理作为质量监控的重点，并取得了一定的经验。主要采用的检查和评价方法为若干名护理专家现场检查某医院一定数量的病区和病人，对照相应的检查项目和标准扣分，被检查项目达到标准分数记为合格，未达到标准分数记为不合格，最后统计合格率。

(3)终末质量评价：终末质量是病人所得到的护理效果的综合反映，终末质量评价是对病人最终的护理效果的评价，属于传统的事后评价或后馈控制。这些指标的主要特点是从病人角度进行评价。常用指标包括：年度压疮发生数、年度护理事故发生次数、年度严重护理差错发生率、年度护理差错发生率、抢救成功率、出院病人对护理工作满意度、病人投诉数、护患纠纷发生次数等。有研究者认为护理效果的评价应从对病人产生的结果和对医院的影响两方面进行分析，前者包括临床护理效果、病人满意率和健康教育效果；后者包括对医院质量、医院形象和医院经济效益等方面的影响。

为了全面反映护理服务的质量要求，一般采用要素质量、环节质量和终末质量相结合的评价，三者的关系应是：着眼于要素质量，以统筹质量控制的全局；具体抓环节质量有效实施护理措施；以终末质量评价进行反馈控制。

4. *护理质量评价方法* 护理质量评价是一项系统工程。评价主体由病人、工作人员、科室、护理部、医院及院外评审机构构成；评价客体由护理项目、护理病例、护士、科室和医院构成系统；评价过程按搜集资料→资料与标准比较→做出判断的系统过程实施。按护理质量评价的对象分类的评价方法如下。

(1)以护理项目为评价对象：护理项目是质量评价的基本单元，传统的护理质量评价主要将护理项目作为评价对象，如特护及一级护理质量、护理技术操作合格率、健康教育的实施效果等。

(2)以病例为评价对象：整体护理的开展，实现了护理工作模式由功能制护理到以病人为中心的转变，而护理质量评价尚未很好地关注对整体病例的评价，即根据病例分型识别和评价病人的护理需要程度。有以下6种分型：①病情分型，区分病人的危重程度；②自理能力分型，识别需要生活照顾的病人；③心理状态分型，把握有心理服务需要和有纠纷倾向的病人；④经济地位分型，把贫困病人与社会名流区分出来；⑤护理措施分型，把不同护理等级和使用高新技术与风险技术的病人区分出来；⑥满意度分型，把不满意的病人区分开来，根据上述病例分型，建立重点病例报告制及病历质量评价标准和评价表，评价整体护理质量。

(3)以病种为评价对象：病种质量评价是一个群体质量评价层次，主要病种的护理质量在一定程度上可反映专科和医院的护理质量水平，目前国内医院护理质量评价采用的指标信息较混杂，以整体病例为评价单位，则实施过程又过细。病种质量评价体现了宏观与微观的结合，且为非随机性抽样检查，有较好的可靠性和代表性，因此正日益受到重视，但至今尚未引进国内护理管理领域。

(4)以病人满意度为评价对象：全面质量管理就是要达到让所有"顾客"满意，达到他们的期望。病人满意度评价方法，旨在从病人的角度评价医疗护理质量。由病人做出满意度评价是一种市场行为，对病人评价的重视程度，是医院市场观念的标志。从病人的观点看，护理效果质量是评价质量的主要内容，建立在病人对服务过程主观描述基础上的满意度测评，对于管理者评价护理质量非常重要，越来越受到重视。在英国，病人满意度调查已经被提议作为一项常规的审计内容。

满意度测评可以在住院病人中进行，需要专人定期访问住院医院，对一个医院来说操作性尚可，但对上级卫生主管部门来说，则较难做到。同时，住院病人的疾病转归尚未明确，有的人病情仍较重，在接受调查、回答问题或填写问卷时往往有顾虑，使调查结果与实际情况有较大出入，影响评价结果的客观、真实和公正，选择出院病人作为调查对象，可较好地避免上述问题，已被上级卫生主管部门和院内评价时采用。收集信息可采用问卷调查、电话咨询、设立意见簿、出院随访等测评方法。

满意度测评的步骤：①确定目标及评价的目的。②根据评价的目的和评价方法的优缺点选择适当的方法。③设计数据收集工具。调查表是常用的方法，必须经过周密的设计，保证其信度和效度。调查内容既要全面深入，又要简洁方便，以开放式问题作为选择。问题答案选项按标准满意度问卷调查表的Likert五级设计法，按各选项以25分的间距在0～100分的范围设计5个选项，分别为"非常好""较好""一般""较差""极差"，使各医院问卷调查指标值的离散度加大，更利于进行院间评价。④数据收集与储存。调查表的发放与回收采用"双盲法"，即由病人经治科室或医院的上级业务主管部门确定调查问卷的内容，病人填妥调查表后直接寄往发信机关,由上级医疗管理机关对调查表进行分析评价,以保证数据来源的真实性和准确性。⑤数据分析和报告,数据分析可从描述和深入分析两方面处理;报告时层次要清楚,重点应突出。⑥信息转化,对评价结果做出快速反应是持续质量改进的基本前提。

第四节　经 济 效 用

护理的各项经费占了医院经费的很大一部分,护理部门对成本的控制、对预算的操纵,将对整个医院的经济利益产生深刻影响。成本核算是提高医疗卫生单位经济管理水平的重要手段,通过实行成本管理,可以降低成本,提高效率,向社会提供更好的医疗卫生服务。

一、成 本 控 制

(一)护理成本概述

成本是在生产过程中的生产资料和劳动消耗。医疗卫生领域中,成本是指实施某项卫生规划或方案所要投入的人力、物力和财力等全部卫生资源的消耗价值。成本通常可以用货币单位统一计量,卫生经济评价要求将成本划分成两部分:一是直接成本,即某方案实施过程中卫生资源的直接消耗,如与疾病直接相关的诊断、治疗等费用;二是间接成本,即人们由于疾病或死亡给社会造成的经济损失,如疾病引起的休工、休学等造成的经济损失。

护理成本是医疗单位在护理服务过程中所消耗的物质资源价值和必要的劳动价值的货币表现。卫生经济评价要求将护理成本划分为两部分,即直接护理成本和间接护理成本。直接护理成本是与护理服务直接相关的卫生资源的直接消耗,如护理人员的工资和护理材料消耗。间接护理成本并不与护理工作直接有关,但是为护理服务的提供起必要的支持作用,如物质资料消耗所转移的价值,包括房屋、医疗器械设备折旧等劳动资料和医院为进行护理业务活动所开支的各项管理费用。

护理成本分类:根据会计核算和医院管理目的的不同,对成本进行不同的分类。

1. 按成本与服务量的关系分类

(1)固定成本:有些成本总额在一定时期内和一定服务量范围内,不受服务量增减变化的影响而保持不变关系,称为固定成本。如护理部主任的固定工资,在一定时期及一定业务量范围内,其总额不随工作量的变动而变动。

(2)变动成本:有些成本总额与业务量增加呈正比例变动关系,称为变动成本,但每一单位成本数额保持不变,变动成本包括卫生材料费、低值易损耗品等。如医院使用的一次性注射器的成本总额,随注射人数的增加而增加,此类成本为变动成本。

(3)总成本:指在特定技术水平和要素价格条件下,生产某一特定产量所需要的成本总额,是固定成本与变动成本之和。

(4)混合成本:有些成本总额随医疗服务量变动而变动,但不保持正比例变动关系,这种兼有固定成本和变动成本特性的成本,称为混合成本。比如电费,医院或护理院要花费一定的成本用于走廊等公共区的照明,而病房只有在有病人时才会收照明费。因此,尽管包括一部分固定成本,电费还是随病人住院天数的增加而增长。

(5)阶梯固定成本:阶梯式成本与固定和变动成本相关,在一定范围内变动,但在较小的范围内保持不变。如在一定工作负荷下,一个护理单元需要聘用 5 名护士,一旦超出此范围就会聘用 6 名,显然,病人越多、病情越重,就需要更多的护理时数,如果按每个住院病人需要 4.2h 的护理时数配置护士,医院不会因为增加了 1 名病人,而为了多出的 4.2h 的护理时数去增加 1 名护士。

2. 按成本的计入方法分类

(1)直接成本:直接成本是指护理服务过程中耗费的可依据凭证直接计入护理服务成本的费用,如工资、卫生材料及低值易耗品。

(2)间接成本:间接成本是指在护理服务过程中无法直接计入某服务项目,而需经过合理分摊进行分配的成本,如行政管理、后勤辅助部门的费用等。

3. 按成本的可控性分类

(1)可控成本:可控成本是指某一时期内,在某个部门或某个人职责范围内能够直接确定和控制的成本。如医疗服务中的药品费、卫生材料费。

(2)不可控成本:不可控成本是指在一定时期内,某个特定部门无法直接掌控,或不受某个特定部门服务量直接影响的成本。如固定资产折旧、大修理费等。

一般情况下，变动成本属于可控成本，固定成本属于不可控成本；直接成本属于可控成本，间接成本属于不可控成本。

4. 按成本在经营决策中的属性分类

（1）机会成本：指某项资源未能得到充分利用而放弃掉的机会所带来的成本，在卫生决策中，选择了一种方案，必然放弃其他一些方案，在被放弃的方案中最好的一个方案的效益，就是所选择方案的机会成本。机会成本并非实际支出，不计入账册，只是在评价和决策时作为参考依据。

（2）边际成本：指增加一单位的产量所要增加的成本量，即总成本对应于总产量的变化率。

（3）沉没成本：指过去的规划已支付的成本，与目前要进行的决策无关。

（二）护理成本核算

成本核算是提高医疗卫生单位经济管理水平的重要手段，通过实行成本管理，可以使有限的卫生投入，依靠技术进步、科学管理和结构调整，来降低成本，提高效率，向社会提供更好的医疗卫生服务。

1. 护理成本核算的作用

（1）成本核算是降低医疗护理成本的有效途径：通过护理成本核算，可以明确为病人服务过程中实际消耗的护理人力、物力和财力，真实地反映护理资源的耗费，从而提出最有效的护理方案，以降低护理成本，减轻病人负担，达到以较低的成本提供较高质量服务的目的。因此，加强护理成本核算和成本分析，对节省护理资源、降低卫生费用有重要意义。

（2）成本核算是确定护理服务价格的重要依据：护理服务价格是护理服务价值的货币表现，依据成本定价是医院得以维持并为人民提供医疗服务的保证。护理服务消耗需通过合理收费得到合理补偿，护理成本核算可为国家、卫生部门、医院制订合理护理价格提供正确依据。

（3）成本核算是评价护理工作效益的基础：护理服务成本的高低表示护理服务过程中耗费劳动量的大小，通过劳动耗费与劳动成果的比较，可以发现管理中的问题和薄弱环节，有利于促使医院不断挖掘和充分利用潜在力量，达到向管理要效益的目的。护理服务成本在很大程度上反映了护理服务的社会效益和经济效益，是反映医院工作质量的一个重要指标，成本核算同时也为评价卫生服务综合效益提供信息资源。

2. 护理成本核算的原则　成本核算的目标是努力提供实际成本信息，要提高成本信息的质量，发挥成本核算的作用，必须遵循以下原则。

（1）按实际成本计价的原则：护理成本必须正确反映实际发生的经济资源耗费，成本计算应当按实际发生额核算成本，不得以估价成本、计划成本代替。

（2）分期核算原则：成本核算应与整个会计分期一致，分别核算各期成本，以确认成本发生的时间和分配时间，一般按月进行，同一项成本，计算期内核算的支出、收入和起止日期必须一致。

（3）责权发生制原则：这一原则是按收益原则正确进行成本计算的基础，凡是应由成本负担的支出，不论是否在本期支付，都应计入本期成本，本期支付应由本期和以后各期负担的费用，应按一定标准分别计入本期和以后各期；凡是不应由本期成本负担的费用，即使在本期支付，也不应计入本期成本。

（4）一致性原则：成本核算时各种成本费用的计价方法、固定资产折旧方法、成本核算的对象、成本计算项目、间接费用的分摊方法等，前后会计期间必须保持一致，不得随意更改，这样才能具有可比性。

（5）重要性原则：指在成本核算过程中应基于管理的要求区分主次，对于那些对成本有重大影响的内容和项目，应重点处理，力求简洁；对无重大影响的成本，可简化处理，以提高效率。

3. 护理成本核算的内容

（1）护理人力成本：包括各级护理人员的工资、奖金及补贴。

（2）材料成本：主要指护理过程中消耗的卫生材料和低值易耗品的消费。

（3）设备成本：固定资产折旧及大修费。

（4）药品成本：护理过程中使用的药品费用。

（5）作业费：公务费、卫生业务费、供应消毒费、洗涤费。

（6）行政管理费。

（7）教学及研究费用。

4. 护理成本测算方法

（1）项目法：项目法是以护理项目为对象，归集费用与分配费用来核算成本的方法，如一级护理中更换床单、口腔护理、预防压疮护理成本的核算。制订计算护理项目成本可以为指定和调整护理收费标准提供可靠的依据，也可以为国家调整对医院的补贴提供可靠依据。但是项目法不能反映每一疾病的护理成本，也不能反映不同严重程度疾病的护理成本。

(2)床日成本核算：护理费用的核算包含在平均的床日成本中，护理成本与住院时间直接相关，床日所包含的服务内容虽有一定的差别，但一般常规性服务项目都包含在内，这种方法并未考虑护理等级。

(3)相对严重度测算法：将病人的严重程度与利用护理资源的情况相联系。

(4)病人分类法：以病人分类系统为基础，测算护理需求或工作量的成本核算方法，根据病人的病情程度判定护理需要，计算护理点数及护理时数，确定护理成本和收费标准。

(5)病种分类法：病种分类法是以病种为成本计算对象，归集预分配费用，计算出每一病种所需护理照顾的成本的方法，以病种服务收费是将全部的病种按诊断、手术项目、住院时间、并发症和病人的年龄、性别分成 467 个病种组，对同一病种组的任何病人，无论实际住院费用是多少，均按统一的标准对医院补偿。

(6)综合法：即计算机辅助法，结合病人分类系统及疾病诊断相关分类法(diagnosis related groups，DRGs)分类，应用计算机技术建立相应护理需求的标准实施护理。

二、预算管理

(一)预算相关概念

预算就是计划，是经营决策所确定的具体目标，通过有关数据集中且系统地反映出来就是预算，预算控制是通过预算形式对企业未来经营活动发生的成本、费用、收入、利润等加以干预、协调和指导的过程。

1. 预算的分类

(1)操作预算：操作预算是由日进出量得到年收入与支出的计划，如果显示收入大于支出，意味着 1 年有望获利；如果是以盈利为目的的医院，那么一些利润将以股息的形式支付给股东，至于非盈利的医院赚得的利润将用来更换设备、修缮旧建筑或扩大服务范围。

操作预算中的收入从医疗保险、医疗补助、其他个人保险、自费医疗和捐助中获得。操作预算也是每个部门经营的计划。

(2)零基预算：零基预算是对任何一笔预算收支，都必须以零为起点，从根本上去考虑他们的必要性和规律。这样能使所编制的预算数字更切合当期的实际情况，从而使预算充分发挥其控制实际收支的作用。

(3)长期预算：长期预算是管理者建立的长远计划，操作预算只是对第 2 年的详细计划，而医院的许多部门需要一个长期计划。可以是未来的 3 年、5 年或 10 年的规划，通常长期预算不必很详细。

(4)项目预算：项目预算是分析特定项目的预算，一般用于发展新项目或对现有项目的检测，项目预算不仅仅是对第 2 年的收入与支出的计划，其目的是做决定，即是否采用此新项目。即使是基本项目，也面临如何选择的问题。通常，特定项目的预算是长期预算的结果，项目预算经常跨越几个部门，他们必须由几个主要部门组成的委员会来决定。

(5)资金预算：卫生保健机构项目的许多花费需要一年多的时间，这些被称为资金花费，在整个项目前不必考虑，也不会影响整个项目的预算，资金预算只需与一个部门或单元关联，可能是已有项目的一部分，但资金花费经常涉及特定目的的大量资金。资金项目着眼于投资，资金预算可以超出现金，用更广的视角看待成本与利润，可考虑到给组织带来的一般利益，为了机构生存，管理者必须知道哪些会有利润、哪些会亏损，要有足够的营利活动去弥补那些亏损。

(6)产品线预算：卫生保健机构的预算部门主要着眼于科室或部门，如放射科、营养科、护理部等分别制订自己部门的预算。在实施部门预算的时候，卫生保健机构已开始了产品线预算。产品线是指一群具有共同特征可以归类的病人，如同一诊断的病人。

(7)现金预算：现金是机构的活力，机构的生存依赖于持有足够的现金，使其能满足支出的需要，操作预算注重于机构的收入和支出，如果机构亏损，将会反映在操作预算上，但是，即使没有亏损，机构也可能面临现金危机。组织的现金花费是很普遍的，如工资通常按月、双周或每周支付，但现金收入如果因病人账单或其他原因在某些部门拖延，即使机构盈利，也会逐渐用完现金，而且这种情况会随着病人的增多而日益严重。

另外现金问题与主要资金费用有关，仅一年的资金花费可以在操作预算中表示来年的花费，比如机构预算增加1000万元的设备维护，预算寿命为20年，那么每年花费1/20，也就是每年有50万元作为折旧费在操作预算中，但这1000万元必须用现金预算方式才能成立，结果将比操作预算多花费950万元。

(8)绩效预算：绩效预算是一种用于根据成本中心所取得的成就，以及取得此成就所需的成本来评估中心活动的预算方法。它是一种以具体设计来评估成本中心复合成果的预算方法，而不是一种单一的预算产出。

2. 预算方法

(1)预算准备的合适时间：管理者经常遇到这样的问题：何时做预算？做的频率如何？这个问题随预算种类而定，有些只做1次，有些10年做几次，有些1年1次。

一次预算：有些特殊目的预算，只需准备1次，项目预算是在机构提供新服务新项目评估时必须考虑的，预算项目对于给定项目一般只用一次，如果项目被拒绝，就没必要定时回顾了，如果被采用，则需要定时回顾，并比较实际的预算和结果。

很少做的预算：长期预算一般很少做，这种预算会跨越5年或10年，虽然一些机构每年都会做调整，但预算的主题在这几年内仍不改变，以保持其计划执行的稳定性，长期预算每年还需回顾一下是否有没预料到的情况出现，及时修正计划。长期预算比项目预算简略，所以没必要像项目预算那么长的时间准备，但它不是只与一个部门、科室项目有关，而是关于机构为什么存在和其发展方向这些核心问题，如果机构确定发展方向有困难，将要花费几个月的时间使机构和雇员对计划意见达成一致。

年度、月度预算，操作、资金、现金、进展预算均是这种，每年都必须做，但也有必要把年度预算分成几个短的时期控制成本，如果把科室、部门、机构作为一个整体，等到年底做预算很不方便，因为到年底很多问题已经出现，应该在中途就改正；也有些问题虽然可以在来年预算中改正，但到那时只能等到来年年底才能知道是否成功，所以月度预算对控制运行很重要。

连续预算，一个系统中常注重于操作和现金的年度预算，实际上，如果预算做的烦琐些，一些弱点就可以克服，连续预算是每个月做来年这个月的预算，比如知道了1月的实际结果，就可在2月中或2月底做来年1月的预算。连续预算与传统年度预算相比有4个问题能被解决，即对预算的态度、时间的管理、预算的精确性和对将来的把握。

(2)态度：许多管理者发现预算与他们的工作相差甚远。预算1年1次，与日常工作有很大的不同，需要用几周或更多时间去完成明年的预算，因此很不情愿面对。但是，如果将预算建立在每个月计划的基础上，使它成为正常工作的一部分而不是插入部分。管理者就不会觉得繁重。

(3)时间管理：时间问题与态度问题息息相关。在连续预算中，有很多事要做，整整一年庞大的计划被摆出来，如果1个月中有几天不工作，这个月里就没有什么重大的进展，1个月有几周不工作就有很多事要被拖延，要花几个月的努力赶上。所以在预算中时间管理很重要，不可使预算任务在拖延中变得繁重。

(4)精确性：在今年7月过去时做明年7月的预算，可使明年7月的预算更实际、精确地反映7月的状况，连续预算发展的月预算并不是最终批准的预算，每年要做1次协商和改进。

(二)护理预算目的及程序

预算对于大医院或小的医疗机构都很重要，无论是卫生管理机构、社区、医院还是养老院的护理管理人员，都需要进行预算及掌握预算技巧。

1. 预算的目的

(1)有效运用资源：财务管理者曾经尝试给护理部和科室提供预算，护理管理者只要被告知自己需要雇佣多少护士，需要花费多少就可以，然而，这种方法提供预算注定要失败，因为财务管理者不是能监控影响护理的因素，然而，护士由于直接统计疾病种类的变动和护理技术的改变，并要知道医生要进一步治疗还是终止，知道哪些病人需要住院多长时间，因此，只有工作在护理部或科室的护士才可以合理评估所需的护理资源。

(2)提供管理绩效评价的标准：预算是各部门、各职工要努力达到的标准，也是评定和考核业绩的依据。预算并不与临床工作相隔离，相反，预算常直接面对临床护理工作量及工作方式，在护士为病人制订护理计划时，同样应把预算作为计划贯穿于临床护理中，应提供什么样的临床护理，只有这样才能使每一位病人都受益。

(3)提供管理的功能：预算可以使护理部更好地计划自己的活动和控制成本，并在财政范围内提供尽可能好的服务，预算是护理管理者的一种工具,使管理者将资源更好地服务于病人,避免浪费,管理者必须了解预算项目及过程,才能建立合理、可行、有效的预算。预算中制订的数量目标就是工作中应控制的标准,在预算执行过程中,管理者要关注于预算过程而不是完成一份标准的表格。

(4)提供沟通的功能:预算使管理者必须先做计划,让他们提前注意到问题和机会,有足够的时间应对,预算可以使科室及部门之间更高效地合作,避免重复劳动并及时共享重要的信息,通过编制预算可以正确处理各部门之间的关系,协调他们的工作。

(5)作为决策的基础:医院编制各种预算就是制订各种具体目标,编制全面预算就是制订全部计划的总目标。预算实质上是反映管理部门和职工的期望。因此,编制预算的过程也是制订和明确目标的过程,同时,通过预算平衡,可以把各个部门的工作有机结合起来,统一于一个共同的奋斗目标中,从而有目的、有计划地安排好各项工作。

2. *编制预算的程序*　编制预算的程序概括起来就是有两种类型:一种是自上而下的由各级领导编制,最后让下级部门执行的工作程序;另一种是最先由最低层编制自身的预算,然后交上级审查,反复修改平衡后交最高领导批准的自上而下的工作程序,这种编制预算的程序叫作“自我参与预算”,西方企业大部分采用“自我参与预算”的程序,因为,这种预算受到广大职工的欢迎和支持,容易贯彻执行,能较好地完成预算确定的各项目标和任务。为了更好地完成编制预算的工作,西方大中型企业还成立了专门的预算指导机构,即预算委员会。预算委员会由各部门负责人参加,财务副总经理等高级会计领导人主管,委员会负责各部门预算的协调工作,解决冲突,做出决定。医院编制预算的程序具体分为以下几步。

(1)预算期前,医院最高领导提出战略,这是各级、各部门编制预算的标准。

(2)在预算期前一定时间(一般为 1 个月),由各基层部门主管人员根据战略目标和群众意见做出详细的部门预算。

(3)部门领导审定所属机构的预算,并在预算期前报预算委员会。

(4)预算委员会审查各部门的预算,经过反复协调和平衡后汇编全面预算,并报最高领导审批。

(5)在临近预算期,企业最高领导把审批的全面预算交预算委员会并分别下达到所属各部门贯彻执行。

(三)绩效预算

绩效预算可根据成本中心所取得的成就及所花费的成本来评估成本中心的活动。它是一种以具体设计来评估组织成果的预算方法,通过绩效预算可以更好地理解资源投入与产出水平以及质量三者之间的关系,绩效预算是护理管理者应掌握的一种重要工具。

传统意义上说,预算主要强调的是部门或成本中心使用的资源,如护士的数量和工资、一次性使用物品的价格和消耗、护理培训教育费用等医院为了达到目标所需要的资源投入。绩效预算将注意力从计划要使用的资源转移到达到的目的上。绩效预算的步骤如下。

1. *辨明成本中心的绩效领域*　绩效领域是指科室的目标或所要达到成果的领域,在开发绩效领域时,管理者应当考虑许多问题,比如:需要测量哪些重要目标?护士长应掌握哪些绩效因素,哪些绩效还未掌握?护士长如何最有效地利用工作时间?护理人员如何最有效地利用工作时间?常见的绩效领域包括护理质量、病人满意度、工作人员满意度、生产率和创新。

进行绩效预算首先应了解目标管理,目标管理是一种预算技术。当管理者及其下属制订并认同了一组目标,这组目标将被视为绩效测量的基础,目标管理要求给每位护士长一套具体的、可测量的目标,这些目标代表了管理者的业绩,并非整个医院的业绩。护理管理人员必须努力地为护理单元工作,配置员工,控制成本,提高生产率,改善病人和员工的满意度,革新和进行长期规划,这些都是护理管理者和医院的一些关键绩效领域。

2. *评估现行成本中心的项目预算*　绩效评估可用来评估成本中心的操作预算成本,在一个护理单元里这种预算包括下列一些项目的成本,如护理管理人员的工资、临床护理人员的工资、教育培训费和低值易耗品费用等。

3. *决定每一绩效领域中资源的应用分配比例*　通过开发资源分配模型,能够使管理人员去思考哪些是工作中真正重要的部分,以及他们的重要程度,例如:病人的满意度对医院非常重要,那么管理人员就必须思考在提高病人满意度方面,是否投入了足够的时间和精力。因此,护理管理人员进行提高病人满意度这一绩效预算时,在资源的分配上,就应考虑自身投入多少时间、护士投入多少时间,以及其他资源投入多少。

由于资源的有限性，为了达到预期目标，护理管理者将决定如何来分配资源，总投入将按照一定比例投到不同的绩效领域，如在护理质量管理上需投入多少资源。此外，每种资源都根据不同需要进行分配，如护士长将其时间的5%，临床护士时间的35%和低价易耗品的90%用于病人的直接护理。资源的分配应以医院工作重点为基础，但最初进行绩效预算时，管理者可根据历史信息来决定资源的分配。信息可以通过两种途径获得：一是让所有护理人员对几周的工作时间进行记录；二是让他们对自己的工作时间进行一个恰当的估计。一旦绩效预算完成了，护理管理人员就能获得更多的信息，同时也能做出更明确的选择，以更有效的方式重新分配资源。

4. 将中心的预算成本按比例分配到各自的绩效领域中去　一旦决定了每种资源应用到每一绩效领域的百分比，接下来就必须计算有多少资金将被用于每一绩效领域。方法为：用每一被分配到对应绩效领域项目的百分比乘以预算中心该项目的资金总数。例如：若护理管理人员的薪水是50 000元，其工作时间的10%用于改善护理质量，那么花在质量管理上的资金就是5000元，如果此单位的护理人员总共赚了5 000 000元，他们花了自己的5%的时间去改善质量，那么就有另外25 000元被用于改善质量，最终用于质量提高这一绩效领域的总成本为30 000元。

5. 为每一绩效领域选择绩效测量法，确定各部门的目标成本　不同绩效领域可以有不同的绩效测量方法，护理管理者根据所选测量法来决定各部门每一目标的预算成本。例如：护理管理人员要以给药错误的次数来测量护理质量提高的效果，假设该绩效预算要达到减少30次的给药错误，上面提到30 000元被计划用于质量提高，那么可以说减少每例给药错误的预算为1000元，第2年的绩效预算仍需要这样一笔资金，以确保护理质量保持在这一水平上。

我们需要选择合适的绩效领域，选择适当的绩效测量方法，从而使护理管理人员明确每一关键领域中工作的完成情况，明确领域达到的各项目标，例如：绩效预算要确定究竟会减少多少次给药差错；还要确定未达到这一目标究竟需要投入多少。所以，为达到减少给药差错这一目标，就要对护理人员投入的时间进行预算，这样才能使目标与资源投入相匹配。

（叶文琴）

参考文献

曹洁，叶文琴，周咏梅.2008.某三级甲等医院护理人员等级划分的研究[J].中国护理管理，8(6)：14-16.

曹洁，张玲娟，陆小英，等.2007.国外护理人力资源配置研究方法介绍[J].护理学杂志，22(21)：89-91.

程海燕.2008.我国护理人力资源现状分析与对策[J].齐鲁护理杂志，14(7)：93-94.

杜萍，叶文琴，田梅梅.2009.基于Delphi法的康复护理床位内科入住病种研究[J].护士进修杂志，24(16)：1462-1464.

杜萍，叶文琴，王小兰.2008.上海市三级综合性医院护理人力资源配置模型研究[J].护士进修杂志，23(16)：1447-1449.

杜萍，叶文琴，张玲娟.2007.医院护理人力资源配置方法的研究现状[J].解放军护理杂志，24(6)：47-48.

杜萍，叶文琴.2006.医院护理人力资源配置现状与对策[J].中国卫生资源，9(5)：202-203.

杜萍，叶文琴.2007.翁素贞.上海市护理人员工作满意度现状研究[J].护士进修杂志，22(17)：1556-1558.

郭子恒.2000.医院管理学[M].5版.北京：人民卫生出版社.

李继平.2012.护理管理学[M].3版.北京：人民卫生出版社.

李淑花，商临萍.2009.我国护理学硕士研究生教育培养现状[J].护理研究，23(3A)：582-584.

李秀娥，李文秀，杨悦，等.2007.工作量分析法在护理管理中的应用[J].护士进修杂志，22(11)：1002-1003.

刘华平，巩玉秀，幺莉，等.2005.护士人力资源现状分析和配置标准研究[J].中国护理管理，5(4)：22-25.

潘孟昭.2005.护理学导论[M].北京：人民卫生出版社.

田梅梅，杜萍，叶文琴.2009.肿瘤内科患者入住康复护理床位标准总原则的研究[J].护理学杂志，24(15)：1-4.

王小兰，叶文琴，杜萍，等.2008.上海市三级综合性医院急诊科护理人力资源配置模型的建立[J].解放军护理杂志，5(25)：7-9.

王小兰，叶文琴.2007.对我国现行护理工作量测量方法的思考[J].护士进修杂志，22(7)：601-602.

卫生部统计信息中心.2008年中国卫生统计提要[R/OI].[2008-05-30] http://www.moh.gov.cn/publicfiles/business/htmlfiles/zwgkzt/ptjty/200805/35671.htm.

卫生部统计信息中心.2009中国卫生统计年鉴[DB/OL].[2010-01-08].http://www.moh.gov.cn/publicfiles/business/htmlfiles/zwgkzt/ptjnj/200908/42635.htm.

闫怡静.2003.医院护理人员配备的研究进展[J].中华护理杂志，38(4)：295-296.

叶文琴，杜萍，徐筱萍.2006.上海市护理人力资源配置现状研究[J].中华护理杂志，41(10)：874-877.

叶文琴，杜萍.2006.上海市护理人力资源配置与人才需求研究[J].中国护理管理，6(11)：14-18.

叶文琴,刘玮琳,宫克.2005.上海市三级甲等医院外科等级护理项目成本研究[J].中华护理杂志,40(11):812-815.

叶文琴,徐筱萍,王小兰.2008.二级与三级综合性医院护理人力资源的配置模型[J].解放军护理杂志,10(25):10-12.

叶文琴,朱建英.2004.现代医院护理管理学[M].上海:复旦大学出版社.

赵芹芹,刘华平.2007.重症监护室护理人力资源配置方法的研究进展[J].中国护理管理,7(4):43-46.

Ernell S,Ayah J,Julie S,et al.2002.The Registered Nurse Population March 2000[M].USA:Department of Health and Human Services Health Resources and Service Administration Division of Nursing:25.

第2章

护理伦理

第一节　基本概念

一、道德与伦理

医学伦理学以医学领域中的道德现象和道德关系为自己的研究对象。中国古代的“道德”一词，主要指人与人之间的行为原则和规范的总和，也兼指个人的道德行为、思想品质和修养境界。西方的“道德”(morals)一词最早起源于拉丁文的“moralis”，其单数“mos”指个人的性格和品性，复数“moles”指风俗和习惯。在近代汉语中，“伦理”引申为习俗、品性、思想等。西方的“伦理”(ethics)一词源自希腊语“ethos”，是一种有关“辨别对与错的行为素养”。尽管伦理和道德的词源、含义不尽相同，但它们是相通的。

二、护理道德与护理伦理

护理道德是社会一般道德在护理实践领域中的特殊体现，是护理人员在护理领域内处理各种道德关系的职业意识和行为规范。

护理伦理(nursing ethics)是制约护理行为的一系列道德原则，包括护理人员与病人、病人家属、医护同仁，以及整个社会的关系，它也用来制约医疗行业的道德义务。护理伦理是护理专业人员的专业伦理(professional ethics)，是社会舆论要求护理专业人员必须遵守的职业道德。

每个行业都有自己的职业道德和伦理，护理是以治病救人为目的的社会活动，其服务对象是人，因此，研究护理道德和护理伦理就有着更重要的意义。

护理道德与护理伦理既有区别又有联系。护理道德是护理伦理的基础。护理伦理是护理道德的系统化与理论化，并且它反过来又促进良好的护理道德的形成与发展。因此，护理伦理学又是研究护理道德关系的一门学科。护理伦理学的研究对象包括：护理人员与患者及其家属之间的关系，护理人员之间、护理人员与其他医务人员之间的关系，护理人员与护理学科发展之间的关系。

第二节　相关理论

生命论、义务论、功利论、美德论都是护理伦理理论的重要组成部分。所不同的是，生命论从人的生命价值定位，而义务论、功利论和美德论则从精神层面彰显人生命的主观诉求。义务论和功利论着眼于行为的善恶，而美德论强调的不止是行为，还着眼于行为的动机，即遵循道德准则行动者的人。生命论、功利论与义务论解决我们应该做什么的问题，美德论则是解决我们应该成为什么样性质的人的问题。

护理美德论是指护理人员在工作中应具备的职业道德品格，主要内容包括护理人员的护理道德认知与观念、护理道德意识和信念等。护理美德论的具体内容有护理同情、善良、仁爱，护理关怀和帮助，护理勤奋与公正、诚实、谦和、果断、信用等护理道德素质。美德论适用于对护理学生专业精神的培养，更适合作为护理学生教学中道德教育的理论基础。当其他利益与严肃的道德规范发生碰撞时，只有潜移默化的道德教育，才能使天平倾向于道德规范。道德教育最适当的时机就在于护理人员学历教育阶段，一旦将这种德性内化为一个人的品性，那么无论护理人员的专业技能和理论水平上升到什么层次，公众的利益都会得到保护。

第三节　护理道德的基本原则、规范和范畴

护理道德的基本原则、规范和范畴是护理伦理学研究的重点对象与核心内容。其基本原则与规范是指导护理行为的准则。

一、护理道德的基本原则

护理道德的基本原则指护理人员在护理工作中处理人与人之间、个人与社会之间关系时所应遵循的根本指导原则。它统帅护理道德规范和范畴，是衡量护理人员道德水平的最高道德标准。

1981 年全国第一届医学伦理学学术会议上确立了社会主义医学道德的基本原则："救死扶伤，防病治病，实行社会主义人道主义，全心全意为人民的健康服务。"护理是医学的一部分，医学道德的基本原则自然也适用于护理。

1989 年，由 Beauchamp 和 Childress 在 *Principles of Biomedical Ethics* 一书中提出的"四原则"：自主原则（the principle of respect for autonomy）、公平原则（the principle of justice）、有益原则（the principle of beneficence）、不伤害原则（the principle of non-maleficence）已被国际上广泛认可，并应用于医学及护理伦理领域。

二、护理道德的基本规范

护理道德规范是护理人员在实践过程中应遵循的行为准则，是协调护理人员与病人、其他医务人员及社会之间关系的行为标准，也是评价护理人员职业道德的具体标准。国际护士协会在 1953 年 7 月国际护士大会上通过的《护士伦理学国际法》就是国际性的护理人员道德规范。我国卫生部 1981 年 10 月 8 日颁发的《医院工作人员守则》及 1988 年 12 月 15 日颁发的《医务人员医德规范及实施办法》也提出了护理人员的道德规范。护理道德规范主要表现在以下几个方面。

1. 爱岗敬业、自尊自强　护理职业是一项平凡而又崇高的事业。护理人员只有热爱护理职业，不断深化对护理工作内涵的认识，才能更好地为社会人群服务。

护理工作在社会中承担着重要的角色，它关系到社会的发展、民族的繁衍和广大人民群众的身心健康，护理人员应该充分认识到自己的职业价值，并敬重自己的职业。

随着传统的以"疾病"为中心的生物医学模式转变为以"人"为中心的现代医学模式，护理学的内涵得到了进一步的提升，作用也越来越凸显出来，护理人员不仅是护理活动的执行者，还是健康教育者、健康协调者、健康咨询者以及病人利益的维护者。护理人员应视病人为整体，从身体和心理上关心爱护病人。这就要求护理工作者不仅具备扎实的护理基本知识、理论和技能，而且需要学习护理伦理学、护理心理学、美学以及社会学等相关学科的知识，同时，还应具备良好的沟通和表达能力，从而为患者提供优质护理服务。

2. 尊重病人、关心病人　尊重病人，爱护关心病人是护理人员最基本的道德要求，护理人员应把救死扶伤，防病治病，全心全意为病人服务作为自己的最高职责。

首先，要尊重病人，即尊重病人的生命价值，尊重病人的人格和权利。人的生命价值是由其生命质量决定的，护理人员在工作过程中必须努力提高病人的生命质量，无论从生理还是心理上，都应该采取最佳的措施，减轻患者的痛苦，使他们更有勇气面对困难、战胜疾病，从而更好地回归社会。病人的权力，包括平等的医护权利、知情同意的权利、要求保守秘密的权利等，护理人员应对患者一视同仁，不论贫富地位、远近亲疏，都应以诚相待；在医疗护理中，对于病人的隐私，护理人员应负有保守秘密的义务，绝不能随意泄露或当众议论。护理人员应充分尊重患者的以上权利，成为病人权力的忠实维护者，这也是建立良好护患关系的前提。

其次，要关心体贴病人。护理人员应适当移情，设身处地地体谅病人患病的痛苦，看病的艰难和治疗带来的一系列身体和心理的伤害和打击，以最优的服务态度和技术为病人提供治疗和护理。南丁格尔曾说过："护士必须有一颗同情的心。"护理人员只有真正地走进病人的心里，与患者产生共鸣，才能更好地为病人服务。

3. 认真负责、技术求精　以病人为中心，一切为了病人的利益是护理工作的出发点与归宿，护理

工作直接关系到病人的安危，来不得半点疏忽。在道德要求上：护理人员必须以高度的责任心对待工作，谨慎细心，严格执行“三查七对”，严防各种差错事故；严格遵守护理的各项规章制度和操作流程；严密实施各项护理操作，做到及时准确。同时，还应培养敏锐的观察能力，及时发现病情变化并报告医生解决问题。护理人员还应有批判性的思维，辨证地执行医嘱，这也是对病人认真负责的一种表现。

精湛的护理技术也是对护理人员职业道德的基本要求，护理人员应在保证不增加病人痛苦的基础上，努力熟练掌握各项护理技术操作，不断积累经验，从而更快捷高效地完成护理工作。随着现代医疗和护理的不断发展，许多医学诊断治疗新技术的应用，康复医学、社区护理和家庭病房的兴起，护理工作的内容和范围也在不断地扩大，护理人员在这种医疗大环境下更应该不断地学习，完善相关的知识结构，自我提高，从而适应社会的发展，满足患者的需要。

4. 热忱服务、乐于奉献　护理的本质就是照顾，在护理实践过程中满足病人的各种需要，热忱服务正是这一本质的具体体现。护理人员应全心全意为病人服务，在生活上悉心照料，在治疗上以精湛的技术为病人提供服务，在心理上给予病人最大的安慰。特别是对待老年病人、危重症病人、婴幼患儿、精神病人，应给予更多的关心和照顾，要耐心解释，细心观察患者的病情变化和心理反应，及时发现问题，解决问题。

在提倡文明服务的今天，护理人员还应发扬乐于奉献的精神，把解决病人的痛苦放在首位，不怕脏不怕累，不辞辛苦，不厌其烦，全心全意为人民的健康服务。

5. 举止端庄、言语文明　护士是白衣天使，是美的化身，这是社会给予护理人员的高度肯定。护理人员的言行举止是体现护理道德的主要途径，端庄的举止，文明的用语是拉近护患关系的重要桥梁。

端庄的举止要求护理人员在上班时衣帽整齐，精神饱满，态度和蔼，不勾肩搭背，不打闹，遇到同事或熟悉的病人要主动礼节性示意或问候。护士站、坐、行要稳重、端庄、大方、优美。仪容上应自然大方，切忌浓妆艳抹，不宜涂染指甲，也不宜佩戴耳环、戒指或手镯等。

文明的用语有利于护患之间的交流沟通，并且可以对大脑皮质起保护作用，使病人机体减少潜能的消耗并增强防御能力，因此，护理人员应针对不同的病人、根据不同的场合和不同的情景，采用不同的语言，使病人感到亲切愉快。

6. 互尊互学、团结协作　随着现代医学的发展，护理工作与其他部门的联系也越来越紧密，如行政管理和后勤保障部门等，这就要求护理人员除了和病人及病人家属建立良好的护患关系外，还应与医务人员、管理人员、实验技术人员等建立良好的合作关系，在工作中应相互尊重，相互理解和支持，密切配合，协调一致。在护理人员之间，大家既是同事又是兄弟姐妹，更应该相互尊重，相互关心，营造一个和谐的、温馨的工作氛围，从而为护理质量的提高和护理人才的健康发展创造有利条件。

三、护理道德的范畴

范畴(category)是构成一门学科的基本概念。在哲学中，范畴是指在实践基础上，人们对客观事物和客观现象的本质属性及其关系的概括和反映。护理道德范畴就是对护理道德的本质属性及关系的概括和反映。护理道德原则及规范是护理道德范畴的基础，决定了范畴；同时范畴又反映和体现了原则及规范。范畴是原则和规范的细化和个体化，原则和规范通过范畴发挥作用。如果说原则和规范是对护理人员道德的外在约束，那么范畴就是护理人员的内在自我约束与道德愿望。护理道德范畴的内容有以下几方面。

1. 权利　病人的权利是指作为一个病人“角色”，应该得以行使的权利和应享受的利益。尊重病人的权利，是护理道德的重要基础之一。病人的权利主要有：

(1)平等享有医疗护理的权利。《中华人民共和国民法通则》中规定：“公民享有生命健康权。”求生存健康的愿望是每个人的基本权益。一旦人的生命和健康受到了疾病的威胁，病人有权继续生存，有权获得医疗和护理救助，任何医务人员不得拒绝病人的求医要求。

另外，任何人享受医疗护理的权利是平等的。唐代孙思邈曾说过：“若有疾厄来求救者，不得问其贵贱贫富，长幼妍媸，怨亲善友，华夷愚智，普同一等，皆如至亲之想。”因此，医务人员对待病人应一视同仁，保证医疗权利人人平等。

(2)知情同意的权利。在医疗护理过程中，病人有获得关于自己疾病的病因、严重程度、治疗护理措施等情况的权利。对病人进行侵入性的或存在风险的操作前必须征得患者和患者家属的同意，并签字。病人也有提出医疗护理意见并得到答复，以及要求解释医疗费用等监督医疗护理过程的权利。

此外，病人还有要求医护人员为自己隐私和病情保密的权利，以及因病免除一定社会责任和义务的权利。

2. 义务　义务是指个人对社会、对他人应尽的责任。在伦理学上，义务与责任、职责、使命是同等意义的。

护理道德的义务范畴，指的是护理人员在其职业活动中，对患者、对同行、对社会应尽的责任，它是依靠人们内心信念、习惯、意志自觉地履行的，没有明显的强制作用。同时，护理道德中的义务总是以或多或少的自我牺牲为前提的。

护理道德的义务要求主要有：第一，热爱护理工作，忠于护理事业；第二，防病治病，认真为患者进行医疗护理；第三，为患者进行医疗护理服务应以不讲有无代价、有无报偿为前提；第四，把对患者个人尽义务同对社会尽义务统一起来。

3. 良心　良心是指人们对是非、善恶、荣辱、美丑的内心深刻认识和感受，是对所负道德责任的内心感知和行为的自我评价和自我意识，它具有稳定性和自觉性的特点，并且良心是人们道德的"自我法庭"，人们在选择和评价自己的行为时受着良心的指导。

护理人员的良心，是护理人员在履行对病人和对社会的义务过程中形成的道德责任的自觉认识和自我评价能力，它要求护理人员在任何情况下，都忠实于病人，在工作中一丝不苟，具有慎独的精神；良心还要求护理人员忠于护理事业，具有为事业献身的精神；同时，道德良心还要求护理人员忠实于社会，不收取病人的任何礼品，不受贿，自觉维护白衣天使的美好形象。

4. 情感　情感，是人们内心世界的自然流露，是对客观事物和周围环境的一种感受反应和态度体验，它是心理学和伦理学的重要范畴。道德情感，是指在一定的社会条件下，人们根据社会道德原则和规范，去感知、评价个人和他人行为时的态度。

护理道德情感的基本内容：第一是同情心。护理人员应有扶危济困的同情心，对患者的不幸和痛苦产生共鸣，真正理解患者，从而对他们的愿望和要求给予大力支持和热情帮助。第二是责任感，这是高层次的情感内容。护理人员应把护理工作看做是自己应该履行的崇高职责，并升华成一种道德情感，从而全身心地投入到护理工作中去。第三是理智感，指的是护理人员对患者的情感是建立在理智和科学的基础上。对患者的关心、照顾必须是在医学科学允许的范围内进行，对患者不合理的要求不迁就，不徇私情。

5. 审慎　审慎即周密而谨慎。护理道德中的审慎是指护理人员在医疗护理行为前的周密思考与行为过程中的谨慎、认真、细心的一种道德作风。审慎是护理人员对病人和对社会的义务感、责任感、同情心的总体表现。

护理审慎的要求：第一，护理诊断要审慎。护理人员在接触病人的过程中，应详细了解患者的病情，仔细全面地收集资料，通过周密的分析和思考对病人做出正确的诊断。第二，护理语言要审慎。护理人员的语言要求是小心、严密、准确，护理人员通过语言可以向患者传递健康知识，安慰鼓励患者，从而使患者树立战胜疾病的信心。护理人员不应对患者言语粗鲁，这是不负责任的表现。第三，护理技术操作要审慎。护理人员是通过一系列的护理技术操作向病人提供护理服务的，护理人员在操作上应该不断地积累经验，提高操作技术水平。随着医学的进步和发展，越来越多的高端仪器应用于临床，护理人员应该不断地学习，刻苦钻研，秉承严谨、认真负责的态度，为患者提供高效的、高质量的护理服务。

6. 荣誉　荣誉是同义务密切联系的道德范畴，指人们履行了社会义务之后，受到道德上的表扬、奖励和赞许。

护理人员的荣誉指为病人身心健康贡献自己的智慧和力量并得到社会的公认和赞扬，个人也得到了良心上的满足和自我内心的欣慰。

护理道德荣誉观的基本要求是：第一，以病人为中心，为患者、为社会服务，是护理人员衡量荣誉的标准。护理人员应该把患者的利益和社会的利益放在第一位，对他人服务越多，贡献越大，从而获得的荣誉也就越大。第二，正确处理个人荣誉与集体荣誉的关系。护理人员应把个人荣誉归功于集体，看作是集体对自己的鼓励和鞭策。第三，在荣誉面前应该谦逊。

第四节 护理人际关系伦理

一、护患关系中的道德

1. *护患关系的基本内容* 护患关系是在特定的条件下，护理人员通过医疗、护理等活动与病人建立起一定联系的人际关系。狭义的护患关系是指护理人员与病人的关系；广义的护患关系是指护理人员与病人及家属、陪护人、监护人的关系。护患关系中的道德是指协调护患关系所遵循的行为准则和要求，它是护理关系中最主要的内容。护患关系的内容可归纳为技术与非技术两方面的内容。

护患关系中的技术交往是指在实际的护理措施的决定和实施当中，护理人员和病人的相互关系。如护士给病人打针、发药、换药等。在这种技术关系中，护理人员通常是专业的，有一定医学知识和技能的，占有主动地位的内行，而病人多半是缺乏医学知识和技能的外行，处于相对被动的地位。技术关系极为重要，它是非技术关系的基础。

非技术关系是指护患双方由于社会的、心理的、教育的、经济的等多种因素的影响，在实施医学技术过程中所形成的道德、利益、法律、价值等多种内容的关系。

(1)道德关系：是非技术关系中最重要的内容。在护理实践当中，虽然护理人员和病人双方所处的地位、环境、利益以及文化教育、道德修养不同，可能在治疗上存在一定的矛盾，但双方都应该尊重对方的人格、权力和利益，以一定的道德原则规范约束自身的行为。

(2)利益关系：指护患双方在相互关心的基础上发生的物质和精神利益方面的关系。护理人员的利益主要表现在两个方面：一是护理人员在为患者服务中消耗的脑力劳动和体力劳动而得到的补偿如工资等经济利益；二是护理人员通过对患者的服务而逐渐积累的经验和技能。患者的利益主要表现在支付了医药费的同时，满足了其解除病痛，恢复健康的需求。

(3)法律关系：护理人员从事护理活动和患者就医都受到法律的保护。对于患者而言，其得到合理诊治等权利若受到侵犯，且造成一定不良后果的，病人或家属有权诉诸法律以维护自身权益。同样，对于护理人员而言，在护理活动中，若受到患者或家属的辱骂、殴打等，法律会对其当事人进行制裁。

(4)价值关系：价值关系是容易被人们忽视的一种关系。护患双方在治疗护理过程中相互影响、相互作用，都体现了为实现人的价值而做出的努力。护理人员运用自身的知识和技能为患者提供医疗服务，减轻患者的痛苦，从而体现了护理人员的个人社会价值。而患者在恢复了健康重返社会的同时，也实现了个人的社会价值。

2. *护患关系的3种模式* 护患关系的模式是在护理人员与病人的接触中产生出来的，是根据病人的需要提出来的。1976年，美国学者Szasy和Hollander提出了医患关系的3种模式，这种医患关系模式也同样适用于护理关系。护患关系一般来说有以下3种模式。

(1)主动-被动型：这是护患关系中最古老的方式。护理人员对病人的护理处于绝对的主导地位，而病人则处于完全被动的、接受的从属地位。这种模式对处于危重休克、昏迷、失去知觉和意识障碍的患者，以及婴幼儿等某些难于表达自己主观意志的病人，无疑是适当的。但对于大多数有清醒的自主意识的患者来说，就不应忽视患者的主观能动作用，反而应鼓励患者参与进来，鼓励病人表达自己的意志和想法。在现代医疗护理中，一般不采用此种模式。

(2)指导-合作型：这种模式在护患关系中普遍存在。这种模式认为护患双方在护理活动中都具有主动性。病人的主动是以执行和配合护士的指导为基础的，护士的权威在护患关系中仍然是决定性的作用，但病人可以充分表达自己的意志和需要，同时对治疗效果提供多种信息。在这种模式下，护患关系比较融洽，有利于提高诊治效果。比起主动-被动型的护患关系模式，指导-合作型关系前进了一大步，值得提倡和推广。此种模式适用于急诊患者、术后恢复期患者及有部分自理能力的患者。

(3)共同参与型：这种模式指出护患关系是双向的，在医疗、护理的过程中，护理人员与患者具有大致同等的主动性和权利，共同参与护理措施的决策与实施。此时，患者可向医护人员表达自己的治疗效果，从而进一步帮助医护人员做出正确的诊治，提高诊断的准确性、预见性和治疗的有效性，对提高改善护患关系也会起到积极的作用。因此，我们应该大力提倡这种平等合作的护患关系。此种模式多适用于长期慢性病病人和受过良好教育的病人。

3. *护患关系中的道德要求*　护患关系的道德作用在于协调护理人员与病人的关系，建立指导-合作型、共同参与型模式，从而提高护理质量。良好的护患关系道德不仅能调动病人的积极性和争取病人的合作，而且能直接影响病人的心情和应激状态，使病人从不良的心理状态转化为良好的心理状态，从而提高治疗效果。因此，在护患关系中对护士提出应有的道德要求，提高护士的道德责任是十分必要的。

(1)尊重和爱护患者：这是护患关系道德最基本的道德要求。护理人员与患者接触最多，交往机会也最多，护士的举止行为和态度都会对患者无论在身体上还是心理上产生深刻的影响。而尊重爱护患者无疑是对患者精神和心理上最大的鼓舞。

①尊重患者的人格：在任何情况下，护理人员都应尊重患者的人格，不应侮辱诋毁患者，不能乘人之危追求个人不道德的目的。

②要尊重人的生命价值：生命对每个人来说只有一次，护理人员应该充分地尊重患者的生命价值。无论患者的疾病轻重，有无传染性，还是预后好坏，护理人员都应认真负责，不能有半点懈怠。

③尊重患者的权利：护理人员应该尊重患者的各项权利：平等的医疗护理权利、知情同意的权利、获得有关医疗信息的权利、保守个人秘密的权利和因病免除一定社会责任和义务的权利，时刻牢记自己是患者权利的忠实维护者。

(2)同情与关心患者：护理工作创始人南丁格尔曾提出一条原则："护理要从人道主义出发，着眼于病人。"患病给患者带来了极大的痛苦，身体和心理受到双重打击，护理人员应同情关心患者，用温暖的语言和行动给患者一点慰藉，鼓励患者，增加患者战胜疾病的信心，给患者以无微不至的照顾，全心全意地服务于患者。

(3)精心与热忱服务：护理人员应该同时具备良好的思想道德素质和精湛的技术以及相关的学科知识，才能为患者提供优质的护理服务。护理人员要始终饱含热情，以认真负责的工作态度，一丝不苟，不怕脏不怕累，热情主动地服务于患者。

(4)积极为患者做好健康指导：随着社会的发展和人类的不断进步，人们对健康的需求越来越多，从而赋予了护理人员更多的责任，使护理工作的内容在不断地扩大，其中，健康指导越来越受到人们的重视。护理人员对患者的健康指导主要有以下3种。

①常规指导：即患者初入院时，护理人员应该热情地接待病人，并做好入院环境介绍、作息制度等各项指导，使患者感受到家庭般的温暖。

②疾病指导：即护理人员针对患者的疾病对其进行一系列的健康教育，包括疾病知识，如疾病的发生发展、自我病情监测以及用药知识等。

③心理指导：即护理人员对患者在住院期间存在的心理问题，运用心理学的相关知识，对患者进行疏导，从而排除患者各种消极情绪，以利病情向积极的方向发展。

4. *护理人员与家属关系的道德要求*　护理人员除了与患者有着紧密的联系外，与患者家属也有着一定的间接联系。护理人员与患者家属是团结协作的关系，在患者住院期间共同协助患者，为患者服务。患者家属通常对患者的疾病情况和心理状态比较了解，护理人员可以通过患者家属间接了解患者病情。处理与患者家属关系的道德要求如下。

(1)尊重：护理人员在尊重患者的同时也应该尊重患者家属。护理人员面对患者家属的担心、焦虑以及对治疗的疑问，应耐心地指导和解释。对患者提出的合理要求，应该尽量满足。如果因条件受限而不能满足患者家属的需求，护理人员也应做好解释工作，而不是一味的否定或置之不理，态度冷漠。

(2)知情：患者家属有权知道患者的病情，护理人员应对患者家属适当地介绍患者所患疾病的情况，如病人的病情、治疗、护理、预后等，以求得到其家属的配合，共同提高治疗和护理效果。

(3)宽慰：患者家属是患者至亲的人，面对患者的疾病，看着自己的亲人遭受痛苦，患者家属难免情绪低落，焦虑不安。护理人员在密切观察患者病情变化的同时，也应留意患者家属的心理状态，及时进行干预，这对患者的心理也会产生间接的积极影响。若遇到不幸失去亲人的家属，护理人员更应表示同情，并尽量宽慰家属。

(4)虚心：在患者住院期间，护士与患者、患者家属接触最多，对于患者家属提出的一些意见，护理人员应虚心听取，有的意见对患者的治疗极有价值，有的意见可能会避免一些医疗事故的出现。同时护理人员应主动向患者家属征求意见，不断改进护理质量。

二、护士与其他医务人员之间的道德关系

在整个医疗护理过程中，护理人员除了要搞好护患关系外，还必须围绕护患关系这个中心搞好医际关系，医务人员之间必须加强合作，同心同德、相互支持才能有利于提高诊治水平和护理质量。

1. 护士与医生之间的道德关系　医生和护士是与疾病作斗争的同盟军，他们之间的配合是最多也是最紧密的。两者在医疗中是完全平等的，只是社会分工不同而已。医生主管诊断和制订治疗方案，护士负责执行医嘱，观察患者病情，为患者提供护理服务，但他们又有着不可分割的联系，医生与护士必须紧密配合，相互协作才能使患者达到最佳的诊疗效果。医护关系的道德原则如下。

(1)要相互尊重和信任：医护之间的平等性，是指双方要充分认识对方的工作职责和作用，承认对方工作的独立性和重要性。医护是相互尊重，相互支持，相互配合的平等关系。护士在治疗过程中，接触患者的机会最多，对患者的病情比较了解。通过细致的观察，护理人员还能及时发现问题，特别是患者的病情变化以及治疗用药效果。医生应该重视护士提出的疑问和合理意见，及时地修改治疗方案。同时，护士也要尊重医生，主动协助医生工作，认真执行医嘱。

(2)要相互协作和谅解：医护之间的相互协作有利于高质量地完成诊疗工作。医护人员在制订各自的诊疗护理方案时，都应考虑对方的情况，多替对方排忧解难。对彼此出现的一些差错，要善意地指出，而不能袖手旁观，相互责备。对于疑难病例的讨论，医生护士都应参加，这是一个相互学习的过程，同时也有利于更加全面地掌握患者的病情。

(3)要相互制约和监督：维护病人的利益是医护关系最重要的道德原则，医生护士要共同努力保护病人的生命安全，严防差错事故。在诊疗活动中，医生护士应相互制约和监督，坚持批评与自我批评，纠正不良的医疗行为和作风。

2. 护士与护士之间的道德关系　护理人员之间建立良好的护际关系，是圆满完成护理任务，提高护理质量的基础。护士之间是同事、同志和兄弟姐妹，在工作中应该相互尊重、相互帮助、密切配合、团结一致，发挥团队协作精神；在学习上应相互鼓励、交流经验共同提高，低年资的护士应主动虚心向高年资的护士学习，学习她们宝贵的护理临床经验和熟练的护理技术，高年资的护士应给低年资的护士树立良好的榜样，对工作认真负责，并应关心爱护体贴年轻护士，多鼓励肯定她们；在生活中要相互关心、真诚相处。只有这样，才能形成一种良好的工作氛围，同时也利于稳定护理团队，让护士在辛苦工作的同时能感到一丝温暖。

3. 护士与医技科室人员之间的道德关系　护士与医技科室人员之间的关系也是平等团结协作的关系。护理人员应该熟悉各医技科室的工作特点和规律，相互配合、相互支持，为临床提供及时、准确的诊疗依据。遇有疑问时，护理人员应主动沟通联系，把问题澄清，而不应让患者跑来跑去。

4. 护士与行政、后勤人员之间的道德关系　现代医院管理已由经验化走向了科学化、系统化、信息化。医疗技术设备要不断更新，客观形势要求行政管理人员、后勤工作人员要把医疗任务放在首要位置，协调好各类医务人员之间的关系。

护理人员要客观反映临床一线的需要，要求行政人员解决实际问题，同时要充分理解行政人员的压力和难处，大力支持他们的工作。遇到矛盾的地方应友好协商，相互尊重，相互理解，以最佳的方式解决问题。

对待后勤人员，护理人员要尊重他们的劳动。后勤工作是医院工作顺利有序开展的重要支持，它负责物资仪器设备、生活设施的提供和维修，也是护理工作有效运转的重要保证。护理人员应充分认识他们工作的重要性，尊重后勤人员，尊重后勤人员的劳动成果，遇到问题及时与他们取得联系，并支持他们工作的顺利完成。同时，后勤人员也应当树立为患者和工作人员、为医院全心全意服务的思想，保证后勤工作有效完成。

第五节　护理实践伦理

一、基础护理伦理

1. 基础护理　基础护理包括护理基本理论、基本知识和基本技能，是各专科护理的共同基础，是各护理人员必须掌握的基本技能和知识。目标是为病人提供一个接受治疗的最佳身心环境。

2. 基础护理伦理原则　基础护理伦理是护理人员在实施基础护理的过程中应该遵循的准则和规范。

(1)虚心踏实，安心本职工作：基础护理平凡、琐碎、繁重，却有很强的科学性，基础护理是否到位对病人的康复有很大影响。不愿意做基础护理，认为基础护理“没有什么技术含量”，看不到基础护理重要性的护士就不是一个称职的护士。在南丁格尔的《护理札记》中详细阐述了通风、清洁、床褥等基础护理对于病人的重要性，“……他们得到的不仅仅是舒服和放松。实际上他们的感觉正好反映了把一直粘在皮肤上的有害物质清除掉后，皮肤和身体都能够重新获得相当大的生命力。因此，护士必须要十分注意病人的个人卫生，而不应该借口说所有的个人卫生的清洁工作不过只是让病人舒服一点而已，从而不做这样的工作或者是延误为病人清洁个人卫生。”

(2)细心观察，认真谨慎：下面一个案例说明细节的重要性。

患者张某因颅脑外伤由外院转入进一步治疗。入院时，张某处于浅昏迷状态，留置胃管，气管切开。林护士在给张某入院评估时发现痰液为暗红色，性质稀薄，痰液量中等。经过向患者家属询问，得知患者在入院前两天几乎未鼻饲，这引起林护士的注意。于是马上检查张某胃管的位置、回抽胃液。经过林护士判断，胃管位置合适，但是回抽的胃液是暗红色。林护士立即向主管医生汇报了张某的病情，张某得到了及时的诊断和处理。

基础护理虽然不像有些工作那么容易体现业绩，但就是在细微之处更考验护士是否称职。除了上述的案例，还有无数的实例已经告诉我们，很多时候，正是护士的细心观察及时发现病人病情变化，才挽救了病人生命。南丁格尔在《护理札记》中这样定位细心观察的重要性：“仔细准确观察的习惯本身不能带给我们能干的护士，但是没有仔细准确的观察我们将会在所有的职责领域中都不称职。”基础护理，虽然不像有些技术那么深奥，但是我们护理工作的对象是人，基础护理的好坏直接影响着病人的健康、生命安危。这就要求护士执行每一个技术操作时都要严格遵守操作规程和医院的规章制度，坚守“慎独”精神，每一步都必须准确无误，保证每一个护理技术的安全性，做到认真负责，一丝不苟。

(3)热情服务，文明有礼：基础护理工作繁杂、辛劳，不论有多累，护理人员都应保持精神饱满、热情和蔼、文明礼貌，细心、耐心为病人服务。

二、整体护理伦理

1. 整体护理　整体护理是以病人为中心，以现代护理观为指导，以护理程序为基础框架，对病人实施身心整体护理。整体护理的目标是根据病人的生理、心理、社会、文化、精神等多方面的需要，提供适合病人的最佳护理。

2. 整体护理的伦理原则

(1)以人为本，促进健康：整体护理改变了过去针对疾病的护理，强调身心整体的护理，促使护理伦理学也改变了过去的只针对病人自然属性、病人生命的护理道德。它要求护理人员在处理与病人关系时，必须树立“以病人为中心”的指导思想，把服务对象视为“整体的人”，从病人的生物的、心理的、社会文化的需要出发，根据病人实际需要，主动安排护理措施，全面考虑护理措施。不仅如此，整体护理要求护理行为不仅要有利于病人的利益，而且要有利于人类的利益和社会的进步，这是我国“救死扶伤，防病治病，实行社会主义人道主义，全心全意为人民服务”的护理道德基本原则的要求与体现。

(2)爱岗敬业、积极主动：整体护理以护理程序为基础，强调自觉地运用护理程序对病人进行动态的、系统的评价，“评估、诊断、计划、实施、评价”如此循环，积极发现病人的健康问题，及时解决。整体护理要求护理人员不再是被动地、单纯地执行医嘱，完成护理操作，而是发挥主观能动性，有计划、有目标、系统地进行护理工作。护理人员要积极承担起运用护理程序的科学方法为病人解决问题的责任，根据病人的身心问题制订出切实可行的护理计划，并实施计划，评价并及时更新护理措施，保证护理质量。

(3)独立思考、个体化服务：整体护理认为，人是一个系统，是一个与外界环境不断发生联系和作用的开放系统，疾病的发生既有生理的因素，也有心理、社会因素的参与。这就要求护理人员具有独立思考及评判性思维的能力，针对病人的不同特点、文化背景、生活习惯等影响病人健康的诸多因素进行认真、具体地分析，结合病人的身心状况进行综合思考，具体问题具体分析，提出护理问题，并制订个体化的护理措施，实现恢复和保持病人健康的目的。

(4)刻苦钻研、精益求精：整体护理要求的“全人护理”对护理人员的素质提出了更高的要求，护理人员除了在职业道德、身心健康等方面要达到标准外，还要在业务水平上不断完善自我，不仅具有过硬的理论知识、娴熟的操作技能，敏锐的病情观察能力，良好的人际沟通能力和协作能力，还要掌握管理学、心理学、社会学等人文社会科学知识。勤奋学习、不断进取是整体护理模式对护理人员提出的要求，也是每位护理人员追求个人价值和自我完善的必备道德品质。

三、护理管理伦理

1. *护理管理* 世界卫生组织将护理管理定义为：“护理管理是为了提高人们健康水平，系统地应用护士潜能和有关其他人员或设备、环境和社会活动的过程。”护理管理的任务是研究护理工作特点，找出规律，运用科学的理论和方法对护理工作进行管理；目的在于提高护理质量、护理工作效率、效果，对病人实施安全、有效、及时、完善的护理。

2. *护理管理的伦理原则*

(1)以病人为中心：随着医学模式的转变和社会对护理保健需求的增加，护理的工作重点从以疾病为中心转变为以病人为中心。同时为适应新的经济体制，医疗服务的模式也逐渐由以医院、医务人员为中心转变为以病人为中心的模式。把病人利益放在首位，病人至上，为病人提供优质护理服务是当前医院护理工作的道德原则。医院的规章、规范的制订和执行也要树立一切为病人服务的信念。

(2)把护理服务质量放在首位：如果说水是生命之源，那么质量就是医院的生命。卫生部2009年医院管理年活动的主题就是“以病人为中心，以提高医疗服务质量为目标”。护理质量管理是为了保证和促进护理服务质量能够达到安全护理、促进病人健康的质量要求所必需的管理，当与其他利益发生矛盾时，护理服务质量至上。

(3)经济效益与社会效益兼顾：“医乃仁术”，社会主义医学道德的基本原则是：“救死扶伤，防病治病，实行社会主义人道主义，全心全意为人民的健康服务。”治病救人是医学的天然本性、伦理本性，因此，护理管理应坚持兼顾经济效益与社会效益的统一，获得经济效益必须以取得社会效益为前提。在当前的医疗体制下，医院的社会效益与经济效益是统一、相互依存的，社会效益是医院的最终价值目标，而经济效益是医院实现社会效益的动力与手段。离开社会效益谈经济效益，医院就失去了原本的价值目标，而离开经济效益谈社会效益，医院就失去了发展的动力和手段。必须坚持社会效益第一，病人利益第一的原则。

(4)以人为本：护理管理的对象包括人、财、物等许多内容，最核心的是人。以人为本是现代医院管理的根本原则，所谓“以人为本”的护理管理，指在管理过程中以护理人员为出发点和中心，围绕着激发和调动其主动性、积极性、创造性展开的，以实现护理人员与医院共同发展的一系列管理活动。护理人员是医院管理的客体，同时也是医院实施护理服务的主体。促进护理人员的发展才能从根本上促进护理服务质量的提高。在护理管理中注重“以人为本”，就应重视护理人员的价值，维护其尊严、权利，实施人性化管理，为其创造良好的工作和发展环境。

四、临终护理伦理

1. *临终关怀* 在医学界中，临终是指临近死亡的生命过程。临终病人在接受治疗性或姑息性治疗后，病情仍然继续恶化，尽管意识还清醒，然而各种征象已显示生命即将完结。临终关怀(hospice care)指由医生、护士、心理学家、社会工作者、宗教人员和志愿者等多学科、多方面人员组成的团队提供的对晚期病人及其家属的全面照护，其宗旨是使晚期病人的生命质量得到提高，能够无痛苦、舒适、安详和有尊严地走完人生的最后旅程；同时，使晚期病人家属的身心健康得到保护和增强。临终阶段，以治愈为主的治疗转为以对症疗法为主的照料，病人的生活几乎全靠护士昼夜的护理。护士是临终护理的重要角色。

2. *临终护理伦理原则*

(1)尊重临终病人的权利：临终病人虽已进入临终期，但只要他没有进入昏迷状态，他仍然有思维、情感，仍有自主权和维护个人利益的权利。所以，护理人员要尊重和维护临终病人的权利和利益。尊重临终病人的自主权，如尊重病人参与自我决策的权利，尊重晚期病人和家属的宗教信仰，尊重其合理选择，满足其合理要求。维护病人的各项权利，工作人员应懂得临终病人和其他病人一样，也具有平等医疗权、知情同意权、获得医疗信息权、要求隐私保密权等；当临终病人意识清醒、能够自己行使权利时，医护人员要尊重病人的选择。

(2)提高临终病人的生活质量:尽管即将死亡是临终病人不可改变的事实,但是临终病人也有生活,只不过是一种特殊类型的生活。正确认识、识别临终病人正在经历的心理时期,帮助和疏导临终病人正确面对死亡,提高临终病人的生活质量是临终护理的目标之一。及时为病人做好生活护理,心理护理、控制疼痛,给病人提供一个安静、安全、整洁的环境。尊重病人的生活习惯,当病人尚能够自理时,应尽量帮助他们实现自我护理,以增加其自主生活的乐趣,提高生活质量。

(3)尊重临终病人的人格,维护其尊严:病人的个人尊严不应该因为生命的即将结束或已经结束而被剥夺,无论病人是否还有意识,都要像对待其他病人一样维护其尊严。临终关怀的先驱桑德斯博士曾经有过这样一段讲话:"你是重要的。因为你是你,直到你活到最后一刻仍是那样重要。我们会尽一切努力帮助你安详逝去,但也尽一切努力令你活到最后一刻。"尊重临终病人的生命,只要病人存活一天,其生命就有价值,就要竭力做好照护工作。

(4)重视临终病人家属,耐心服务:病人家属面对亲人处于濒死状态、经历着丧亲之痛,处于心理的应激时期。护理人员要理解家属此时的心情,只要是合理的要求、能办到的,应尽可能给予满足。尽心尽责照顾好病人,让家属放心。对于未成年或成年之无意识病人的医疗,应重视病人家属的意愿。

五、精神科病人的护理伦理

1. 精神科病人的特点　精神科病人是一个特殊的群体,病人的精神活动失调、紊乱,丧失自知力和自制力。在护理精神科病人时,护理人员除了要具备精神科病人的护理知识和技能外,更需要具有高尚的道德品质。

2. 精神科病人的护理伦理原则

(1)尊重病人:1977年第六届世界精神病学大会一致通过的《夏威夷宣言》中指出:"把精神错乱的人作为一个人来尊重,是我们最高的道德责任和医疗义务。"尊重病人的人格和权利,不能因精神病人由病态思维导致的异常举止、粗暴行为而忽视对病人人格的尊重。对病人的合理、正当要求应尽量给予满足;对需要病人配合治疗的措施应尽量给予解释,讲道理;不轻易约束患者,除非治疗需要。

(2)隐私保密:世界医学会《日内瓦宣言》(修订版)中规定:"我会尊重病人告诉我的一切秘密,即使病人已经死去。"保护病人隐私是任何病人都享有的权利,精神科病人也不例外。精神科患者病情复杂,由于治疗护理的需要,护理人员需要详细了解病人的个人经历、家庭情况、婚姻状况等诸多涉及个人隐私的资料。对病人的隐私保密是护理人员应当遵循的基本职业道德,是护患之间相互信任的基础,是对病人的尊重,也是对个人人格的尊重。违背了这一原则,会破坏护患之间的信任关系,更严重的是会影响患者的治疗护理和康复。

(3)宽容正直:精神科的病人由于思维情感的紊乱、行为失常,有的患者由于幻觉、妄想的驱使,可能发生言语不敬、毁物伤人的行为,此时护理人员应该保持头脑冷静,提醒自己,他们是病人,其言行都是疾病所致,不可冲动回击,要做到打不还手,骂不还口。这才是宽容正直的道德境界。

六、传染科病人的护理伦理

1. 传染科病人的特点　传染科病人心理负担重,除了担心疾病恢复及预后,还担心亲人、朋友、社会对自己的看法。陌生的住院环境以及隔离治疗可能会带给病人孤独感、自卑感。传染科病人大多需要不同种类的隔离治疗,消毒隔离的规章制度除了需要监督护理人员严格遵守外,还需要病人及其家属的配合,这给病房的管理带来了较高的要求。传染科护理人员时刻接触传染病人,尽管有消毒隔离措施,但是受感染的机会仍高于其他科室,这就要求护理人员具备无私奉献的高尚道德情操。

2. 传染科病人的护理伦理原则

(1)认真负责:这里的每一个病人都是传染源,护理人员必须严格执行消毒隔离措施,以科学的、严谨的态度实施预防、消毒隔离和护理。不能有一丝马虎,既是对自己负责,更是对其他病人及社会负责。

(2)无私奉献:唐代孙思邈之《大医精诚》,被誉为是"东方的希波克拉底誓言"。它指出作为一名优秀的医务人员,不光要有精湛的医疗技术,还要拥有良好的医德。"凡大医治病,必当安神定志,无欲无求,先发大慈恻隐之心,誓愿普救含灵之苦……不得瞻前顾后,自虑吉凶,护惜身命。"在1998年抗击洪水、2003年抗击非典型肺炎、2008年汶川地震时,那些无私无畏、冲锋在前的医务人员用自己的实际行动、用生命诠释了何谓"大医精诚”，何谓“无私奉献”。

（3）尊重病人：尊重病人，例如，护理人员不能歧视、疏远患有 AIDS 的病人，不管病人患的什么疾病，为何患该病，都应该一视同仁，给予无私的照护，这是作为一名护士应该具备的道德情操。

第六节　护理科研伦理

一、护理科研

护理科研是用科学的方法反复地探索、回答和解决护理领域的问题，直接或间接地指导护理实践的过程，是提高人的生命质量和价值的一种护理实践活动。护理科研除了同其他科学研究一样，具有探索性和创新性等一般特点外，还具有实用性、复杂性、多学科性的特点。

1. 实用性　护理行业的服务性特点及以病人为中心护理模式的发展，决定着护理研究的最终目的是能够提高护理服务质量，促进病人健康；研究起点始于病人，最终成果又用于病人，而人不仅具有生物学属性，更具有众多的社会属性，因此护理研究不能用单纯的生物医学规律、模式去推理分析，还必须用心理学、社会学的规律去说明，一切要从病人的实际出发，而又实际运用于病人。

2. 复杂性　护理科研的研究对象是人，而人是生物学属性和社会属性的统一体。护理科研除了需要有护理学的知识以外，还必须运用心理学、社会学等许多人文领域的学科知识进行综合分析研究。同时，人体在躯体、心理上的差异较大，所处的环境、条件也不同，致使我们在一个病人或一种疾病上总结的经验不能应用于每一个病人或每一种疾病上。这就要求研究工作必须对这些差异进行严谨的分析，采用科学的方法总结概括。再者，护理科研很少能在实验室进行，研究直接涉及病人，必须遵守伦理原则，所以很多科研干预都无法实施，而以调查分析、总结经验为主。

3. 多学科性　随着医学模式及整体护理模式的发展，社会对医疗护理要求的不断提升，学科发展的相互渗透，无论是在理论上还是在实践上，护理的概念、内容、要求都发生着很大变化。护理科研日益丰富与深入，与医学、人文相关学科的交叉研究日益增多。

二、护理科研伦理原则

护理科研伦理是科研工作者的行动指南，是保证护理科研沿着健康方向发展的重要条件。护理科研应遵循的伦理原则如下。

1. 科研动机端正　1996 年国际护士节主题为“通过护理科研促进健康”，护理科研是为了提高护理服务水平，改善护理服务质量，归根结底，其目的就是维护和促进人民群众的身心健康。如果护理科研不是为了上述目的，而是为了个人或小集体的名和利，就违背了护理科研的伦理原则，是决不允许的。

2. 实事求是　尊重科学、实事求是是护理科研最基本的准则。任何护理科研项目，它的每一个步骤、每一个数据都应该尊重事实，只有这样才能保证科研的意义，才能达到探索护理科学真谛的目的。“失之毫厘，谬以千里”，科研来不得半点虚假，历史的教训告诉我们，对科研数据、材料的任何有意无意地歪曲、篡改、捏造都是弄虚作假的行为，严重违背了护理科研伦理，最终导致的就是使人民的生命健康受到威胁。坚持实事求是，还应该诚实守信，尊重同行的科研成果，坚决杜绝剽窃行为，参考别人成果或文献时，应该表明出处。

3. 团结协作　科学包括护理科学都是人类共同的事业和财富，任何一个重大的科研工程、项目及其突破都是集体努力的结果。护理科研的复杂性、艰巨性、多学科性决定了光靠个人努力，科研工作很难顺利开展。科研工作者只有坚持团队合作、相互支持、相互帮助，才能不断提高护理科研水平。

三、人体研究护理伦理的相关原则

人体研究，通常是指直接以人的活体作为受试对象，用科学的试验方法，有控制地对受试对象进行观察和研究，以判断假说真理性的实践活动。其中受试者既可能是病人，也可能是健康人。医学的进步与人体研究密不可分，为了促进人类健康，必须进行人体研究。但是，人体研究要符合科学的规律与伦理要求，才能避免给人类带来风险与损害。近几十年来，人体研究中保护受试者的权益越来越受到重视，当人成为研究对象时，其研究方案必须经过伦理委员会的仔细审查，以确保研究对象的权益能够得到最大的保护、避免伤害。目前，严重违反护理伦理的研究已不多见，但是如果研究者缺乏护理研究的伦理知识，就容易出现研究设计违背护理伦理的情形。《纽伦堡法典》(*The Nuremberg Code*)是第二次世界大战后提出的第一个人体试验的国际性伦理法则。1964年世界医学会提出的《赫尔辛基宣言》是关于人体试验的第二个国际文件，比《纽伦堡法典》更加全面、具体和完善。1993年，国际医学科学组织委员会(CIOMS)制订了《人体生物医学研究国际道德指南》(*International Ethical Guidelines for Biomedical Research Involving Subjects*)，2002年8月曾给予修订，该准则遵守《赫尔辛基宣言》，同时，对涉及人类为受试者生物医学研究做了更为明确的规定。

四、人体研究护理伦理的考虑重点

1. 知情同意原则

案例：护士/病人在病房的对话。

护士：我们正在研究这种护理方法对您这种手术后康复的影响，您愿意参加吗？

病人：好啊，收费吗？

护士：不收费，您同意了就请在“知情同意书”上签字。

从护理伦理的角度看，这个案例存在的伦理问题主要是：护士没有向病人详细说明可能发生的各种不良反应及病人参加研究的利益和风险，没有向病人说明其享有的权利：拒绝和随时退出该研究，没有向病人承诺科研资料的保密性。

护理研究的知情同意是指研究对象有权知道关于研究的信息，并且充分理解这些信息，而且可以自由选择是否参与或退出研究。从完整意义上来说知情同意权包括：了解权、被告知权、拒绝权和同意权，是病人充分行使自主权的前提和基础。《赫尔辛基宣言》指出：参加研究的对象必须是自愿的，了解研究项目的情况。《人体生物医学研究国际道德指南》也指出：对于所有的人体生物医学研究，研究者必须获得受试者自愿做出的知情同意……免除知情同意被认为是不寻常的和例外的，在任何情况下都必须经伦理审查委员会批准。为了让研究对象在充分了解的情况下做出选择，研究者应该给予详细说明，包括研究的目的、方法、经费来源、任何可能的利益冲突、研究者所属机构、研究的预期收益以及潜在的风险和可能伴随的不便。在确信研究对象已了解研究情况后，研究者才能获取研究对象的知情同意书。

2. 隐私保密原则　隐私保密，具体来说就是研究对象享有隐私权、匿名权、保密权。研究者必须采取有效措施保护受试者研究数据的机密。《人体生物医学研究国际道德指南》指出：研究对象应被告知研究者须保守机密以及机密泄露的可能后果，其权利受到法律和其他规定的限制。

3. 避免伤害原则　在人体研究中，应该优先考虑研究对象的健康，其次才考虑科学和社会收益。研究对象有免于受伤害权。保护研究对象免于受到伤害是研究者的主要责任。每个涉及人体对象的研究项目的潜在风险都必须经过评估，凡是可能会对研究对象造成伤害的措施，都应避免。

第七节　现代医学护理学的伦理难题

随着现代生物医学科技的高度发展，医学界涌现出很多新诊疗手段和技术，一方面，这些新技术使得医学服务人类的能力大大提高，人们可以更有效地诊断、治疗和预防疾病，甚至能够操纵遗传基因；另一方面，这些高新技术的使用在造福人类的同时，也带来了许多生与死的伦理学难题，使人们面临前所未有的困难的选择和矛盾的心态。人们不禁思考：生命是神圣不可侵犯的吗？生命的尊严在哪里？生命的价值是什么？生命的质量如何衡量？新技术的使用是否有个限度？在生与死的重要关头，高新技术该如何取舍？

现代生物技术干预人的生命活动的适度性问题引起各国政府和学者越来越多的关注和广泛的讨论，并逐渐成为全球性的伦理问题。这些伦理问题难以单纯地用传统的社会伦理或医学专业伦理去解释和回答。例如：辅助生殖技术带来的婚姻和家庭伦理问题，安乐死的伦理争论，器官移植涉及的伦理道德问题等。伦理问题是应该做什么(实质伦理学)和该怎么做(程序伦理学)的问题，科学技术是解决能干什么，而伦理学则是解决该干什么。所以，科学技术要以伦理学为前提和指导，否则违反伦理学，就有侵犯人权的倾向。

一、生命伦理学

生命伦理学(bioethics)，也称为生物医学伦理学(biomedical ethics)，是研究、探讨生命科学技术和医疗卫生保健中的伦理问题的学问。它最早被称为生物伦理学，兴起于 20 世纪 70 年代，由美国人波特在其《生物伦理学：通往未来的桥梁》一书中首先使用“生物伦理学”来探讨有关人口和环境的伦理问题，并把生物伦理学定义为用生物科学来改善生命的质量，从而更好地生存的科学，尽管他把应用科学和伦理学混为一谈。

生命伦理学是建立在现代生命科学发展的基础上的，它解决的是围绕如何对待生命、完善生命、发展生命，以及如何控制生命的质量和提高生命的质量而展开的一系列的伦理问题。生命伦理学不仅研究疾病的预防、治疗与恢复健康的问题，而且还研究发展生命、完善生命和提高生存质量的问题；不仅研究在疾病诊疗过程中，人与人、人与社会、人与自然的关系问题，还研究生命过程中产生的各种关系的道德原则问题；不仅研究权利义务和个人伦理问题，还研究功利、价值、公益与社会伦理问题。

生命伦理学的兴起，与传统医学道德观念发生了巨大的冲突。这种冲突首先表现在对生死观念的问题上，传统的医学道德观（生命神圣论）认为人的生命是神圣不可侵犯的，只有无条件地保护生命才是道德的，而生命伦理学则认为当代生物医学技术对生命的保护是有条件的，我们可以有条件地保护生命，亦可以有条件地接受死亡。其次，表现在道德观的变化上。传统的观念认为，医学伦理学的价值目标体现在生命的生物学价值；而生命伦理学追求的则是以人的自我价值和社会价值为前提的生物学价值和医学价值，要求把生命的尊严和神圣性与生命的价值和质量结合起来。最后，传统医学道德认为，医生与病人之间只有义务的关系，医务人员的高尚道德仅仅表现在对病人的尽职尽责上，只是对病人负责；生命伦理学不仅要求对病人本身负责，还同时要求对社会和人类负责。生命伦理学为医学伦理难题的解决提供了一个新的参照体系。

二、生殖技术中的伦理难题

辅助生殖技术（assisted reproductive techniques，ART）是指运用现代科学和医学技术及手段对配子（卵子和精子）、受精卵或胚胎进行人工操作，以达到受孕目的的技术，可以代替自然人类生殖过程中的某一步骤或全部步骤的生殖技术手段。包括人工授精、体外受精、无性生殖等。ART 的应用给无数不孕不育的家庭带来希望和幸福，但是同时也带来了许多复杂和惹人争议的社会伦理问题。

1. 人工授精的伦理问题　人工授精是指用人工手段将精子注入母体生殖道使其受孕的技术。主要解决丈夫不育而妻子可以受孕而引起的生理、心理、家庭和社会等一系列问题。目前这一技术已广泛运用于临床，世界上人工授精出生的孩子已越来越多。所带来的伦理问题首先是人工授精制造出新的家庭婚姻关系矛盾，将以生育为结局的婚姻切断，将神圣的生育过程变成了生物学实验过程，从而破坏了婚姻关系。其次，人工授精冲淡了传统的血缘关系的纽带，采用社会供体者的精液发育而来的孩子存在提供一半遗传物质的生物学父亲和有抚养关系的社会父亲，在客观上造成了家庭血缘关系的复杂化。传统的亲子观念受到严峻的挑战。再次由于孩子是人工授精所生，作为一个社会个体，有权利得知自己的身世，由此而产生了如下问题，父母是否该告诉孩子？在何时以何种方式告诉孩子人工授精的实情？父母在告诉孩子前后应如何做好孩子的心理辅导？

2. 试管婴儿的伦理问题　首先，这与自然法则相悖。从人类进化的角度看，人类群体内存在部分不能生育的个体是其生育能力经受自然选择的必然结果。既然如此，用人工技术手段使其生育后代，是否与自然法则不相吻合？通过人工的方式干预自然生殖是否与传统生殖相悖？

其次，它打乱了传统血缘关系、家庭伦理观念。第一代试管婴儿实验是从有生殖器官功能障碍的母体内取出卵子，与其丈夫的精子在体外受精，然后移植回原母体子宫内发育成熟，这其中没有夫妻之外的人参与，因此，应当说是没有什么伦理道德问题的。但在其后来的发展过程中却产生了很多伦理道德问题。如夫妻中在男方无法获取精子的情况下，运用其他男子精子与母体卵子实现体外受精，使其受孕，使得试管婴儿同时存在遗传学和法律上的两位父亲。如果一名提供者向若干受体母亲提供精子的现象发生时，由这些母亲生育的子女之间均为“同父异母”关系。他们之间完全有可能因互不知情而发生相互婚配，而由此产生的遗传上和伦理关系上的混乱是令我们难以想象的。同理，如若“借用子宫”也使得婴儿存在两位母亲，一位是遗传学上的母亲，一位是具有生养关系的母亲。这些都打乱了传统的血缘关系和家庭伦理关系。

三、器官移植中的伦理问题

器官移植是摘除一个身体的器官并把它置于同一个体（自体移植）或同种另一个体（同种异体移植）或不同种个体（异种移植）的相同部位（常位）或不同部位（异位）。器官移植是生物医学工程领域中具有划时代意义的技术，对于挽救终末期器官功能衰竭病人的生命具有重要意义。然而，器官移植产生的伦理道德争论和问题，直接影响了器官移植技术的应用和发展，特别是在我国器官移植工作中，来自伦理道德观念障碍造成供体缺乏显得尤为突出。第一个探讨器官移植伦理学问题的人是美国的肯宁汉（B. T. Cunningham），他在1944年所著《器官移植的道德》一书中，针对当时对器官移植的种种怀疑甚至责难，对器官移植的道德合理性做了肯定的论述。①活体器官移植的伦理问题：对活体器官移植，特别是以未成年人或利用再生育孩子作为供体的利弊评价有争论。②尸体器官移植的伦理问题：尸体器官移植面临着传统观念的束缚；当死者生前没有捐献遗体器官的意愿而又无反对表示时，能否将其作为供体；当涉及不同死亡标准时，如何确定和选择摘取器官的时机。③可供移植器官分配的伦理问题：在器官供不应求的情况下，器官如何分配？器官能否商业化？能否进行异种器官移植？④卫生资源配置的伦理问题：如何处理昂贵的器官移植与防治常见病两者之间的矛盾才能体现卫生资源宏观分配的公正合理性？

我国人体器官移植条例规定：

第一，捐献人体器官，要严格遵守自愿的原则。

第二，明确规定活体器官接受人必须与活体器官捐献人之间有特定的法律关系，即配偶关系、直系血亲或者三代以内旁系血亲关系，或者有证据证明与活体器官捐献人存在因帮扶形成的亲情关系。活体器官的捐献与接受需经过伦理委员会的审查。

第三：任何组织和个人不得以任何形式买卖人体器官，不得从事与买卖人体器官有关的活动。

第四：为确保医疗机构提供的人体器官移植医疗服务安全、有效，对人体器官移植医疗服务规定了准入制度。

（成守珍）

参考文献

杜慧群，等.2016.护理伦理学[M].4版.北京：中国协和医科大学出版社.

弗罗伦斯·南丁格尔.2004.护理札记[M].庞洵译.北京：中国人民大学出版社.

郭照江，等.2003.医学伦理学[M].北京：人民军医出版社.

况成云，兰明银，张昌军，等.2008.医学伦理学[M].北京：人民卫生出版社.

兰礼吉.2004.应用护理伦理学[M].成都：四川大学出版社.

李本富，丁蕙孙，等.1998.护理伦理学[M].2版.北京：科学出版社.

李向东，等.1998.护理与临终关怀[M].北京：北京医科大学出版社、中国协和医科大学出版社联合出版.

李晓云，陈向军，蒋英梦，等.1994.护理伦理学[M].广州：广东高等教育出版社.

卢美秀.2000.护理伦理学[M].北京：科学技术文献出版社.

史宝欣，等.2007.生命的尊严与临终护理[M].重庆：重庆出版社.

尹梅，等.2012.护理伦理学[M].2版.北京：人民卫生出版社.

尹裕君，等.1999.护理伦理概论[M].2版.北京：科学技术文献出版社.

第3章

心理护理

第一节　心理护理的基本概念和内容

一、心理护理概念

1. *心理护理的概述*　心理护理是指护理全过程中，护理人员应用心理学的理论和技术，通过护患间的人际交往，积极地影响患者的心理活动，帮助患者在其自身条件下获得最适宜的身心状态。心理护理是护理心理学的一个重要组成部分，是护理心理学理论及方法在临床护理工作中的体现。

"患者的身心状态"并非仅与其疾病严重程度成正比，更主要取决于其自身的主观体验。"帮助患者获得最适宜身心状态"不同于"促进患者身心康复"，它可涵盖所有患者，而"促进患者身心康复"却无法涵盖临终患者。

患者的适宜身心状态，并非恒定的绝对值，而是动态的相对值，它随时可因患者的病程及一切可能影响患者主观体验的因素而上下波动。虽然患者能够获得身心康复或其进程顺利与否，并不仅仅取决于护理方式，但护士却可以竭尽护理之手段，帮助各类患者获得最适宜身心状态。

心理护理概念有广义和狭义之分。广义的心理护理是指护士以良好的医德和服务态度，赢得患者的信赖与合作，使患者树立与疾病作斗争的信心和决心，促进疾病的早日康复。狭义的心理护理是指护士在护理过程中应用心理学方法，通过人际交往，以行为来影响、改变患者的认知，帮助患者达成最适宜身心状态的过程。

心理护理的广义、狭义概念，可将其简要地概括为3个"不"：不同于心理治疗；不同于思想工作；不限于护患交谈。

2. *心理护理与心理治疗的异同*　"心理护理"与"心理治疗"是两个有联系亦有区别的不同概念。心理治疗侧重神经症、人格障碍等精神异常患者的诊治研究，主张运用心理学的理论和技术协同精神医学专业治疗精神障碍的患者。心理护理则更侧重精神健康人群的心理健康，强调对身心疾病患者、有躯体疾病而无明显精神疾病的患者及健康人群提供心理健康的指导或干预。

3. *心理护理与其他护理方法的异同*　心理护理与其他护理方法有相同的实施对象——患者和（或）健康人群。它们共存于整体护理的新型模式。心理护理只有与其他护理方法紧密联系，才能充分体现其独特功能；只有更深入地依存、渗透、融会贯通于护理全过程，才能突显其影响患者心态的良好效用。但这两者也存在一定的区别，测量患者的心理状态及情绪特征，必须遵循心理学原理，使用依存心理学原理研制的测评工具；其他护理的方法学，需要依据物理学原理，采用以物理学原理设计的测量工具。

4. *心理护理在整体护理中的作用*　在全方位的关怀与照顾的整体护理中，心理护理是其核心内容，主要体现在以下几方面。

（1）心理护理是整体护理的核心成分：个体心理状态的优劣对其自身的健康水平具有直接的、决定性的影响。通过心理护理，给护理对象以良好的心理支持，鼓励他们以积极的心态战胜疾病或超越死亡，预防或减少其身心健康方面的损害，从而确保整体护理的目标得以顺利实现。

（2）整体护理促进了心理护理的深入发展：心理护理要适应、支持或改革人的生命过程，促进个人适应内外环境，使人的生命潜能得到发挥。整体护理等新型护理模式为心理护理的开展提供了条件和机遇。随着整体护理的不断完善和成熟，心理护理的理论体系将进一步完善，心理护理的实践模式也将更为优化。

二、心理护理原则

1. 服务性原则　心理护理是护理工作的一部分，同其他护理工作一样具有服务性。

2. 交往性原则　心理护理是在护士与患者交往过程中完成的，交往有利于医疗护理工作的顺利进行，可以帮助患者保持良好的心理状态。

3. 针对性原则　患者在疾病的不同阶段可能会出现不同的心理状态，应根据患者的具体情况采取有针对性的对策。

4. 个体化原则　由于每个人先天素质、后天教育和训练、生活方式、社会经历等方面的差异，形成了自己独特的个性心理，护士应根据每个患者对疾病的认知、情绪以及行为等方面的心理反应，采取针对性的护理措施，对患者实施个体化的心理护理。

5. 启迪原则　应用心理学的知识及原理，启发患者表达自己的心理愿望，发泄自己的心理压力，并与患者一起讨论所面临的问题，使患者在护士的启发下自由选择自己所采取的措施。

6. 自我护理原则　护士应帮助、启发和指导患者尽可能地进行自我护理。心理护理中的自理原则体现在两个方面，第一，通过心理护理消除患者的心理依赖感，使患者达到最大限度的自理；第二，自理是心理健康的标志之一，鼓励患者在生活各个方面的自理，会促进患者的心理健康。

7. 心身整体原则　人是一个整体，躯体上的痛苦和不适，会影响到患者的心理状态，不良的心境也会加重躯体的不适感。

8. 支持原则　人在患病时，需要护士在心理护理过程中给患者以支持，并要求护士对患者的家属及相关人员进行教育和指导，使他们也能及时为患者提供适当的心理支持。

9. 动态与应变的原则　心理护理应遵循疾病发生、发展和转归的规律，把握好疾病在动态发展的各阶段患者出现的心理反应，及时调整心理护理的措施，灵活有效地运用心理学的知识与技能。

三、心理护理要素

1. 心理护理要素的内容　心理护理的基本要素，是指对心理护理的科学性、有效性具有决定性影响的关键因素，主要包括4个成分，即护士、患者、心理学理论和技术、患者的心理问题。心理护理的基本要素，是启动心理护理运转系统的前提条件。这4个要素相互依存，彼此相扣，其中任何环节的空缺，都会导致整个系统的运转失灵。

其他因素，如患者家属、医务工作者等，但这些因素一般只对心理护理的运转起到推动或干扰作用，并不直接对运转系统的启动具有决定作用。

2. 心理护理基本要素的作用

(1)心理学理论和技术是科学实施心理护理的指南：临床心理护理的实施是否具有科学性，很大程度上取决于实施心理护理的护士能否较好地掌握借以指导临床实践的心理学理论和技能，这种心理学理论和技能是建立在清晰概念上的临床心理护理的新理论、新技术。

(2)患者心理问题的准确评估是选择心理护理对策的前提："患者心理问题"指患者的心理状况不佳，轻者有心理偏差，重者有心理失衡或危机。护士清晰、准确地描述患者的心理问题，有助于其对患者的不良情绪状态实施调控。

评估患者的心理问题，应主要把握下列3个环节：确定患者主要心理反应的性质；确定患者主要心理反应的强度；确定导致患者负性心理反应的主要原因，如疾病认知、社会支持、人格特征或环境影响等。

(3)患者的密切合作是有效实施心理护理的基础：心理护理的实施能否获得明显疗效，很大程度上取决于患者能否给予积极主动地配合，其主动权掌握在实施心理护理的护士一边。要使心理护理作用得到有效的发挥，首先护士必须维护患者的个人尊严及隐私权；其次，护士宜采用询问口吻和关切态度；再次，护士应尊重患者的主观意愿和个人习惯，包括考虑患者原有的社会角色，选择较适当场合，采取较为适宜的方式为患者实施心理干预。

(4)护士积极的职业心态是优化心理护理氛围的关键：护士积极的职业心态为要素之本、要素之源。护士的职业心态越积极，其潜力就越容易得到充分调动，工作就越有主动性和创造力。

四、心理护理作用

1. 帮助患者接受患者的角色，以良好的心态对待疾病　患病是人身心受损的痛苦经历，一般患者在由健康人的各种社会角色转换为患者角色时会出现一系列的角色转换问题。因此，护士应通过应用相关的心理学理论及知识，转变患者的不良心理，使患者正确认识自己的疾病，以良好的心态接受疾病及患者角色。

2. 密切护患交往，使护士取得患者的信任　患者对护士的高度信任感是心理护理成功的关键。要想取得患者的信任，就要同患者密切交往，缩短护患间的心理距离。

3. 能使患者熟悉医院环境，安心住院，积极配合诊治　心理护理主要目的之一就是要与患者住院求治的目的相和谐、相统一，所以心理护理应做到使患者尽快熟悉医院环境，消除患者陌生感及紧张、焦虑情绪，安心住院，积极配合诊治。

4. 帮助患者减轻或消除负性情绪　护士应帮助患者减轻或消除负性情绪，减轻患者的心理压力，调动患者的积极性，以利于患者的康复。

5. 可使患者学会自我护理，以求早日身心康复　在心理护理过程中，护士是患者的指导者，在疾病转归至治愈的任何一个环节，都离不开护士的精心照顾和指导。患者在与护士良好交往过程中，会逐步正确地领会诊疗和护理的意图，会积极配合医疗和护理、主动地做好自我护理，使自己的身心处于最佳状态。

第二节　临床心理评估内容与常用方法

一、心理评估的概念

1. 定义　心理评估是应用心理学的理论和方法对个体某一个心理现象进行全面、深入的客观描述。当为临床医学目的所用时，称为临床心理评估。

2. 意义　护士对患者进行心理护理评估是心理护理程序的第一步，其意义如下所述。

(1)为医生提供患者的基础信息：患者治疗前的基础资料，包括个人基本信息(姓名、性别、年龄、文化)、个人史、既往史、治疗史、家族史及生活事件等，如果在医生临床干预前就充分获取，将提高医生诊断的效率和准确性。

(2)对临床干预过程中的各种心理表现实施监测和提供信息反馈：患者的心理行为只有在其生活情景中才能最真实、充分地表现出来，因此，护士对患者进行充分、仔细地观察和监测将更好地提高治疗效率，如患者的情绪变化、日常应对方式、对疾病的态度、对治疗的信心、对生活的态度、对医生的信任等，或手术、药物干预后患者的心理行为变化等，信息反馈不仅能提高工作质量，而且可以为医生实施其治疗方案提供有价值的参考。

(3)对疾病进行评估：当患者的一个治疗阶段结束时，对其情绪、认知、行为等的临床心理评估将有助于客观的反馈治疗效果。

(4)为康复者提供健康指导：许多患者治疗结束后会产生一种脱离医生指导后的不安全心理，因而带来一些情绪上的波动，如担忧、焦虑等，其不良的生活习惯和有危害的应对方式也可能影响患者的进一步康复。此时，护士需要根据康复前期疾病的心理评估资料，为其制订针对性的康复方案，如对其生活、应对方式、环境影响、个人性格、情绪调控等进行健康指导。

二、心理评估的常用方法

1. 调查法　调查法是借助于各种问卷、调查表和晤谈等方式，了解被评估者心理特征的一种研究方法。调查方式可以采用一般询问、调查表或问卷形式，以及电话和信函方式进行。调查法的优点是使用方便，基本不受时间、空间限制，可以结合历史调查和现状调查两个方面，内容广泛而全面，且可以在短时间内获得大量资料。不足之处在于调查材料的真实性容易受到被调查者主观因素的影响。调查者不能确定被调查者是否真实地回答问题，因此可能导致调查结果的不真实。被调查者记忆错误也可能影响到调查结果的准确性。

2. 观察法　观察法是心理学研究中最基本的方法，也是心理评估的基本方法之一。评估者通过对被评估者的可观察行为表现，进行有目的、有计划地观察和记录而进行的评估。观察的途径可以是直接观察或间接观察。观察法的优点是使用方便，得到的材料比较真实而客观，对儿童和一些精神障碍者进行心理评估显得尤为重要，且观察结果可以为以后的研究指明方向。观察法的不足之处是观察法得到的资料只能说明“是什么”，而不能解释“为什么”，因此由观察法所发现的问题还需要用其他的方法做进一步的研究。

3. 访谈法　访谈法的基本形式是评估者与被

评估者面对面的谈话方式而进行的评估。分结构式访谈、半结构式访谈和非结构式访谈。

(1)结构式访谈：按照事先设计好的、有固定结构的问卷进行，有标准化的提问方法、顺序及记录方式。在结构式访谈中，访谈者对访谈的走向和步骤起主导作用。优点是谈话的内容有所限制，谈话的效率高。评估者主观因素的影响较小，得到的资料比较客观。根据统一的方法处理被评估者的回答，资料便于统计分析和交流。不足之处是缺乏灵活性，气氛死板，形成简单回答的局面，被评估者也可能感到不自在。

(2)半结构式访谈：访谈者对于需要提出的问题或主题事先有一定的安排，对访谈结构有一定的控制，比如有一个粗略的访谈提纲。但后续问题的提出，可依据应答者的反应稍做调整，鼓励患者积极参与，提出他自己的问题。

(3)非结构式访谈：无固定的访谈问题，或者所提问题无预先设计的程序，鼓励受访者发表自己的看法，主要依据访谈对象的回答及访谈者本人的临时插入进行访谈。非结构式访谈通常用来描述问题，如对价值观、信念等个人思想、经历、行为所隐含的意义等的描述，其目的是最大限度地了解受访者的个人信息。非结构式访谈中访谈双方以自然的方式进行交流。谈话是开放的，没有固定的问题和程序。优点是气氛比较轻松，且可以获得较为真实的资料。不足之处是在于访谈结果的信度和效度的确定性较差，聚焦困难，费时。

4. 心理测验法　心理测验是依据心理学的原理和技术，对人的心理现象或行为进行数量化测量，从而确定心理现象在性质和程度上的差异。在心理评估领域，心理测验占据着重要的地位。通过各种心理测验可以客观地对个体的心理状态、认知过程、情绪、意志、个性特征等方面进行评估。心理测验可以为心理评估提供巨大的帮助，但应用不当也会造成不良后果。因此，对心理测验的应用和测验结果的解释应当慎重，不可夸大和滥用，应当结合其他资料进行综合分析，以充分发挥心理测验的效力。

三、应用心理测验的一般原则

1. 标准化原则　所谓标准化原则是指测验的编制、实施、记分和测验分数解释程序的一致性。保证对所有被试者来说题目、施测条件、记分方法都相同，这样不同被试的测验结果才具有可比性，才能减少无关因素对测验结果的影响，保证测验结果的准确性和客观性。标准化也是提高信度和效度的有效保证。为了达到这项要求，使用者应用心理测验的过程中，要做到以下几点。

(1)标准化工具：选择公认的标准化心理测验。

(2)标准化指导语：所谓指导语一般是指对测验的说明和解释，有时包括对特殊情况发生时应如何处理的指示。它包括两部分，一种是对主试的，即指导测验的现场主持者如何实施测验；另一种是对被试的，即指导被测验者如何解答题目或对题目做出反应。在测验实施的过程中，要使用统一的指导语。

(3)标准施测方法：要严格根据测验指导手册规定实施测验。某些心理测验是不限时的，如人格测验。但智力测验、特殊能力测验对时间多有明确要求。在多个分测验中，对测验顺序往往有固定的要求，不可随意更换测验的顺序。

(4)固定施测条件：标准心理测验的指导手册中，对测验环境都有严格要求。应用心理测验时，必须完全遵守手册中的要求。如果测验中出现任何意外的影响因素，主试者都应当详细记录，在解释测验结果时也必须考虑这些意外因素的影响。

(5)标准记分方法：记分时要完全按照测验使用手册的要求和标准答案，记分方法尽量客观化，有时可以使用机器记分以减少主观因素的影响。

(6)代表性常模：常模是解释测验分数的标准。常模是否可靠决定了是否可以从测验中得到正确的结论，而得到可靠常模的关键在于选择有代表性的被试样本。

2. 保密原则　保密涉及两个方面，一是测验工具的保密，即关于测验的内容、答案及记分方法只有做此项工作的有关人员才能掌握，决不允许随意扩散，更不允许在出版物上公开发表。否则必然会影响测验结果的真实性。二是对测验结果的保密，这涉及个人的隐私权。有关工作人员应尊重受试者的权益。另外，保密原则也是对编制者辛勤工作的尊重。

3. 客观性原则　对实验结果的解释应当要遵循客观性原则。对结果的解释要符合受试者的实际情况。如何测试都不可能准确无误的测量个体的真实面貌，测量结果和真实情况之间总会存在一定的误差。不要依据一次心理测验的结果来下定论，尤其是对于年龄小的儿童做智力发育障碍的诊断，更要注意这一点。总之，在下结论时，评价者应结合受试者的生活经历、家庭、社会环境以及通过会谈、观察获得的其他资料全面考虑,以便做出准确的、全面的判断。

四、常用的心理测验与评定量表

(一)智力测验

智力是一种潜在的、非单一的能力,它是一种知觉、分析和理解信息的复杂的混合体。

智商(IQ):智商是智力的量化单位,它有两种,即比率智商和离差智商。

1. *比率智商* 也称年龄智商,它是以一个人的年龄为参照尺度对智力进行测量。其计算公式是:智商 IQ=智力年龄(MA)/实际年龄(CA)×100。比率智商有一定的局限性,因为人的年龄增长与智力发展并非平行,而且人和人之间有很大的个体差异,所以比率智商只限于16岁以下的未成年人。

2. *离差智商* 它是用统计学中的均数和标准差计算出来的,表示被试者的成绩偏离同年龄组成绩的差距(以标准差为单位)。每个年龄组 IQ 的均值为100,标准差为15。这是根据测验分数的常态分配来决定的。计算公式是:智商$(IQ)=(X-M)/SD+100$。式中:X 为某人实得分数,M 为某人所在年龄组的平均数,SD 为该年龄组分数的标准差。离差智商克服了比率智商计算受年龄限制的缺点,已成为通用的智商计算方法。

国际上通用的智力量表有比奈量表、韦氏量表(表3-1)和 Kaufman 儿童能力成套测验等。

表3-1 韦氏智力等级分类及比例

智力等级	智商范围	理论分布(%)
非常优秀	130以上	2.2
优秀	120~129	6.7
中上(聪明)	110~119	16.1
中等	90~109	50.0
中小(愚笨)	80~89	16.1
临界	70~79	6.7
智力缺陷	69以下	2.2

韦氏智力测验是在临床医学中最常用的是韦氏量表。韦氏量表包括成年人、儿童及学龄前3个年龄本。韦氏成人量表(WAIS),全部量表含有11个分测验。根据测验结果,按常模可换算出3个智商,即全量表智商、语言智商和操作智商。语言量表的分测验包括:知识、领悟、计算、相似性、背数、词汇。操作量表的分测验包括:数字-符号、填图、积木图案、图片排列、拼物。

(二)人格测验

人格测验是人格描述的一种方法。临床人格评估主要研究人格特征和类型与健康和疾病的关系。人格测验主要是对人格进行特征或划分类型的描述,没有量化单位。人格测验在临床中主要应用于诊断、咨询和心理治疗。

临床中常用的人格量表有明尼苏达多相人格调查表(MMPI);艾森克人格(个性)问卷(EPQ);十六项人格因素问卷(16PF);罗夏墨迹测验和主题统觉测验等。

1. *明尼苏达多相人格调查表(MMPI)* 是由美国明尼苏达大学的哈撒韦(Hathaway)、麦金利(Mckiney)于20世纪40年代共同编制的。MMPI包括566个自我陈述式题目,与临床有关的题目多集中在399题之前,其中16个为重复题目。测验有14个量表,其中有10个临床量表和4个效度量表。临床量表包括:疑病、抑郁、癔症、病理性偏离、男性/女性化、偏执狂、精神衰弱、精神分裂症、躁狂、社会-内外向。效度量表包括:掩饰量表、稀少回答、校正装好和装坏的量表、不能回答。此量表的实施有一定的教育程度的要求,至少要有小学毕业或初中1~2年级的文化程度。量表的结果需将原始分转换成"T"分才有解释的意义。MMPI不仅是人格描述量表,也用于协助精神病的诊断工作。

2. *艾森克人格(个性)问卷(EPQ)* 是英国心理学家艾森克(Eysenck)编制的,是目前国内外广泛采用的人格量表之一,有成年人和儿童两种。其中包括P、E、N 3个分量表和L效度量表。P量表表示心理状态是否正常,E量表表示性格的内外倾向,N量表表示情绪是否稳定。L量表用来测定被测者的掩饰程度。在测验时被试者对每题回答"是"或"否",按照测定手册规定的标准进行记分,依据年龄及性别常模进行解释。

3. *十六项人格因素问卷(16PF)* 是由美国心理学家卡特尔(Cattell)教授1946年编制。他通过因素分析获得了16种人格的根源特质,他认为每一个人的人格都可以用这16种相互独立的人格特质加以描述,16PF就是测定这16种人格特制的量表。量表共有187个题目,适用于16岁以上的成人,该测验对了解个体的人格倾向、选拔人才和职业咨询等有一定的参考价值。该量表需通过粗分转换成标准分,然后参照不同常模剖图分布型来解释受试者的测验剖图意义。

4. 罗夏墨迹测验(RIT)　是瑞士精神科医生罗夏(H.Rorschach)1921 年设计编制的。多数学者认为罗夏墨迹测验是适用于成年人和儿童的良好的人格投射测验,主要用作异常人格的诊断。但是这种测验的技术复杂,训练要求高,掌握比较困难,费时甚多。RIT 是由 10 张墨迹组成,其中 5 张是水墨图,另 5 张是全部或部分彩色墨迹图片。测验时将 10 张墨迹图片按规定的顺序逐一呈现给被试者,要求他看着图片说出他在图片上看到的事物,被试者尽可能地说出一种或几种事物,主试者根据他所说的东西进行记录,然后根据其反应,做出结果分析和评估。

(三)评定量表

临床常用的评定量表多为症状量表,大都是由具有丰富临床经验的心理学家和精神病学家根据大量的临床资料整理、设计编制而成的,是心理评估的重要工具。在选择评定量表时,首先要根据研究的目的选择信度、效率都比较高的量表。根据评定者的性质,可分为自评量表和他评量表。此外,每种评定量表都有一定的针对对象,选择时也要注意病种、年龄等条件。评定时间范围也需要注意。症状量表多为评定检查当时或过去 1 周或 2 周的情况,评定者应当明确所用量表的评定范围以免造成误差。

常用的临床评定量表有:简易精神状况检查(MMSE)、症状自评量表(SCL-90)、Hamilton 抑郁量表(HAMD)、Hamilton 焦虑量表(HAMA)和 Achenbach 儿童行为校核表(CBCL)等。

1. 症状自评量表(symptom checklist 90, SCL-90)　SCL-90 是由 90 个常见心理症状的项目组成。该量表内容多,反映症状丰富,能比较准确评估患者自觉症状,故可以广泛应用于精神科和心理咨询门诊,作为了解来访者心理卫生问题的一种手段。也可以用于综合性医院,以了解躯体疾病患者的精神症状。

SCL-90 包括 9 个因子,分别为躯体化、强迫症状、人际关系敏感、抑郁、焦虑、敌对、恐怖、偏执和精神病性。此外,有 7 个项目不能归入以上因子,一般将它们归入因子 10“其他”中,主要反映睡眠和饮食情况。

(1)评定方法:每个项目均采用 5 级评分,没有反向评分项目。

没有:自觉无该项症状(问题)。

轻度:自觉有该项症状,但发生得并不频繁、严重。

中度:自觉有该项症状,对被试者有一定的影响。

偏重:自觉有该项症状,对被试者有相当程度的影响。

严重:自觉有该项症状,频度和强度都十分严重。

(2)统计指标

总分:将所有项目评分相加,即得到的总分。

阳性项目数:单项分≥2 的项目数,表示患者在多少项目中呈现“有症状”。

因子数:将各因子的项目评分相加得因子粗分,再将因子粗分除以因子项目数,即得到因子分。

根据总分、阳性项目数、因子分等评分结果情况,判断是否有阳性症状及其严重程度,或是否需进一步检查。因子分越高,反映症状越多,障碍越严重。

2. 抑郁自评量表(self-rating depression scale, SDS)　由 Zung 于 1965 年编制,用于衡量抑郁状态的轻重程度及其在治疗中的变化。特别适用于综合医院,以发现抑郁症患者。

SDS 分别由 20 个陈述句和相应问题条目组成。每一个条目相当于一个有关症状,按 1～4 级评分。评定时间为过去 1 周。

SDS 主要统计指标是总分。20 个项目的分数相加即得到原始粗分。以原始粗分乘以 1.25,取整数部分即得到标准总分。记分时要注意量表中的反向评分题目。中国常模 SDS 总粗分分界值为 41 分,标准分分界值为 53 分。

3. 焦虑自评量表(self-rating anxiety scale, SAS)　由 Zung 于 1971 年编制,用于评定焦虑患者的主观感受。焦虑是心理门诊中较常见的一种情绪障碍,SAS 已作为了解患者焦虑症状的一种自评工具。

SAS 与 SDS 非常相似,它也含有 20 个项目,采用 4 级评分。评定时间为过去 1 周。

SAS 主要统计指标是总分。20 个项目的分数相加即得到原始粗分。以原始粗分乘以 1.25,取整数部分即得到标准总分。记分时要注意量表中的反向评分题目。中国常模 SAS 总粗分正常上限为 40 分,标准总分的正常上限为 50 分。

第三节 一般患者的心理护理

一、患者角色与心理需求

1. 患者角色

(1)定义:在社会人群中与医疗卫生系统发生关系,经医生检查证实确实患有某种疾病、伴有疾病行为、寻求医疗帮助的社会人群称为患者角色。

(2)患者角色的特征:美国社会学家帕森斯(Parsons T.)1951年在《社会制度》一书中提到,患者角色的概念包括4个方面。

①患者可以从常态的社会角色中解脱出来,免除其原有的社会责任和义务。

②患者对陷入疾病状态是没有责任的。疾病是超出个体的自控能力的一种状态,也不符合患者的意愿,患者本身就是疾病的受害者,他无须对此负责。

③患者应该努力使自己痊愈,有接受治疗,努力康复的义务。

④患者应求得有效的帮助,并在治疗中积极配合,主要是寻求医生的诊治与医生合作。

(3)患者角色的转化:人们期望患者的言行完全符合患者角色的要求,但在现实中,实际角色与期望角色常有一定差距。就是说,从患病以前的常态向患者角色转化,或者病后向常态转变,都有一个角色适应的过程,如果适应不良,往往导致心理障碍,而且可能进一步影响健康和生活。患者角色适应不良大致有5种类型。

①角色行为缺如:否认自己有病,未能进入角色。虽然医生诊断为有病,但本人否认自己有病,根本没有或不愿意识到自己是患者。

②角色行为冲突:患者角色与其他角色发生心理冲突。同一个体常常承担着多种社会角色。当患病并需要从其他角色转化为患者角色时,患者一时难以实现角色适应。

③角色行为减退:因其他角色冲击患者角色,从事了不应承担的活动。已进入角色的患者,由于更强烈的情感需要,不顾病情而从事力所不及的活动,表现出对病、伤的考虑不充分或不够重视,而影响到疾病的治疗。

④角色行为强化:安于患者角色的现状,期望继续享有患者角色所获得的利益。由于依赖性加强和自信心减弱,患者对自己的能力表示怀疑,对承担原来的社会角色恐慌不安,安心于已适应的患者角色现状,或者自觉病情严重程度超过实际情况,小病大养。

⑤角色行为异常:患者受病痛折磨,因悲观、失望等不良心境的影响导致行为异常,如对医务人员的攻击性言行,病态固执、抑郁、厌世,以至自杀等。

2. 心理需求 疾病不仅打破了人们正常的生活模式和生活状态,而且还改变着患者的心理和行为,它使患者对需要的关注焦点转移到自身。因此,患者和正常人相比,需要的重点存在着明显的不同。患者既有正常人的一般需要,又产生了与疾病有关的各种层次的心理需要和变化。主要包括以下几个方面。

(1)需要尊重:一旦成为患者,原有的社会角色随之丧失或减弱。在新的环境中被认识、被尊重的需要变得更加迫切,自尊的需求更强烈、更敏感。在新的环境中他们需要得到别人的关心、体贴与尊重。若得不到满足,患者就会产生自卑感和无助感,甚至变为不满和愤怒。因此,医护人员要充分尊重患者的人格,使患者获得被尊重的感受,这对患者的康复有积极的意义。

(2)需要接纳和关心:由于疾病的缘故,改变了患者原来的生活习惯和生活规律,当进入到一个陌生的医疗环境之中,会感到孤独、寂寞,并会产生强烈的归属感,比任何时候都渴望得到家庭、朋友、单位以及医护人员的支持、关爱和呵护。患者需要了解别人,也需要让别人熟悉自己,得到新环境人际群体的接纳。同时患者又放心不下家庭、单位的事情,很想了解这些情况。因此,医护人员应帮助患者尽快融入新的群体之中,主动和患者沟通,消除病友之间的陌生感,让患者在温馨和谐的人际氛围中感到温暖、有希望、有信心,情绪稳定,减少孤独和自卑心理,在宽松的环境下安心养病,接受治疗。

(3)需要信息:住院后,患者脱离了原有的社会角色,其活动受到约束,原有的社会交往在不同程度上受到限制,出现了人际隔离的现象。由此患者便产生了强烈的与社会联系和交往的需要。一方面患者需要获得医院这一特定环境的大量信息。如医院的规章制度、治疗设备和医疗水平情况,还急于了解疾病的诊断、治疗、预后及医药费支付等方面的信息;另一方面,希望保持和原有社会环境的接触，了解工作单位及本人事业方面的信息，以及家人、亲朋好友在生活、工作等方面的信息，如不能得到这些信息，便会感到焦虑和茫然。总之，患者需要得到来自医院、社会、家庭等方面的信息和情感支持。提供这些信息不仅可以消除患者的疑虑，还可以避免消极情绪反应的产生。

(4)需要安全：安全感是患者最普遍、最重要的心理需要。在疾病诊治过程中，往往会面临一些影响患者安全的因素。如交叉感染、放射线检查、用药后的不良反应、手术等。所以患者会格外重视自身的生命安全和医疗过程的安全。即人越是在安全受到威胁的时候，对安全的需要越强烈，这就是人在病情严重时，特别关注自身安全的原因。因此，医护人员对患者实施诊治、护理措施时，要向患者详尽解释说明每项工作的具体内容，让患者明明白白地接受诊治和护理，消除顾虑心理，以增强患者的安全感，给患者营造安全、可靠、放心的医疗环境。

(5)需要和谐环境、适度活动和刺激：患者住院后，生活空间缩小了，一切活动都被限制在“白色”世界里。以往的工作、学习、生活规律和习惯都处于被动状态下，难免产生单调乏味感，进而发展成厌烦情绪。再加之疾病的困扰，更易产生度日如年之感。因此，患者不仅需要宽松和谐的医疗环境，需要安静舒适的医院生活，同时还需要适当的活动刺激，以调节和改善自己的心境。医务人员可根据医院的实际情况，提供必要的获得刺激的条件，可以组织和安排有新鲜感的娱乐活动。如下棋、欣赏音乐、收看电视、录像、自我保健知识宣传等，以此丰富住院患者的业余生活，使其以积极的心态接受治疗，促进健康。

二、常见的心理问题

患者一旦知道自己患了病，在心理上必然有反应，概括起来，患者易于产生如下各种心理活动。

1. *抑郁*　抑郁是现实生活中较为常见的以情绪低落为特点的消极情绪反应，是患者因可能丧失和实际丧失而引起的闷闷不乐、压抑的消极心态。在抑郁状态下，表现为悲观失望、无助、冷漠、绝望等不良心境，并伴有消极的自我意识产生，如自我评价的下降、丧失自信心、有自卑感；在行动方面有活动水平下降、寡言少语。长期严重的抑郁对患者是不利的，抑郁一方面影响医生对疾病的诊断和治疗，另一方面也会降低患者的免疫力，从而引发新的疾病。

2. *焦虑*　焦虑是人们过分担心发生威胁自身安全和其他不良后果时产生的一种心态。主要表现为经常或持续的、无明确对象或固定内容的紧张不安，或对现实生活中的某些问题过分担心或烦恼。这种紧张不安、担心或烦恼与现实很不相称，使患者感到难以忍受，但又无法摆脱，常伴有自主神经功能亢进，运动性紧张和过分机警。

3. *怀疑*　患者的怀疑大都是一种自我消极暗示，由于缺乏根据，常影响对客观事物的正确判断。患病后常变得异常敏感，听到别人低声细语，就以为是在说自己的病情严重或无法救治，甚至曲解别人的好意，怀疑诊断的正确性，怕吃错药、打错针。有的凭自己一知半解的医学和药理知识，推断药物，推断预后。害怕药物的不良反应，担心偶尔的医疗差错或意外不幸降落在自己身上。身体某部位稍有异常感觉，便乱作猜测。如果严重偏执，甚至出现病理性的妄想。

4. *孤独*　孤独感是与分离相联系的一种消极心理反应，也称社会隔离。主要是患者住院后，离开了家庭和工作单位，周围接触的都是陌生人。医生只在每天一次的查房时和患者说几句话，护士定时打针送药，交谈机会也较少，这样患者很容易产生孤独感。因此，在他们住进病室的第一天常有度日如年之感。他们希望尽快熟悉环境，希望尽快结识病友，还希望亲友的陪伴。长期住院的患者由于感到生活无聊、乏味，希望病友之间多交谈，希望有适当的文化娱乐活动，以活跃病房生活。社会信息剥夺和对亲人依恋的需要不能满足，是患者产生孤独感的主要原因。

5. *被动依赖*　依赖是患者进入患者角色后产生的一种退化的心理和行为模式。患者进入患者角色之后，大都产生一种被动依赖的心理状态。这是因为，一个人一旦患了病，自然就会受到家人和周围同志的关心照顾，成为被人关照的中心。同时，通过自我暗示，患者自己也变得软绵绵的不像以往那样生气勃勃，变得被动、顺从、娇嗔、依赖，变得情感脆弱，甚至带点幼稚的色彩。只要亲人在场，本来可以自己干的事也让别人做；本来能吃下去的东西几经劝说也吃不下去；一向意志独立性很强的人变得没有主见；一向自负好胜的人变得没有信心；即使做惯了领导工作和处于支配地位的人，现在对医务人员的嘱咐也百依百顺。这时他们的爱和归属感增加，希望得到更多亲友的探望，希望得到更多的关心和温暖，否则就会感到孤独、自怜。

6. 否认　否认是患者怀疑和否定自己患病的心理状态，尤其是对癌症等预后不良的疾病，否认心理更为常见。明知自己患有癌症，却矢口否认，当他(她)看到病历上写的诊断时，还说经治医生写错了。有的医护人员对这种现象感到不可思议，实际上这正是某些患者应付危害情境的一种自我防卫方式。大量研究证明，一定程度的否认，对缓解心理应激是可取的，可以避免过分的焦虑与恐惧。

否认虽在一定程度上起自我保护的作用，但在许多情况下又起贻误病情的消极作用。例如，有的患者身患乳腺癌，自己却矢口否认，拒绝治疗，最后因延误治疗时机，癌转移而死亡。

三、不同年龄阶段患者的心理护理

1. 儿童患者的心理与护理　儿童患者的突出特点是年龄小，对疾病缺乏深刻认识，心理活动多随活动情境而迅速变化。因为他们注意力转移较快，情感表露又比较直率、外露和单纯，所以只要依据其心理活动特点进行护理，易于引导他们适应新的环境。儿童患者常见的心理活动特点有下列几方面。

(1)分离性焦虑：儿童从出生时起，就在母爱的呵护下，形成了对周围环境的安全感和信赖感。一旦因病情需要而必须住院，儿童大都会恐惧、焦虑和不安，经常哭闹、拒食及不服药。心理学家认为，人体间的接触和抚摸是婴儿天生的需求。在医院里，护士对他们轻拍、抚摸及搂抱，会使患儿产生安全感，减轻焦虑心理。

(2)情绪反应强烈：由于儿童患者病情急、变化快，又不善于表达，哭闹是最为突出的情绪变化，常常用哭声代表一切。所以要求护士要有高度的责任感，经常深入病房，善于从细微变化中发现问题，采取措施，防止突然事件发生。

(3)恐惧：住院后，患儿离开了父母的陪伴，加之陌生的环境、陌生的面孔、陌生的诊疗措施，易产生生疏感。表现为：紧张、惶恐不安、沉闷、执拗、不合作、哭闹不止。为消除患儿恐惧心理，护士要多加鼓励，不要训斥和恐吓，要成为患儿的贴心人。病房应有玩具，护士要带领患儿游戏玩耍。提倡儿科护士不穿白大衣，穿一些带小花的衣服，以消除儿童患者的恐惧感，博得他们的喜爱。给患儿打针治疗时，要利用儿童注意力易被转移及喜欢表扬鼓励等特点，尽量减轻他们的疼痛感。儿科护士应有一颗慈母般的心，温暖、体贴、爱护那些受创伤的幼小心灵。

不同年龄的儿童个性差异极大，其心理特点也很不相同。因此，他们的心理状态只能从其言语和非言语行为(表情、目光、体态等)中仔细体会理解。所以，儿科护士是否懂得儿童心理学，应成为考核儿科护士素质的重要内容。

2. 青年患者的心理与心理护理　青年正是人生朝气蓬勃的时期，对于自己患病这一事实会感到很大的震惊。青年患者的心理特点主要表现在对工作、前途、恋爱、婚姻、学业等方面的心理顾虑。

(1)否认：疾病初期患者只是猜疑，存在侥幸心理，甚至不相信医生的诊断，否认自己患病。有的患者表现为不在意，有的患者会上网搜索查询，希望找到自己没有患病的证据。护士不必强迫患者放弃否认，立即面对现实，因为大多数患者的否认过程会自然消失。护士可以严谨的工作态度，告知患者各种检查结果，肯定诊断的正确性，激发患者的遵医行为，主动配合治疗。

(2)担心：患者担心疾病耽误自己的学习和工作，对自己恋爱、婚姻、生活和前途有不利的影响。有的青年不愿意把自己的病情告诉自己的同事或同学。护士要针对青年患者的不同心理状态，实事求是地将病情及转归告诉他们，引导他们正确处理个人问题，消除其对疾病的错误认识，并帮助解决一些实际问题，使其坚定战胜疾病的信心，主动配合治疗；同时，有计划地组织开展娱乐活动，活跃文化生活，使患者身心愉快，早日康复。

(3)紧张急躁：青年人一旦承认有病，就会变得紧张急躁，希望能迅速好转，事事询问：为什么打这个针、吃这个药？病程需多长？有无后遗症等。护士应体谅和理解患者，耐心细致地做好解释工作，帮助患者树立对疾病的科学态度。

(4)情绪强烈：青年人情绪特点是强烈而不稳定。若病情稍有好转，他们就盲目乐观，往往不再认真执行医疗护理计划，不按时吃药。但患者如果得知病程较长或有后遗症，就会自暴自弃、悲观失望，情感变得异常抑郁而捉摸不定。由于疾病的巨大挫折，他们会出现严重的精神紧张和焦虑，甚至导致理智失控，产生自杀念头，发生难以想象的后果。护士要采取有效的心理支持的方法，帮助患者减轻压力，树立信心，降低焦虑。对症状严重的患者，要予以关注，做好相应的调试。也可以把青年人安排在同一病室，他们在一起可激发生活的乐趣，并消除孤独感。

由于青年患者的心理活动错综复杂、易变化，所以护理人员必须密切注视、预防可能发生的后果，要注意多给予心理支持，循循善诱，耐心疏导。

3. *中年患者的心理与心理护理*　一般认为，中年是人生历程中最值得回首寻味的年代。在这个时期，中年人的社会角色比较突出，既是家庭的支柱，又是社会的中坚力量，这个时期患病，患者的心理压力较大。

(1)恐惧、焦虑：当他们受到疾病折磨时，心理活动尤为沉重和复杂，他们担心家庭经济生活，牵挂着老人的赡养和子女的教育，又惦念着自身事业的进展和个人成就等。对中年患者的心理护理，一是要劝导他们真正接纳疾病并认真对待疾病；二是使患者认识到，治疗疾病是当务之急，身体恢复健康是家庭和事业的根本。

(2)孤独、寂寞：患者患病之前多为家庭生活的支柱，工作的主力，但患病时间一长，就会失去原来的心理平衡。患者希望得到亲人的安慰、朋友的帮助、同事的关心，使其不感到孤独、寂寞。人际关系的亲密感增加，可使患者心理上得到支持，减少或忘记疾病所带来的痛苦，并可从中获得与疾病抗争的力量。

对中年人的心理护理还要动员其家庭和工作单位妥善安排患者所牵挂的人和事，尽量减少他在养病治病时的后顾之忧。再是利用中年人世界观已经成熟稳定，对现实具有评价和判断的能力，对挫折的承受力比较强等特点，鼓励他们充分发挥主观能动性，配合医护人员尽快地把病治好。

4. *老年患者的心理与心理护理*　由于老年人生理功能开始出现退行性变化，逐渐衰退，机体的适应能力和抗病能力逐渐降低，易患各种疾病。一旦患病，健康受到威胁，加之退休后产生的失落感，其心理反应较为强烈。

(1)恐惧：老年人患病后多为悲观，情绪低落，对疾病的治愈缺乏信心，有时怕出现并发症，担心无人照料，表现出明显的焦虑。当病情加重时，对死亡的恐惧心态越发强烈，因而出现怕死、恐惧、易激惹等负性情绪反应。护士要理解老人的心情，细心照顾他们，讲解一些关于疾病的基本知识，比如病因、临床表现、治疗、护理及预防知识，同时根据病情鼓励老人适当做一些活动，做到医患配合，使身体尽快康复。

(2)孤独：老年人一般都有慢性或老年性疾病，所以当某种疾病较重而就医时，他们对病情估计多为悲观，心理上也突出表现为孤独感。护士在临床护理工作中，应多与患者沟通，了解患者需要，根据其个体特点给予关心和鼓励，同时要告诉家人多来探望，减少老人的孤独感。

(3)自尊：老年人有很强的自尊心，希望得到家人、社会、医院的重视与尊重。他们突出的要求是被重视、受尊敬。因此，有的老年人患病后生活自理能力下降，因不愿意麻烦他人而做了一些力所不能及的事。所以护士对老年患者的意见要尽可能听取和采纳，对他们的称呼须有尊敬之意，谈话要不怕麻烦，声音要大些。要尽量尊重老人的生活习惯，同时要主动巡视病房，多关心问候，了解患者的需求，取得信赖。

(4)抑郁：老年人一般都有慢性病或老年性疾病，所以当某种疾病较重时，由于对病情不了解，就会出现恐惧、焦虑的心理，由于过度紧张引起心理上的消极状态，造成心情抑郁。患者入院后，护士应主动热情地迎接他们，耐心、温和、细致地做好入院宣教，采取不同方式与患者交流，增强患者的信任感，消除患者的焦虑、恐惧心理。

护理人员在护理全过程中，要始终把握患者的心理状态这个主要因素，要以深切的理解与真诚的善心去照顾患者，帮助其树立乐观的情绪和战胜疾病的信心，促使患者早日康复。

四、不同疾病阶段患者的心理护理

患者在患病后会出现一系列的心理变化，这些变化在疾病的各个阶段的表现和特点又有所不同。护士应敏锐灵活地掌握患者的心理动态变化，预见性地开展心理护理。

1. *疾病初期的心理护理*　患病初期，无论轻症或重症患者，无论急性病或慢性病患者，必然会产生心理反应，但反应程度不一，表现复杂多样。护士应尽快了解和确定患者的心理特点，有针对性地做好心理护理。

(1)心理特点

①否认与侥幸：否认期的患者认为自己是健康的，否认患病事实。患者可表现出各种不同程度的否认，其中忘记是一种轻微的否认方式，严重者可表现为到处寻求咨询，希望能够听到他们所想听到的自己没有患病的答案，迟迟不愿进入患者角色。

②抱怨与负罪感：当确认自己患病，有的患者会抱怨家人关心不够，没有照顾好自己；自怨没有

量力而行导致身体健康受损。有的患者感受到疾病的痛苦与折磨，认为自己患病是一种惩罚，则可能产生负罪感。患者常以消极与生气的方式对待疾病，不愿诉说疾病的痛苦与症状，或向医护人员、家人寻事争吵，以发泄内心痛苦。

③恐惧与忧心忡忡：患者由于平时身体健康，突然得知患病，毫无思想准备，很容易产生恐惧心理。特别是身患难治疾病或不治之症或面临大手术的患者，疾病可能影响身体功能与形象极易产生恐惧反应，表现为焦虑不安、紧张、忧心忡忡、夜不能寐、日不思饮，再加之周围人的紧张与过分关心，患者会更加恐惧，认为自己的病情严重，出现强烈和复杂的心理反应。

④轻视或满足：有的患者因工作繁重、经济压力或知识不足等而轻视疾病；有的患者因患一般疾病，病程不长，预后较好，能暂时脱离紧张的工作岗位，或受到别人的照顾，成为亲朋好友关注的对象，虽然有病，心理却得到一定的满足，表现为情绪轻松，愿意谈自己的病情及预后。

(2)心理护理：心理护理的重点是给予较多的心理支持，协助患者正确认识和对待病情，减少患者的紧张情绪，使之初步适应医院的环境，较好配合治疗和护理。

①建立良好的护患关系：护士要善于应用人际沟通的各种技巧，建立融洽的护患关系。对刚刚入院的患者，护士应礼貌、热情接待患者，安排整洁、安静、舒适的病房环境；向患者介绍病房的环境及有关医院的制度，向患者介绍主治医师的情况；了解患者的病情及需要，给患者以安慰等。通过良好的言语和行为，同患者建立相互信任的人际关系。

②满足各种需要：在不违反治疗原则的情况下，尽量满足患者的生活需要，适当照顾患者的原有生活习惯和爱好；对病情严重、生活不能自理的患者，协助他们保持整洁与卫生；对患者不愿提及的生理缺陷或其他隐私，应严守秘密，维护其自尊，帮助患者接触病友，消除或减轻其陌生感和孤独感。

③心理支持和疏导：鼓励患者表达感受，倾听其诉说，帮助患者宣泄恐惧、忧虑等不良情绪；鼓励恢复期的病友现身说法，解除同类患者的顾虑，动员患者的社会支持系统，鼓励家属和亲朋来访，使患者感受到被关心和重视，获得心理支持。

④认知干预：帮助轻视和否认患病、心存侥幸、抱怨和负罪感的患者理清思路，摆出问题，指导患者提高认知和应对能力，帮助患者尽快进入角色，解除负罪感，正视疾病，积极配合治疗和护理。

2. *疾病发展期(稳定期)的心理护理*　经过一段时间的诊断、治疗和护理，多数患者的病情明确，且日趋稳定和好转，患者的心理反应较前和缓。慢性疾病患者可因病程较长、病情反复发作，导致情绪不稳。此期加强心理护理有利于增强治疗效果，缩短病程。

(1)心理特点

①接受和适应：此期患者已接受自己有病，逐渐适应医院的社会；患者变得顺从，与医护人员关系和谐、依赖，迫切要求多用药、用好药，早日解除病痛；患者把注意力集中于身体体征的变化，想了解自己的体温、脉搏、血压等情况，想了解病情和治疗方案，急切想知道各项检查的结果。

②担心和焦虑：有些患者的情绪随着病情发展而变化，有时高兴，有时失望，急躁、紧张、焦虑等消极情绪时常出现，有些患者仍对疾病心存疑虑，担心急性病变成慢性病；术后的患者常担心切口裂开或出血等意外，害怕活动会造成切口愈合困难不愿下床活动；病情反复发作、迁延不愈又无特效药治疗的慢性疾病患者，常陷入茫然不知所措、无奈、焦虑的状态。

③沮丧与厌倦：主要见于患慢性疾病的患者，患者可因疾病需长期治疗且经久不愈、甚至终身生存在慢性病痛中而陷入沮丧、失望等心境；有的患者认为给家人和亲朋造成沉重的经济和照顾负担，失去生活信念，悲观绝望，产生厌世意念。

(2)心理护理：①重点是保持良好的护患关系，加强与患者的沟通，调节患者的不良情绪。继续协助患者的生活护理，关心患者的起居，鼓励患者适当活动，使患者感到温暖，维护已建立的良好护患关系。②及时将病情好转的信息反馈给患者，消除患者的顾虑，增强其战胜疾病的信心，沟通过程中注意应用积极暗示性语言，鼓励患者为早日康复做出努力，提醒患者的亲友在探视时话题不宜集中在病情，可利用间歇或专门时间开设健康教育讲座，宣传相关疾病的知识，说明疾病的演变过程，减轻患者的心理压力。

3. *疾病恢复期的心理护理*　恢复期指患者经过治疗和护理，身体逐步康复，生活逐步恢复正常的过程。此期间，患者的心理由于病情变化、文化层次、个性体征、经济状况等因素，表现多种多样，有些心理状态可致恢复期延长，护士应采取有效措施，加强指导，协助患者身心早日康复。

(1)心理特点

①兴奋与欣慰：有些患者因病痛减轻或消除，自认为病愈而产生兴奋情绪，甚至不听从医护人员的劝说，过多活动；多数患者为身体的逐步康复，即将离开治疗和休养的环境，回到正常的生活中而感到欣慰。

②焦虑与忧伤：有的患者害怕疾病恢复不彻底而形成慢性迁移性疾病；特别是疾病或外伤遗留残疾者，无一例外地忧患日后的学习、婚姻、生活及工作能力、社会适应等问题，他们担心难以胜任原来的工作，担心出院后能否得到家庭、单位的接纳和照顾，因而产生焦虑情绪。

③悲观与绝望：主要见于意外创伤造成永久性严重残疾的患者，他们无法承受残疾对未来人生所造成的重大挫折，对如何度过漫长且艰难的人生感到悲观绝望，自暴自弃，严重时可产生轻生念头。患者放弃必需的功能锻炼，康复过程延长，结果可导致"小残大废"，使局部的残疾成为背负终身的沉重包袱。

④依赖和退缩：久病后患者依赖性增强，始终认为自己不能多活动、不能工作，不愿脱离患者角色，安逸于被别人照顾的生活。有些患者有退缩表现，如术后因怕痛而放弃功能锻炼；或怀疑身体尚未痊愈，害怕疾病反复，希望延长住院时间，急危重症患者可能对重症监护病房产生依赖。

(2)心理护理：此期的护理重点是提供支持和咨询，帮助患者恢复自主生活，提高适应能力，恢复社会角色功能，使患者从心理、身体和社会三方面获得全面康复。

①提供信息和知识：加强健康教育，说明疾病的转归，介绍出院后自我护理、保健常识、学会康复方法，使患者正确领会出院后如何服药、巩固疗效、加强功能锻炼，以减轻因出院而产生的焦虑。

②心理支持与疏导：鼓励患者参与制订康复计划，克服依赖性，尽快适应病情生活。对不能恢复病情状况的患者，给予精神上的安慰和疏导，帮助他们面对现实，从焦虑和忧伤中解脱，建立乐观的生活态度，做情绪的主人。

③自护行为塑造：运用强化理论，通过赞扬的方式强化患者的自护行为；以奖励的方式消退依赖行为，给予正性行为强化，指导患者在力所能及的范围内承担生活的责任，做力所能及的工作，提高适应生活及社会的能力。

④协助认知治疗：对遗留残障、悲观绝望的抑郁患者，特别是烧伤毁容或肢体残缺的年轻未婚者，协助医生实施认知疗法，帮助患者建立正确的认知方式，正确面对目前的健康状态；鼓励他们建立正确的认知方式，正确面对目前的健康状态；鼓励他们建立信心，克服消极情绪，从绝望中走出，适应新的生活方式；最大限度发挥自己的潜能。避免因身体残疾导致心理障碍甚至精神异常。

4. 临终患者的心理护理

(1)心理特点与护理：临终患者由于躯体疾病的折磨，对生的渴望和对死的恐惧会产生一系列复杂的心理变化，甚至行为与人格的改变。美国精神病学家库布勒-罗斯(Kubler-Ross)对临终患者心理、行为的研究在世界上具有开拓性意义。她于1969年在《死亡与濒死》一书中将身患绝症的患者从获知病情到临终时期的心理反应和行为改变总结归纳为5个典型阶段：否认期、愤怒期、妥协期、抑郁期和接受期。在不同的阶段，患者有不同的心理需要。护理人员在面对临终患者时，要根据患者所处的不同阶段，给予相应的心理护理，协助患者走向人生的终点。

①否认期："不，这不会是我，那不是真的！"当一个人在得知自己患了某种严重疾病时，典型的反应是震惊和否认。否认，是患者应付突降不幸的心理防御。因为我们每个人可以承受的心理压力是有限的。如果突然受到的心理打击超过我们的耐受能力，我们就需要采取措施保护自己。否认正是起到了这种缓冲的作用。

此时，护理人员不宜强求患者面对现实，不轻易揭穿其防卫机制。对病人的病情，医护人员及家属应保持口径一致。协助患者逐渐适应和接受即将死亡的现实。

②愤怒期："为什么是我？""这太不公平了！"当否认无法再持续下去，患者开始接受患病的现实时，最常见的反应是愤怒。患者抱怨命运的不公平，气愤命运对自己的捉弄。怨恨、嫉妒、无助、痛苦等交织在一起的情绪，使患者常迁怒医护人员和家属，发泄内心不满、苦闷和无奈，责怪上帝的不公平。

护理人员要理解患者的发怒是缘于害怕和无助，并非针对家属和医务人员的。允许病人发怒和抱怨，给病人机会宣泄心中的忧虑和恐惧，认真倾听病人的心理感受，理解其不合作的行为。同时要做好家属的工作，给予患者宽容、关爱和理解。

③妥协期："是的，就是我，但是……"患者的愤怒心理消失，不再抱怨，而是请求医生想尽一切办法治疗疾病，期望奇迹的出现。患者的心情逐渐平静，开始理智地考虑一些现实的问题。他们对生命还怀有希望，开始希望通过采取某些措施而达到延长生存时间的目的。他们常常与医务人员商讨"如果我现在……能不能多活……(时间)"。在这一阶段，他们对治疗态度积极，非常合作和顺从。

此时期的患者对治疗是积极的，应当充分利用这段时间，调动患者的主观能动性，配合治疗，延长患者的生存时间。

④抑郁期："好吧，就是我"，这时患者意识到无论采取什么手段，都已经于事无补了，死亡将不可避免。患者真正绝望了。于是患者表现出来的是一种消沉、抑郁、沮丧的心理情绪。患者体验到一种准备后事的悲哀，变得沉默寡言，情绪极度消沉、压抑，甚至有轻生的念头。对外界的事物完全丧失了兴趣，甚至不愿同最亲近的人接触。家人难以通过鼓励、劝导和支持来帮助患者改善情绪。患者开始现实地对待死亡，着手安排后事。

这时应当告诉家属不必试图使患者高兴起来，试图使患者高兴是家属的希望而不是患者的希望。允许患者表达自己的悲哀，注意观察有无自杀倾向，专人陪伴。当患者谈及死亡等内容时，家属和医护人员应当耐心倾听，给予及时而准确的回应，使患者感到被接纳。如果家属和医护人员不能理解和体会患者的心理要求，有意无意地回避谈论死亡问题，就会使患者感到自己的情感不被他人所接受，感到孤独和疏远，从而关闭了情感交流的通道。这样做不利于患者顺利度过抑郁期。

⑤接受期："我准备好了。"患者进入到此阶段时，认为自己已完成了人生的一切并准备接纳死亡的到来。患者对死亡采取了接受的态度，能够平静地思考即将到来的死亡，对死亡已经做好了心理准备，以平和的心态迎接死亡的到来。患者对死亡已不再恐惧和悲伤，而有一种"认命"感，表现为比较平静、安详、少言，非常希望自己最亲近的人能够陪伴在身边，伴随自己走过人生的最后阶段。

尊重患者，不要强迫与其交谈，给予临终患者一个安静、明亮、单独的环境，减少外界干扰。告知患者家属尽量陪伴患者，尽可能满足患者的心理需要。在这个阶段，护理人员除了满足患者的基本生理需要外，还应当保持与患者的交往，协助患者实现各种愿望，使患者在安详的气氛中走完人生旅途。

(2)心理护理目标：对临终患者护理已经成为护理领域的一个研究方向，许多研究者对临终患者的护理进行过研究，提出了临终护理应当达到的目标。一般认为，对临终患者进行护理时，应当努力达到以下护理目标。

①使患者尽可能享受最后的时光，与亲人相伴，感受家庭的温暖和幸福。

②帮助患者尽可能完成未完成的工作或愿望，使患者临终前感到人生无憾，并获得最后的乐趣和满足。

③采取有效措施控制患者的疼痛，尽可能减少患者的痛苦和烦恼。

④尊重患者的愿望，让患者有尊严地离开人世。

第四节 患者心理健康教育与护理人员心理素养

一、患者心理健康教育

(一)患者心理健康教育的概述

1. 心理健康教育的概念　心理健康教育是指专业人员通过有组织、有计划、有评价的教育活动，促使人们认识心理健康与躯体健康的关系，建立有益于心理健康的防御机制和行为应对方式，掌握心理自助和心理保健方法，提高心理健康水平，预防心理疾病。

2. 患者心理健康教育的概念　患者心理健康教育是指以医院为基地，以患者为对象，通过有目的、有计划、有评价的教育过程，使患者认识社会心理因素与疾病发生、发展和转归的关系，改变不利于健康的错误思维、观念和行为，建立良好的心理防御机制和应对方式，促进身心健康。

3. 心理健康教育的作用　①心理健康教育是患者健康教育的重要组成部分；②心理健康教育为护士实施心理护理提供了方法；③心理健康教育是激发患者潜能的推进器。

4. 心理健康教育的原则　①科学性原则；

②针对性原则；③尊重性原则；④保密性原则；⑤专业性原则。

5. 心理健康教育的主要内容　心理健康教育的内容可以涵盖与人类心理健康相关的诸多方面。

(1)按心理发展的年龄特征可分为：幼儿心理健康教育、儿童心理健康教育、青少年心理健康教育、中年心理健康教育、更年期心理健康教育、老年心理健康教育等。

(2)按群体心理问题及心理健康的特点可分为：家庭心理健康教育、学校心理健康教育、工矿心理健康教育、机动车驾驶心理健康教育、航海心理健康教育、航空航天心理健康教育、军人心理健康教育、医护人员心理健康教育等。

(3)按与心理健康相关的症状特点可分为：情绪障碍心理健康教育、睡眠障碍心理健康教育、人格障碍心理健康教育、疼痛问题心理健康教育和性心理问题心理健康教育。

(4)按心理健康与疾病的特点分为：亚健康人群心理健康教育、患者心理健康教育和康复者心理健康教育。

(二)患者心理健康教育的主要内容

1. 心理疾病患者的心理健康教育要点

(1)帮助患者认识影响健康的心理社会因素：这些影响因素包括外部因素和内部因素。其中外部因素主要包括生活事件、社会支持与慢性应激性刺激；内部因素主要包括个体易感性和应对方式。心理健康教育的目的是帮助患者认清心理社会因素对健康的影响具有双向性特征，它既是影响健康的致病因素，又可以是促进健康的治疗因素。对于因心理社会因素患病或病情加重的患者，应帮助其建立积极的心理防御机制和社会支持系统，努力消除心理社会因素对患者健康造成的消极影响。

(2)帮助有生活事件的患者减少负面影响：生活事件对人体的影响根据事件的性质不同而各不相同。当在对患者评估时发现患者有近期生活事件和慢性应激性刺激时，应进一步评价这些刺激因素对患者健康的影响程度，应用"生活再适应量表"对患者进行测评，根据积分预测患者出现健康问题的可能性。依据评估结果，指导患者理解和认清生活事件对个体的影响，加深对心理社会因素是致病因素的认识，减少个体易感性，减轻心理反应程度，主动消除心理社会因素对患者健康的负面影响。

(3)帮助有不良应对方式的患者建立积极的心理防御机制：人们应对由心理社会因素导致的疾病所采用的应对方式有两种：积极地应对和消极地应对。采用何种方式，与压力的性质、对压力的感知程度、以往应对压力的能力或经验、个体的人格特征、个体的支持系统等有关。

护士在向患者实施心理健康教育之前，需要对这些因素进行评估，对于有严重生活事件打击的、对压力感知程度高、反应敏感、缺乏处理压力经验和社会支持系统的患者，应作为重要的教育对象，帮助其建立积极的心理防御机制。

防御机制的基本功能是：帮助个体延长彻底处理冲突的时间；掩盖真实的感情、害怕和冲突；减轻焦虑；以社会可接受的方式释放内心强烈的感受；将不可接受的行为转化为可接受的方式。

患者常见的防御机制有：①抑制，即将不愉快的想法压抑于潜意识中，不愿释放和表达；②文饰，以自圆其说来解释自己的行为，将自己的真实感受掩盖起来；③投射，将自己不愉快的情绪归因于他人；④退化，个体的行为倒退到早期幼稚的行为阶段；⑤置换，将情绪中的一个目标转移到可以接受的另一个目标，以减轻不良情绪所带来的痛苦；⑥升华，将无意识的冲突以社会能接受的方式表示，使之具有建设性。前4种属于消极防御机制，后2种为积极防御机制。护士在实施心理健康教育时，要注意观察患者对不同情形的行为反应、患者对这些反应的解释，以及这些反应的有效性，从而判断患者的行为属于何种应对方式。以举例的方式向患者解释消极应对方式的弊端，帮助患者学会运用积极的应对方式促进机体的康复，充分发挥患者心理防御机制对机体的保护功能。

(4)帮助无助的患者建立良好的心理社会支持系统：心理社会支持系统是患者可利用的外部资源，包括家庭、亲属、朋友、同事、伙伴、单位、工会等个人或组织所给予患者精神上和物质上的帮助与支持。在进行心理健康教育过程中，要对患者的心理社会支持程度、患者利用心理社会支持资源的情况进行综合评估，判断患者有无心理社会支持系统，支持的来源、数量和利用度，患者对支持的需求和反应等，以便在教育时有目的地调动和利用有效的、患者需要得到的外部资源。在实施教育时，向缺乏社会支持的患者说明心理社会支持系统对促进疾病康复的意义，调动其利用社会支持的积极性，同时向家属说明为患者提供心理社会支持的作用、意义、方法，共同为促进患者康复建立起良好的心理社会支持系统。

2. 心身疾病患者的心理健康教育的内容

(1)常见的心身疾病如下。

①循环系统疾病:冠心病、原发性高血压、心律失常。

②呼吸系统疾病:支气管哮喘、过敏性鼻炎、过度换气综合征、花粉症。

③消化系统疾病:消化性溃疡、溃疡性结肠炎、结肠过敏、神经性厌食、神经性呕吐及食管、贲门或幽门痉挛等。

④泌尿生殖系统疾病:神经性多尿症、阳萎、月经紊乱、经前紧张征。

⑤内分泌代谢系统疾病:肥胖症、消瘦、糖尿病、甲状腺功能亢进症。

⑥神经系统疾病:偏头痛、紧张性头痛、痛觉过敏、痉挛性疾病。

⑦肌肉骨骼系统疾病:类风湿关节炎、痉挛性斜颈。

⑧皮肤系统疾病:神经性皮炎、慢性荨麻疹、湿疹、银屑病、斑秃、多汗症。

⑨其他:恶性肿瘤、妊娠、毒血症、青光眼、弱视、口腔炎等。

(2)心身疾病具有的主要患病特点:①在患者的躯体上可以查出器质性病变或病理生理过程;②本病是由情绪和人格因素引起的;③躯体变化与正常心理反应时的生理变化相同,但更为强烈和持久;④本病不是神经症和精神病。

(3)心身疾病患者心理健康教育的要点:

①帮助患者认识心身疾病的特点,有助于增强患者的防病意识,减少心理因素对机体的不利影响。

②帮助患者认识心身疾病的常见症状。向患者说明心身疾病的症状概括起来主要有两大类:躯体症状和心理障碍,如高血压常伴有焦虑状态,溃疡病常伴有紧张、抑郁状态等。躯体症状和心理障碍互为因果关系,致使患者在不同的疾病阶段,表现出不同的躯体症状和心理紊乱症状。

最常见的心身症状有:注意力不集中、记忆减退、脑力疲劳、易激惹、兴奋性增高、情绪不稳定、焦虑、抑郁、睡眠障碍、头晕、晕厥、性功能减退、胸前区压迫感和刺痛、胸部压迫感、呼吸困难、喉部块状阻塞感、食欲缺乏、厌食、口干、呕吐、上腹部压痛、胃肠痉挛、颈肩部疼痛、腰痛、肢体痛和痛经等。此外还可见到客观的躯体症状或体征,如血压波动、脉搏易变、心动过速、期前收缩等。护士应指导患者向医生正确描述病情、具体的心身症状的特点,以及引起这些症状的原因,为医生正确诊断和及时治疗提供可靠依据。

③帮助患者明确心身疾病治疗的要点:临床上治疗心身疾病的基本原则是在治疗躯体疾病的基础上,积极进行心理干预。护士在进行心理健康教育时,应根据患者所患心身疾病的特点和治疗方法,做好相关治疗知识的宣教和指导。如心理治疗是一个用时较长的过程,需要多次复诊,不可能一次解决所有心理问题,也不可以随意减少或终止;对于用药,要说明用药的注意事项,尽量按医生的要求做到足量、足疗程,不能随意减少药量或自行停药。同时告知患者一般药物的起效期为 2 周,此期出现的胃肠道症状、焦虑反应和神经系统的反应,均属正常反应,告诉患者不必紧张,不能自行停药,待 2 周后,这些症状可逐渐减轻或消失。鼓励患者积极配合治疗,提高患者治疗的依从性。

3. 躯体疾病患者心理健康教育的要点　许多躯体疾病虽然没有明显的心理社会致病因素,但在患病过程中,疾病的症状始终被大脑所感知和评价着,会产生相应的心理或行为反应。认识这些反应,对于护士指导患者积极应对疾病、减少心理因素的消极影响,具有十分重要的作用。

(1)躯体疾病患者的反应

①疼痛反应:是临床最常见的症状。

②感知过敏反应:当患者感知到疾病原因、疾病痛苦和行为的社会后果时,可以出现感知过敏状态,表现为警觉性增高,对突然发生的轻微声响或动作也易引起惊跳,常因小事吵闹不止,注意力不集中,思维杂乱,做事茫然无序,被动接触等。

③躯体转移性反应:由于个体易感性因素,部分患者可出现躯体转移症状,如病变器官心因性功能障碍加剧,出现尿频、里急后重感、心悸、手颤、面部肌肉紧张、多梦、失眠、全身倦怠等。

④过度防御反应:正常的防御反应可以在短时间内使患者心理平衡。如果持续存在消极的或过度的、过强的心理防御反应,就有可能将躯体疾病演化为心理障碍。

上述反应可在各类躯体疾病中出现,但有的症状十分隐匿,护士能够及时发现和处理躯体疾病伴随的心理反应,是进行心理健康教育时的重要任务。

(2)心理健康教育要点

①帮助患者认识躯体障碍对心理活动的影响:

躯体疾病对患者心理活动或态度的影响取决于疾病的性质、病情的严重程度和患者的个性心理特征、年龄、经验，以及当时的心理状态。患相同疾病的患者，不同的心态会产生不同的求医行为和治疗行为：性格开朗的患者，可表现为理智地承认患病的现实，主动地要求就医治疗；而谨慎、内向性格的患者，可能会出现怀疑、多虑、烦躁不安等情绪反应，脱离现实的处理问题，如采取轻视病情，不按时就医等行为，极有可能会延误疾病的治疗。因此，护士在实施心理健康教育时，应帮助患者认识心理活动产生的原因和对疾病的影响，指导患者在疾病发生、发展和转归的过程中，始终保持积极向上的心态，客观地处理好躯体疾病带来的心理问题。

②帮助患者认识躯体疾病引起的心理行为异常现象：躯体疾病常常导致器官功能的丧失、活动的异常、疼痛或继发该系统功能失调，它的性质、部位、程度、持续时间和生物学后果会严重影响患者的认知、情绪、行为方式和态度，使患者出现不同的心理应激反应、情绪反应和心理防御反应。躯体疾病所致的心理行为异常主要表现如下。

意识障碍：意识障碍的症状多数为一过性的或暂时性的，会随着病情的好转和稳定逐渐减退或消失。

认知障碍：对有认知障碍的患者，护士在实施心理健康教育时，一定要向家属说明认知功能障碍的危害，帮助家属增强安全防护意识，加强对患者的监护和关爱，随时防止意外事件的发生。

情绪障碍：躯体疾病所致的情绪障碍多数为消极反应，这种负性情绪往往成为影响患者心身康复的重要因素，如果得不到及时有效的调整则会增加并发症发生的概率，加重病情，甚至危及生命。临床常见的负性情绪有3种：反应性焦虑、反应性抑郁和抑郁焦虑的混合状态。对于外科手术患者的情绪反应，护士在实施心理健康教育时，应针对其情绪反应特点，做好围术期的心理健康指导，利用术前准备、术前访视和术后监护的时机对患者进行情绪疏导和手术适应行为训练，努力减少负性情绪对手术效果的影响。对于内科患者，尤其是长期患病导致的抑郁情绪，若得不到及时发现并得到有效的干预，会影响疾病的康复，而且严重的抑郁发作会使患者产生自杀观念或自杀行为。因此，护士在进行心理健康教育时，对于易产生抑郁障碍的躯体疾病患者应给予高度重视，发现情绪障碍的迹象，应及时进行心理疏导，分析引起抑郁的原因，同时利用患者的社会支持系统对患者给予感情支持，帮助家属认识抑郁发作的症状和引起自杀的危害，并加强对患者的安全监护。

行为异常：某些躯体疾病还会伴随一些行为异常的表现，如兴奋、躁狂、呆滞、淡漠、行为迟缓等表现，重者可出现重性精神病的行为表现，如人格改变、不修边幅，甚至丧失工作能力。某些隐私性疾病、传染性疾病患者，心理上有被歧视、恐惧的感觉，会产生退缩行为或报复行为。因此，护士在为易于发生行为异常的患者实施心理健康教育时，应注意观察患者行为异常的特征，判断患者的行为表现可能引起的不安全因素，教会家属识别患者的异常行为，并在发生异常行为时采取及时有效的措施加以防护。

4. 康复患者心理健康教育的要点　现代康复观强调全面的康复，除机体康复外，还注重心理康复和重返社会。心理康复在全面康复中扮演着极其重要的角色，它对机体康复、恢复社会功能、预防疾病和防止疾病复发，起着积极的促进作用。心理康复的过程就是将患者在患病期间出现的心理紊乱现象调整到心理平衡状态，促进患者向着全面康复的方向发展。

康复患者的心理健康教育主要有两大任务：一是促进患者的心理健康，使其达到全面康复的水平；二是减少不良心理因素对康复过程的影响，提高患者对执行康复计划的依从性。其目的是使患者充分认识心理康复对促进康复和重返社会的意义和作用，积极调整因躯体疾病引起的心理紊乱状态，以积极的心态主动进行康复治疗。其心理健康教育的要点主要包括以下两种。

(1)帮助患者认识心理康复在全面康复中的作用：通过心理健康教育，帮助患者树立全面的康复观，使患者能积极参与心理康复活动，主动改变不利于疾病康复的行为模式，努力达到全面康复。

(2)帮助患者认识康复过程中的心理问题，及时予以疏导和纠正。在疾病康复中，有些因素会影响康复治疗的进程和效果，较常见的情况有以下几种。

①错误认知对康复过程的阻碍与干预：康复过程中的一些错误认知，如否认作用、认同延迟、失能评价、不合理信念等，都会阻碍患者心理康复的进程。

对于持否定态度的患者，在实施心理健康教育时，教育重点是说明持久性康复的意义，鼓励患者积极参与制订康复计划，并努力配合和完成计划，避免一味的纠正否定态度。

认同延迟的患者往往采取逃避的方式，拒绝治疗或不配合治疗。护士在教育中应注意评估患者的行为表现，判断逃避的原因，及时修订康复计划，循序渐进地增加康复内容，以减少训练中的负面影响，指导家属对于患者的配合行为及时给予鼓励，使患者能够坚定信心，积极进行康复训练。

由于躯体疾病可能会导致患者机体的某些功能丧失，有的患者终身需要别人照顾。这将会导致患者抑郁、焦虑、失望，甚至产生自杀意念或行为，拒绝治疗、绝食，甚至有攻击行为，加之大多数患者和家属不十分了解疾病发展的医学知识，对失能做出不正确的评价，有的过分夸大或看轻事实，有的歪曲事实。由此而导致的后续行为将严重影响对残疾的适应以及对康复计划的执行。因此，护士在实施心理健康教育时，其教育的重点是向患者及其家属解释躯体疾病病残的部分失能是客观现实，以免患者认为"残疾是暂时的"，抱有不现实的幻想或导致否认躯体病残的事实；其次，病前适应能力较好的患者，可以明确向患者公开病残的失能程度和可以恢复的程度，使患者明确康复的目标，激发患者的行为动力。

由于社会文化背景的差异，而导致一些患者对某些躯体疾病产生不合理信念，多见于因残疾引起的性功能丧失的患者。护士在进行心理健康教育时的重要任务是帮助患者改变不合理信念，告诉患者人类的性行为是取决于生物和心理两方面因素，性问题不仅是生理现象，还是一种情绪体验，生物方面的损伤可以通过情绪体验来弥补。通过科学知识的学习，消除患者因性问题所带来的焦虑和抑郁情绪，鼓励患者积极采取医学措施加以改善，从而提高生活质量。

②不良情绪对康复的影响与干预：病残对患者的影响主要体现在自尊的丧失和因不能自理而产生的负性情绪，影响康复最常见的负性情绪是焦虑、抑郁、愤怒和过分依赖。患者情绪不稳定，易激惹，充满敌意和攻击性，缺乏动力，对前途悲观失望，甚至因绝望而自杀。在心理健康教育中，护士要善于观察这些负性情绪的行为表现，及时发现和处理不良情绪的发作，如患者情绪突然由阴转晴，假装愉快来麻痹亲人或医务人员，以寻求自杀的机会；过度依赖的患者其行为会像儿童一样，希望得到额外的照顾，不愿意接受自理能力的训练等，护士在进行心理健康教育的同时，要将这些负性情绪特点告诉家属，取得家属的配合，使患者出现这些情绪反应时，能够及时得到积极的心理支持和疏导，帮助患者建立康复的信心，对于康复过程中取得的微小进步要及时给予肯定和鼓励，当出现焦虑、抑郁情绪和攻击行为时，要指导患者运用放松技术缓解情绪压力。

③不健全人格对康复的影响和干预：不健全的人格特征在疾病的发生、发展和转归中起重要的作用，可能成为影响疾病康复的重要因素。如偏执型人格患者，在遇到挫折时容易将病残的责任推给别人，视别人的好意为动机不良，甚至怀疑治疗效果，因此严重阻碍了康复的进程。对于此类患者应向患者做好人格与疾病关系的解释工作，使患者能够意识到不良人格给康复治疗带来的负面影响，消除患者的多疑心理，以科学的态度对待治疗。对于暗示心理较强的患者，护士可利用此特点，采用积极的暗示，提高康复的依从性。对于冲动型人格患者，要积极稳定情绪，减少刺激，避免因冲动而做出不利于康复的行为。

④不良社会因素对康复的影响与干预：不良社会因素对康复的影响，主要表现在家庭成员、工作单位、社会对患者的态度和社会支持系统的保障力度上。同情、理解、支持、接纳、关心、鼓励的态度对患者建立康复信心、努力重返社会的目标具有积极的促进作用。相反，如果对患者采取厌恶、遗弃、歧视、嘲弄、侮辱、甚至把他们当作累赘的态度，将会对患者的心理造成致命的打击，不仅影响患者的康复进程，还有可能导致患者放弃治疗，甚至采取自杀的恶性后果。护士在对这类患者进行心理健康教育时，应对影响患者康复的社会因素进行评价，向患者家属及单位领导等说明积极的社会支持系统的意义和作用，帮助建立完善的社会支持系统，使患者对回归社会充满信心。

⑤医源性因素对康复的影响和干预：医护人员在与患者的密切接触过程中，各种医源性因素必然会对患者心理产生某些影响，最常见的因素有医护人员的态度、语言、操作水平、治疗程序的复杂程度、治疗过程中的痛苦程度、治疗时间的长短以及治疗费用等。疾病康复是一个缓慢的过程，要使患者在整个缓慢的过程中始终保持良好的治疗心态，医护人员也必须调整良好的心态，做好长期作战、付出艰辛努力的准备，与患者和家属达成同盟，共同克服康复过程中遇到的障碍，为患者的康复各尽

其责，促使患者早日康复回归社会。

二、心理健康促进的原则

1. 心理健康促进的基本概念

(1)定义：第三届国际心理卫生大会将心理健康定义为：所谓心理健康，是指在身体、智能以及情感上与他人的心理健康不相矛盾，将个人的心境发展成最佳状态。心理健康包括两层含义：一是与绝大多数人相比，其心理功能正常，无心理疾病；二是能积极调节自己的心理状态，顺应环境，建设性地发展完善自我，充分发挥自己的能力，过有效率的生活。也就是说，心理健康不仅意味着没有心理疾病，还意味着个人的良好适应和充分发展。

(2)心理健康的一般标准：综合国内外心理学家的观点，参照现实社会生活及人们的心理和行为表现，现代人的心理健康标准应从以下7个方面来判断。

①智力正常：智力正常是人正常生活最基本的心理条件，是心理健康的首要标准。世界卫生组织(WHO)提出的国际疾病分类体系，把智力发育不全或阻滞视为一种心理障碍和变态行为。一般地讲，智商在130以上，为超常；智商在90以上，为正常；智商为70～89，为亚中常；智商在70以下，为智力落后。智力落后的人较难适应社会生活，很难完成学习或工作任务。衡量一个人的智力发展水平要与同龄人的智力水平相比较，及早发现和防止智力的畸形发展。例如，对外界刺激的反应过于敏感或迟滞、知觉出现幻觉、思维出现妄想等，都是智力不正常的表现。

②情绪适中：情绪适中是指情绪是由适当的原因所引起；情绪的持续时间随着客观情况的变化而变化；情绪活动的主流是愉快的、欢乐的、稳定的。有学者认为，快乐表示心理健康如同体温表示身体健康一样的准确。一个人的情绪适中，就会使整个身心处于积极向上的状态，对一切充满信心和希望。

③意志健全：一个人的意志是否健全主要表现在意志品质上，意志品质是衡量心理健康的主要标准，其中行动的自觉性、果断性和顽强性是意志健全的重要标志。行动的自觉性是对自己的行动目的有正确的认识，能主动支配自己的行动，以达到预期的目标；行动的果断性是善于明辨是非，适当而又当机立断地采取决定并执行决定；行动的顽强性是在做出决定、执行决定的过程中，克服困难、排除干扰、坚持不懈的奋斗精神。

④人格统一：心理健康的人，其人格结构包括气质、能力、性格和理想、信念、动机、兴趣、人生观等各方面能平衡发展，人格在人的整体的精神面貌中能够完整、协调、和谐地表现出来。思考问题的方式是适中和合理的，待人接物能采取恰当灵活的态度，对外界刺激不会有偏颇的情绪和行为反应，能够与社会的步调合拍，能与集体融为一体。

⑤人际关系和谐：人际关系和谐是心理健康的重要标准，也是维持心理健康的重要条件之一。人际关系和谐具体表现为：在人际交往中，心理相容，互相接纳、尊重，而不是心理相克，相互排斥、贬低；对人情感真诚、善良，而不是冷漠无情、施虐、害人；以集体利益为重，关心、奉献，而不是私字当头，损人利己等。

⑥与社会协调一致：心理健康的人，应与社会保持良好的接触，认识社会，了解社会，使自己的思想、信念、目标和行动跟上时代发展的步伐，与社会的进步与发展协调一致。如果与社会的进步和发展产生了矛盾和冲突，应及时调节，修正或放弃自己的计划和行动，顺历史潮流而行，而不是逃避现实，悲观失望，或妄自尊大、一意孤行，逆历史潮流而动。

⑦心理特点符合年龄特点：在人的生命发展的不同年龄阶段，都有相对应的不同的心理行为表现，从而形成不同年龄独特的心理行为模式。心理健康的人应具有与同年龄段大多数人相符合的心理行为特征。如果一个人的心理行为经常严重偏离自己的年龄特征，一般都是心理不健康的表现。

(3)心理健康促进定义：心理健康促进，是指提高人们心理耐受性和适应水平，预防心理障碍的发生；提高社会识别、理解精神疾病的水平，减少精神疾病的复发。

2. 心理健康促进的原则　要培养良好的心理素养，心理健康是基础。社会变革常常引起人们心态的起伏变化。20世纪人类社会的政治、经济、科技、文化和自然环境的巨大变化，给人类带来了狂热、欢悦、振奋和希望，也同时带来了某些人的消沉、痛苦、失意和迷惘。心理健康的促进奏出了现代人生活的一支“主旋律”。

(1)认识自己，悦纳自己：德国的一位学者说：“一个人真正伟大之处，就在于他能够认识自己”。悦纳自己是发展健康的自我体验的关键与核心。一个心理健康的人能体验到自己的存在价值，既能了解自己，又能接受自己，具有自知之明，即对自己的能力、性格、情绪和优缺点做出恰当、客观的评价，对自己不会提出苛刻的非分期望与要求；对自己的生活目标和理想也能制订得切合实际，因而对自己总是满意的，同时，努力发展自身的潜能，即使对自己无法补救的缺陷，也能安然处之。

（2）面对现实，适应环境：心理健康的人能够面对现实、接受现实，并能够主动地去适应现实，进一步地改造现实，而不是逃避现实。对周围事物和环境能作出客观的认识和评价并能与现实环境保持良好的接触，既有高于现实的理想，又不会沉湎于不切实际的幻想与奢望。对自己的能力有充分的信心，对生活、学习、工作中的各种困难和挑战都能妥善处理。心理健康才能与现实保持良好的接触。一则让他们能发挥自己最大的能力去改造环境，治愈或减轻患者痛苦，以求外界现实符合自己的主观愿望；另则在力所不能及的情况下，他们又能另择目标或重选方法以适应环境，让患者以良好的心态去面对顽症。

（3）结交知己，与人为善：心理健康的人乐于与他人交往，和他人建立良好的关系，是心理健康的必备条件。不仅能接受自我、也能接受他人，能认可他人存在的重要作用，能为他人所理解，为他人和集体所接受，能与他人相互沟通和交往，人际关系协调和谐，在生活小集体中能融为一体，乐群性强。在与人相处时，积极的态度（如同情、友善、信任、尊敬等）总是多于消极的态度（如猜疑、嫉妒、敌视等），在社会生活中有较强的适应能力和较充足的安全感。与他人在一起，不仅可得到帮助和获得信息，还可使自身的苦痛、快乐和能力得到宣泄、分享和体现，从而促使自己保持心理平衡与健康。

（4）挫折磨砺，积极进取：成功的机会往往存在于挫折之中。强者的奥秘就在于自觉运用这个哲理处理生活道路上的困境。遇事退一步，海阔天空；凡事论曲直，路窄林深。请体会一下郑板桥“吃亏是福”“难得糊涂”的宽大胸怀吧！

医护人员只有将自身的心理健康达到一个更高的境界与水准，才能将现代医学模式所要求的临床工作做好。

三、护理人员心理素养的培养

1. *护理人员应具备的心理素养*　护理人员应具备的心理素质和特点，从广义来说，就是要医德高尚、大公无私、全心全意为患者服务的品德。从狭义来说，护理人员的心理素养则主要体现在情感、能力、意志、兴趣、性格等几个方面。

（1）情感：情感是人对客观事物是否符合需要而产生的内心体验与外部表现。作为负有救死扶伤责任的护士，应具有高尚的心理品格，忠于职守，对患者具有责任心、同情心和爱心，对患者如亲人，将患者的病痛当作自己的病痛，事事处处为患者着想，一心一意为患者解除疾苦。如果缺乏这种真挚的情感，就不是一名合格的护士。

护士的情感对患者有直接的感染作用，特别是对于暗示性强的患者，这种感染作用更为突出。我们应以良好的情感去影响患者的心理状态，去唤起患者对生活的热爱，增强战胜疾病的信心，积极配合治疗。一名优秀的护士，不但要善于应用良好的情感鼓励患者，同时也要学会控制自己的某些不良情绪，以免带给患者消极的影响和暗示。对不同疾病、心理状态的患者，恰当地运用表情动作、体态姿势、言语等，这是护理人员应该掌握的艺术。

（2）能力：能力是人能够顺利地完成某种活动的个性心理特征。人要顺利地、成功地完成任何一种活动，总要有一定的心理和行动方面的条件作保证，它直接影响活动的效率。能力可分为一般能力和特殊能力两类。

一般能力是指完成各种活动都需要的共同能力，它是有效地掌握知识和顺利地完成活动所必不可少的心理条件，一般能力大致包括有观察力、记忆力、想象力、思维能力、语言能力、操作能力、自学能力和科研能力等。特殊能力是指从事某种特殊活动或专业活动所必需的能力。任何一种专业活动都是与该专业内容相符合的几种能力的结合。

一般能力是特殊能力发展的基础和内部条件，一般能力在活动中具体化和专门化，在各种活动中发展相应的特殊能力的同时，也发展了一般能力。能力是在人的先天素质的基础上通过后天的学习和锻炼而形成发展起来的。素质本身不是能力，只是能力发展必要的物质基础。在同样素质基础上可以形成各种不同的能力，这完全取决于后天条件，如营养、社会实践，早期教育以及个人的勤奋努力等都起着重要的作用，护士需要具备以下能力。

①敏锐的观察力：观察是一种有目的、有计划的有意知觉，是人对现实认识的一种主动形式。当有意知觉探索和了解客观事物的矛盾和变化，并有系统地、独立地进行，就是观察。观察力是发现事物典型特征的能力，是一种稳定的心理特征。

护理人员需要有敏锐的观察力，善于从患者的言语、行为特点去发现他们的内心活动。敏锐的观察力是护理人员工作质量优劣的重要标志。在疾病的过程中把握各复杂因素的变化，对于诊断、治疗和护理的效果及预计可能发生的问题等，都是非常重要的。观察必须具有科学性和系统性。护理人员除了观察患者的生命体征，还应观察患者细微的肌肉运动，如面部表情、眼神、举止、体态、手势以及言语的声调等，以便了解患者的内心活动和躯体的情况。仔细地观察往往能得到较之询问更为可靠的初步信息，如想了解患者喜欢哪种食物，只要认真观察剩下饭菜的数量、品种，就可以清楚地了解这个问题。又如某些患者由于治疗效果不佳，他们的焦虑情绪随着病程的延长而加重，表现为吃不下、睡不好，本来开朗健谈的人变得沉默寡言了。

②准确的记忆力：记忆力是指人脑对经历过的事物的识记、保持、再认和重现（回忆）。记忆是人脑对外界信息的编码、存储和提取的过程。记忆是一种积极能动的心理活动。护士要熟悉各种药物的配伍禁忌、对病房中每一个患者的病情需要有较详细的了解，以及手术室的护士在不同手术步骤中正确无误地传递器械等，都需要护理人员具有良好的记忆力和科学的记忆术，否则是难以完成治疗、护理任务的。

③丰富的想象力：想象力是在头脑中改造记忆的表象而创造新形象的过程，也是对过去经验中已经形成的那些暂时联系进行新的结合过程。人的任何心理过程都离不开想象力。想象力能丰富情感，激起情绪，促进行动。爱因斯坦曾说："想象力比知识更重要，因为知识是有限的，而想象力概括着世界上一切，推动着进步，并且是知识的源泉。严格地说，想象力是科学研究中的实在因素。"具有丰富想象力的护士，不仅能了解患者的病情、心理状态，而且能根据患者的特点，预料他们的发展动向，给予某些护理的措施，使其获得预期的效果。

④独立的思维力：思维是人脑对客观事物的一般特性和规律性的一种概括、间接的反映过程。概括性、间接性是思维的主要特征。思维力是能力结构的核心，是能力水平的标志。例如，医生通过看见描记 ST 段下移和 T 波倒置，凭借对人体正常知识的掌握和认识，进行推理，可间接地诊断患者有心肌缺血。临床上疾病的诊断，治疗方案的选用，护理计划的制订，都是思维的结果。思维的任务在于解决问题。这需要护理人员培养自己创造性思维的能力。创造是更高一层的解决问题。创造性思维的特点是新颖性、奇特性和创造性。它的形式有两种，即发散性思维和复合性思维。没有两个患者的病情是完全一样的。因此，护理工作不能千篇一律，必须因人因时而异，对不同的患者采取不同的护理措施。工作中要不断探索新的途径和新的方法，创造性地去解决问题。

⑤善于沟通的能力：语言是思维的外壳，思维概括和间接的反映客观事物，均凭借语言来实现。语言是人们在社会生活中广泛运用的交际工具，它好像一面镜子，反映了一个人的思想、情操、道德、文化修养等状况。它对于协调医护人员与患者、社会的关系起着重要作用。医护人员的一句话，一个表情，对于患者的心理状态、情绪变化、健康恢复有很大影响。良好的言语能使患者感到温暖和力量，能鼓舞患者战胜疾病的信心，能使患者的某些不利于治疗的心理反应，转化为接受治疗的良好的心理状态。然而因言语不当，会引起患者精神负担，导致病情加重，甚至引起新的心因性疾病。因此，护理人员要加强语言修养，充分认识语言的精神力量。

⑥良好的社会适应能力：护士职业的社会属性，要求护士必须具备良好的环境适应能力，无论在急诊室、手术室、ICU 或一般病房护士都应尽快适应，全身心地投入工作；无论在进行常规护理操作，还是抢救患者，护士都能沉着镇定，应对自如。

⑦娴熟的操作能力：经过反复练习而达到或接近自动化的动作称为技能。技能可分为动作技能和心智技能两种。前者主要是肌肉运动，它表现在外部行动上，表现在对事物的直接行动中。心智技能主要是认识活动，思维是它的核心成分。所有的护理人员都应该熟练地掌握与自己职业或专业相关的操作技能。操作技能的熟练程度在某种意义上标志着医疗、护理水平的高低。因此，娴熟的操作技能是护理人员的重要心理素养之一，也是完成医疗、护理任务的关键因素。

⑧自学能力：自学能力是以主观定向设计的方式寻觅知识的能力，这在现代科学知识急剧增长的情况下尤为必要。护士从学校毕业后．一般较少有机会进行理论上系统的进修，所以自学也是终生教育的主要途径。

⑨科研能力：护理人员不但要能胜任各项护理

工作，而且也要具有一定的科研能力。科研能力主要指能顺利地完成如下的研究步骤：合理选择科研课题、制订周密的科研计划及课题设计、合理组织实施、熟练地掌握实验操作、科学地做出总结、写成论文等。

(3)意志：意志是自觉地确定目的，并根据目的来支配、调节行动，克服各种困难，从而实现目的的心理过程。护理人员在进行护理活动过程中，主观和客观的困难很多，如果没有克服困难的坚强意志，就难以很好地完成任务。护理人员完成任务的明确目的和力求达到这一目的的坚定意向，是克服困难的内在动力。这种坚定的意向表现在精力和毅力方面。能够精神饱满地从事护理工作，坚持长期努力，遇到困难时仍勇往直前，抢救患者时争分夺秒，连续操作，夜以继日，不顾疲劳，战胜困难完成任务。

此外，护理人员的沉着、自制、耐心和坚韧也是有效地影响患者意志的重要素养。倾听患者的诉说尤其需要耐心，倾听患者诉说的过程是心理治疗和心理咨询的过程。患者诉说自己的痛苦、积怨和愤懑，是一种宣泄和疏解。护理人员给予适当的解释和诱导，可使之得到安慰和解脱。顺畅的倾诉，甚至可以减轻一半病痛。所以在听取患者诉说时，不可漫不经心，更不应表现出不耐烦或打断和阻止患者的叙述。

(4)兴趣：兴趣是人们力求认识或掌握某种事物，力求参与某种活动，并具有积极情绪色彩的心理倾向，兴趣也是在需要的基础上，在生活、实践过程中形成和发展起来的。兴趣对一个人知识的获得，眼界的开阔，心理生活内容的丰富具有重要意义。兴趣是取得各项工作成就的重要动力之一。作为护理人员，应在广泛兴趣的基础上，突出一种中心兴趣，这样的兴趣才有深度。护士的中心兴趣应当是事业和信念相结合的护理工作。这种兴趣不仅促使他们更好地关心患者，研究患者的需要，解决患者的疾苦，而且促使他们去刻苦钻研，努力创新。同时，还应使兴趣保持长期稳定，持之以恒，切不可朝三暮四、见异思迁，不然将一事无成。

(5)气质和性格

气质：气质是不依活动目的和内容为转移的典型、稳定的心理活动的动力特性，也就是性情、秉性和脾气。气质特征既有稳固性，又有可塑性。大量实验结果表明，经外界环境影响和主观意志努力，原来的气质可被掩盖或转换。因此护理人员在工作实践中应吸取自己气质的优点，塑造成热情、开朗、耐心、充满朝气、自制、镇静等良好的品质。此外，我们在工作中，还要重视观察了解和分析患者的气质倾向，以便因势利导，因人施治。

性格：性格是个人对客观现实稳定的态度及与之相适应的习惯化的行为方式。性格是个性特征的核心，受意识倾向性的制约，能反映一个人的生活经历及本质属性。在生活过程中形成的对现实稳固态度，以及与之相适应的习惯化的行为方式。人的性格特征不是先天具有，而是由后天生活条件、教育，特别是个人的实践活动所决定的。人的性格还和他的理想、信念、世界观等有着密切关系。一名合格的护理人员应该具有认真负责、热情理智、勤奋坚毅、耐心细致、灵活果断，沉着镇定、任劳任怨等良好的性格。

2. *护理人员心理素养的培养* 护理人员的优良心理素养不是天生的，而是在教育、生活、工作实践中依靠坚强的意志逐渐形成和发展起来的，培养良好的心理素养应做到以下几方面。

(1)树立职业理想，培养职业兴趣：要想成为一名优秀的护理人员，首先必须树立热爱护理事业并为护理事业献身的崇高理想，这是对护理人员最基本的、最首要的职业素质要求。只有这样，护理人员才会主动、自觉地加强优良心理素质的培养，以满足职业需求；才能真正爱护并尊重自己的工作对象，把解除患者痛苦视为己任；才会对护理工作产生浓厚兴趣，愉快、积极地投身于护理工作，发现问题、解决问题，工作中精益求精，并从中获得使命感和自豪感。

(2)学习相关知识：护理是一门以人为研究对象的工作。要想取得良好的护理效果，除了学习自然学科外，还必须学习如社会学、伦理学、人际关系学等社会人文学的知识，尤其要注重对心理学的深入研究。这样做一方面是为了更好地掌握良好心理素质的形成和发展规律，指导护理人员心理素质的培养，加强心理健康意识，为正确对待工作压力、了解自我心理健康方面的不足、学会自我调适技术与方法提供了必要的知识储备；另一方面也是为了更好地理解和预见患者的心身反应，为其提供有效的整体护理，促进其身心康复。

(3)加强实践锻炼：优良的心理素质是在实践中形成的，并通过实践得以体现。为使心理素质得到更快、更好的锻炼，应注意以下几点。①目的明确:把实践视为培养锻炼心理素质的良好机会和场所,通过各种活动有意识地培养心理素质。②经常评价:经常将自身情况与护理人员应有的优良素质对比,与自己的过去比,与同行比,与患者及其家属的期望值比,通过比较,巩固已取得的成绩,克服尚存在的不足。③自觉严格地遵守制度:临床上各项规章制度的制订都是为了保证护理工作的质量。护士应力争把制度上的要求变成自己习惯化了的行为方式,这本身也是对优良心理品质的培养。

(4)加强自身修养,提高自我控制能力:修养是指经过自我教育、勤奋学习、自我陶冶和锻炼,养成良好素质的过程。护理人员在工作过程中面临很多的应激源,如:长期的超负荷工作,与形形色色的患者及其家属接触,高度紧张甚至危险的工作环境,"三班倒"的工作制度等,如何积极适应是对护理人员自身素质的一种考验。为此,护理人员应加强自身修养,培养稳定的情绪、良好的性格、敏锐的观察、坚强的意志、善于沟通的能力以及自我控制能力。

护理人员良好心理素质的培养,除了接受学校教育和社会磨炼外,还必须加强道德、语言、性格等方面的自身修养。要善于进行自我调解,运用理智的力量,自觉地用意志来指导自己的行为,变工作压力为动力,提高自我控制能力,处理好护理工作中遇到的各种问题。

四、护理人员心理健康的维护

护士心理健康状况不但直接影响工作业绩,而且影响职业心态,因此护士心理健康的维护是十分重要的。维护护士心理健康的主要对策有以下几方面。

1. 加强护士的社会支持　社会支持不但能对应激状态下的个体提供保护,即对应激起到缓冲作用,而且对维护良好的情绪体验具有重要意义。社会支持包括来自家庭、朋友和上级领导的支持、认同和鼓励。各级领导应给予护士群体关心和重视,鼓励护士正确面对工作中的问题,以积极乐观的心态去适应环境。

各级护理管理者应重视公共关系工作,充分利用新闻媒体宣传护士工作的重要性、科学性和艺术性,这不仅对社会公众了解、认识护士行业起到重要作用,而且还能在全社会形成尊重护士的良好风尚,提高护士的社会地位。

同时,建立良好的护患关系,同情、理解、体贴患者,为患者提供正确的信息、纠正患者错误的认知、帮助患者尽快适应病房生活,其本身就是一种有效的社会支持。

此外,还应强化护士职业意识和知识技能的教育与培养,提高护士整体素质,塑造良好的职业形象;科学培养和使用护士,改善医院和社会环境,拓宽护士的服务范围,真正使护理成为终生职业;建立健全各项法律法规,促进护理事业持续健康地发展。

2. 提高护士的心理调适能力　护士的职业特点决定了她的一生都要把患者的利益和人类的健康放在第一位。为此,护士应对自己所从事的工作有充分的认识,培养良好的心理素质,加强自我心理调适能力。

护理管理者为了解护士心理健康存在的问题,可建立护士档案,从人力资源管理的角度,对每一位护士的性格特征、心理健康水平、能力、兴趣爱好等方面有所了解,才能知人善用;心理档案可以作为使用、培养、选拔护士的基础资料。

举办心理健康教育方面的讲座,提高护士自我护理意识,正确对待工作压力,提高护士感知自我和他人情绪的能力,掌握疏导负性情绪的方法,如有氧运动、听音乐、肌肉放松、旅游、购物、散步、看喜剧等。

3. 营造人性化工作环境,解除护士的心理压力　管理者应为护士营造宽松、愉悦、团结、奋进的工作氛围,培养缜密、热情、精细、顽强、幽默的工作团队。通过具体的心理减压措施,如定期组织运动比赛、郊游、文艺表演等活动,协助护士放松心情,缓解压力。

4. 养成良好的生活习惯

(1)常规运动锻炼:可以增强个体心肺功能,增加血液循环,改善肌肉张力和姿势,控制体重,减轻紧张,促进肌肉放松,从而达到缓解应激反应和提高护士应对应激的能力。

(2)饮食与营养:不良饮食习惯和摄入不当均可增强应激反应,使个体易激惹、多动、焦虑,加重应激对机体的损害。因此,保持良好的饮食习惯,注意饮食平衡搭配,多进食含丰富维生素、矿物质及营养丰富的食物。

(3)休息:养成良好的休息和睡眠习惯,安排足够的休息和睡眠时间,这样才能消除疲劳,放松精神,有足够的精力解决面临的问题。

5. 建立心理督导机构 可组织心理咨询小组或借助心理咨询机构对护士的心理健康进行维护，可采取个人、小组、团体等形式，定期咨询，对突发事件引发的心理危机应有心理干预方案。

（郑一宁）

■参考文献

北京大学护理学院.2015.护理学专业(护师)资格考试应试指导[M].北京:北京大学医学出版社.

陈素坤,等.2007.临床护理心理学教程[M].北京:人民军医出版社.

邓红,胡岗.2010.护理心理学[M].西安:第四军医大学出版社.

顾瑜琦,等.2004.健康心理学[M].北京:北京科学技术出版社.

韩继明.2006.护理心理学[M].北京:清华大学出版社.

胡佩诚.2008.医护心理学[M].2版.北京:北京大学出版社.

梁光霞.1999.护理心理学[M].上海:复旦大学出版社.

刘喜文,尼春平.2005.护理学导论[M].西安:第四军医大学出版社.

刘晓红.2005.护理心理学[M].上海:上海科学技术出版社.

全国卫生专业技术资格考试指导.2009.护理学(师)[M].北京:人民卫生出版社.

汪向东,王希林,马弘.1999.心理卫生评定量表手册[M].北京:中国心理卫生杂志社.

汪勇,张柏华,郭红英.2007.护理心理学[M].西安:陕西人民出版社.

王颖,张银铃.2005.护理心理学[M].北京:中国医药科技出版社.

卫生部教材办公室策划.2002.国家临床职业助理医师资格考试大纲阐释[M].北京:人民卫生出版社.

吴玉斌.2014.护理心理学[M].3版.北京:高等教育出版社.

张俐.2004.护理心理学[M].北京:中国协和医科大学出版社.

张银铃,雷鹤.2003.护理心理学[M].西安:第四军医大学出版社.

张智光.2002.护理心理学[M].南京:东南大学出版社.

第4章

护理教育学

第一节　基本概念

一、教　　育

1. *教育的词源*　在先秦古籍中，“教”与“育”连用的很少，大都只用一个“教”字来论述教育的事情。最早将“教”“育”二字用在一起的是孟子，他说：“得天下英才而教育之，三乐也。”《中庸》上记载：“天明之谓性，修道之谓教。”《荀子·修身》中说：“以善先人者谓之教。”东汉许慎在《说文解字》中解释为：“教，上所施，下所效也”“育，养子使作善也”。

“教育”一词来源于拉丁语“educare”，意思是“养育”“培养”“饲养”。从词源上来看，汉语中的“教育”一词意指上一代对下一代的培养，包括精神上和肌体上的。塑造、陶冶、训练、灌输、说教、规劝、训示、改造、教化、感化、濡化等，通常一概称之为“教育”。西方文化中的“教育”一词含有“内发”之意，强调教育是一种顺其自然的活动，旨在把自然人所固有的或潜在的素质自内而外引发出来，把某种本来就潜藏于人身上的东西引导出来，从一种潜质变为一种现实，成为现实的发展状态。用教育学的术语来解释就是“启发”意思。

2. *教育的定义*　教育广义的定义一般是指：凡是有目的地增进人的知识技能，影响人的思想品德，增强人的体质的活动，不论是有组织的或是无组织的，系统的或是零碎的，都是教育。它包括人们在家庭中、学校里、亲友间、社会上所受到的各种有目的的影响。狭义的教育，即学校教育，是由专职人员和专门机构承担的有计划、有组织的以影响学习者的身心发展为直接目标的社会活动。学校教育与其他教育相比较，最主要的区别在于：①学校教育的目的性、系统性、组织性最强，因而可控性最强；②学校教育是由专门的机构、专职人员承担的；③学校的任务只有专门培养人，而这些人是取得入学资格的。

3. *教育的要素*

(1)教育者：从广义上说，凡是增进人们的知识技能，对受教育者的智力、体力和思想意识发挥教育影响作用的人，都可以称之为教育者。教育是教育者有目的、有意识地向受教育者传授人类生产斗争经验和社会生活经验的活动。教育者是构建教育实践活动的基本要素，是教育活动的主导者。一个真正的教育者必须有明确的目的，理解他在实践活动中所肩负的促进个体发展及社会发展的任务或使命。教育者的根本特征，是他所从事的是一种以培养和教育人为目的的社会实践活动。

(2)受教育者：受教育者是指在各种教育活动中从事学习的人，既包括学校中学习的儿童、青少年，也包括各种形式的成人教育中的学生。受教育者是教育的对象，是学习的主体，也是构成教育活动的基本要素，缺少这一要素就无法构成教育活动。受教育者有其自身的特征：第一，不同的人有不同的学习目的；第二，不同的人有不同的学习背景或者基础，并由此影响到各自的学习兴趣、能力或风格；第三，不同的人在学习的过程中所遭遇的问题与困难不同，因此，进行有效的学习所需要的帮助也不同；第四，不同的学习者对于自身学习行为反思和管理意识与能力不同，从而影响到他们各自的学习效率和质量。学习是一种高度个性化的活动，教育者要想成功地促使受教育者有效学习和高效学习，就必须把握受教育者之间的共性的同时，花大力气把握他们彼此之间十分不同的个性。从一定意义上说，对受教育者个性的把握程度，决定了教育有效性的大小与教学所能达到的境界的高低。

(3)教育措施：教育措施是实现教育目的所采取的办法，它包括教育的内容、教育方法与组织形式和教育手段等。教育的内容是教育者用来作用于受教育者的影响物，它是根据教育的目的，经过选择和加工的影响物。人类积累了丰富的各种经验，教育内容是挑选那些符合教育的目的、最有价值和适合受教育者的身心发展水平的影响物。教育内容是教育活动的媒介，是教育者和受教育者互动的媒体，也是教育者借以实现教育意图、受教育者借以实现发展意图的媒介。教育工作的全部要旨就在于充分和有效地利用这个媒介来直接促使受教育者的最大发展，并间接满足整个社会的最大发展需要。在不同的历史条件下，教育的内容有所不同；对不同的教育对象，在内容上有所不同。

二、教　育　学

1. 教育学的概念　“教育学”最早是从希腊语“教仆”派生而来的。在中国，“教育学”是个译名，应是从日本中转译过来的，时间约在 20 世纪初。随着社会生活中对教育的需求日益增加和人们主观因素的影响范围不断扩大，教育学已成为研究各年龄段的人施加教育影响的一门科学。因此，教育学(pedagogy)是研究人类教育现象和教育问题，揭示教育规律的一门科学。

2. 教育学的发展阶段

(1)教育学的萌芽：自从有了人类社会以来，由于学校的产生，教育实践的发展，人类开始对教育实践中积累的经验进行概括和总结，这些都反映在古代一部分思想家的言论与著作中。我国古代的《学记》是世界上最早的一部教育专著。它高度概括了我国古代的教育思想和教育经验，其中，有的已经达到了规律性的认识，经过两千年的教育实践检验，至今仍具有普遍的指导意义。但是，由于历史条件的限制，此时的教育尚未形成独立的体系，仅以某种教育思想的形式与政治、哲学、伦理、文化及宗教等交织在一起。这些总结与概括也往往停留在现象、经验的描述，形象的比喻和简单形式逻辑的推理上，缺乏科学的根据，因而不可避免地带有主观随意性。

(2)独立形态教育学的产生：从欧洲文艺复兴时期起，教育学发展进入一个新阶段。它从哲学中分化出来独立的教育学教育体系，夸美纽斯的《大教学论》建立了适合学生年龄特征的学校教育制度，全面系统地阐述了教育的基本原则与方法，确立了班级授课制，规定了广泛的教学内容。赫尔巴特进一步使教育学科化，他的《普通教育学》以心理学、伦理学为基础，全面阐述了教育、教学问题，提出了教学的教育性原则和教学阶段理论，标志着教育学成为一门独立的学科。

(3)科学教育学的建立：马克思主义诞生之后，历史唯物主义和辩证唯物主义不仅为科学教育的建立提供了世界观与方法论的指导，而且对教育学中的一些根本问题，诸如教育的社会性质与作用、教育与人的发展及教育与其他社会现象之间的关系等，做出了科学的回答，使教育学真正成为一门科学。

(4)教育学的多元化发展：第二次世界大战后，科学技术发展高度分化的同时，呈现出高度整体化、综合化的新趋势。教育学与心理学、社会学、经济学和系统论等科学的联系日益密切，促使教育学的理论背景学科体系发生分化，产生了许多新的交叉学科与分支学科。随着社会的发展、文化的交流和人的主题性的彰显，现代教育学的发展也形成了立体、交叉的学科网络结构和多元化的研究和发展的格局。

三、护理教育学

1. 护理教育的概念　护理教育(nursing education)是指护理教育者根据社会和护理专业发展的需要，对护生进行有目的、有计划、有组织地传授知识，培养各种能力和专业态度，使其成为人类健康服务的专业人才的活动。护理教育起始于护理实践，而护理实践的起源则依赖于医学的实践活动，而逐渐发展到独立的学科体系，成为医学领域的重要组成部分。护理教育同临床护理、护理管理一样，均为护理学科的重要范畴。护理教育担负着为社会培养护理人才的使命，既来源于护理实践，又往往先于护理实践，汇集临床护理发展之精粹使之得到继承与升华，以指导和推动护理事业的不断发展，因此护理教育关系到 21 世纪的社会健康事业的发展。

2. 护理教育学的概念　护理教育学是护理学与教育学相结合而形成的一门交叉学科，是一门研究护理领域内教育活动及规律的应用学科。护理教育学是护理专业教师、临床教学人员和健康教育者的必修科目。在护理院校中，护理专业课的教学，如护理管理学、社区护理学、临床内科护理学、临床外科护理学等通常由护理院校毕业留校的老师或临床的护理教师担任。护理教师有责任向学生传授护理专科知识、培养护理技能、帮助和引导护生们形成积极的专业价值观。教师们只有了解和掌握了护理教育学，才能有效地促进护生们的学习，才能达到教学目标。而从事护理教育的工作者理应承担起培育社会卫生事业发展所需的护理人才的重任，使教育的功能得到充分体现。

四、护理教育的性质和任务

1. *护理教育的性质*　就整个教育系统而言，护理教育的性质与教育的性质是一致的，护理教育是一种培养护理人才的专业教育活动。护生接受护理教育的直接目的是为今后从事护理工作做好准备，以及能够更好地开展临床护理工作。护理教育具有很强的实践性，是一种护理院校与医院临床密切结合、共同完成的教育。

2. *护理教育的任务*

(1)培养合格的护理人才：护理教育负担着为国家、为社会培养各层次合格的护理人才的使命，这是护理教育的基本任务。

(2)开展护理科学研究和护理教育研究：护理院校集中了具有护理学专业较高水平的教师、科研人员，护理专业较齐全，实验设备条件较好，各种信息较集中而且交流较快，学术活动容易开展，同时又有大量本科生、研究生等科研所需的人力保证。所以护理院校是护理科学研究和教育研究的重要力量。

(3)发展社会服务的项目：社会服务是指护理院校除教学、科研以外的面向社会的服务活动。例如，开展各种护理咨询活动、护理科研成果的推广与应用、举办护理技能培训班、卫生保健知识讲座、为社会承担教育和预防保健的任务等。

五、护理教育的基本特点

护理教育是建立在普通教育的基础上，以培养护理人才为目标的专业教育。护理教育培养的是服务于人类生命与健康的专业人才。一方面，护理教育与普通教育一样，都具有教育的基本属性；另一方面，由于护理专业学科特性、岗位特性及工作内容的特性，使得护理教育有别于普通教育及其他专业教育的固有特点。

1. *护理教育的科学性*　护理学是综合了自然科学、社会科学及人文科学的一门应用性学科，是研究有关预防保健与疾病防治过程中护理理论、护理技术和护理方法的学科。护士通过学习解剖学、生理学、病理学、药理学等医学基础知识，才能观察与辨别生理与病理的变化，提供正确的病情记录，协助医生做出正确的判断，实施有效的治疗与护理及判断护理效果。

2. *护理教育的实践性*　在促进人类健康服务中，护士通过开展护理实践活动得以实现。通过基础护理技术，专科护理技术的学习和训练，形成其独立的职业技能，帮助病人解除病痛，减轻痛苦、恢复健康。因此在教学的过程中，许多护理知识与技能的学习必须通过对患者的直接护理行为来体现，这就决定了护理教育不可能单独在学校、在课堂上完成。护理教育依赖于教学医院、社区卫生服务中心的支持与配合。这对护理的教学组织安排、教学方法的选用与改革提出了特殊的要求。

3. *护理教育的人文性*　随着医学护理模式的转变和整体护理思想的确立，护理的目标已指向不仅使护理对象身体方面，同时在心理、情感和社会方面达到健康状态。因此，护士必须通过学习心理学、社会学等，才能进一步了解和认识影响健康的因素，帮助服务对象解除因疾病产生的心理、生理问题，并以良好的护理职业素养，提供优质的服务，满足服务对象心理需求的护理。

六、护理教育学的体系结构

1. *护理教育体系的层次结构*

(1)中等护理教育：中等护理教育(diploma nursing programs)的任务是培养初级护理人员。我国的护理教育在很长一段时间内以中等教育为主，先后培养了一大批工作在各级医院的护理人员，为地方医院的建设与发展做出了突出贡献。但随着医学模式的转变，中等护理教育发展水准已不能适应现代社会对护理人员素质的基本需求，因此现在国内大多地区已经取消了中等护理教育。

(2)护理专科教育：护理专科教育(associate degree nursing programs)的任务是培养具有实际工作能力的中级护理人才。护理专科教育的对象：参加高考的应届毕业生为主要的生源，同时也可以是中专毕业参加工作的护士。护理专科教育的办学形式多样，可由普通医科大学或学院开办，也可由专科学校独立设置，还可以由职工大学、函授大学等开办。学习年限一般为3年，通常是2年的医学护理理论课学习及1年临床实习。为了实现现代医学模式下专科护理专业的培养目标，在课程设置上重实用型人才的培养，突出护理特色。通过学习，使学生在掌握基础理论、基础知识和技能的基础上，提高专科护理理论和技能水平，掌握基本的科研知识及运用护理科研成果的能力。

(3)护理本科教育：护理本科教育(baccalaureate degree nursing programs)的任务是培养较系统地掌握护理学基础理论、基本知识和基本技能，具有创新精神、独立解决问题能力和自我发展能力，具有护理管理、护理教学和护理科研的基本能力，能在医疗卫生、保健机构从事临床护理、预防保健工作的高级护理专业人才。护理本科教育的目标是使本科护理学专业毕业生除了具备初步的教学、科研和管理能力外，应更注重护理实践能力的培养，使其更好地充实护理实践场所，为护理对象提供到位的一线服务。目前我国护理本科教育主要有两种形式，一是学生高中毕业通过国家统一入学考试，进入护理院校，学习年限为4～5年。二是通过国家统一自学考试、全日制专科升本科、函授专科升本科、成人夜大专科升本科等教育形式，学习期限一般为3年。学生按教学计划规定修完全部课程，各门成绩经考试全部合格，准予毕业，发给毕业证书，按国家颁布的学位条例规定授予学士学位。我国本科护理教育为社会培养了大量高质量的护理专业人才，对提升护理队伍的数量和学历层次发挥了非常重要的作用。

(4)护理研究生教育：护理研究生教育是我国目前高等护理教育体系中最高层次的教育。这一层次的护理教育分为两个层次，即护理硕士研究生教育和护理博士研究生教育。

护理硕士研究生教育：护理硕士研究生教育(master's degree nursing programs)的任务是培养具有从事科学研究、教学工作或独立担负专门技术工作能力的高级护理人才。目前我国实施护理硕士教育的机构主要是各医科大学或综合大学的护理学院或护理系，招生对象是已获取医学相关专业本科毕业或具有同等学历者，经过国家统一入学考试合格后，择优录取，学习年限一般为2～3年。学习期间，由研究生的指导教师按照专业培养目标的要求，根据研究生管理部门的相关制度，制订每个研究生的个人培养计划。该计划对研究生的研究方向、学习课程、时间安排、指导方式、考核期、学位论文和培养方法等都有具体的规定。研究生在学习期间，修满规定学分，各门课程经考查或考核，成绩合格并达到规定分数，通过论文答辩，并经国家授权的硕士学位评定委员会批准，可授予硕士学位及硕士学历毕业证书。护理研究生教育事关培养一流创造性人才，是护理事业向更高层次发展的关键环节。

护理博士研究生教育：护理博士研究生教育(doctoral degree nursing programs)的任务是培养具有坚实宽厚的基础知识和系统精深的专门学科知识，具有独立从事科学研究和教学工作能力，能够在科学和专门技术领域内做出创造性成果的高级护理人才。博士学位护理教育应着重培养能用独立的方式和抽象的科学思维处理事物，具有专业咨询技能和科研能力的智能型领导，具有广博的护理学、医学、人文科学和行为科学知识的人才。入学对象是已经获得硕士学位或具有相当水平的护理人才。学习年限一般为3年。护理学博士生入学后在导师指导下，按照培养计划学习规定课程，通过考试，并在导师指导下完成科研课题，写出具有一定的创新性的学术应用价值的论文，通过答辩方能毕业。凡符合《中华人民共和国学位条例》规定要求者，授予博士学位。博士研究生毕业后一般能成为我国护理学科骨干力量和学术带头人。

2. 护理教育体系的形式结构

(1)基础护理学教育：基础护理学教育(basic nursing education)过去称护理执业前教育(pre-registration education)，是建立在普通教育基础上的护理专业教育，根据教育目标目前在两种水平上实施：即中等护理教育和高等护理教育。高等护理教育包含护理专科教育(高职、高专)和护理本科教育，其目的是为学生毕业后从事临床、社区护理或进入后续教育做好准备。

(2)毕业后护理学教育：毕业后护理学教育(postgraduate nursing education)是指在完成基础护理学教育，并在取得注册护士资格后所实施的教育培训。根据我国和世界大多数国家现行的护理教育制度，毕业后护理教育采取两种方式进行，即注册后护理学教育及研究生教育。

(3)临床护理教育：临床护理教育(clinical teaching)是帮助护理专业学生将课堂上所学到的专业知识和技术运用到临床护理实践中，使之获得应有的专业技能、态度和行为的教学组织形式。临床护理教育是护理教育系统中不可缺少的一个重要的环节,是培养护理人才的关键阶段。临床教育质量的高低,直接影响着所培养护理人才的素质和护理教育的整体质量。临床护理教师不仅承担着对中专、大专、本科甚至护理研究生的临床实习的教学任务,同时还承担着对新护士、各层级护士、进修护士等的培训教学任务。临床教学工作大都由临床护理人员专职或兼职承担。在临床实习阶段,护生将所学的知识运用于实践,学习去了解病人、为病人解决问题,在实践中使他们的知识得到不断的积累、增长。

(4)继续护理学教育:继续护理学教育(continuing nursing education)是为正在从事实际工作的护理人员提供的教育,是以学习新理论、新知识和新方法为目标的、持续终生的在职教育。继续护理学教育的目的是使护理技术人员在整个专业生涯中,保持高尚的医德医风,不断提高专业工作能力和业务水平,跟上护理学学科的发展。从教育的职能上看,它属于成人教育的范畴,是专业教育的继续、补充和完善。继续护理教育的内容包括:学术会议、学术讲座、专题讨论会、专题讲学班、专题调研、疑难病例护理讨论会、技术操作示教、短期或长期培训;为同行继续护理学教育提供教学、学术报告、发表论文和出版著作等。目前我国的继续护理学教育已向制度化、规范化方向发展,对促进护士个人成长和业务水平、学术水平和带教水平的提高起了积极的作用。

第二节　国内外进展和发展趋势

一、国外护理教育的进展和发展趋势

1.*19世纪中叶前的护理教育*　19世纪中叶以前,世界各国没有正规的护理专业,医院也很少,医学无科学根据,医药护不分家,医生可担任治疗、护理和药剂师的工作,大多数治疗和护理由教会担任,在当时护理具有很强的宗教色彩,主要是以基督教徒的宗旨意识来安排护理,主要是由修女出于人道主义的关怀和宗教意识对护理的对象提供生活护理和精神关怀,但没有接受正规的教育。

1633年,法国的罗马天主教神父圣·文森保罗在巴黎成立了"慈善姊妹社",召集有一定文化的天主教徒学习护理知识,然后到医院和母婴室服务。但是这种护理教育的活动与宗教活动、医学教育混为一体,受教育的对象大多是教徒。1798年,席曼博士(Seaman V)在美国纽约医院创办了第一个有组织的护理课程,但并没有产生大的影响。直至1836年,德国的牧师西奥多·费力德尔在凯塞维尔斯城为教会女执事设立了护士训练学校,实际上是护士短期培训班。

2.*19世纪中叶后的以医院护校为基础的现代护理教育*　欧洲和北美女权主义者因反对歧视妇女从事医疗职业,从19世纪50年代开始在医院中采用带徒培训方式,在医生的培养下,培养女青年从事护理工作,当时护士需从事6个月不付报酬的护理工作,然后取得护士资格证。1854年,欧洲爆发了克里米亚战争。在克里米亚战争中,南丁格尔领导的护理人员在战地中实施卓有成效的救护,使伤员的死亡率从42%下降到2.2%,她的功绩获得英国政府及人民的高度赞誉,同时也使人们认识到护理工作的重要性。

真正意义上的护理教育开始于南丁格尔创办的护士学校。19世纪下半叶,欧美的现代医学得到了迅速的发展,随着医院的发展,对护士的需求也迅猛增加,通过带徒的方式培养护士已不能适应护理工作的需要。1860年在南丁格尔的领导下创建了世界上第一所护士学校——英国圣托马斯医院护士学校。它标志着正规护理教育的开始。南丁格尔根据自己担任医院管理工作和战地救护工作所获得的经验,提出了全新的护理教育办学思想。在南丁格尔不懈的努力下,由她创建的护理教育制度成为此后欧洲、北美及日本等其他国家护理教育的标准模式,在这些国家普遍建立了以医院为基础的护士学校。美国于1871年在新英格兰妇幼医院开设了院办护校。日本、欧洲各国也先后建立院办护校并开始正规的护理教育。自1860年至20世纪50年代,医院办护校一直是世界各国培养护士的主要途径。

3.*20世纪的高等护理教育的兴起和发展*　高等护理教育兴起于美国。1899年美国在哥伦比亚大学教育学院家政系开设了医院经济学的课程,目的是培养护校校长、教师和护士长,这可谓高等护理教育的先声。1909年,美国明尼苏达大学开设了以培养专业护士为目标的3年制大学护理系课

程，成为现代高等教育的开端。以大学为基础，以授予学士学位为目标的4年制护理本科专业教育开始于1924年成立的美国耶鲁大学护理学院。1920年以后，随着护理院系的普遍建立，护理教育逐步从职业培训向专业化发展，逐步成为高等教育的一部分。1928年，随着英国皇家护理学院的建立，毕业后的护理教育成为护理教育的一部分，但它是一种向医院的护校毕业生提供的，以培养护理管理人员、医院护校的教师和专科护士为目标的进修教育。1950年以前，欧美各国基本形成的是由基础教育、毕业后教育和继续教育三部分所组成的护理教育体系。

第二次世界大战以后，随着医学科学的进步和专科化医疗的发展，社会急需要受过高等教育的护士，在职的护士也迫切需要进入高等学校接受继续教育。1924年，美国耶鲁大学护理学院设立了护理硕士教育。1963年，加利福尼亚大学开设了护理博士教育。在欧洲，1977年6月27日，随着欧洲共同体护理指导法的公布，欧共体的教育也进行了相应的改革。欧共体《护理指导法》公布，规定护理教育应以高中毕业为起点，学制3年。为遵照法律，欧共体各国的护理教育从学制到课程都进行了相应的改革。目前，美国、加拿大、韩国、菲律宾、泰国、澳大利亚等国家都已经形成了从学士到博士的完整护理教育体系。在日本，据2001年统计，开设了高等护理教育的院校有70所，其中设有护理学硕士教育的院校36所，设护理博士教育的院校9所。

美国的高等教育已有百年的历史，已基本构建起一个从初级水平到高级水平，从应用型技术人员到研究型人才培养的完整体系，各层次办学规模及比例比较合理，各层次教育之间的衔接科学性强。在课程设立上，早在20世纪60年代，就引入了社会科学和人文科学。根据专业需求的改变，及时开设特色护理课程。20世纪80年代，开设远程教育，为满足需求提供了有益途径。在教学方法方面，表现为重视对批判性思维能力、自学能力的培养。教学方法灵活多样，逐步由以课堂和教室为中心的教学，转向以学生为中心的合作式学习。教育的重点是发展学生提出问题的能力、自学能力、评论知识和护理文化的能力。美国护理教育体系已经形成了准学士、学士、硕士、博士多层次、多渠道的完整护理教育体系。目前，美国有两种不同的博士护理学位：一个为哲学博士（PhD），为学院派的博士学位，侧重护理科研与理论的研究；另一个为护理学博士，为专业的护理博士学位（DNS），强调实际的护理应用及临床研究，旨在加强临床与科研的关系。近20年来，为满足护士接受继续教育和获得更高学位的需要，美国的远程教育还提供4种学位课程教育：护理学理学士、学士、硕士和博士。护理教育体系完整、科学、合理、理念明确，强调哲学概念和职业观念对护理行为的影响，要求对从业者素质、能力、价值观的培养。在未来10年里，社会需要越来越多的拥有博士学位的护理人员在教育、科研、护理管理领域发挥领导作用。

从20世纪70年代中期至90年代早期，澳大利亚培养注册护士的护理教育课程从医疗保健系统转到了高等教育系统。护士的培养从早期的雇员形式的学习转换为获得技能为目的的学习。这种护理教育形式的转变使得护理作为一种职业，其地位在澳大利亚得到加强。从正规高等教育机构获得学位使得护士能与医疗领域的其他专业人员处于同等的地位。护理教育向高等教育系统的转化也直接使护士毕业后有多种选择。当前注册护士可以在大学里学习获得学士学位直至博士学位。在学士与博士学位之间护士还可能被授予各种层次的教育证书。在硕士课程中，学生学完所有规定的课程及足够的学分后可获得硕士学位；也可以侧重于研究，学生除修完规定的课程外还需对护理领域内某一问题进行独立及有创见性的研究。澳大利亚还引入了职业博士学位，包括护理学博士和助产术博士学位。职业博士和传统的哲学博士（PhD）的主要区别是：职业博士需要修完一定数量的课程而哲学博士则主要侧重于设计和完成某一领域的创新研究；职业博士的引入主要是为了直接影响护理实践。

日本、德国、加拿大大部分护理教育是3年制专业的基础教育，继而是在护士基础上进行的2年制专科继续教育。日本是在1985年逐渐取消中等教育，普及护士的高等教育。德国是在1990年开办了高等护理教育，现已设有护理专业博士点。加拿大1994年提出，到2000年所有从事临床护理实践的护理人员必须具备本科学历。这些国家的护理专业课程设置富有个性，课程没有固定的教材，其内容涉及面广，考试灵活，教学方式多样化，多以开放式和启发式为主，特别注重学生能力的培养。

4. 国际护理教育的发展趋势　高等教育国际化、跨文化、全球化的教育理念在教学、科研和服务中越来越明显。高等护理教育人才培养，不仅要满足国内护理临床科研教学管理各个方面的需要，还要适应国际市场对护理人才的需求。从目前护理教育发展趋势来看，发展高等护理教育，培养高等护理人才，为不同人群提供多种形式、多种层次的护理服务，以适应社会发展及市场经济的需要，是高等护理教育时代的抉择。高等教育课程改革的总方向是综合化、基础化和现代化，文理相互渗透，相互融合，是世界各国大学课程改革的一大趋势。

随着人们对健康、保健要求的迅速增长，导致护理实践复杂性日趋增加，为使学生在以后的工作中能应对这一挑战，趋向加强学生能力的培养。课堂教学中，必须明确学生是学习的主体，改革传统的讲授式教学方法，增加创新教学法，培养学生发现问题、解决问题的能力。随着护理教育的发展，护理教师应逐步过渡到由有硕士学位以上的人才能担任。对聘用教师进行岗前教育学及高等教育心理学理论培训，重视教师教学技能的培训和养成，组织教师学习现代教育技术。加快建立并完善护士继续教育制度是高等护理教育改革中非常重要的一环，是提高护理人员素质、保证护理质量的一件大事，也是护理教育改革的一方面内容。

二、国内护理教育的进展和发展趋势

1. *新中国成立前的护理教育*　鸦片战争前后，各国的西方医学、传教士进入中国，我国的护理教育业开始兴起。1884 年，美国第一个来华护士兼传教士麦克尼奇(McKechnie EM)在中国率先开办护士训练班，可认为这是中国近代护理教育的开端。1888 年，美国护士约翰逊女士(Johnson)在福州医院开办了中国的第一所护士学校，开始了较为正规的中国近代护理教育。1912 年 3 月，中国护士会在牯岭召开的第三次会议决定，统一中国护士学校的课程，规定全国护士统一考试时间并订立章程，同时成立护士教育委员会，促使我国近代护理向初步规范化迈出了开创性的一步。1920 年 10 月，北京协和医院与燕京大学、金陵女子文理学院、东吴大学、岭南大学、齐鲁大学 5 所大学合办了高等护士专科学校，这是我国第一所培养高等护理人才的学校。在 1949 年前，由于国内政治动荡和帝国主义列强侵略，护理教育屡受挫折，发展缓慢，至 1948 年在中华护士学会注册的护校仅 183 所。

2. *新中国成立后中等护理教育的发展*　1949 中国诞生后，为满足战后经济建设对中级护理人员的大量需求，1950 年第一届全国卫生工作会议上，护理教育被列为中等专业教育之一，并纳入正规教育系统。招生对象为初中毕业生，同时停办高等护理教育。当时由于对护理专业的重要性认识不足，没有及时建立高等护理教育制度，使护理教育严重滞后于整个医学教育。1966～1976 年，“文化大革命”期间，护理教育形成断层，全国几乎所有的护士学校均被停办、解散或被迁往边远地区，护理教育基本停滞，导致护理质量大幅度下降，中国的护理事业与世界的护理事业之间的差距拉大。

3. *1977 年恢复高考后高等护理教育的复苏、迅速发展*　20 世纪 80 年代是我国高等护理教育恢复和发展的新时期。1977 年，恢复高等院校招生，各医学院校纷纷创办护理大专教育。1983 年，天津医科大学率先招收了首届学士学位的本科护理专业学生。1990 年 12 月，经国务院学位委员会审定，批准北京医科大学护理专业硕士学位授予权。1992 年，北京医科大学获准正式招收护理专业硕士研究生。近年来，我国护理学研究生教育办学点迅速增加，根据教育部的数据，虽然目前我国护理学硕士教育规模不大，但也提示了硕士教育已进入快速发展阶段。至 2008 年底我国已有 60 所大学可以招收护理硕士生。2004 年我国开始护理学博士的培养。2007 年博士教育办学点为 4 所，但近 2 年新增招收博士生的单位较多，目前总数已超过 20 所。近年我国的高等护理教育发展较快，但由于高等护理教育的开始仍较发达国家晚，所以我国在护理硕士和博士的培养上较发达国家落后。

4. *国内护理教育的发展趋势*　国内高等护理教育发展逐渐成熟，教学质量由低到高。高等护理教育已经形成了大专、本科、硕博研究生比较完整的、多层次、多形式的护理教育体系的格局，而且举办护理专业高等教育的院校逐年增加，办学规模不断扩大，护理教育改革取得一定成效，办学质量和效益得到提高。高等护理教育的不断发展，为护理教育界注入了专业的护理教学人才，逐渐改变过去“医师教护理”的局面，使医学知识更好地与护理学内容相融合，并运用到教学过程中。

在护理教育不断发展的进程中，教育目标、课程设置、教学内容、教学方法等方面逐步调整，突出护理专业特点，以适应医疗卫生工作对护理人才的需要。如将高等护理教育目标概括定位于“培养具有现代护理知识的临床护理、护理教育、护理管理、护理科研人才”；优化课程体系，创立体现生物-心理-社会医学模式的、以人为本的课程体系，改变只注重疾病而不注重心理变化的课程体系；注重学科知识结构的整体性，加强社会和人文学科建设；设置了家庭护理、社区护理课程等特色的护理课程。护士培养从临床型向临床-科研结合型发展，以往的中专护理教育，由于受教育年限的限制，均没有培养护士的科研能力和临床分析能力，导致护士似乎只会打针、发药而成为医生的助手。随着高等护理教育的迅猛发展，护理科研能力的培养纳入了本科和硕士博士研究生教育的始终。尤其是护理本科生，毕业后多数在医院工作，为临床护理科研注入了活力。他们在临床上有较强的发现问题、分析问题和解决问题的能力，并对一些临床难题能够通过科研方法来寻找证据。护理硕士研究生，由于他们有较强的科研能力，毕业后很快就成为带动临床护理发展的骨干力量。

第三节　教学方法

教学方法(method of instruction)是师生为完成一定的教学任务，在共同活动中所采用的教学方式、途径和手段的总称。教学方法包括教师教的方法(教授法)和学生学的方法(学习方法)两大方面，是教授方法与学习方法的统一。教学方法不仅受教学目的和教学内容的制约，同时还受到一定社会时代的教学目标及内容的制约。教学方法还受到学生认识发展规律的制约。护理教育中常用的教学方法主要包括以下几种。

一、以语言传递为主的教学方法

以语言传递为主的教学方法，是指通过教师和学生口头的语言活动以及学生独立阅读书面语言为主的教学方法。教育者与受教育者之间信息的传递大量是靠书面语言和口头语言来实现。教学效果主要取决于教师是否具有良好的口头表达能力和学生是否具有较强的阅读书面语言的能力。护理教育中以语言为主要传递形式的教学方法主要有讲授法、谈话法、讨论法、读书指导法。

(一)讲授法

1. 概念　讲授法(lecture method)：又称“口述教学法”，是指教师运用口头语言系统连贯地向学生传授知识、进行教育教学的方法。由于通过讲授法可以在短时间内向学生传授较多的知识，因此，长期以来讲授法是教学的一种基本方法，常和其他的教学方法配合使用。讲授法可以分讲述、讲解、讲演三种。讲述一般用于教师向学生们叙述事实材料或描绘所讲的对象。讲解是教师向学生解释、说明和论证事物的原理、概念和公式等。讲演则要求教师不仅要向学生进行系统而全面的描述事实，而且要深入分析和论证事实，通过分析和论证来归纳和概括科学的结论。它比讲述、讲解所涉及的问题更深广，所需要的时间更长。在课堂教学中这三种方法常常结合起来一起运用。

2. 讲授法的优缺点

(1)优点。①教学效率高：短时间对众多的学生同时传授较多的知识信息；②教学支出经济：相对于其他教学方法成本低；③教师运用方便：不受时间和空间的限制，在任何时间和场合都能进行；④教师可充分发挥主导作用：教师可根据自身的教学能力，将医学和护理学等知识，科学连贯地传递给学生。

(2)缺点。①以教师为中心，单行传递知识，忽视了学生学习的自主性、参与性及个体差异，不利于综合素质的培养；②学生注意力集中的时间有限，连续听课会使学生感到疲劳、乏味、枯燥；③面对大多数学生，难以因材施教；④提供理论性、总结性的知识多，不利于培养学生的自学能力。

3. 增进讲授法教学效果的措施

(1)教学内容应充实，结构清晰：教学内容应根据教学大纲设定，可适当地添加前沿知识，介绍科研动态，开阔学生视野，注重启发式教学。

(2)教师思路应明确，有目的讲授：在大纲的指导下，根据教材的内容有目的、有重点地讲解。切忌漫无目的、不着边际、即兴发挥。

(3)教授时注意理论联系实际：护理是一门实践性很强的学科，护理教师不仅要讲解理论产生的实际根据，还要注意说明理论在实践中的具体应用。

(4)注重教学语言的表达技巧：将教案、讲稿的内容转化成口头的教学语言，力求通俗易懂，但口语化并非等于方言化。注意语音、语调的变化，使语言具有特殊的表现力与感染力。注重教学语言的科学性和讲解性，语言要符合科学和事实，对重点、难点要注重重复和强调。讲究教学语言的专业性、逻辑性、艺术性。

(5)掌握教学中非语言性的表达:非语言表达系统是由副语言、手势、面部表情、眼神、体态等组成的。非语言行为能帮助教师表达难以用语言表达的情感和态度,加强语言的感染力。

(二)谈话法

1. 概念　谈话法(conversation method)又称问答法、提问法,是教师根据学生已有的知识和经验提出新的问题,引起学生积极思考,通过师生之间的问答,得出结论,获得知识和发展智力的教学方法。从心理机制方面看,谈话法属于探究性的,可使学生由被动变为主动学习,激发学生独立思考问题。谈话法可用于护理学科的各门课程教学,同时也适用于临床参观、见习和实习等现场教学形式,易于学生保持注意力和兴趣。谈话法是一种以问题引导学生获取知识的教学方法,问题的设计是运用该法的关键。

2. 谈话法的优缺点

(1)优点:激发学生思维活动,调动其积极性。学生可通过独立思考获取知识,利于培养学生的语言表达能力和独立思考能力。

(2)缺点:谈话法耗时较多。教师提问不科学、不得要领,易导致讨论停留于形式,起不到促进和激发学生思维的作用。

3. 增进谈话法教学效果的措施

(1)谈话前,教师应以教学目标为指引、教学内容为依据精心设计问题。

(2)问题应包括基本概念、基本原理,也要涵盖教材中的难点和重点的内容,并且要具有启发性。

(3)教师设置问题时应考虑到学生的知识水平和心智发展水平,做到问题难易适当。

(4)教师应注意掌控谈话的过程,要围绕谈话的题目、线索和关键问题进行。

(5)注意谈话节奏,根据问题的多少、难易和提问对象的学习层次来掌握时间。

(6)提问面向全体学生,鼓励学生大胆谈论自己的观点和认识,对回答问题好的学生应以鼓励,对回答不正确或不全的学生也不能随意指责批评。

(三)讨论法

1. 概念　讨论法(discussion method):学生在教师的指导下,通过集体训练(小组或全班)的组织形式,围绕某个题目,发表自己的看法,从而相互启发、搞清问题的一种教学方法。讨论法既可以用于阶段复习,巩固原有的知识,也可用于学习新知识,尤其是有探讨性、争议性的问题。讨论法可分为全班讨论或小组讨论。讨论的问题可以是预先准备和临时穿插的问题。讨论法为一种双向的互动式教学,学生参与程度高。可采用不同的方式进行分组,如自由组合、按座位、按单双数、按观点等分组。

2. 讨论法的优缺点

(1)优点:①有助于师生之间交流思想,互相启发,共同切磋学术,集思广益,利于群体智慧共同研究问题;②加深师生之间和同学之间的了解,发展人际交往的技能,对培养学生的思维能力和语言表达能力,以及运用理论知识解决问题的能力均有较好的效果;③加深学生对知识的理解,激发学生思考问题,提高学生的思维能力;④培养学生的团队协作精神和对团队的责任心。

(2)缺点:①讨论法耗时较多,组织不当,可能偏离教学目标;②低能力或不善表达的学生易处于被动地位。

3. 增进讨论法教学效果的措施

(1)在讨论之前明确讨论的目的和要求。讨论的题目要有可争辩性和可讨论性。

(2)教师在讨论前制订一定的规则,并对讨论的过程给予适时控制,保证讨论的质量和效率。

(3)小组讨论不宜过大,一般 5 人或 6 人为宜,最多不超过每组 12 人,理想的人数视不同活动方式而定。

(4)明确教师角色,给予适时组织协调和引导,把握控制好现场气氛。

(5)讨论结束时,做好总结。教师注意总结学生在讨论过程中的表现和讨论的结果,并对讨论的结果进行分析,对新奇、有趣的观点给予肯定。

(四)读书指导法

1. 概念　读书指导法(reading tutoring method)是指教师指导学生通过阅读教科书和参考书,以获取知识,培养学生自学能力的教学方法。读书指导法还可以弥补教师讲解中的不足。教师指导学生读书,包括指导学生阅读教科书、使用工具书和阅读课外书籍两个方面。阅读的方法通常有两种:一是泛读,即快速阅读的方法,目的是为了了解阅读材料的中心思想,或是寻找某种资料的方法;二是精读,即围绕一个中心阅读的方法,是对学习内容系统的学习,反复领会,以求融会贯通。教师可根据学习的需要将精读和泛读做不同的组合。

2. 读书指导法的优缺点　优点:利于培养学

生的自学能力，养成读书和独立思考问题的习惯；缺点：读书指导法受学生以往经验、知识水平和认识方法的影响。

3. 增进读书指导法教学效果的措施

(1)明确阅读目的、要求，给出思考题。思考题应围绕教学的重点、难点和关键问题，侧重对基本概念、基本理论的理解。

(2)选择适合学生理解和阅读的参考书籍，题材应多样化，以拓展学生视野。

(3)教师应指导学生做好读书笔记。读书笔记常用的形式如下。①摘录：抄写书中精妙的句子、主要事实的论述及结论等。②提纲：对于阅读主要内容和中心思想的基本概括。③概要：用自己的话组织概括阅读的内容。

(4)指导学生制订和完善阅读计划。教师应定期组织读书报告会、座谈会等交流读书心得。

(五)自学指导法

1. 概念　自学指导法(guided self-study method)又称学导式教学法，源于美国心理学家斯金纳的“程序教学”。自学指导法的核心是由教师讲授为主转为以学生自学为主，教学的中心由教师转为学生。学习指导法特别适用于学生有一定的基础知识而新的学习内容难度不大时选用，运用时以小班教学为宜，并应选择适合学生自学的教材。

2. 自学指导法的优缺点

(1)优点：①学生可根据自己的学习需要进行个别化学习；②使学生的学习含有更高的智力活动成分；③有利于学生知识体系的内化；④对学生自学能力的培养有较大的促进作用。

(2)缺点：①接受知识的效率可能较听课为低；②缺乏课堂气氛。

3. 增进自学指导法教学效果的措施

(1)根据不同的教学目标精心选择和准备学习的活动、内容和媒体资源等。

(2)及时获取学习知识的反馈信息，了解学生的学习情况。

(3)通过各种途径与同学及时交往，以便指导、帮助学生获取知识。

二、以直接知觉为主的教学方法

以直接知觉为主的教学方法，主要是指教师通过对实物或直观教具的演示、组织教学参观等，使学生学习知识，形成正确的认识方法。护理教育中以直接知觉为主要的教学方法主要有演示法、参观法等。

(一)演示法

1. 概念　演示法(demonstration method)是教师通过向学生展示实物、直观教具或示范性的操作、实验等传授知识和技能的一种方法。根据使用演示教具类型的不同，可将演示法分为4类：实物、标本和模型实物演示；图片和图表的演示；试验及实际操作的演示；幻灯、录像、录音和教学电影的演示。根据教学要求，则可分为两类：单个或部分物体或现象的演示和事物发展过程的演示。

2. 演示法的优缺点

(1)优点：①易获得丰富感性资料，加深对学习对象的印象，激发学生的学习兴趣，集中学生的注意力；②通过演示，复杂的操作过程变得很容易理解，学习的知识易于理解和巩固；③演示的视觉效果有助于对内容的形象记忆；④专家通过演示，可以形成技能操作的模式。

(2)缺点：①练习过程重复多次后，枯燥无味；②高耗材限制练习次数。

3. 增进演示法教学效果的措施

(1)根据演示内容选择合适演示工具，提高演示熟练度，如果是示范性试验，则要预先进行操作。注意演示的教具不宜太多，避免学生“走马观花”。

(2)演示前，明确演示的目的和要求，让学生带着目的和任务去观察操作的每个步骤。注意演示速度，注重演示流程，全程演示，突出重点，演示过程中及时提出思考问题。

(3)演示应与讲解、提问密切结合，引导学生边看边思考，使学生在获得感性认识的同时，加深对相关概念、原理的理解。

(4)注意合理地安排演示完毕后的练习。根据学生的年龄、技能的复杂程度和劳累程度、特定的任务目标、学生的经验和水平、练习的环境，决定练习的频率和方式。

(5)演示要适时，根据授课内容把握演示时机。不应过早的展示教具分散学生注意力，削弱新鲜感，降低感知兴趣。演示完毕注意及时收起教具，以免分散学生注意力。

(二)参观法

1. 概念　参观法(visiting method)是教师根据教学要求，组织学生到现场，观察、接触客观的事物和现象，以获得新知识和巩固验证已学知识的一种教学方法。根据教学过程中安排的时间不同，可将参观法分为3类：预备性参观，一般在讲授某一科目前先组织学生参观有关的事物；并行性参观，是在讲授某一科目的进程中，为了使理论与实际更好地结合起来而进行的参观；总结性参观，是指讲完某一课程后，组织学生去参观已讲过的内容。参观法是护理教学中常用的方法。

2. 参观法的优缺点

(1)优点：①有利于理论知识与实际临床实践紧密相连，帮助学生更好地领会课本所学的知识；②拓展学生知识面，开阔视野，发现未知，激发求知欲；③帮助学生在临床实践中，获得生动的专业思想和职业道德教育。

(2)缺点：①组织实施困难，受到医院实际环境的限制；②同学易脱离参观队伍，把目光放在与本次主题无关的其他临床事件上。

3. 增强参观法教学效果的措施

(1)根据教学大纲制订和明确教学目的及要求。

(2)参观前要确定参观的地点和内容，根据实际情况制订合理的参观程序。

(3)教师应明确参观的目的、具体要求、观察对象、进行的步骤和注意事项。

(4)参观时注意引导学生有目的、有重点地参观，适时提问，做好记录。

(5)参观结束后教师检查参观计划完成情况并进行总结。要求学生整理参观笔记，对知识点进行概括和总结，指导其写出参观报告。

三、以实际训练为主的教学方法

以实际训练为主的教学方法，是以形成技能、行为习惯和发展学生实际运用知识的能力为主的一类教学方法。该方法是以学生为中心，并强调手脑并用，让学生通过各种实际活动来逐步形成和发展自己的认知结构，教师则起辅助作用。护理教育中以实际训练为主的教学方法主要有实验法、练习法、实习作业等。

(一)实验法

1. 概念　实验法(experimental method)是学生在教师的指导下，运用一定的仪器设备进行独立作业，以获取知识，培养动手能力的一种教学方法。实验法是通过亲自观察和操作获得直接经验，实验法可分为3种：演示性实验、验证性实验和设计性实验(又称开发性实验)。演示性实验一般在新课前进行，让学生对新课有感性的认识；验证性实验常在课后进行，目的在于验证课本所学；设计性实验一般在学生具备一定的基础理论和实验技能的基础上进行，难度较大，综合性强，研究性突出。

2. 实验法的优缺点

(1)优点：①培养学生正确使用仪器进行科学实验的基本技能，以及初步的科研能力；②有助于培养学生科学研究的兴趣，养成严谨求实的科学态度和科学精神，发展学生观察问题、分析问题和解决问题的能力。

(2)缺点：①实验的效果受到实验器材和实验场地的影响，精密的实验对器材要求较高；②实验器材及耗材的费用较高。

3. 增强实验法教学效果的措施

(1)实验前应备有实验计划，实验计划应根据教学大纲和教材编写。

(2)教师应进行必要的预实验，以便对实验中可能出现的问题做到心中有数。

(3)实验开始前，教师应仔细检查实验所需的仪器设备和实验材料，保证实验安全顺利地进行。同时应简明扼要地说明实验的目的、要求、原理、操作过程及仪器设备的使用方法，必要时进行演示。

(4)对同学进行合理分组，一般以2～4人为宜，并分配好小组学生需使用的仪器设备及实验材料。在巡视的过程中，发现困难较大的小组和个人，则给予个别化指导。

(5)做好实验小结。实验结束后可先指定学生报告实验进程和结果，然后由老师做出概括和总结，分析实验中存在的问题、提出改进意见，指导学生写出实验报告并进行审阅和批改。

(二)练习法

1. 概念　练习法(exercising method)是学生在教师的指导下完成某些动作或活动方式，以巩固知识和形成技能、技巧的教学方法，在护理专业各科教学中被广泛应用。练习法的种类包括：听说练习；解答问题练习；绘图、制图练习；操作技能练习。

2. 练习法的优缺点

(1)优点：①帮助学生巩固所学知识，并把知识转化为技能、技巧；②培养学生认真工作的态度和克服困难的毅力。

(2)缺点：单一、重复的练习容易使学生产生厌倦的心理。

3. 增强练习法教学效果的措施

(1)向学生讲解每次练习的目的和要求。

(2)指导学生掌握正确的练习方法，提高练习的效果。

(3)在学生练习的过程中,指导教师注意巡视,查看练习效果,及时做出指导。

(4)练习结束时,指导教师要注意总结和讲评学生在练习中存在的情况。

(三)实习作业法

1. 概念　实习作业法(practical work method)又称实践活动法,是教师根据教学大纲要求,组织和指导学生在校内外从事实际操作活动,将书本知识应用于实践的教学方法。

2. 实习作业法的优缺点

(1)优点:①能够将理论和实践,教学与临床相结合,有利于巩固和充实所学的理论知识;②有利于培养学生的实际工作能力。

(2)缺点:实习的效果受到临床工作环境的影响。

3. 增强实习作业法教学效果的措施

(1)实习的内容应以教学大纲为依据,在相应理论的指导下进行。

(2)实习前要做好实习作业的计划。

(3)实习结束时,教师注意评阅学生的实习作业和评价学生的实习效果。

四、以陶冶训练为主的教学方法

以陶冶训练为主的教学方法,是指教师根据一定的教学要求,有计划使学生处于一种类似真实的活动情境中,利用其中教育因素综合地对学生施加影响的一类方法。特点学生在不知不觉中接受教育。护理教育中以陶冶训练为主的教学方法主要有角色扮演法、情景教学法等。

(一)角色扮演

1. 概念　角色扮演(role play method)是指教师根据一定的教学要求,有计划地组织学生运用表演和想象情境,启发及引导学生共同探讨情感、态度、价值、人际关系及解决问题策略的一种教学方法。学生可根据自己的角色特征自由想象与发挥。学生扮演自己的角色时,其余护生就可以观察和分析表演的行为,这种教学方法能够唤起学习者的感情和激情。

2. 角色扮演的优缺点

(1)优点:①学生参与程度高,学习兴趣大。学生在不知不觉、潜移默化中受到教育,获得真实的体验,形成真实的认识,发展积极的情感。②有助于学生对复杂人类行为的理解。③有助于护生发挥主观能动性,加深对所扮演的人物或事物的理解。④增强学生的观察能力。

(2)缺点:①部分护生羞于表达或角色不适应,影响教学效果;②护生表演太戏剧化,脱离教学内容,使内容失去真实性、可信性;③部分内容不能靠学生的角色扮演法来掌握。

3. 提高角色扮演法教育效果的措施

(1)明确角色扮演的目的,扮演在小范围内实施。

(2)扮演前教师应了解每位护生对角色的理解程度,适当引导,注重护生自身的发挥。

(3)教师应向护生明确扮演时间,最好将扮演时间控制在15min以内,扮演过程中,教师不应催促护生。

(4)扮演完毕鼓励护生共同讨论对人物或事物的看法,写出或说出活动后的心得体会。

(5)不要把重点放在表演能力上,更多地关注活动中学生学到了什么。

(二)情景教学法

1. 概念　情景教学法(situational teaching method),又称模拟教学(simulated teaching method),是指通过设置具体生动的模拟情景,以激发学生主动学习的兴趣,帮助学生巩固知识,学习特定专业场景中所需的技能技巧的教学方法。情景教学法常用于专业课的临床教学及训练,是护理理论课讲授的重要补充和延伸。情景教学应用主要有3种形式:一是使用教学器材开展情景教学;二是通过角色扮演开展情景教学;三是借助计算机辅助系统开展情景教学。

2. 情景教学法的优缺点

(1)优点:①具体逼真、生动活泼的模拟情景,有利于激发学生的学习兴趣,提高学生参与的积极性;②通过模拟临床各种真实的情景,可以使学生体验到专业人员(护理人员)的角色、作用、处境、工作要领,能让学生接受到一定的专业素养训练;③通过模拟情境,可以减轻学生进入真实工作情景的焦虑情绪;④为应对模拟情境中的事件,学生必须将所学的知识迁移到模拟情境中,有利于提高学生对实际问题的预测和解决问题的能力;⑤学生可以从模拟活动中得出的结论或结果中领悟到事件或事物的发展演变规律,帮助学生理解和巩固已学知识。

(2)缺点:①学生容易把主要精力集中在事件的发生和发展的过程,而忽略对深层次理论问题的思考;②模拟环境中遇到的问题与现实医疗环境存在一定的差距;③教师较难控制学习过程。

3. 增强情景教学法教学效果的措施

(1)要对情境教学进行系统的方案设计。情景教学法应用步骤为:设计情景教学方案;准备场景与器材;公布情景课题与背景资料;分配情景模拟的角色与演练任务;情景演练准备、实施、效果验证;教师讲评,组织撰写情景演练报告。

(2)要重视教学手段的丰富和教学设备的利用。为了创设有情之境,教师选择趣味性较强的教学方式,如游戏、演讲、表演等各种形式,来导入新课,利用图像、多媒体、办公自动化实训室等教学设备来辅助教学,并采用分组式、"结对子"等形式组织课堂教学活动,尽量做到通过课堂教学手段的多样性来活跃思维,创设趣味盎然的学习氛围,从而激发学生的学习兴趣。

(3)注重对考核方式的改革。如果还是像传统教学那样仅仅以期末一张试卷来评定学生的成绩,必然会影响学生参与情境教学活动的积极性,同时也不能准确全面反映学生在学习过程中的学习能力和学习状况。因此可把学生成绩的评定分为 3 个部分:一部分为期末考试;一部分为学生上课时综合能力展示分,即课堂讨论、演示参与;一部分为平时作业成绩,包括情境设计方案及日常作业。通过对学生成绩的合理分配,有利于调动学生参与教学的积极性,同时提高学生活学活用课本知识以解决实际问题的能力。

五、计算机辅助教学法

1. 概念　计算机辅助教学法(computer assisted instruction,CAI)是指以计算机为工具、以学生与计算机的交互式"人机对话"方式进行的教学方法。计算机辅助教学系统由计算机系统、教师、学生、教学信息或多媒体教材等基本教材组成。与以往任何一种先进媒体的应用相比,多媒体技术的引入,使传统的教育方式发生了更深刻的改革,教育质量和教学效率也有了显著提高,其中最关键的因素是多媒体信息对教育有着巨大的促进作用。与传统教育相比,多媒体技术可直接把现实世界表现出来。随着多媒体技术在教学中应用的日益广泛,多媒体的发展方向趋于工具化、智能化、网络化。根据其功能的不同,CAI 可分为操作和练习、个别指导、模拟、教学游戏、问题解决 5 种基本教学模式。

2. 计算机辅助教学法的优缺点

(1)优点

①计算机辅助教学系统能将抽象的教学内容具体化,枯燥的教学内容生动化、形象化,有利于激发学生的学习兴趣,帮助学生较快地掌握相关知识。

②计算机辅助教学实现了复习和考试的标准化,并对学习效果提供及时的反馈和强化,极大方便了学生学习。

③学生可根据自己的学习要求选择合适自己的教学课件,每个课件提供了不同的学习模式,因此计算机辅助教学可实现个别化教育。

④利于教学资源的传播与交流。多媒体课件是教师心血和智慧的体现,可通过网络技术或其他通讯手段广泛传播,便于学生自学和教师交流。课件以可长期保存的电子文档方式记录教师积累的教学经验和成果,其保存和应用将成为教学生命的延续,为课程的建设和发展积累过程性资料。

⑤能够呈现单纯的文字、数字等字符教学信息,而且还能输出动画、视频、图像和声音,能非常容易做到教学信息的图、文、声并茂,这种多维立体的教育信息传播,增强了信息的真实感和表现力。

(2)缺点

①计算机辅助教学不能提供学生身心发展所需的非智力因素。缺少个人感情的交流融合的机会,不利于团队精神及语言表达能力的培养。

②计算机能实现大容量、高密度的信息交换,教师在利用计算机辅助教学时将与课程有关的所有材料事无巨细尽数罗列,或任意合并教学单元,一节课中出现过多的概念、原理及定律,过分加大课堂的容量,变成现代化的"注入式"教学,受课时限制,只能加快单位时间传输的信息量。大量多媒体信息包围学生,学生难以接受,无法对知识进行"同化""顺化",直接影响到学生对所学内容的理解。

③限制了学生思维,影响师生互动。一些教师在教学课件中使用的直观形象素材,使学生散失了想象的空间,约束了学生思考的广度和深度。教师操纵演示课件,展示问题答案,学生按照预先设定的模式、思路、线索进行人机交互,根本没有足够的时间深入地思考,只能顺应设计者的思维方式做一些简单的应答,学生成为课件的欣赏者和旁观者,课堂缺少师生思维和灵感火花的碰撞,遏制了学生

思维能力尤其是求异思维的发展，不利于培养学生的想象力和创造能力。

3. 增强计算机辅助教学法的措施

(1)课件的内容应根据教学目标设定，课件尽可能真实化、形象化、生动化。

(2)注重教师素质的培养，对教师进行计算机知识的培训。

(3)将优秀教师与专业软件人员有机结合：优秀教师将教材的重点、难点及突破方法的设想、构想与专业编程人员沟通，专业人员用他们的技巧来完成我们教师的设想。

六、以问题为基础的教学方法

1. 概念　以问题为基础的教学方法(problem-based learning，PBL)，是一种以临床问题激发学生学习动机并引导学生把握学习内容的教学方法。由美国神经病学教授巴罗斯(Barrows HS)于1969年在加拿大麦克马斯特大学创立，在国外医学教育与护理教育领域中得到较为广泛的使用。解决问题不是目的，它是一个载体。学生在解决问题的过程中，学习必要的知识，学会正确的临床思维和推理方法，培养自学能力。根据PBL的组织结构和课程设置分为经典PBL和非经典PBL。

经典PBL是一种导师制的小组教学形式，取消了班级的形式，由6名或7名学生组成学习小组，每组配备1名导师，实行导师制。在此模式中，以学科为界限的传统课程设置被打破，取而代之的是围绕病人疾病问题所编制的综合课程。非经典PBL基本上仍以班级为形式，以学科为界限编制课程，由1名任课教师组织学生进行班内小组讨论而非导师制教学。严格来说，这种方法并非完整意义上的PBL，但它的理念、步骤及基本方法仍然与经典PBL一致，同样也能促进和提高学生的临床推理、批判思维和自学等多方面能力。从心理机制来说，此方法是属于探究性的，能激发学生的思维活动。教学的基本组织形式为小组教学，学生需通过团队合作来共同解决问题，因而可锻炼学生的团队合作、团队管理和沟通能力。因此，PBL已不单纯是一种教师教书育人的“教”的方法，它更强调的是一种以学生为中心的、以培养学生的学习能力为目的的“学”的方法。

2. 以问题为基础的教学方法的优缺点

(1)优点：①强调调动学生的主观能动性，让学生自己寻找解决问题的方法，并在解决问题的过程中学习知识和技能；②可有效地促进学生自学、综合分析以及独立工作能力。

(2)缺点：①学生对PBL教学模式的普遍反映是课时过长，时间消耗太多。②PBL教学模式提倡以临床问题为引导进行基础理论学习，打破了基础知识完整性，漏掉了一些内容。这种模式只注重创新、实践能力的提高，忽视了全面的、系统的理论学习。③PBL教学模式不适合大班教学。在我国现行师资紧缺的状况下，师资力量不易达到。教师水平参差不齐，也影响到教学质量。

3. 教学模式的应用步骤

(1)选取教材的全部内容或部分内容，教师先讲授总论及重点内容、基本概念作为过渡。

(2)有关专家和教师设计一定难度、能包含学习目标、有实际价值的PBL辅导材料预习。

(3)学生根据材料中的病案、理论思考题等提出一系列问题，分析、归纳出解答这些问题所需要的相关基础知识、临床知识，制订学习计划。

(4)小组成员分工合作，利用各种工具学习及解决问题。

(5)小组内部讨论，学生分享信息。

(6)各小组将讨论的结果带入课堂讨论。

(7)教师精讲和总结。

七、目标教学法

1. 概念　目标教学法(objective-based teaching method)是以教育目标分类理论为依据，以设置明确、具体、可操作、可测量的教学目标作为教学导向的教学方法，主要包括教学目标设计和目标教学实施两个过程。目标教学在教学目标的导向下，以教学评价为动力，以反馈和矫正为核心，通过班级和个别化教学相结合的方式，可使绝大多学生达到教学目标的要求。目标教学以单元为教学过程的基本单位，在实现单元目标后再进行下一个单元的教学，一切教学活动以教学目标为中心进行组织教学，将教学评价作为教学过程的有效保障。

2. 教学模式的应用步骤

(1)课前展示目标，辅以解释，以助理解。每章节教学前，任课教师应向学生讲解本单元教学目标，作为学生的学习导向，使学生的认识有明确的方向性。

(2)课中提示目标，集中注意，提高课堂吸收率。在教学过程中，教师在讲解教学目标内容时，应及时提示学生注意，使学生能当堂消化、吸收课程的知识点和教学的重点内容。

(3)课后验证目标，了解教学效果，强化学习记忆。下课前预留几分钟的时间，给予学生验证性习题，使教学双方及时了解教学效果，概括重点知识点，提高学生记忆水平。

(4)复习强调目标，把握考试重点，自测掌握水平。课程终考复习时，再次分析目标，帮助学生梳理学科知识点，将基础理论、基本知识和基本技能作为复习的重点内容。

(5)考试围绕目标，控制考试质量，提高测评可比性。编制试卷时，应控制85%以上的试题是教学目标的内容，目标外内容一般不超过15%。

八、发现教学法

1. 概念　发现教学法(discovery teaching method)亦称假设法和探究法，是指学生运用教师提供的按发现过程编制的材料或学习材料，在教师的指导下，通过自身的探索性学习，发现事物变化的起因和内部联系，从中找出所学内容的结构、结论及规律，进而掌握知识并发展创造性的思维和发展能力的一种教学方法。它的指导思想是以学生为主体，独立实现认识过程。即在教师的启发下，使学生自觉地、主动地探索科学知识和解决问题的方法及步骤，研究客观事物的属性，发现事物发展的起因和事物的内部联系，从中找出规律，形成自己的概念。教师扮演学习促进者的角色，引导学生对这种情境发问并自己搜集证据，让学生从中有所发现。发现教学是由美国心理学家和教育学家布鲁纳首先提出的。

2. 教学模式的应用步骤

(1)学生从教师的若干素材中发现问题，带着问题发现观察具体的事物。

(2)借助推理和直觉，提出试探性的假设。

(3)学生用更多的感性知识检验试探性的假设。

(4)假设证实后将其付诸实施。

九、临床护理教学方法

临床护理教学主要有两种形式：临床见习和临床实习。临床见习是指在讲授专业课期间，为了使学生获得课堂理论知识与护理实践相结合的完整知识而进行的临床实践的一种教学形式。临床见习主要通过看、问、想、操作等教学活动，使理论与实践相结合，巩固和加深课堂学到的理论知识。临床实习，又称生产实习或毕业实习，是指全部课堂教学完成后，集中时间对学生进行临床综合训练的一种教学形式。临床护理实习时间通常集中安排在最后1年，临床护理实习是护理教学过程中重要的教学阶段，也是完成和达到教学计划所规定的培养目标的最后阶段，是整个护理学专业教学计划的重要组成部分。通过安排学生直接到医院科室，学习担任护士职业工作，巩固所学理论知识和技能，使理论知识和护理实践有机地结合，培养学生良好的职业道德和行为。

(一)带教制

1. 概念　带教制是一名学生在一定的时期内固定跟随一位护理人员(带教教师)实习的形式被称为带教制。在这种教学模式中，带教教师对学生提供个体化的指导，并促进其专业角色的习得。

2. 方法　学生全程跟随带教老师一起工作，学生的所有班次与带教老师的一致，使学生能够完全体会到不同工作班次的特点。这样学生可全面观察、学习带教老师从事临床护理工作的全部内容和方式，包括各种护理操作、对患者的整体护理过程、与各类人员的沟通、对患者的态度等。同时，学生可就观察过程中产生的问题向教师提问，获得解释。在观察过程中，护生会受到老师潜移默化的影响。带教老师还要按照教学计划，要根据学生的具体情况，安排其动手实践的机会，并提供反馈意见。除专业带教外，带教老师还要关心学生的思想和生活等方面的情况，与学生建立和谐的师生关系。

3. 带教制的优缺点

(1)优点：①病房工作随机性很强，病人病情变化快，教师可以抓住临床上稍纵即逝的现象进行讲解，提高学生的理论水平，加强理论知识与临床实践的联系；②加强了教学内容的稳定性、逻辑性和系统性；③增强了带教老师领导能力和教学技能；④通过教与学的双向活动，引导护生对知识的获取、分析、判断、储存、运用和创新。

(2)缺点：①带教老师知识层次参差不齐，部分带教老师临床教学经验不足，教学方法简单或教学意识淡漠，对学生的临床学习有一定的影响。②带教老师缺乏足够时间指导学生的临床护理实践，医院里的护理工作繁重，而目前临床护理教学大都由临床护士兼职完成。多数实习科室的老师除了承担护生的临床实习指导外，还负责分管病人，造成带教老师没有足够的时间指导学生。③学生在不同的科室间轮转，频繁地更换带教教师，不能保证教学连续性。

(二)导师负责制

1. 概念　导师责任制指的是被称为导师的教师在一定时期内,对所负责的学生进行个别指导的教学方法。我国的导师制主要用于研究生教育,但在 20 世纪 90 年代末,本科生导师制在我国高校以各种方式试运行。部分院校已开始实行了本科生导师制,同时有研究表明护理本科生临床实习教学实施了导师制后取得了较好的效果。教育界认为导师制对本科生的思想教育、学生管理和学风建设具有重要的作用,并且导师在导师制活动中具有示范作用和权威作用。

2. 方法　每位导师负责 1～3 名临床实习的学生。学生进入临床时,导师对所指导的学生进行实习前评估,了解学生基本情况,并根据评估结果及学生的特点制订重点实习方案,使实习更具有针对性、目的性。结合自身经历,向学生传授临床工作中的基本思路和学习方法、推荐参考书等,主动了解学生在实习期间的状况并加以指导。及时与病区带教老师联系,帮助解决问题;及时掌握实习计划完成情况,对其实习全过程进行动态、连续、主动指导和监控。

3. 导师负责制的优缺点

(1)优点:①师生关系呈良师益友、和谐融洽;②着重思想与人格的陶冶,陶冶学生健康的职业认同感;③重视情感智力的培养,调节自我消极情绪;④对带教教师也提出了较高的要求,增加了他们的压力感和责任心,促使其不断地学习、钻研新理论、新知识,改善知识结构,提升自己的学术水平。

(2)缺点:①对导师的要求较高,对导师的评定有一定的标准,达到导师水平的临床护理教师数量不足;②导师直接指导学生临床实践学习的时间不多,导师难以全面了解整个实习进展的状况。

(三)经验学习法

1. 概念　经验学习法是指那些从经验中获得知识的教学方法,其实质是通过自己“做”进行学习,而不是听别人讲述或自己阅读来学习知识。经验学习法的最大特点是以学生为中心,通过积极参与,从自己参加的事件中获得直接经验。

2. 形式

(1)经验学习日记:是鼓励学生进行反思的行之有效的方法。在日记中,学生除了记录自己所经历的具体事件外,还要描述他们对事件的认识、感受和体会。

(2)反思性小组讨论会:每次实习结束时,组织学生进行反思性讨论。在讨论中,学生不仅可以反思自己的临床经历,而且可以讨论其他同学的经历,分享别人的感受,从而可以积累更多的临床经验。

(3)实地参观学习:包括社区的实践,如进行家庭访视。带学生访视前,应该向学生解释访视的目的、内容和要求。访视结束后,安排时间让学生向其他同学及教师进行学习心得汇报,从而促进反思。

(4)应用课题:应用课题包括两种形式。一个是个案研究:让学生对一个案例进行较深入的研究。通过案例研究,促使学生综合运用各种知识。另一种形式是小型科研。学生在教师的指导下,选择临床小问题,进行科研程序的训练。这种方法不仅可以锻炼学生的科研能力,而且能够促使学生对某些问题进行深入的思考。

3. 经验学习法的优缺点

(1)优点:①促使学生进行主动思考,培养临床护理思维;②大量思考的经历和经验,为学生在解决问题方面提供了可供参考的经验准备。

(2)缺点:①学生直接经验不足,理论知识和实践有脱节,难以进入较深层次的思考;②学生对专业有浓厚的兴趣时,方可激起思考的热情。

(四)临床实习讨论会

1. 概念　临床实习讨论会是一种重要的临床教学活动。通过这种形式的活动,学生可以分享观点和经历,发展解决问题和评判性思维的技能,锻炼和提高口头表达能力,学会与他人合作的精神。

2. 形式

(1)实习前讨论:是在临床活动开始前进行的讨论。讨论会由临床教师主导。教师事先为学生选好病例,对要讨论的病例了解清楚,学生在讨论中可以提出有关其临床护理实习活动中的问题,使对该患者护理及临床实践方面的问题有清晰的了解。实习前讨论会有助于学生识别患者的健康问题,制订护理计划,为临床护理学习实践做准备。

(2)实习后讨论会:是在每次实习活动结束后举行的讨论。实习后讨论给每位学生提供了深刻分析其经历的机会。每位护生要介绍自己当天对患者采取的主要措施、评价措施的有效性,这些措施与护理目标和理论的相关性、实习中遇到的问题以及处理的方法、处理的结果以及自己的感受和意见。此外,学生可以回答同学的提问,也可以提出自己的观点，学生也可以将自己护理患者方面的疑惑向同学或老师提出，请求给予进一步的解释。小组成员在讨论会中分享彼此的经验和情感。

(3)专题讨论会：是小组就某些专题进行讨论。这些专题的范围很广，可以涉及文化、经济、政治、专业等方面的问题。讨论的题目可由教师指定或学生提出。

(4)重要事件讨论会：是小组同学对实习中遇到的重要事件进行的讨论。讨论时，由教师或学生先对事件本身以书面或口头的方式介绍给全组成员，然后展开讨论。学生可以问有关事件的细节，以得到充分的资料来发现问题所在，学生可以提出不同的解决方法，并向小组介绍自己的方法及采取此方法的理由，或者学生以小组工作的形式共同探讨决定解决问题的方案。讨论结束时，由老师总结讨论的结果，并澄清学生中存在的误解。

3. 临床实习讨论会的优缺点

(1)优点：①为学生提供较多的锻炼机会，提高学生的口头表达能力；②营造了一种开放性的论坛气氛，让学生各抒己见，提高了学生对临床护理实践的兴趣；③促进合作性学习的技能，促进评判性思维的发展。

(2)缺点：①讨论前需要充分的准备，并需要学生的积极配合才能达到良好的教学效果；②对某些内向、不善于口头表达的学生，易造成紧张、消极的情绪。

(五)契约学习法

1. 概念　契约学习法是教师与学生共同制订学习计划，并严格按契约的内容进行学习的一种方法。契约学习是以学习契约为载体的一种教育组织形式，同时又是一种具体的学习方法。20 世纪 70 年代美国成人教育大师诺尔斯(Knowles)综合独立研究、个别化教育、自我导向式学习及终身学习等理论，形成了“契约学习”的基本思想和方法。这种方法更能提高护理学生自主学习倾向和学习技能，有利于提高护理学生的综合素质。

2. 方法　契约学习是让实习护生根据自身情况，写出一份适合自身的学习契约，内容包括个体化的学习目标、实现目标的策略及日期、目标实现的判断标准和方法，然后跟教师共同签订学习契约、拟订计划。护生在实习过程中按照契约的内容进行执行，经常对照契约，检查学习契约落实情况。带教老师经常检查其完成情况，为保证落实有效，要求护生每周总结学习工作情况，做好翔实的实施记录，在记录中及时查找不足，及时纠正和弥补不足，以保证契约内容的完成。护生根据实习、学习过程中遇到的问题，及时与带教老师讨论、协商，对契约做相应的调整。执行过程中，如发现学习内容与学习方法发生变化，应对学习契约进行再次修改。护生在契约规定的时间内对学习效果进行验收，由于契约明确了各科室的实习目标、实习计划，所以护生学习方向性明确，且契约由护生自己拟定，与带教老师共同磋商形成，学习契约对护生和带教老师都有指导和约束作用，因此师生都非常重视契约内容的完成情况。

3. 契约学习法的优缺点

(1)优点：①可以规范教学行为，增强教师的教学意识、调动教师的教学积极性、改善师生关系，能激发护生的学习热情；②提高护生的学习兴趣、培养护生自主学习和对学习的操控能力、丰富护生的学习经验，对以后参与终身护理学教育起到了积极的帮助作用；③拓宽护生的知识面，提高理论、技能水平和综合素质，培养自我导向式学习及终身学习的能力。

(2)缺点：①加大了带教老师的教学工作量，对带教老师的教学职责提出严峻挑战；②把护理实习的内容局限在一种具体的范围，当学习资源或学习方式有改变时，会给实习生带来困惑；③契约学习的协商性与学习契约的强制性较难统一，契约学习强调学习目标、内容、过程的可协商性，但学习契约实际上是一份协议，既然是协议就有一定的强制性，而契约学习又不能不要“强制”。

第四节　临床护理教学查房

临床护理教学查房是临床工作中为了提高护理质量及临床教学水平而采取的一种较好的教学方式，是为了提高临床护士及护生的认识能力而采取的一种加深对某个问题认识的一种教学方法。临床护理教学查房是一种常规、有效的护理工作方式。临床教学中运用护理教学查房，可以促进临床护士及护生护理患者的综合能力的提高和发展。临床护理教学查房通常在患者床边进行，但对于某些敏感的问题，应在床边查房结束后到其他地方进行讨论。临床护理教学查房可由护士长或资深护士主持。

一、形　式

1. 临床护理技能查房　观摩有经验的护士技术操作示范、规范基础或专科的护理操作规程、临床应用操作技术的技巧等，通过演示、录像、现场操作等形式，也可以通过优质护理病例展示和健康教育的实施方法等，达到教学示范和传、帮、带的作用。不同层次的护士均可成为教师角色，参加的人员为护士和护生。

2. 典型护理案例查房　由病区的主管护师以上人员或带教老师组织的护理教学活动。选择典型病例，提出查房的目的和达到的教学目标。运用护理程序的方法，通过收集资料、确定护理问题、制订护理计划、实施护理措施、反馈护理效果等过程的学习与讨论，帮助护士掌握运用护理程序的思维方法，进一步了解新的专业知识理论。还具有可发现临床护理工作中值得注意的问题，在教与学的过程中规范护理流程、了解新理论以及掌握新进展的目的。

3. 临床护理带教查房　由带教老师负责组织，护士与护生参加。重点是护理的基础知识和理论，根据实习护生的需要确定查房的内容和形式。围绕实习护生在临床工作中的重点和难点，每月进行 1 次或 2 次的临床带教查房，如操作演示、案例点评、病例讨论等。

二、护理教学查房案例

(一)查房案例

谭某，男，46 岁；科别：ICU 2 床；住院号：249959；入院时间：2010-07-24。

诊断：第 7 胸、第 11 胸椎体压缩骨折；急性呼吸窘迫综合征。

病史简介：患者约 3h 前不慎跌落于 2m 深的河中，头背部着地跌入河中，吞咽一口污水后，被人救起即感头痛、颈痛、胸背部疼痛、胸闷、呼吸困难，翻身时剧烈疼痛，无法站立。无恶心呕吐，无头晕昏迷，无肢体麻木，被送来我院就诊。入院体格检查：体温 37.2℃，脉搏 106 次/分，呼吸 22 次/分，血压 18.3/105kPa(137/79mmHg)，神志清，急性痛苦面容，平车入病房。腹部平坦，全腹肌紧张，压痛明显，无反跳痛。脊柱胸段前凸稍减轻，广泛压痛，第 7 胸、第 11 胸椎体棘突旁叩击痛明显。双上肢活动正常。双下肢各肌群肌力可，加强试验(—)，双股神经牵拉试验(—)，双下肢生理反射存在，病理反射未引出。X 线检查提示：第 7 胸、第 11 胸椎体压缩骨折，于 2010-07-27 14:30 在全身麻醉下行 T_{11} 切开复位椎弓根钉内固定术，术后病人动脉血氧饱和度在 0.80 左右，气管中有大量黄色痰液，考虑为双肺挫伤所致，于 2010-07-27 20:00 转入 ICU 治疗。

(二)护理评估

1. 健康感知-健康管理型态　患者平素身体较差，10 年前于其他医院诊断为肝硬化早期、乙型肝炎、胆囊炎；遵医嘱长期服用护肝药物，具体药物不详，定期到医院检查肝功能，注意饮食，进食优质蛋白，减少坚硬食物的摄入。3 年前诊断为前列腺肥大，有尿频史。吸烟 30 余年，每天 20 支，无嗜酒史。生活作息正常，规律锻炼，每周爬山活动 2 次。否认糖尿病、高血压病史。否认外伤、手术史、输血史。否认药物食物过敏史，预防接种史不详。

2. 营养/代谢型态　2010-07-27 禁食，肠外营养支持治疗；补液量 3800ml，出量 4890ml；体温波动在 37.1～37.5℃；口腔黏膜湿润，皮肤完整无破损，无水肿、脱水，弹性好；体格检查：身高 168cm，体重无法估算(因胸椎压缩骨折，患者平车入院)，毛发浓密，口唇红润，血红蛋白为 154g/L，清蛋白为 37.5g/L。

3. 排泄型态　2010-07-24 留置 14 号双腔尿管，引出淡黄色尿液，尿量 2400ml。患者 4d 未排大便。体格检查：腹部听诊为鼓音，听诊肠鸣音<3 次/分。

4. 活动-运动型态　2010-07-24 患者平车入院，因疾病限制活动。2010-07-27 转入 ICU 后因烦躁给予镇静、镇痛治疗，并制动。术后平卧位。

5. 睡眠-休息型态　2010-07-27 患者行气管插管辅助呼吸，因使用镇静、镇痛药治疗，Ramsay 评分为Ⅳ级，表现为入睡，对声音和刺激眉间反应迅速。

6. 认知-感知型态　2010-07-27 患者对声音刺激反应迅速，听觉正常；吸痰时表情痛苦皱眉；能用写字板与患者沟通；患者对时间、地点、空间、人物的定向力正确。

7. 自我概念型态　平日以娱乐为主，无承担其他社会家庭事务。自我认同感强，在家中地位表示肯定。

8. 角色/关系型态　患者第一角色：男性，46

岁;第二角色:丈夫、父亲、兄弟;第三角色:合作的病人。家庭结构为主干家庭,与妻子、子女、父亲同住,家庭和睦。

9. 性/生殖型态　患者男性,生殖器官外观正常,适龄结婚,育有3女,夫妻关系和睦。

10. 压力与应对型态　患者失业,家庭主要经济收入主要靠妻子外出打工,家庭收入为每月2000～3000元;三子女均为在校大学生,家庭开支大,存在经济压力。患者对疾病认识不足,存在焦虑、恐慌的情绪。

11. 价值-信念型态　患者为汉族,无宗教信仰。

(三)护理诊断、预期目标、护理措施

【护理诊断1】

气体交换受损　呼吸困难,与急性肺损伤有关。

【预期目标】

病人1天内指脉血氧饱和度在0.90以上。

【护理措施】

1. 气道管理

(1)吸痰时机的选择:在病人咳嗽有痰、呼吸不畅、呼吸机送气困难、气道压力>3.92kPa($40cmH_2O$)、血氧饱和度下降至0.90以下、肺部听诊有痰鸣音时。

(2)吸痰方法:使用密闭式吸痰管吸痰,预防PEEP的丢失,吸痰前后给予吸入纯氧气2min,保证氧储备。吸痰时吸引器的压力<2.96kPa(22.2mmHg),每次吸痰时间不超过15s,每次吸痰间隔3～5min。

(3)吸痰过程中密切观察病人的呼吸、发绀及心率等情况,出现血氧下降,心率加快等情况,立即停止吸痰,给予纯氧吸入2min。

(4)吸痰后观察血氧有无改善。听诊肺部痰鸣音是否减少,双肺呼吸是否对称。

(5)气道湿化,呼吸机的湿化罐温度刻度标识在中等水平,水温保持在32～36℃,保证湿化充足,防止气道干燥避免痰液黏稠。

(6)人工气道固定。妥善固定气管插管,每班评估气管插管外露的长度,一般气管插管外露距门齿9～10cm,评估固定边带的松紧度,以半指松为宜。

(7)导管气囊的护理。每班次用气囊测压表测压,气囊压力为2.45kPa($25cmH_2O$),与毛细血管相等,避免压力过大造成对气管壁的损害。

2. 机械通气的护理

(1)观察呼吸机的运转情况。监测潮气量与设定潮气量是否相符(本患者设定潮气量为450ml)。观察呼吸机送气情况、气道压力、自主呼吸频率(本患者呼吸频率为15次/分)。潮气量不足或人机对抗时及时查找原因并进行处理。

(2)报警参数的设定与处理。潮气量低于设定值的70%时,查找低潮气量的原因,如管道漏气、气囊漏气、接水杯是否有裂缝等。呼吸机气道压力高于3.92kPa($40cmH_2O$)时,观察是否为痰液堵塞、管道扭曲、人机对抗等。

(3)呼吸机回路的维护。呼吸机回路及储水杯的位置应低于人工气道的水平面。及时倾倒储水杯积水,防治逆流。每周更换呼吸机管道,并做好记录。

3. 预防呼吸机相关性肺炎

(1)口腔护理:采用生理盐水,每日3次,口腔护理时观察口腔有无溃疡或口腔感染。

(2)吸痰时严格遵循无菌操作原则。

(3)每班监测呼吸导管气囊压。

(4)患者因胸椎压缩骨折,不能选取半坐卧位预防呼吸机相关性肺炎。采取平卧位,禁食、持续胃肠减压。每班注意检查负压瓶的负压情况,密切观察患者有无反流现象。

【护理诊断2】

有体液失衡的危险　与液体摄入量少于排出量有关。

【预期目标】

病人2日内摄入量与排出量呈平衡状态。

【护理措施】

1. 动态记录液体输入及尿量情况,保持每日的液体出入量呈平衡状态。

2. 根据尿量决定液体的摄入量和速度。将医嘱所开的液体量,在24h内匀速输入,在输注期间注意观察每小时尿量(尿量保持>80ml/h),保持体液输注的负平衡状态。

3. 注意每日查看生化结果,关注电解质的平衡情况。

【护理诊断3】

潜在并发症(PC)　感染。

【预期目标】

病人住院期间无感染发生。

【护理措施】

1. 观察锁骨下静脉穿刺处有无渗血、渗液情况，每5天更换敷料1次。有血迹、血痂及分泌物时随时更换，更换无菌薄膜敷料时以穿刺点为中心，至少覆盖穿刺点周围2cm以上。

2. 输液管道系统每天更换1次。用于输血、血制品、脂肪乳的管道应每天更换肝素锁、三通接头。避免使用深静脉导管采血治疗。

3. 保持尿管的引流通畅，预防管道打折或受压。保持会阴部的清洁，每天2次会阴冲洗，有分泌物时随时清洁。保持尿管的密闭完整及尿管与尿袋的连接处清洁。注意尿袋的位置，尿袋应低于膀胱位。尿管接集尿袋后引流管从患者肢体上面经过，以免身体压迫尿管和皮肤受损。

4. 胃管护理。保持有效负压引流和胃管通畅，翻身时固定好胃管，防止胃管受压、扭曲。喂药前后用温水20ml冲管，预防胃管堵塞。

5. 切口引流管的护理：做好引流管的标识，观察记录引流液的性质、颜色、引流量，翻身时注意保护好管道，预防脱出、受压或扭曲。

【护理诊断4】

有皮肤完整性受损的危险　与治疗需卧床有关。

【预期目标】

病人住院期间皮肤完整，无压疮出现。

【护理措施】

1. 使用气垫床。在骶尾部、肩胛骨、足跟等骨隆突处加水垫，每2小时更换水垫，按摩受压部位的皮肤。

2. 做好晨晚间护理，保持床单位平整、干燥清洁。

3. 每班交接皮肤情况：足跟、骶尾部、肩部、枕部受压情况，皮肤有无发红、淤血、破损。

4. 观察气管插管边带固定处有无皮肤压损，胃管对局部皮肤的压迫情况。

【护理诊断5】

便秘　腹胀与长期卧床和禁食有关。

【预期目标】

病人住院期间形成规律的排便习惯。

【护理措施】

1. 环形按摩腹部，操作者用单手或双手的示指、中指和环指沿结肠解剖部位自右向左环形按摩。

2. 大黄粉9g加50ml温开水，鼻饲，每天3次，至排出大便后停止鼻饲。

【护理诊断6】

焦虑　与插管无法表达、陌生环境及和家人分离有关。

【预期目标】

病人2d内焦虑症状减轻。

【护理措施】

1. 每天下午4:30～5:00安排探视，让家属和患者会面沟通，提供心理支持。

2. 为患者提供非语言性的沟通条件，如笔、写字板，多陪伴在患者身边，满足患者的心理要求。

3. 护理操作前，向患者耐心解释目的，减少患者的不安全感。

4. 使用约束带约束患者时，充分与其沟通，说明约束的必要性，使患者愿意接受约束。

5. 尽可能地为患者提供安静的空间，如用隔布帘子遮挡，避免其他患者对他的影响，工作人员自觉维护ICU安静的环境，做到不向远处传话，不大声喧哗。

6. 及时与家属沟通，让家属第一时间了解患者的病情、用药及费用等情况。

7. 药物辅助镇静、镇痛护理。使用Ramsay评分标准对意识状态进行评估，动态调整镇静药物的剂量，使评分标准维持在Ⅲ～Ⅳ级水平。

（四）护理评价

管床护士于2010年7月30日给予护理评价，评价内容如下。

1. 指脉血氧饱和度维持在0.95以上。

2. 每日液体摄入呈负平衡状态，液体总量为每日出量大于入量约1000ml。

3. 焦虑症状减轻，无意外拔管，患者较安静地接受机械通气治疗。

4. 皮肤完整，无压疮出现。

5. 形成规律的排便习惯。

（陈伟菊）

参考文献

北京师范大学出版社组.2006.教育学专业基础[M].北京：北京师范大学出版社.

蔡金凤.2010.浅谈计算机辅助教学[J].内蒙古石油化工，(8).

陈伟菊，彭刚艺.2009.临床护理文书规范（专科篇）[M].广州：广东科技出版社.

陈小燕，陈宝玉.2009.契约学习法在临床护理教学中的应用实践[J].解放军护理杂志，26(1A)：68.

迟风玉,蔡宝英,王秋华.2001.护理教学查房管理的实践与思考[J].中华护理志,36(7):524.
傅建明,虞伟庚.2005.教育原理与教学技术[M].广州:广东教育出版社.
郭红霞,姜永东.2007.PBL在我国护理教育中的应用研究现状[J].护理学报,14(1):25-26.
汉瑞娟.2007.国内外护理教育改革现状与发展趋势[J].中国误诊学杂志,7(2):224-226.
侯继丹,张徐宁,张巧玲,等.2005.契约学习在护生实习中的应用[J].护理研究,(中旬版),19:2428-2429.
贾玉梅.2009.高校计算机辅助教学利弊浅析[J].绍兴文理学院学报,29(10):102-103.
姜安丽.2017.护理教育学[M].4版.北京:人民卫生出版社.
李云峰,蔡昕怡,段林灿.2009.导师负责制在肿瘤外科本科生临床实习中的应用[J].医学西北教育,17(1):173-174.
刘业惠,赵衍青,陈来芳,等.2008.分层次契约学习在临床护理实践教学中的应用研究[J].中国医学前沿,3(22):50.
刘义兰,王桂兰,赵光红.2002.现代护理教育[M].北京:中国协和医科大学出版社.
吕宏.2002.中美研究生教育的比较研究[J].开封教育学院学报,22(3):6.
孟瑞芹,聂春明.2002.澳大利亚护理概况[J].国外医学:护理学分册,21(4):151-152.
钮美娥,薛小玲.2002.护理临床教学中实施带教制的利弊分析[J].护理教育,18(5):72-73.
沈建新.2001.PBL:一种新型的教学模式[J].国外医学:教育分册,22(2):36-38.
宋晓丽,王培席.2009.浅谈我国护理研究生教育现状及发展趋势[J].河南医学研究,18(3):245.
孙宏玉,简福爱.2005.护理教育[M].北京:中国中医药出版社.
陶宝英,曹银.2008.观PBL在我国护理教育中的应用现状[J].护士进修杂志,23(6):508-509.
王平,卢岩,王勤.2005.契约学习法与传统讲授法的效果研究[J].中华护理杂志,40(3):214-215.
王守恒,查啸虎,周兴国.2004.教育学新论[M].合肥:中国科学技术大学出版社.
谢少清,朱禧庆,牛娟,等.2006.专科护士临床教学引入导师负责制的设想[J].护理研究,20(12):3179.
许友君.2005.美国护理教育思想及其对我国的启示[J].大连大学学报,26(6):65-68.
杨芳宇,沈宁.2002.PBL在护理教育中的应用现状[J].国外医学:护理学分册,21(2):55-58.
尤黎明,罗志民,万丽红,等.2010.中国护理教育资源现状及发展趋势的研究[J].中华护理杂志,7(4):147.
张丽,陈桂艳,郑莉莉,等.2010.继续护理教育在护理工作中的重要性[J].吉林医学,31(8):1151.
赵萍.2005.澳洲护理教育及临床管理[J].中国护理研究,19(9):1782.
郑修霞.2009.我国本科护理教育发展的概况、面临的机遇及挑战[J].中华护理教育,6(3):139.
朱秀丽.2000.美国护理教育发展现状[J].国外医学:护理学分册,19(8):364-366.
http://baike.baidu.com/view/548810.htm.
http://www.papers8.cn/shownews/Qing Jing JiaoXueFaZaiMiShuZhuanYe_7086.htm.

第5章

医院感染护理

第一节 医院感染护理学绪论

医院感染的预防和控制措施贯穿于护理活动的全过程，涉及护理工作的诸多方面。世界卫生组织(WHO)提出的有效控制医院感染的关键措施为：消毒、灭菌、无菌技术、隔离、合理使用抗生素，以及监测和通过监测进行效果评价。这些无一不与护理密切相关。实际上，这些预防、控制医院感染的手段，就是护理工作的基础，要想做好任何一项实质性护理，都离不开这几方面的知识和技术。因此，研究医院感染的发生、发展规律及其预防和控制方法，尽力降低感染发生率不仅是护理学的主要任务，也是提高护理质量，促进护理学科发展的重要内容之一。

一、医院感染的基本概念

1. *医院感染的定义* 医院感染(nosocomial infections，hospital infections)亦称医院获得性感染(hospital acquired infections，HAI)。笼统地说，它是指发生在医院内的一切感染。我国卫生部于1997年组织国内专家根据我国医院感染研究进展，重新修订了医院感染诊断标准，并于2001年1月3日颁发实施。新的诊断标准将医院感染定义为：住院病人在医院内获得的感染，包括在住院期间发生的感染和在医院内获得出院后发生的感染；但不包括入院前已开始或入院时已存在的感染。医院工作人员在医院内获得的感染也属医院感染。

在医院感染诊断中首先应明确是医院感染或非医院感染，判别的原则如下。

下列情况属于医院感染：①无明确潜伏期的感染，规定入院48h后发生的感染为医院感染；有明确潜伏期的感染，自入院时起超过平均潜伏期后发生的感染为医院感染。②本次感染直接与上次住院有关。③在原有感染基础上出现其他部位新的感染(除外脓毒血症迁徙灶)，或在原感染已知病原体基础上又分离出新的病原体(排除污染和原来的混合污染)的感染。④新生儿经母体产道时获得的感染。⑤由于诊疗措施激活的潜在性感染，如疱疹病毒、结核杆菌等的感染。⑥医务人员在医院工作期间获得的感染。

下列情况不属于医院感染：①皮肤黏膜开放性伤口只有细菌定植而无炎症表现；②由于创伤或非生物性因子刺激而产生的炎症表现；③新生儿经胎盘获得(出生后48h内发病)的感染，如单独疱疹、弓形虫病、水痘等；④患者原有的慢性感染在医院内急性发作。

医院感染按临床诊断报告，力求做出病原学诊断。医院感染分系统及部位诊断，限于篇幅本节未录入，请参见原文件。

2. *医院感染的研究对象* 广义地说，医院感染研究的对象是指一切在医院活动过的人群，如住院病人、医院职工、门诊病人、探视者或陪护家属。但由于以上部分人群在医院里逗留的时间短暂，而且感染因素较多，难以确定其感染源是否来自医院。因此，医院感染的研究对象主要应为住院病人和医务人员。

二、医院感染的分类

医院感染按其病原体的来源可分为内源性和外源性；按其预防性可分为可预防性和难预防性；按其感染途径又可分为交叉感染、医源性感染和自身感染三类。由于后两种分法，其界限往往不易确定，多数人常采用前一种分类。

1. 外源性感染　外源性感染（exogenous infections），通常是指病原体来自病人体外，如其他病人、病原携带者，包括医院工作人员及探视者，以及污染的医疗器械、血液制品、病房用物及环境等的医院感染。这类感染通过现代的消毒、灭菌、隔离和屏障护理、无菌技术等措施的应用，基本上能达到有效的预防和控制。

2. 内源性感染　内源性感染（endogenous infections）也称自身感染（autogenous infections）。引起这类感染的微生物来自病人体内或体表的正常菌群或条件致病菌，包括虽从其他病人或周围环境中来的，但已在该病人身上定植（colonization）的微生物。在平时定植的正常菌群对宿主不致病，形成相互依存、相互制约的生态体系。但是，当病人健康状况不佳，抵抗力下降或免疫功能受损，以及抗生素的应用等因素，可导致菌群失调或使原有生态平衡失调，菌群移位（易位），从而引发感染。

针对具有内源性感染危险因素的病人，通常采取以下预防原则：①避免扰乱和破坏病人的正常防疫机制；②严格执行合理使用抗生素规定，注意保护正常菌群抗定植的能力，尤其是尽量减少使用广谱抗生素，必要时实施限制使用抗生素制度；③仔细检查和明确病人的潜在病灶（如龋齿、鼻窦炎、胆囊炎等）及金黄色葡萄球菌、沙门菌等带菌状态，并及时给予适当治疗；④对感染危险指数高的病人，采取保护性隔离和选择性去污染等措施，控制内源性感染的发生条件。

第二节　医院感染的传播过程

感染是病原微生物经由一定途径侵入易感宿主的体内，或者病人自身某一部分原有菌群通过移位途径进入另一部位，并在该部位生长、繁殖而引起的病理变化。感染的发生必须具备3个基本条件（或3个环节）：感染源、传播途径和易感宿主。所谓“感染链”即由这三者共同组成。三者同时存在，并相互联系，感染就会发生。预防、控制感染就是要干预和阻断三者之间的联系。

一、感　染　源

导致医院感染的感染源可归纳为：①来自病人自身特定部位（胃肠道、呼吸道、皮肤、泌尿生殖道、口腔黏膜等部位的寄居菌）的正常菌群；②来自周围已感染或带菌的病人（现患者、潜伏期病人及带菌者）；③来自医院带菌的工作人员；④来自带菌的病人家属及探视者；⑤来自医院的环境（主要指病房中设备和其他物体，特别是有水的环境常成为环境储菌源）；⑥来自未彻底消毒灭菌的医疗器械和不合格的一次性使用无菌物品；⑦来自血液制品、药物；⑧动物感染源等。

感染源传播性的强弱，取决于疾病的种类，排出的病原体数量、频率，以及活动的方式和范围。

二、传播途径

传播途径是指病原微生物从感染源传到新宿主的途径和方式。微生物可通过多种途径传播，即使同一微生物也可通过多种途径传播。传播途径主要有六种类型：接触、飞沫、空气、共同媒介传播、医源性传播、生物媒介传播。

1. 接触传播　接触传播是医院感染主要而且常见的传播途径，一般有下列两种形式：①直接传播；②间接传播。

2. 飞沫传播　理论上是接触传播的形式，但又不同于接触传播，它与直接接触或间接接触的机械移动传播有很大的不同，因此将其从接触传播中分离出来。人在咳嗽、打喷嚏或谈笑时，会从口腔、鼻孔喷出很多微小液滴，称为飞沫，医护人员在进行诊疗操作，如支气管镜或吸痰操作时，也可接触许多含微生物飞沫（主要为呼吸道黏膜的分泌物，一次咳嗽或喷嚏可产生含有微生物飞沫颗粒 10^5 个以上）。其中较大的飞沫在空气中悬浮的时间不长，喷射的距离不过1m左右，因此，专用的空气处理和通风设备不是必需的，也不需要采取空气隔离。但若易感者处于近处，接触到含致病菌的飞沫，即可引发感染。

3. 空气传播　这是病原微生物经由悬浮在空气中的微粒-气溶胶来传播的方式（气溶胶是指固体或液体微粒散布、悬浮在空气中的一种胶态分散系，常含有大量病原微生物）。微生物气溶胶的种类繁多而构形复杂，但传播医院感染的主要由从感染源排出的带菌飞沫水分蒸发，形成脱水蛋白质外壳，内含病原体，称为飞沫核或形成灰尘粒子（菌尘），粒径多数 $<5\mu m$。这种微粒能在空气中悬浮较长时间，并可随气流漂浮到较远处（所以可造成

多人感染，甚至导致医院感染暴发流行）。因此，需要依靠环境屏蔽，如单人房间、专门的空气处理系统和通风设备，以防止空气传播。经空气传播的微生物包括：结核、麻疹、水痘等。

4. *共同媒介传播*　主要指通过微生物污染的水、食物、医药和设备等传播。

5. *医源性传播*　传播涉及的范围往往比较广泛，而且常可导致医院感染的暴发流行。在医院中其媒介物大致可分下列三类。

（1）血液及血液制品传播。

（2）输液制品与药品的传播。

（3）各种诊疗设备、微生物实验室的各项操作，以及空气调节系统等，均可能造成医源性传播。

6. *生物媒介传播*　是指某些动物和媒介昆虫携带病原微生物的传播，如蚊子传播疟疾、乙型脑炎、登革热等，带病毒的革螨叮咬使受体感染出血热病毒（汉坦病毒）引起流行性出血热（肾综合征出血热），以及苍蝇、蟑螂、鼠类扩散污染物质而造成感染等。

三、易感宿主

易感宿主是指对某种感染性疾病缺乏免疫力而容易感染的人。若把易感者（宿主）作为一个总体来考虑，则称为易感人群。人群遭受感染程度称为人群易感性。易感性取决于构成人群的每一个体的易感状态，反映该人群内易感者与有免疫力者之间的相对关系，可用易感率来表示。病原体传播给宿主之后，并不能总引起感染，这主要取决于病原体的致病性（毒性）、宿主防御功能的强弱及环境条件（传播方式）三要素，组成了感染流行病学“三角”。因此，免疫低下的易感宿主的存在，是医院感染发生和流行的主要危险因素之一。

病人对同一种致病微生物的抵抗力差别很大；有些人能抵抗并消灭致病微生物；另一些人接触后与之共存而成为携带者；而还有些人则发展成疾病，如糖尿病，或接受放射治疗、使用抗生素、皮质类固醇及免疫抑制药等治疗的淋巴肉瘤、白血病、恶性肿瘤、粒细胞减少症和尿毒症，患者特别易感；老龄、慢性消耗疾病、休克、昏迷、创伤、术后等都可使人成为易感者。

总的来说，预防和控制医院感染就是要排除危险因素，即找到并消除感染源，切断传播途径，或提高宿主的免疫力。但是，要完全消除感染源或改善宿主的状况是不易做到的，最简单、直接而又有效地中断感染链的方法就是利用消毒、隔离、无菌技术等手段来阻断传播途径。

第三节　医院感染的微生物学原理

一、人体的正常菌群

在人体的皮肤、黏膜与外界相通的各种腔道（如口腔、鼻咽腔、肠道、生殖泌尿道）等部位，均存在着对人体无害的庞大微生物群，包括大量停留在机体中的原籍菌和外籍菌（过路菌）。正常菌群绝大部分是厌氧菌，它们在人体特定部位定植，且密度极高，与定植区的黏膜上皮细胞有密切关系。这些微生物群在发生、发展过程中，无论是群体内部或它们与人体之间，均形成一种自然生态体系，互相依存、互相制约，经常保持着生态平衡；由于人们对细菌及真菌了解得较多，故习惯称为正常菌群。

人类各部位的正常菌群一般不仅对人体无害，反而有利。正常菌群的生理作用包括降解肠道未消化的食物残渣，以利吸收，同时参与合成各种维生素的营养作用；能产生多种抗原物质，刺激机体免疫应答，是非特异性免疫功能不可缺少的组成部分；有定植抵抗力，通过争夺营养物质和空间位置，产生代谢产物杀伤侵入的有害细菌等。而且，在人体皮肤、黏膜表面特定部位的正常菌群，通过黏附和繁殖能形成一层自然菌膜，有利于抗拒致病微生物的侵袭及定植，被视为机体防止外来菌侵入的生物屏障。

二、微生态的失衡

微生态的平衡是指在长期进化过程中形成的正常微生物群与不同宿主在不同发育阶段动态的生理性组合，达到定位、定性、定量 3 个方面的平衡。微生态平衡对人体的健康十分重要，但许多因素如疾病状态、有创诊疗措施及大量广谱抗生素使用等，都会影响人体微生态的平衡。微生态失衡是指在外环境影响下，正常微生物之间及正常微生物与宿主之间平衡状态改变，由生理性组合转变成病理组合的状态。微生态失衡会引起菌群失调和移位。

1. *原位菌群失调*　原位菌群失调是指正常菌

群虽仍生活在原来部位，亦无外来菌入侵，但发生了数量或种类结构上的变化，即出现了偏离正常生理组合的生态学现象，可对宿主产生某种不良影响。根据失调程度不同，原位菌群失调可分为三类。

（1）一度失调：在外环境因素、宿主患病或所采取的医疗措施（如使用抗生素或化学药物治疗）的作用下，一部分细菌受到了抑制，而另一部分细菌却得到了过度生长的机会，造成某些部位正常菌群的结构和数量发生暂时性的变动，即为一度失调。这种失调可通过细菌定量检查得到反映。失调的因素被消除后，正常菌群可自然恢复，临床上称之为可逆性失调。

（2）二度失调：正常菌群的结构、比例失调呈相持状态；菌群内由生理波动转变为病理波动。去除失调因素后菌群仍处于失调状态，不易恢复，即具有不可逆性。多表现为慢性腹泻（肠炎）、肠功能紊乱及慢性咽喉炎、口腔炎、阴道炎等，临床常称为比例失调。

（3）三度失调：原正常菌群大部分被抑制，只有少数菌种占决定性优势。发生三度失调的原因常为广谱抗菌药物的大量应用，使大部分正常菌群消失，而代之以过路菌或外袭菌，并大量繁殖而成为该部位的优势菌。三度失调表现为急性重病症状，如难辨梭菌引起的假膜性肠炎。白色念珠菌、铜绿假单胞菌和葡萄球菌等都可能成为三度失调的优势菌。正常菌群的三度失调亦称菌群交替症或二重感染。

2. 移位菌群失调　在医院中更严重的是移位菌群失调，也称定位转移或易位，即正常菌群由原籍生境转移到外籍生境或本来无菌的部位定植或定居，如大肠中的大肠埃希菌、铜绿假单胞菌转移到呼吸道或泌尿道定居。其原因多为不适当地使用抗生素，即该部位的正常菌群被抗生素抑制或消失，从而为外来菌或过路菌提供了生存的空间和定植的条件。

移位菌群失调表现为：横向转移，如下消化道向上消化道转移，上呼吸道向下呼吸道转移；纵向转移，如皮肤及黏膜表层向深层转移；肠腔向腹腔转移；经血液循环或淋巴循环向远处转移。外科手术、插管等侵入性诊疗容易引发移位菌群失调；免疫力低下的病人，如大面积烧伤病人等也易于发生移位菌群失调。

三、细菌的定植

各种微生物（细菌）经常从不同环境落到人体，并能在一定部位定居和不断生长、繁殖后代，这种现象通常称为“细菌定植”。细菌定植是人的机体与正常菌群或其他各种微生物在长期进化过程中形成的一种共生关系。定植的微生物必须依靠人体不断供给营养物质才能生长和繁殖，进而才能对人体产生影响（如导致感染）。但是，人体也在进化过程中发展出一系列防御机制，在正常情况下足以抵御各种微生物的侵袭。

四、医院感染中常见的病原体

医院感染中常见的病原体通常可分为细菌、病毒、真菌、肺孢子虫、弓形虫、衣原体和疟原虫等，其中以各种细菌最为常见，约占95%以上。

1. 医院感染的常见病原体特点

（1）大部分为人体正常菌群的转移菌或条件致病菌，对某些环境有特殊的适应性。例如，表皮葡萄球菌和不动杆菌，可黏附于塑料表面，一旦静脉或动脉插入的塑料管被它们污染，就很容易引起败血症；大肠埃希菌能黏附在泌尿道的上皮细胞上，从而成为泌尿道感染的主要病原菌。

（2）常为多重耐药菌株，对抗生素有较强和较广的耐药性。大量而广泛应用抗生素，易于选择出或形成耐药菌株。耐药菌株可传染给医院环境里及人体表面的某些腐生菌。它们可保存所接受的耐药性基因，并能传递给其他条件致病菌，而促成医院感染。

（3）常侵犯免疫功能低下的宿主，因此判断病原菌的种类往往比较困难。医院感染主要受害者是病人，原因首先是病人通常抵抗力弱，对细菌较敏感；其次，病人往往接受过某些侵入性诊断或治疗，常给细菌造成入侵之机，极易导致发生医院感染。

2. 医院感染中常见的细菌

（1）金黄色葡萄球菌（*Staphylococcus aureus*）是革兰阳性球菌，属葡萄球菌属。凝固酶阳性的金黄色葡萄球菌是人感染的主要致病菌。广泛分布于自然界、人和动物的皮肤与外界相通的腔道中。在人群中，金黄色葡萄球菌带菌状态相当普遍，15%的人慢性携带致病性金黄色葡萄球菌。金黄色葡萄球菌的感染途径主要是通过污染的手，导致人与人之间的传播，从有操作的皮肤黏膜侵入，或食入含有金黄色葡萄球菌肠毒素的食物或吸入染菌尘埃致病。有活动性金黄色葡萄球菌感染或有大量该菌定植的病人可排出大量细菌，是导致院内感染的主要感染源。金黄色葡萄球菌对全身各系统均可引起感染性疾病。其中在医院内感染的病原体中，耐甲氧西林金黄色葡萄球菌（MRSA）引起感染增加，越来越受到重视。

（2）铜绿假单胞菌（*Pseudomonas aeruginosa*）是革兰阳性杆菌、非发酵菌、假单胞菌属。是医院感染中主要的病原菌之一。它广泛分布于医院的各种潮湿地方、物品上，对外界环境的抵抗力较其他细菌更强。铜绿假单胞菌可引起泌尿道、伤口、皮肤与软组织等部位感染，其传播途径可来自环境污染（如消毒液、尿壶、尿管等）、医务人员的手、病人之间的交叉感染，以及病人自身的内部源性感染。铜绿假单胞菌引起医院感染发生率逐年上升，耐药谱广，日益受到重视。

（3）大肠埃希菌（*E. coli*）为革兰阴性杆菌，广泛存在于自然界、水和土壤中，是人和动物肠道的正常菌群，是条件致病菌。根据其对人的致病性可以分为肠道感染和肠道外感染。常引起泌尿道、腹腔、胆道、血液等部位的感染。可通过病人之间及工作人员与病人之间的接触或各种侵入性诊疗操作如安置尿管、静脉置管等引起感染。

（4）肺炎克雷伯菌（*Klebsiella pneumoniae*）是革兰阴性杆菌。广泛存在于自然界的水和土壤中，也是人和动物肠道和上呼吸道的正常菌群的组成部分。易在病人的上呼吸道定植，是 ICU 最常见的条件致病菌。它可以通过医护人员的手传播。该菌可引起呼吸道、泌尿道、手术切口及血液的感染。

3. 医院感染中常见的其他病原体

（1）真菌：近年来，真菌引起的院内感染呈现进一步增长的趋势，常见的真菌感染是白色念珠菌、热带念珠菌和曲霉菌。念珠菌感染多发生在长期应用广谱抗生素或免疫力低下的病人身上，常导致深部感染。

（2）病毒：病毒引起的医院感染暴发流行近年屡有报道，引起各界关注。引起医院感染的病毒包括流感病毒、副流感病毒、呼吸道合胞病毒、腺病毒、柯萨奇病毒、单纯疱疹病毒、巨细胞病毒、HIV 等。

第四节　医院感染监测与报告

一、医院感染的监测

医院感染的监测是长期、系统、连续地收集、分析医院感染在一定人群中的发生、分布及其影响因素，并将监测结果报送和反馈给有关部门和科室，为医院感染的预防、控制和管理提供科学依据。

医院感染监测可分为全面综合性监测和目标监测两大类。全面综合性监测（hospital-wide surveillance）是指连续不断地对所有临床科室的全部住院患者和医务人员进行医院感染及其有关危险因素的监测。目标性监测（target surveillance）是针对高危人群、高发感染部位等开展的医院感染及其危险因素的监测，如重症监护病房医院感染监测、新生儿病房医院感染监测、手术部位感染监测、抗菌药物临床应用与细菌耐药性的监测等。

医院感染发生率的监测包括下列各项：①全院医院感染发生率的监测；②医院感染各科室发生率监测；③医院感染部位发生率的监测；④医院感染高危科室、高危人群的监测；⑤医院感染危险因素的监测；⑥漏报率的监测；⑦医院感染暴发流行的监测；⑧其他监测等。

医院应建立有效的医院感染监测和通报制度，及时诊断医院感染病例，分析发生医院感染的危险因素，采取针对性预防与控制措施。医院感染管理科必须每个月对监测资料进行汇总、分析，每季度向院长、医院感染管理委员会书面汇报，向全院医务人员反馈，监测资料应妥善保存。特殊情况及时汇报和反馈。

当出现医院感染散发病例时，经治医师应及时向本科室医院感染监控小组负责人报告，并于 24h 内填表报告医院感染管理科。科室监控小组负责人应在医院感染管理科的指导下，及时组织经治医师、护士查找感染原因，采取有效控制措施。确诊为传染病的医院感染，按《传染病防治法》的有关规定报告和控制。

二、医院感染资料收集与整理

1. 医院感染资料收集　患者信息的收集包括患者基本资料、医院感染信息、相关危险因素、病原体及病原菌的药物敏感试验结果和抗菌药物的使用情况。查房、病例讨论、查阅医疗和护理记录、实验室与影像学报告和其他部门的信息。病原学的收集包括临床微生物学、病毒学、病理学和血清学检查结果。

凡符合“医院感染诊断标准”的病历均应填写医院感染病例报告卡，按说明逐项填写。已确诊的医院感染病例即可编号建档。

2. 医院感染资料整理　定期对收集到的各种监测资料进行分析、比较、归纳和综合，得出医院感染的发生率，从中找出医院感染的发生规律，为制订针对性预防措施提供依据。医院感染发生率常用的指标及其统计方法如下。

(1)医院感染发生率：医院感染发生率是指在一定时间和一定人群(通常为住院病人)中新发生的医院感染的频率。其计算公式为：

$$医院感染发生率=\frac{(同一时期内)新发生医院感染例数}{(同一时期内)处于危险中病人数}\times 100\%$$

$$或=\frac{同期新发生医院感染例数}{同期住院病人数(或出院病人数)}\times 100\%$$

(2)罹患率：用来统计处于危险人群中新发生医院感染的频率，其分母必须是易感人群数，分子必须是该人群的一部分，常用于表示较短时间和小范围内感染的暴发或流行情况。观察时间的单位可以是日、周或月。其计算公式为：

$$医院感染罹患率=\frac{同期新发生医院感染例数}{观察期间具感染危险的住院病人数}\times 100\%$$

(3)医院感染部位发生率：用来统计处于特定部位感染危险人群中新发生该部位医院感染的频率。特别要强调的是分母一定是这个部位易感人群(危险人群)数，如术后切口感染发生率，其分母一定是住院病人中接受过手术的病人总体，分子则是手术病人中发生切口感染的病例数。其计算公式为：

$$部位感染发生率=\frac{同期新发生特定部位感染的例数}{同期处于该部位医院感染危险的人数}\times 100\%$$

(4)医院感染患病率：医院感染患病率又称医院感染现患率，是指在一定时间或时期内，在一定的危险人群(住院病例)中实际感染(新、老医院感染)例数所占的百分比。观察的时间可以是一天或一个时间点，称为时点患病率，若是在一段时间内则称为期间患病率。其计算公式为：

$$医院感染患病率=\frac{(特定时间)存在的医院感染例数}{观察期间处于感染危险中的病人数}\times 100\%$$

医院感染患病率与医院感染发生率不同，主要区别在于分子上，发生率是指在某一期间内住院人群中发生医院感染的例数所占的比率，而患病率是指某一时间在住院人群中存在的医院感染病例所占的比率；只要观察期间仍为未痊愈的医院感染均为统计对象，而不管其发生的时间。患病率通常都高于发生率。进行现患率调查必须强调实查率，只有实查率达到 90%～100%，统计分析的材料才有意义和说服力。实查率的计算公式为：

$$实查率=\frac{实际调查病人数}{调查期间住院病人数}\times 100\%$$

患病调查率又称现况调查或横断面研究，是很有用的方法，可在较短的时间内了解医院感染的基本情况。在缺乏条件开展全面综合性监测的医院里，可定期或不定期地进行患病率调查，即能用较少的时间和人力投入，达到较快地摸清感染主要情况的目的。患病率调查主要应用了解医院感染概况、发展趋势和初步评价监测效果。它的主要缺点是缺乏完整性和精确性。

(5)构成比：用以说明某一事物的各组成所占的比重或分布，常用百分比表示。其特点是各构成比之和必须等于 100%，但可因小数点后四舍五入影响，构成比之和会在 100%上下略有波动，可通过近似取舍的方法调整。当总体中某部分的构成比减少时，其他部分的构成比必然会相应增加。因此，构成比不同于发生率，要注意避免以比代率的错误概念。

3. 医院感染资料报告　将医院感染资料汇总，统计分析后绘制成图表来表达，内容简明扼要、重点突出，一目了然，便于对照、比较，这要比用文字来说明优越得多。

统计表的上方应写一突出的简明标题，并注明收集的时间、地点等。表中数据采用阿拉伯数字，数位对齐。表的下方应有“备注”栏，用于文字说明。

统计图有圆形图、直方图、直条图、统计地图和线段图等：圆形图常用来表示事物各组成部分的百分比构成；直条图常用于表达比较性质相似而不连续的资料，以直条的长短来表示数值的大小；线段图用于说明连续性资料，表示事物数量在时间上的变动情况或一种现象随另一种现象变动情况；直方图则用来表示连续变量的频数分布情况。

收集到的资料和信息经过整理分析，除绘制成相应的图表外，还应进行总结并写出报告，送交医院感染管理委员会（或组），讨论以期判明医院感染的来源、危险因素、传播途径和易感人群等，从而提出有效的针对性预防措施。监测结果及报告均需按要求上报和分送有关医护人员。通常，在相关的院务和业务会议上，每个月 1 次由感染监控人员报告医院感染监测、调查的结果，以作为进一步开展感染管理工作的基础和依据。

三、医院感染暴发流行

1. 医院感染暴发　医院感染暴发是指在某医院、某科室的住院病人中，短时间内突然发生许多医院感染病例的现象。发生下列情况，医疗机构应于 12h 内报告所在地的县（区）级地方人民政府卫生行政部门，同时向所在地疾病预防控制机构报告：

（1）5 例以上的医院感染暴发。

（2）由于医院感染暴发直接导致患者死亡。

（3）由于医院感染暴发直接导致 3 人以上人身损害后果。

医疗机构发生以下情形时，应按照《国家突发公共卫生事件相关工作规范（试行）》的要求在 2h 内进行报告：

（1）10 例以上的医院感染暴发事件。

（2）发生特殊病原体或新发病原体的医院感染。

（3）可能造成重大公共影响或者严重后果的医院感染。

2. 医院感染暴发的调查　主要根据所得的信息资料做好感染病例三间（空间、人间和时间）分布的描述及暴发因素的分析和判断。

（1）空间分布：亦称地区分布，可按科室、病房甚至病室，外科还可按手术间来分析。观察病例是否集中于某地区，计算并比较不同地区（单位）的罹患率。

（2）人间分布：亦称人群分布，主要是计算和比较有无暴露史的两组病人的罹患率。外科可按不同的手术医生或某一操作，来描述感染病例在不同人群中的分布情况。

（3）时间分布：根据病例的发生情况，计算单位时间内发生感染的人群或罹患率。单位时间可以是小时、日或月。计算结果可绘制成直条图来表示。

（4）暴发因素的分析：根据对三间分布特点的分析和比较，来推测可能的传染源，传播途径和暴发流行因素，并结合实验结果及采取措施的效果做出综合判断。在分析、比较中找出与暴发流行有关的因素，并进行验证，同时可评估所采取措施的意义。

3. 医院感染暴发调查报告的形式　为了总结经验，吸取教训，杜绝事件再发生，可从下述几个方面写感染暴发流行调查报告。

（1）本次暴发流行的性质、病原体、临床表现和罹患率等。

（2）传播方式及有关各因素的判断和推测。

（3）感染来源的形成经过。

（4）采取的措施及效果。

（5）导致暴发流行的起因。

（6）得出的经验及应吸取的教训。

（7）需要改进的预防控制措施等。

第五节　消毒与灭菌

消毒是指杀灭或清除外环境中传播媒介物上的病原微生物及有害微生物，使其达到无害化水平。

灭菌是指杀灭外环境的传播媒介物上所有的活的微生物。包括病原微生物及有害微生物，同时也，包括细菌繁殖体、芽孢、真菌及真菌孢子。

一、消毒灭菌原则

1. 医务人员必须遵守消毒灭菌原则，进入人体组织或无菌器官的医疗用品必须灭菌；接触皮肤黏膜的器具和用品必须消毒。

2. 用过的医疗器材和物品，应先去污物，彻底清洗干净，再消毒或灭菌；其中感染症病人用过的医疗器材和物品，应先消毒，彻底清洗干净，再消毒或灭菌。所有医疗器械在检修前应先经消毒或灭菌处理。

3. 根据物品的性能采用物理或化学方法进行消毒灭菌。耐热、耐湿物品灭菌首选物理灭菌法；

手术器具及物品、各种穿刺针、注射器等首选压力蒸汽灭菌；油、粉、膏等首选干热灭菌。不耐热物品如各种导管、精密仪器、人工移植物等可选用化学灭菌法，如环氧乙烷灭菌等，内镜可选用环氧乙烷灭菌或2%戊二醛浸泡灭菌。消毒首选物理方法，不能用物理方法消毒的方选化学方法。

4. 化学灭菌或消毒，可根据不同情况分别选择灭菌、高效、中效、低效消毒剂。使用化学消毒剂必须了解消毒剂的性能、作用、使用方法、影响灭菌或消毒效果的因素等，配制时注意有效浓度，并按规定定期监测。更换灭菌剂时，必须对用于浸泡灭菌物品的容器进行灭菌处理。

5. 自然挥发熏蒸法的甲醛熏箱不能用于消毒和灭菌，也不可用于无菌物品的保存。甲醛不宜用于空气的消毒。

6. 连续使用的氧气湿化瓶、雾化器、呼吸机的管道、早产儿暖箱的湿化器等器材，必须每日消毒，用毕终末消毒，干燥保存。湿化液应用灭菌水。

二、医用物品的消毒与灭菌

1. 消毒作用水平　根据消毒因子的适当剂量（浓度）或强度和作用时间对微生物的杀菌能力，可将其分为4个作用水平的消毒方法。

（1）灭菌：可杀灭一切微生物（包括细菌芽孢）达到灭菌保证水平的方法。属于此类的方法有：热力灭菌、电离辐射灭菌、微波灭菌、等离子体灭菌等物理灭菌方法，以及甲醛、戊二醛、环氧乙烷、过氧乙酸等化学灭菌方法。

（2）高水平消毒法：可以杀灭各种微生物，对细菌芽胞杀灭达到消毒效果的方法。这类消毒方法应能杀灭一切细菌繁殖体（包括结核分枝杆菌）、病毒、真菌及其孢子和绝大多数细菌芽孢。属于此类的方法有：热力、电离辐射、微波和紫外线等，以及用含氯、二氧化氯、过氧乙酸、过氧化氢、含溴消毒剂、臭氧、二溴海因等甲基乙内酰脲类化合物和一些复配的消毒剂等消毒因子进行消毒的方法。

（3）中水平消毒法：是可以杀灭和去除细菌芽胞以外的各种病原微生物的消毒方法，包括超声波、碘类消毒剂（碘伏、碘酊等）、醇类、醇类和氯己定的复方、醇类和季铵盐（包括双链季铵盐）类化合物的复方、酚类等消毒剂进行消毒的方法。

（4）低水平消毒法：只能杀灭细菌繁殖体（分枝杆菌除外）和亲脂病毒的化学消毒剂和通风换气、冲洗等机械除菌法。如单链季铵盐类消毒剂（苯扎溴铵等）、双胍类消毒剂如氯己定、植物类消毒剂和汞、银、铜等金属离子消毒剂等进行消毒的方法。

2. 医用物品的危险性分类　医用物品对人体的危险性是指物品污染后造成危害的程度。根据其危害程度将其分为3类。

（1）高度危险性物品：这类物品是穿过皮肤或黏膜进入无菌的组织或器官内部的器材，或与破损的组织、皮肤黏膜密切接触的器材和用品，例如，手术器械和用品、穿刺针、腹腔镜、脏器移植物和活体组织检查钳等。

（2）中度危险性物品：这类物品仅和皮肤黏膜相接触，而不进入无菌的组织内。例如，呼吸机管道、胃肠道内镜、气管镜、麻醉机管道、子宫帽、避孕环、压舌板、喉镜、体温表等。

（3）低度危险性物品：虽有微生物污染，但一般情况下无害。只有当受到一定量病原菌污染时才造成危害的物品。这类物品和器材仅直接或间接地和健康无损的皮肤相接触。包括生活卫生用品和病人、医护人员生活和工作环境中的物品。例如毛巾、面盆、痰盂（杯）、地面、便器、餐具、茶具、墙面、桌面、床面、被褥、一般诊断用品（听诊器、听筒、血压计袖带等）等。

3. 选择消毒、灭菌方法的原则

（1）使用经卫生行政部门批准的消毒物品，并按照批准的范围和方法在医疗卫生机构和疫源地等消毒中使用。

（2）根据物品污染后的危害程度，选择消毒、灭菌的方法。

①高度危险性物品，必须选用灭菌方法处理。

②中度危险性物品，一般情况下达到消毒即可，可选用中水平或高水平消毒法。但中度危险性物品的消毒要求并不相同，有些要求严格，例如内镜、体温表等必须达到高水平消毒，需采用高水平消毒方法消毒。

③低度危险性物品，一般可用低水平消毒方法，或只做一般的清洁处理即可，仅在特殊情况下，才做特殊消毒要求。例如，当有病原微生物污染时，必须针对污染病原微生物种类选用有效的消毒方法。

（3）根据物品上污染微生物的种类、数量和危害性，选择消毒、灭菌方法：

①对受到细菌芽孢、真菌孢子、分枝杆菌和经血液传播病原体（乙型肝炎病毒、丙型肝炎病毒、艾滋病病毒等）污染的物品，选用高水平消毒法或灭

菌法。

②对受到真菌、亲水病毒、螺旋体、支原体和其他病原微生物污染的物品，选用中水平以上的消毒法。

③对受到一般细菌和亲脂病毒等污染的物品，可选用中水平或低水平消毒法。

④对存在较多有机物的物品消毒时，应加大消毒剂的使用剂量和(或)延长消毒作用时间。

⑤消毒物品上微生物污染特别严重时，应加大消毒剂的使用剂量和(或)延长消毒作用时间。

(4)根据消毒物品的性质，选择消毒方法：选择消毒方法时需考虑，一是要保护消毒物品不受损坏，二是使消毒方法易于发挥作用。

①耐高温、耐湿度的物品和器材，应首选压力蒸汽灭菌；耐高温的玻璃器材、油剂类和干粉类等可选用干热灭菌。

②不耐热、不耐湿，以及贵重物品，可选择环氧乙烷或低温蒸汽甲醛气体消毒、灭菌。

③器械的浸泡灭菌，应选择对金属基本无腐蚀性的消毒剂。

④选择表面消毒方法，应考虑表面性质，光滑表面可选择紫外线消毒器近距离照射，或液体消毒剂擦拭；多孔材料表面可采用喷雾消毒法。

三、常用的消毒灭菌方法

1. 液体化学消毒剂的使用规范

(1)戊二醛：戊二醛属灭菌剂，具有广谱、高效的杀菌作用。具有对金属腐蚀性小，受有机物影响小等特点。常用灭菌浓度为2%。也可使用卫生行政机构批准使用的浓度。适用于不耐热的医疗器械和精密仪器如内镜等消毒与灭菌。使用方法包括①灭菌处理：常用浸泡法。将清洗、晾干待灭菌处理的医疗器械及物品浸没于装有2%戊二醛的容器中，加盖，浸泡10h后，无菌操作取出，用无菌水冲洗干净，并无菌擦干后使用。②消毒用浸泡法，将清洗、晾干的待消毒处理医疗器械及物品浸没于装有2%戊二醛或1%增效戊二醛的容器中，加盖，一般10～20min，取出后用灭菌水冲洗干净并擦干。

使用戊二醛应注意：①戊二醛对手术刀片等碳钢制品有腐蚀性，使用前应先加入0.5%亚硝酸钠防锈；②使用过程中应加强戊二醛浓度监测；③戊二醛对皮肤黏膜有刺激性，接触戊二醛溶液时应戴橡胶手套，防止溅入眼内或吸入体内；④盛装戊二醛消毒液的容器应加盖，放于通风良好处。

(2)过氧乙酸：过氧乙酸属灭菌剂，具有广谱、高效、低毒、对金属及织物有腐蚀性，受有机物影响大，稳定性差等特点。75%的乙醇适用于耐腐蚀物品、环境及皮肤等的消毒与灭菌。

常用消毒方法有浸泡、擦拭、喷洒等。①浸泡法：凡能够浸泡的物品均可用过氧乙酸浸泡消毒。消毒时，将待消毒的物品放入装有过氧乙酸的容器中，加盖。对一般污染物品的消毒，用0.05%(500mg/L)过氧乙酸溶液浸泡；对细菌芽孢污染物品的消毒用1%(10 000mg/L)过氧乙酸浸泡5min，灭菌时，浸泡30min。然后，诊疗器材用无菌蒸馏水冲洗干净并擦干后使用。②擦拭法：对大件物品或其他不能用浸泡法消毒的物品用擦拭法消毒。消毒所有药物浓度和作用时间参见浸泡法。③喷洒法：对一般污染表面的消毒用0.2%～0.4%(2000～4000mg/L)过氧乙酸喷洒作用30～60min。

使用中注意：①过氧乙酸不稳定，应储存于通风阴凉处，用前应测定有效含量，原液浓度低于12%时禁止使用。②稀释液临用前配制。③配制溶液时，忌与碱或有机物相混合。④过氧乙酸对金属有腐蚀性，对织物有漂白作用。金属制品与织物经浸泡消毒后，即时用清水冲洗干净。⑤使用浓溶液时，谨防溅入眼内或皮肤黏膜上，一旦溅上，及时用清水冲洗。

(3)过氧化氢：过氧化氢属高效消毒剂，具有广谱、高效、速效、无毒、对金属及织物有腐蚀性，受有机物影响大，纯品稳定性好，稀释液不稳定等特点。适用于丙烯酸树脂制成的外科埋植物，隐形眼镜、不耐热的塑料制品、餐具、服装、饮水等消毒和口腔含漱、外科伤口清洗。

常用消毒方法有浸泡、擦拭等。①浸泡法：将清洗、晾干的待消毒物品浸没于装有3%过氧化氢溶液的容器中，加盖，浸泡30min。②擦拭法：对大件物品或其他不能用浸泡法消毒的物品用擦拭法消毒。所有药物浓度和作用时间参见浸泡法。③其他方法：用1%～1.5%过氧化氢溶液漱口；用3%过氧化氢冲洗伤口。

使用中应注意：①过氧化氢应储存于通风阴凉处，用前应测定有效含量；②稀释液不稳定，临用前配制；③配制溶液时，忌与还原剂、碱、碘化物、高锰酸钾等强氧化剂相混合；④过氧化氢对金属有腐蚀性，对织物有漂白作用；⑤使用浓溶液时，谨防溅入眼内或皮肤黏膜上，一旦溅上，即时用清水冲洗；

⑥消毒被血液、脓液等污染的物品时，需适当延长作用时间。

(4)含氯消毒剂：含氯消毒剂属高效消毒剂，具有广谱、速效、低毒或无毒、对金属有腐蚀性、对织物有漂白作用，受有机物影响大，粉剂稳定而水剂不稳定等特点。适用于餐(茶)具、环境、水、疫源地等消毒。

常用的消毒方法有浸泡、擦拭、喷洒与干粉消毒等方法。①浸泡方法：将待消毒的物品放入装有含氯消毒剂溶液的容器中，加盖。对细菌繁殖体污染的物品的消毒，用含有效氯 200mg/L 的消毒液浸泡 10min 以上；对经血液传播病原体、分枝杆菌和细菌芽孢污染物品的消毒，用含有效氯 2000～5000mg/L消毒液浸泡 30min 以上。②擦拭法：对大件物品或其他不能用浸泡法消毒的物品用擦拭法消毒。消毒所用药物浓度和作用时间参见浸泡法。③喷洒法：对一般污染的物品表面，用1000mg/L的消毒液均匀喷洒(墙面：200ml/m^2；水泥地面：350ml/m^2，土质地面：1000ml/m^2)，作用30min 以上；对经血液传播病原体、结核杆菌等污染的表面的消毒，用含有效氯 2000mg/L 的消毒液均匀喷洒(喷洒量同前)，作用 60min 以上。④干粉消毒法：对排泄物的消毒，用含氯消毒剂干粉加入排泄物中，使含有效氯 10 000mg/L，略加搅拌后，作用 2～6h，对医院污水的消毒，用干粉按有效氯 50mg/L 用量加入污水中，并搅拌均匀，作用 2h 后排放。

使用过程中应注意：①粉剂应于阴凉处避光、防潮、密封保存；水剂应于阴凉处避光、密闭保存。所需溶液应现配现用。②配制漂白粉等粉剂溶液时，应戴口罩、橡胶手套。③未加防锈剂的含氯消毒剂对金属有腐蚀性，不应用于金属器械的消毒；加防锈剂的含氯消毒剂对金属器械消毒后，应用无菌蒸馏水冲洗干净，并擦干后使用。④对织物有腐蚀和漂白作用，不应用于有色织物的消毒。⑤用于消毒餐具，应即时用清水冲洗。⑥消毒时，若存在大量有机物时，应提高使用浓度或延长作用时间。⑦用于污水消毒时，应根据污水中还原性物质含量适当增加浓度。

(5)乙醇：乙醇属中效消毒剂，具有中效、速效、无毒、对皮肤黏膜有刺激性、对金属无腐蚀性，受有机物影响很大，易挥发、不稳定等特点。含量为75%(ml/ml)的乙醇适用于皮肤、环境表面及医疗器械的消毒等。

常用消毒方法有浸泡法和擦拭法。①浸泡法：将待消毒的物品放入装有乙醇溶液的容器中，加盖。对细菌繁殖体污染医疗器械等物品的消毒，用75%的乙醇溶液浸泡 10min 以上。②擦拭法：对皮肤的消毒。用 75%乙醇棉球擦拭。注意必须使用医用乙醇，严禁使用工业乙醇消毒和作为原材料配制消毒剂。

(6)碘伏：碘伏属中效消毒剂，具有中效、速效、低毒、对皮肤黏膜无刺激并无黄染，对铜、铝、碳钢等二价金属有腐蚀性，受有机物影响很大，稳定性好等特点。适用于皮肤、黏膜等的消毒。

常用消毒方法有浸泡、擦拭、冲洗等方法。①浸泡法：将清洗、晾干的待消毒物品浸没于装有碘仿溶液的容器中，加盖。对细菌繁殖体污染物品的消毒，用含有效碘 250mg/L 的消毒液浸泡30min。②擦拭法：对皮肤、黏膜用擦拭法消毒。消毒时，用浸有碘仿消毒液的无菌棉球或其他替代物品擦拭被消毒部位。对外科洗手用含有效碘2500～5000mg/L的消毒液擦拭作用 3min。对于手术部位及注射部位的皮肤消毒，用含有效碘2500～5000mg/L的消毒液局部擦拭，作用 2min；对口腔黏膜及伤口黏膜创面消毒，用含有效碘500～1000mg/L的消毒液擦拭，作用 3～5min。注射部位消毒也可用市售碘伏棉签(含有效碘2000mg/L)擦拭，作用 2～3min。③冲洗法：对阴道黏膜及伤口黏膜创面的消毒，用含有效碘250ml/L 的消毒液冲洗 3～5min。

使用时应注意：①碘伏应于阴凉处避光、防潮、密封保存；②碘伏对二价金属制品有腐蚀性，不应用于相应金属制品的消毒；③消毒时，若存在有机物，应提高药物浓度或延长消毒时间；④避免与拮抗药物同用。

(7)氯己定：包括醋酸氯己定和葡萄糖酸氯己定。均属低效消毒剂，具有低效、速效、对皮肤黏膜无刺激性、对金属和织物无腐蚀性，受有机物影响轻微，稳定性好等特点。适用于外科洗手消毒、手术部位皮肤消毒、黏膜消毒等。

常用消毒方法有浸泡、擦拭和冲洗等方法。①擦拭法：手术部位及注射部位皮肤消毒。用5000mg/L 醋酸氯己定-乙醇(75%)溶液局部擦拭2 遍，作用 2min；对伤口创面消毒，用 5000mg/L 醋酸氯己定水溶液擦拭创面 2～3 遍，作用 2min。外科洗手可用相同浓度和作用时间。②冲洗法：对阴道、膀胱或伤口黏膜创面的消毒，用 500～

1000mg/L醋酸氯己定水溶液冲洗，至冲洗液变清为止。

使用中应注意：①勿与肥皂、洗衣粉等阴性离子表面活性剂混合使用或前后使用；②冲洗消毒时，若创面脓液过多，应延长冲洗时间。

(8)季铵盐类消毒剂：本类消毒剂包括单链季铵盐和双长链季铵盐两类，前者只能杀灭某些细菌繁殖体和亲脂病毒，属低效消毒剂，例如苯扎溴铵（新洁尔灭）；后者可杀灭多种微生物，包括细菌繁殖体，某些真菌和病毒。季铵盐类可与乙醇或异丙醇配成复方制剂，其杀菌效果明显增加。季铵盐类消毒剂的特点是对皮肤黏膜无刺激，毒性小，稳定性好，对消毒物品无损害等。

使用方法包括：①皮肤消毒。单链季铵盐消毒剂500～1000mg/L，皮肤擦拭或浸泡消毒，作用时间3～5min，或用双链季铵盐500mg/L，擦拭或浸泡消毒，作用2～5min。②黏膜消毒。用500mg/L单链季铵盐作用3～5min，或用双链季铵盐100～500mg/L，作用1～3min。③环境表面消毒。根据污染微生物的种类选择用双链还是用单链季铵盐消毒剂，一般用1000～2000mg/L，浸泡、擦拭或喷洒消毒，作用时间30min。

使用中应注意：①阴离子表面活性剂，例如肥皂、洗衣粉等对其消毒效果有影响，不宜合用。②有机物对其消毒效果有影响，严重污染时应加大使用剂量或延长作用时间。③近年来的研究发现，有些微生物对季铵盐类化合物有耐药作用，对有耐药性微生物消毒时，应加大剂量。

2. 压力蒸汽灭菌　适用于耐高温、高湿的医用器械和物品的灭菌。不能用于凡士林等油类和粉剂的灭菌。压力蒸汽灭菌器根据排放冷空气的方式和程度不同，分为下排气式压力蒸汽灭菌器和预真空压力蒸汽灭菌器两大类。下排气式压力蒸汽灭菌器，其灭菌原理是利用重力置换原理，使热蒸汽在灭菌器中从上而下，将冷空气由下排气孔排出：排出的冷空气由饱和蒸汽取代，利用蒸汽释放的潜伏热使物品达到灭菌。预真空压力蒸汽灭菌器，其灭菌原理是利用机械抽真空的方法，使灭菌柜室内形成负压，蒸汽得以迅速穿透到物品内部进行灭菌。蒸汽压力达205.8kPa(2.1kg/cm^2)，温度达132℃或以上，保持4～5min达到灭菌效果，抽真空使灭菌物品迅速干燥。应用压力蒸汽灭菌必须注意尽量排除灭菌器中的冷空气，以免影响蒸汽向待灭菌物品内穿透；严格按照要求进行灭菌物品的包装、注意物品在灭菌器中的装量和摆放；合理计算灭菌时间和温度等，并按要求进行监测。

3. 干热灭菌　适用于高温下不损坏、不变质、不蒸发物品的灭菌，用于不耐湿热的金属器械的灭菌，用于蒸汽或气体不能穿透物品的灭菌。如油脂、粉剂和金属、玻璃等制品的消毒灭菌。干热灭菌方法包括：烧灼、干烤。

四、消毒灭菌效果监测

医院必须对消毒、灭菌效果定期进行监测。灭菌合格率必须达到100%，不合格物品不得进入临床使用部门。

1. 化学消毒剂　使用中的消毒剂、灭菌剂应进行生物和化学监测。

(1)生物监测：①消毒剂每季度1次，其细菌含量必须＜100cfu/ml，不得检出致病性微生物；②灭菌剂每个月监测1次，不得检出任何微生物。

(2)化学监测：①应根据消毒、灭菌剂的性能定期监测，如含氯消毒剂、过氧乙酸等应每日监测，对戊二醛的监测应每周不少于1次；②应同时对消毒、灭菌物品进行消毒、灭菌效果监测，消毒物品不得检出致病性微生物，灭菌物品不得检出任何微生物。

2. 压力蒸汽灭菌效果监测　压力蒸汽灭菌必须进行工艺监测、化学监测和生物监测。

(1)工艺监测：应每锅进行，并详细记录。

(2)化学监测：①应每包进行，手术包尚需进行中心部位的化学监测；②预真空压力蒸汽灭菌器每天灭菌前进行B-D试验。

(3)生物监测：①应每周进行，新灭菌器使用前必须先进行生物监测，合格后才能使用；②对拟采用的新包装容器、摆放方式、排气方式及特殊灭菌工艺也必须先进行生物监测，合格后才能采用。

3. 紫外线消毒效果监测　应进行日常监测、紫外灯管照射强度监测和生物监测。日常监测包括灯管开关时间、累计照射时间和使用人签名，对新的和使用中的紫外灯管应进行照射强度监测。

(1)新灯管的照射强度不得低于90～100μW/cm^2。

(2)使用中灯管不得低于70μW/cm^2。

(3)照射强度监测应每6个月1次。

(4)生物监测必要时进行，经消毒后的物品或空气中的自然菌减少90.00%以上，人工染菌杀灭率应达到99.00%。

第六节　手　卫　生

手卫生包括洗手、卫生手消毒和外科手消毒。洗手是指用肥皂(皂液)和流动水洗手,去除手部皮肤污垢、碎屑和部分致病菌的过程。卫生手消毒是指用速干手消毒剂揉搓双手,以减少手部暂驻菌的过程。外科手消毒是指外科手术前医务人员用肥皂(皂液)和流动水洗手,再用手消毒剂清除或杀灭手部暂驻菌和减少常驻菌的过程。

一、手部微生物

手部皮肤的细菌分为暂驻菌和常驻菌。暂驻菌主要是寄居在皮肤表面,常规洗手容易被清除的微生物;常驻菌通常是指皮肤上定植的正常菌群。

二、洗手和卫生手消毒

1. 洗手和对卫生手消毒的指征

(1)直接接触每一个患者前后,从同一患者身体的污染部位移动到清洁部位时。

(2)接触患者黏膜、破损皮肤或伤口前后,接触患者的血液、体液、分泌物、排泄物、伤口敷料等之后。

(3)穿脱隔离衣前后,摘手套后。

(4)进行无菌操作,接触清洁、无菌物品之前。

(5)接触患者周围环境及物品后。

(6)处理药物或配餐前。

2. 洗手设施

(1)手术室、产房、导管室、层流洁净病房、骨髓移植病房、器官移植病房、重症监护病房、新生儿室、母婴室、血液透析病房、烧伤病房、感染疾病科、口腔科、消毒供应中心等重点部门应配备非手触式水龙头。有条件的医疗机构在诊疗区域均宜配备非手触式水龙头。

(2)肥皂应保持清洁和干燥。有条件的医院可用皂液,当皂液出现浑浊或变色时及时更换,盛换皂液的容器宜为一次性使用,重复使用的容器应每周清洁消毒。

(3)应配备干手物品或设施。可选用纸巾、风干机、擦手毛巾等擦干双手。擦手毛巾应保持清洁、干燥,每日消毒。

三、外科手消毒

外科手消毒要求先洗手、后消毒。不同患者手术之间、手套破损或手被污染时,应重新进行外科手消毒。

1. 冲洗手消毒方法　取适量的手消毒剂涂抹至双手的每个部位、前臂和上臂下1/3,并认真揉搓2～6min,用流动水冲洗,顺序为双手、前臂和上臂下1/3,无菌巾彻底擦干。流动水应达到GB5749的规定。特殊情况水质达不到要求时,手术医师在戴手套前,应用醇类手消毒剂再消毒双手后戴手套。手消毒剂的取液量、揉搓时间及使用方法遵循产品的使用说明。

2. 免冲洗手消毒方法　取适量的免冲洗手消毒剂涂抹至双手的每个部位、前臂和上臂下1/3,并认真揉搓直至消毒剂干燥。手消毒剂的取液量、揉搓时间及使用方法遵循产品的使用说明。

第七节　医院环境和消毒

一、医院环境分类和空气卫生学标准

医院环境分为4类区域。Ⅰ类环境包括层流洁净手术室和层流洁净病房。Ⅱ类环境包括普通手术室、产房、婴儿室、早产儿室、普通保护性隔离室、供应室无菌区、烧伤病房、重症监护病房。Ⅲ类环境包括儿科病房、妇产科检查室、注射室、换药室、治疗室、供应室清洁区、急诊室、化验室、各类普通病室和房间。Ⅳ类指传染科和病房。各区域的空气卫生学标准如下。

Ⅰ类区域:细菌总数≤10cfu/m^3(或0.2cfu平板),未检出金黄色葡萄球菌、溶血性链球菌为消毒合格。

Ⅱ类区域:细菌总数≤200cfu/m^3(或4cfu平板),未检出金黄色葡萄球菌、溶血性链球菌为消毒合格。

Ⅲ类区域:细菌总数≤500cfu/m^3(或10cfu平板),未检出金黄色葡萄球菌、溶血性链球菌为消毒合格。

Ⅳ类区域:详见《内科护理学高级教程》。

二、不同区域的空气消毒方法

根据 GB15982-1995 中规定Ⅰ、Ⅱ、Ⅲ、Ⅳ类环境室内空气的消毒。

1. Ⅰ类环境的空气消毒　这类环境要求空气中的细菌总数≤10cfu/m^3，只能采用层流通风，才能使空气中的微生物减到此标准以下。

2. Ⅱ类环境的空气消毒

(1)循环风紫外线空气消毒器：这种消毒器由高强度紫外线灯和过滤系统组成，可以有效地滤除空气中的尘埃，并可将进入消毒器的空气中的微生物杀死。按产品说明书安装消毒器，开机器 30min 后即可达到消毒要求，以后每过 15min 开机 1 次，消毒 15min，一直反复开机、关机循环至预定时间。本机采用低臭氧紫外线灯制备，消毒环境中臭氧浓度低于 0.2mg/m^3，对人安全，故可在有人的房间内进行消毒。

(2)静电吸附式空气消毒器：这类消毒器采用静电吸附原理，加以过滤系统，不仅可过滤和吸附空气中带菌的尘埃，也可吸附微生物。在一个 20～30m^2的房间内，使用一台大型静电式空气消毒器，消毒 30min 后，可达到国家卫生标准。可用于有人在房间内空气的消毒。

(3)注意事项

①所用消毒器的循环风量(m^3/h)必须是房间体积的 8 倍以上。

②有些小型的上述消毒器，经试验证明不能达到上述消毒效果，则不宜用于Ⅱ类环境空气消毒。用户可查验其检测报告和经卫生行政部门发证时批准的使用说明书。

③Ⅱ类环境均为有人房间，必须采用对人无毒无害，且可连续消毒的方法。

3. Ⅲ类环境的空气消毒　这类环境要求空气中的细菌总数≤500cfu/m^3。可采用下述方法。

(1)消毒Ⅱ类环境使用的方法均可采用。

(2)臭氧消毒：市售的管式、板式和沿面放电式臭氧发生器均可选用。要求达到臭氧浓度≥20cfu/m^3，在 RH≥70%条件下，消毒时间≥30min。消毒时人必须离开房间。消毒后待房间内闻不到臭氧气味时才可进入(约在关机后 30min)。

(3)紫外线消毒：可选用产生臭氧的紫外线灯，以利用紫外线和臭氧的协同作用。一般按每立方米空间安装紫外线灯瓦数≥1.5W，计算出装灯数。考虑到紫外线兼有表面消毒和空气消毒的双重作用，可安装在桌面上方 1m 处。不考虑表面消毒的房间。可吸顶安装。也可采用活动式紫外线灯照射。上述各种方式使用的紫外线灯，照射时间一般均应超过 30min。使用紫外线灯直接照射消毒，人不得在室内。

第八节　医院隔离与预防

一、隔离预防的基本原理和技术

1. 隔离预防的基本原理

(1)隔离的定义：将处于传染期内的病人，可疑传染病病人和病原携带者同其他病人分开，或将感染者置于不能传染给他人的条件下，即称之为隔离(isolation)。

(2)隔离的目的：是切断感染链中的传播途径，保护易感者，最终控制或消灭感染源。因此，它是防止感染性疾病传播的重要措施。从医疗角度讲“隔离”的目标是防止感染扩散并最终消灭或控制感染源。即防止和限制感染病病人的传染因子直接或间接地传染给易感者，或传染给可能将这种因子再传给他人者，同时，使感染病人在控制下得到及时治疗并尽早恢复健康。

(3)隔离的对象

①一般隔离：针对疑似或确诊具有传染性的病人。

②保护性隔离：针对免疫功能低下的易感宿主。

③混合性隔离：疑似或确诊具有传染性的病人，但因其他问题存在免疫功能低下的病人，为防其造成传染或造成机会性感染。

(4)感染链及控制方法：感染源、传播途径、易感宿主是感染链的三要素。因此控制感染的主要手段是利用各种医疗措施阻止感染链的形成。最简单、直接、有效的手段亦是利用各种隔离技术切断传播途径。

(5)隔离与预防的措施：包括隔离室的设置，洗手的制度和实施，口罩、隔离衣、手套、头罩、眼罩、护目镜等的使用与处置。

2. 隔离预防的技术

(1)隔离室的设置：设置隔离室的目的是将感

染源与易感宿主从空间上分开，且提醒医务人员离开隔离间时应洗手。

适用的情况：①具有高度传染性疾病的患者。②病人个人卫生状态差。③多重耐药菌感染的病人。

设施：除一般病房应有的设施外，还必须有：①缓冲房间或有隔离车，用以放置口罩、隔离衣、帽子、手套等用物；②单独的沐浴设备、洗手设施；③独立空调，感染病病人的房间应为负压，保护性隔离病人为正压，其空气交换应每小时 6 次以上；④空气在排出室外或流向其他区域之前应经过高效过滤；⑤如无单独房间，同一类传染病病人可住同一房间，但床距应保持 2m 以上。

(2)口罩的使用：医务人员在接近距离接触飞沫传播疾病的病人时，需戴口罩。使用口罩应充分覆盖口、鼻，且应使用一次性口罩。

(3)手套：应参照标准预防的建议，当可能接触病人血液、体液、分泌物、排泄物、污染的敷料、引流物时应戴手套。手套使用为一次性，不可重复使用；出现破损时应立即更换。

(4)隔离衣：衣服有可能被传染性的分泌物、渗出物污染时才使用隔离衣。

(5)物品处理

①可重复使用的物品受到传染性病原体污染时，使用后应以黄色包装袋包装隔离，经灭菌方可使用。如医疗仪器、器械、衣服和床单等。

②体温计专人使用，用后须经高水平消毒才能用于其他病人。

③血压计、听诊器应与其他病人分开，同病原菌感染者可共同使用。

④不可重复使用的物品，使用后应丢弃在黄色垃圾袋中，按照感染性废物处理。

⑤病历：不要接触感染物或污染物品，不带进隔离室。否则应灭菌后再使用。

⑥检验标本：标本应放在有盖的容器内，防止漏出。运送时必须在盒外再用一个袋子套好，并做好标记。标本应经灭菌处理后再丢弃。

(6)探视人员的管理：隔离室一般不接待探视，必需时，应先通报护士并经指导，按照规定进行隔离防护，采取隔离措施后，方可探视。

(7)隔离室的终末消毒：病人解除隔离或已不再排出感染物或死亡后的病室环境消毒。消毒的对象是那些与病人接触过的设施、物品及病人血液、体液、分泌物污染的地方。必须使用医用有效的消毒液进行终末消毒。

二、隔离的种类和措施

《医院内隔离预防指南》提出了两个隔离预防系统，即 A 系统和 B 系统。A 系统按类隔离预防，B 系统按病隔离预防，目的是控制传染源、防止疾病的传播。

1. A 系统隔离预防共包括 7 类隔离

(1)严格隔离：是为了预防高传染性及高致病性的感染，以防止经空气和接触传播。

(2)接触隔离：是预防高传染性及有重要流行病学意义的感染。

(3)呼吸道隔离：防止病原体经空气中的气溶胶及短距离的飞沫传播。

(4)结核病隔离：针对痰涂片结核菌阳性或 X 线胸片检查，证实为活动性肺结核病人采取的隔离。

(5)肠道隔离：针对直接或间接接触病人粪便而传播疾病的隔离。

(6)脓汁/分泌物隔离：防止直接和间接接触感染部位的脓、引流物和分泌物而引起的感染。

(7)血液/体液隔离：防止直接或间接接触传染性的血液和体液而发生的感染。

2. B 系统隔离预防　是按疾病隔离预防，是根据每一种疾病的传播特性而单独考虑的隔离措施。

(1)严密隔离：用于传播途径广泛、对人类健康危害极大的烈性传染病，如鼠疫、霍乱、SARS 等。①病人住单间，禁止探视；②对病人分泌物、排泄物严格消毒，污染物焚烧；③工作人员严格防护；④废弃物及医用垃圾严格无害化处理；⑤接触者尽可能注射疫苗或其他防护措施。

(2)呼吸道隔离：用于病原微生物随飞沫及分泌物排出而传播的呼吸道传染病，如病毒类，包括水痘、带状疱疹、流感、麻疹、埃博拉出血热、SARS(飞沫吸入)；细菌类，包括猩红热、流行性脑脊髓膜炎(流脑)、白喉、百日咳、布氏杆菌病、结核病、军团病、炭疽，以及其他如肺炎衣原体病等。①同病种可收同室；分泌物及痰液焚烧处理。②注意室内通风、每日进行空气消毒。

(3)消化道隔离：适用于粪-口传播途径，如伤寒、痢疾、病毒性肝炎等。①同病种、同病原体感染者可收同一病室，两床间隔不少于 2m；②诊疗、护理病人需按病种分别穿隔离衣，戴手套，消毒双手；③便器固定使用定期消毒；④凡病人接触过的物品应视为污染物；餐具应固定使用并定期消毒或使用一次性餐具；⑤病室保持无蚊蝇、无蟑螂。

（4）虫媒隔离：适用于通过蚊虱等昆虫传播的疾病，如疟疾、流行性出血热、流行性乙型脑炎等。病室应有完善有效的防蚊蝇设施。

（5）接触隔离：适用于皮肤炭疽、狂犬病、破伤风、性病等。①密切接触病人需穿隔离衣，皮肤有破损戴手套；②被分泌物、皮屑所污染的物品必须严格消毒；③病人用过的衣物、被单要先消毒再清洗；④病人换下的伤口敷料要焚烧处理。

（6）保护性隔离：保护免疫功能极度低下的患者，如大面积烧伤、早产儿、白血病及脏器移植、免疫缺陷的病人，减少感染发生的机会。①要求单间洁净室；②房间应有层流净化设备；③病人住院前3d要进行肠道消毒；④入院日要沐浴，换无菌衣、无菌鞋；⑤工作人员诊治护理操作时，应穿无菌隔离衣、戴无菌口罩，必要时戴无菌手套，要重视洗手。

三、标准预防的原则和措施

标准预防的原则是：无论是否确定病人有传染性，均采取防护措施。即把血液、体液、分泌物、排泄物（不含汗液，除非被血污染），均当成具有传染性进行隔离预防，以降低医务人员和病人、病人和病人间的微生物传播的危险性。同时针对疾病的传播途径，采取空气传播防护措施或飞沫及接触传播的防护措施。具体措施如下。

1. 洗手　①当可能接触病人的血液、体液、分泌物、排泄物、污染的器械后，应立即洗手。即使操作时戴着手套，脱去手套后也应及时洗手。在2个病人之间，当手可能传播微生物污染环境时应洗手；同一个病人，接触身体的不同部位时应洗手。②日常工作卫生洗手，使用普通肥皂，快速洗手。③为控制暴发使用抗菌药或手消毒剂。

2. 手套　当接触血液、体液、排泄物、分泌物及破损的皮肤黏膜时应戴手套；手套可以防止医务人员把自身手上的菌群转移给病人的可能性；手套可以预防医务人员变成传染微生物的媒介，即防止医务人员将从病人或环境中污染的病原在人群中传播。在2个病人之间一定要换手套，手套也不能代替洗手。

3. 面罩、护目镜和口罩　戴口罩及护目镜也可以减少病人的体液、血液、分泌物等液体的传染性物质飞溅到医护人员眼睛、口腔及鼻腔黏膜。

4. 隔离衣　穿隔离衣为防止被传染性的血液、分泌物、渗出物、飞溅的水和大量的传染性材料污染时使用。脱去隔离衣后应立即洗手，以避免污染其他病人和环境。

5. 可重复使用的设备　用过的可重复使用的设备被血液、体液、分泌物、排泄物污染，为防止皮肤黏膜暴露危险和污染衣服或将微生物在病人和环境中传播，应确保在下一个病人使用之前清洁干净和适当地消毒灭菌，一次性使用的部件应弃去。

6. 环境控制　保证医院有适当的日常清洁标准和卫生处理程序，在彻底的清洁基础上，适当地清毒床单位、设备和环境的表面（床栏杆、床侧设备、轮椅、洗脸池、门把手），并保证该程序的落实。

7. 被服　触摸、传送被血液、体液、分泌物、排泄物污染的被服时，在某种意义上为防止皮肤黏膜暴露和污染衣服，应避免扰动，以防微生物污染其他病人和环境。

8. 职业健康安全　①为防止被使用后的污染利器（针、刀、其他利器）刺伤，小心处理用过的尖锐物品（针及手术刀等）和设备，如使用后针头不复帽且不复用，不用手去除针头，若要人为去除针头时，应使用任何其他技术和可用器械设备除针头。用后的针头及尖锐物品应弃于耐刺之硬壳防水容器内。②在需要使用口对口呼吸的区域内，应备有可代替口对口复苏的设备，并应将复苏的设备装袋备用。

第九节　合理使用抗感染药物

抗感染药物是指用以治疗病原体（病毒、衣原体、支原体、立克次体、细菌、螺旋体、真菌、原虫、蠕虫等）所致感染的各种药物，其中包含抗菌药物（抗生素、合成类抗菌药）、抗结核药、抗麻风病药、抗真菌药和抗病毒药物。

合理使用抗菌药物是预防和控制医院感染的重要措施之一。为有效地控制感染而不破坏宿主体内的微生态平衡，为防止药物的毒性反应及避免耐药菌株的产生，在明确指征下，根据药敏试验，选用适宜的抗生素，并采用适当的剂量、给药方法和疗程，以达到杀灭致病菌、治疗感染的目的，并防止浪费，是抗生素治疗中必须遵循的原则。为加强抗生素使用的宏观管理，减少医院感染的发生，阻止或减缓细菌耐药性的产生及发展，应加强抗感染药物应用的管理。

一、抗感染药物的作用机制及细菌耐药机制

1. 抗感染药物的作用机制 临床上抗感染药物主要对病原微生物具有较高的“选择性毒性作用”，对病人不造成危害。其作用机制主要包括：干扰黏肽的生物合成，从而干扰细胞壁的合成；抑制菌体成分如聚糖、磷壁酸等在细胞膜上合成而影响其通透性；影响细菌蛋白质的合成或抑制细菌核酸的合成。

2. 细菌耐药机制 细菌的耐药性分为天然耐药和获得性耐药两大类。天然耐药指一些细菌因缺乏药物的靶位点或药物不能通过细胞壁、细胞膜而到达相应的活性部位，能天然耐受某种抗菌药物。获得性耐药是当微生物接触抗菌药物后，遗传基因变化改变代谢途径，使其能避免被药物抑制或杀灭。

二、抗感染药物的管理与合理使用原则

1. 抗感染药物应用的管理

(1)医院应建立健全抗感染药物应用的管理制度。

(2)医院应对抗感染药物的应用率进行统计，力争控制在50%以下。

(3)参与医院感染管理委员会工作的抗感染药物专家或有抗感染的药物应用经验医师负责全院抗感染药物应用的指导、咨询工作。

(4)检验科和药剂科须分别履行定期公布主要致病菌及其药敏试验结果和定期向临床医务人员提供抗感染药物信息的职责，为合理使用抗感染药物提供依据。

(5)临床医师应提高用药前相关标本的送检率，根据细菌培养和药敏试验结果，严格掌握适应证，合理选用药物；护士应根据各种抗感染药物的药理作用、配伍禁忌和配制要求，准确执行医嘱，并观察病人用药后的反应，配合医师做好各种标本的留取和送检工作。

(6)有条件的医院应开展抗感染药物临床应用的监测，包括血药浓度监测和耐药菌[如耐甲氧西林金黄色葡萄球菌(MRSA)、耐万古霉素金黄色葡萄球菌(VRSA)及耐万古霉素肠球菌(VRE)等]的监测，以控制抗感染药物不合理应用和耐药菌株的产生。

2. 抗感染药物合理应用的原则

(1)严格掌握抗感染药物使用的适应证、禁忌证，密切观察药物效果和不良反应，合理使用抗感染药物。

(2)预防和减少抗感染药物的毒性作用。

(3)选择适宜的药物、剂量、疗程和给药方法，避免产生耐药菌株。

(4)密切观察病人体内正常菌群，减少甚至避免抗感染药物相关性肠炎的发生。

(5)根据细菌药敏试验结果及药动学特征，严格选择药物和给药途径，降低病人抗感染药物费用支出。

(6)病毒性感染一般不使用抗生素。

3. 合理选用抗感染药物 根据合理应用抗感染药物的原则，在诊断或高度疑似细菌性感染、决定使用抗生素前，应留取标本做细菌学涂片镜检、细菌培养、分离病原体，并做常规药敏试验，作为抗生素选药依据，并根据抗生素的药动学特点，结合感染部位及药物浓度分布情况选择抗生素，并参考以下程序。

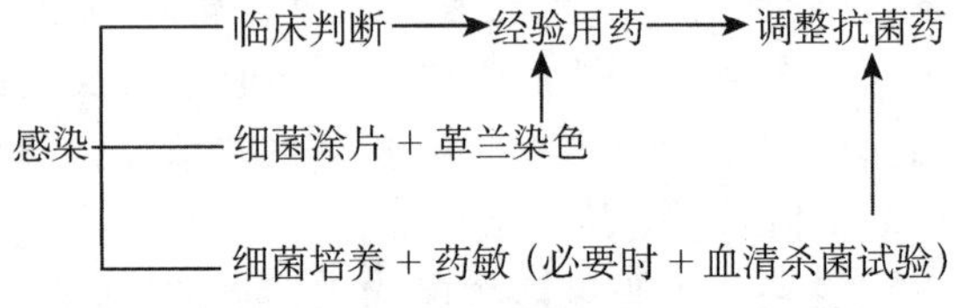

4. 配伍禁忌及合理给药

(1)静脉滴注抗生素药物必须注意配伍禁忌，原则上两种抗生素不宜置于同一溶液中静脉注射或滴注，以免发生相互作用，而致抗生素的活力受到影响，或导致溶液变色、浑浊、沉淀等。

(2)静脉滴注抗生素的溶液，原则选择生理盐水，除必要时才选择5%葡萄糖盐水或5%葡萄糖注射液，以免溶液pH对抗生素的破坏。

(3)连续给药与间歇给药的合理选择

①β内酰胺类抗生素(时间依赖性药物)静脉滴注时，一定要采用间歇给药方案。可将每次剂量溶于100ml液体内滴注0.5～1h，按每6小时1次、每8小时1次、每12小时1次时间给药，药物应临时配制。

②大环内酯类(红霉素、吉他霉素等)及多烯抗生素(两性霉毒B)可采用连续给药方案，避免毒性

反应。用注射用水溶液溶解后放入盐水中静脉滴注，防止水解失效。

③氨基糖苷类抗生素（浓度依赖性药物）采用间歇性给药方案或一日量一次性给药，可采用肌内注射，也可分次静脉滴注，不宜静脉推注，也不宜与β内酰胺类药物同瓶滴注。

5. 使用抗生素治疗中的注意事项　使用抗生素治疗过程中，要注意保护病人的定植抵抗力，尽可能避免使用广谱抗生素，防止宿主自身菌群失调，造成外来菌定植及耐药菌株生长，密切注意菌群失调的先兆。对长期大量使用广谱抗生素的病人，应定期监测菌群变化及感染部位的细菌变化，及时予以纠正和治疗，减少二重感染的发生。

三、抗感染药物在外科的预防应用

1. 术前预防性应用抗生素的原则

(1)清洁无菌手术（如甲状腺手术、疝修补术、输卵管结扎术、膝软骨摘除术等）：无术前预防性应用抗生素的指征。

(2)可能污染的手术（如胃切除术、小肠切除术、胆囊切除术、子宫切除术等）：一般不预防用药。如事先估计手术时间长，污染可能性大，可适当应用抗生素进行预防。

(3)以下情况为术前预防性应用抗菌药物的指征：①污染手术，术后有发生感染高度可能者。例如：严重污染和组织创伤的伤口，不能及时手术处理或彻底清创者（如复杂外伤、战伤、开放性骨关节伤、严重烧伤、伴溃疡坏疽的截肢术、感染性病灶如脑脓肿等手术和各种咬伤等）；连通口咽部的颈部手术；回肠远端及结肠手术；腹部空腔脏器破裂或穿通伤；高危胆道手术；经阴道子宫切除术。②一旦发生感染将引起严重后果者（如心脏瓣膜病或已植入人造心脏瓣膜因病需行其他手术者、脑脊液鼻漏者以及器官移植术等）。③各种人造物修补、置换或留置手术（如人工心脏瓣膜置换手术、人造关节置换术、人造血管移植术、脑室心房分流管放置术等）。

2. 术前应用抗生素的方法

(1)抗生素的预防应用仅当有明确的指征，并选择对特定的手术可能引起手术部位感染的最常见的致病菌有效的药物。

(2)一般在术前 0.5～1h 通过静脉途径给予 1 次足量抗生素（最初的预防性抗生素剂量），应使手术开始时组织和血清内达到药物杀菌浓度，并在整个手术过程中维持组织和血清内的治疗性水平（手术时间超过 4h 可术中加用 1 次量），至少至手术切口关闭后的几个小时。

(3)除了上面讲到的以外，在择期的结直肠手术前，还需要通过导泻或灌肠剂进行肠道准备。在手术前 24h 开始给予不吸收的口服抗生素，共 3 次。

(4)对高危的剖宫产手术，应在脐带钳夹后立即预防性应用抗生素。

(5)不要将万古霉素作为常规的预防性应用药物。

第十节　医院感染与护理管理

护理工作在医院感染管理中具有本身的特殊性和重要性。国内外调查结果显示，医院感染中有30%～50%与不恰当的医疗护理操作及护理管理有关，因此，加强研究护理程序、护理技术和医院感染的发生规律，以及它们之间的相互关系，探索预防、控制感染的理论与方法，用有效的护理操作技术，最大限度地降低医院感染的发生率，是本节阐述的宗旨和目的。

一、护理工作在医院感染防治中的作用

自 19 世纪中叶，近代护理学奠基人之一南丁格尔倡导科学护理以来，清洁、消毒、灭菌、无菌操作和隔离技术等日益为护理界所重视。人们认为，预防远比治疗重要。在这个思想指导下，通过大量的临床实践和不断总结经验教训，归纳出这样一条信念：严格执行消毒灭菌原则、无菌操作技术规范，正确应用隔离技术和贯彻护理管理制度是预防外源性感染的前提，而运用现代护理技术和管理手段则是降低医院感染发生率的重要途径。

护理管理是医院管理系统中的主要组成部分。在总系统的协调下，相关的护理部门运用科学的理论和方法，在医院内实行各种消毒灭菌和隔离措施。完善的护理管理机制通常以质量管理为核心，技术管理为重点，组织管理为保证。护理质量的核心则是医院感染控制的水平。在预防和控制医院感染的全过程中，护理指挥系统起着决定性的作用。护理人员及护理管理者，应该成为预防和控制医院感染的主力。

预防感染措施的执行常常首先涉及护理人员。要做好任何实质性护理，都离不开消毒、灭菌和隔离技术，而且，一般来说，护理人员接受的控制感染的基本教育和训练比医师要多。在不少情况下，病人的一些病情变化首先发现的往往是护士。一旦发现病人有严重感染的危险时，当班护士有权对病人实行隔离。这种责任要求护士对一些疾病及其隔离的必要条件，必须有较全面的知识和理念，并要随着疾病谱的变化、疾病传播和流行的特点，制订出相应的隔离措施。比如，100 多年前提出的"类目隔离"发展至今已有 7 种方法[严密隔离、呼吸道隔离、抗酸杆菌(AFB)隔离、接触隔离、肠道隔离、引流物-分泌物隔离、血液-体液隔离]，以后又发展为以疾病为特点的隔离；20 世纪 80 年代中末期进一步提出全面血液和体液隔离，亦称屏障护理或"普遍性预防措施"；20 世纪 90 年代初发展为"体内物质隔离"。在此基础上于 20 世纪 90 年代中后期又迅速地发展为今天的"标准预防"。

大量的事实充分说明，严格认真地执行消毒、灭菌、无菌操作和隔离技术，是预防医院感染的重要保证。护理人员既然是主力，在任何治疗和护理行动中都必须坚持这一观点。欧美各国多数医院管理机构都认为，没有预防感染的护士，就无法推动和贯彻防止医院感染的各种措施，因此英国在 1958 年率先任命了医院感染监控护士。我国大量流行病学调查资料分析证明，哪里护理管理预防工作做得好，哪里的医院感染发生就少，否则，外源性感染就会接踵而来，甚至造成暴发流行。

二、常见医院感染的预防与护理

在医院感染控制中，特别应预防下述各类型感染：

1. 下呼吸道感染

(1)下呼吸道感染临床诊断标准：符合下述两条之一即可诊断。①患者出现咳嗽、痰黏稠，肺部出现湿啰音，并有下列情况之一：发热、白细胞总数和(或)中性粒细胞比例增高、X 线胸片显示肺部有炎性浸润性病变；②慢性气道疾病患者稳定期(慢性支气管炎伴或不伴阻塞性肺气肿、哮喘、支气管扩张症)继发急性感染，并有病源学改变或 X 线胸片显示与入院时比较有明显改变或新病变。

(2)预防下呼吸道感染特别是做好呼吸机相关性肺炎(VAP 发生率为 18%～60%，治疗困难，病死率高达 30%～60%)的预防与护理最重要。针对 VAP 发病的易感危险因素及发病机制采取有效的措施。使用声门下分泌物引流(SSD)方法可能是预防 VAP 有效且简单的方法。它是采用可吸引气管导管持续或间断引流声门下分泌物，以减少污染的声门下分泌物进入呼吸道，以达到预防 VAP 发病的目的。SSD 预防 VAP 的资料尚少，需进一步研究并做成本效益分析。VAP 危险因素较多，采取综合措施以减少 VAP 的发病率可能更重要。如呼吸机的湿化器使用无菌水，每人更换无菌水；防止冷凝水倒流，及时倾倒并认真洗手；呼吸机管道视情况定期更换；做好气道护理及有效地吸痰，拍背等措施。

(3)因为这类感染易于发生，而且对危重病人威胁较大。在具体实践中应认真做好以下各项。

①对昏迷及气管插管的病人，必须加强口腔护理。

②掌握正确的吸痰技术，以免损伤呼吸道黏膜及带入感染细菌。

③严格按七步洗手要求，应用流动水、脚踏式或感应式开关、一次性擦手纸巾，认真地洗手。根据需要定期或不定期进行手部细菌监测，切断通过手的传播途径。

④做好吸入性治疗器具的消毒，阻断吸入感染途径，如湿化瓶及导管要按照卫生部规范严格终末消毒，干燥保存，用时加无菌水，连续使用时每天更换无菌水；使用中的呼吸机道系统应及时清除冷凝水，必要时定期或不定期更换、消毒。

⑤积极寻找有效手段，阻断病人的胃一口腔细菌逆向定植及误吸，不用 H_2 受体阻断药，慎用抗酸药，以免胃内 pH 升高，而细菌浓度增高，以致促成内源性感染的发生。可用硫糖铝保护胃黏膜，防止应激性溃疡；带有胃管的病人，应选择半卧位，并应保持胃肠通畅，若有胃液潴留，应及时吸引，防止胃液倒流而误吸；术后麻醉尚未恢复之前，应使病人处于去枕仰卧位，严格监护，若有痰液及时吸出防止误吸。

⑥做好病室的清洁卫生，及时消除积水和污物，铲除外环境生物储源，保持空气洁净及调节适宜的温湿度，定期清洗空调系统。

⑦加强基础护理，对病人进行有关预防下呼吸道感染的教育，指导病人进行深呼吸训练和有效咳嗽训练，鼓励病人活动，对不能自主活动的病人应协助其活动，定时翻身拍背，推广使用胸部物理治疗技术。

⑧监护室内尽量减少人员走动，隔离不必要人员入室，室内禁止养花，以防真菌感染。

⑨进入监护室的人员（包括探视人员）都要严格按制度更换清洁的外衣和鞋子，洗手，必要时戴口罩，严禁有呼吸道感染者入内。

⑩建立细菌监测、感染情况的登记上报制度，定期分析细菌的检出情况，对感染部位、菌种、菌型及耐药性、感染来源和传播途径，以及医务人员的带菌情况均应做好记录，以便制订针对性的控制措施。

2. 血管内导管相关性感染

（1）血管内导管相关性感染临床诊断符合下述三条之一即可诊断：①静脉穿刺部位有脓液排出，或有弥散性红斑（蜂窝织炎的表现）；②沿导管的皮下走行部位出现疼痛性弥散性红斑，并除外理化因素所致；③经血管介入性操作，发热≥38℃，局部有压痛，无其他原因可解释。

（2）预防要着重防止血管内导管相关性感染。危重病人往往需要进行介入性监护、治疗或诊查，而作为医护人员必须贯彻 WHO 的安全注射 3 条标准，即接受注射者安全、注射操作者安全、环境安全，还应特别注意下列各点：①采用各种导管应有明确指征，总的讲要提倡非介入性方法，尽量减少介入性损伤；②对病人实行保护性措施，提高其自身抵抗力，介入性操作容易破坏皮肤和黏膜屏障，能不用时应立即终止；③置入时除了严格的无菌技术外，还应注意选择合适的导管，如口径相宜、质地柔软而光洁，以及熟练的穿刺、插管技术，从而避免发生血小板黏附及导管对腔壁的机械性损伤；④加强插管部位的护理及监测，留置导管的时间不宜过长，导管入口部位保持清洁，可选用透明敷料，以便于随时监测，一旦发现局部感染或全身感染征象，应立即拔除导管，并做相应的处理；⑤搞好消毒、隔离，严格的洗手和无菌操作，是预防介入性感染最基本的重要措施；⑥配制液体及高营养液时应在洁净环境中进行，配制抗癌药及抗菌药时应在生物洁净操作台上进行，确保病人、工作人员及环境安全；⑦在介入性操作中使用的一次性医疗用品必须有合格证件，符合卫生部的有关要求，严格使用过期、无证产品，确保病人安全等。

3. 手术部位感染预防

（1）表浅手术切口感染仅限于切口涉及的皮肤和皮下组织，感染发生于术后 30d 内。

临床诊断；具有下述两条之一即可诊断：①表浅切口有红、肿、热、痛，或有脓性分泌物；②临床医师诊断的表浅切口感染。

（2）深部手术切口感染指无置入物手术后 30d 内，有置入物（如人工心脏瓣膜、人造血管、机械心脏、人工关节等）术后 1 年内发生的与手术有关并涉及切口深部软组织（深筋膜和肌肉）的感染。临床诊断符合上述规定，并具有下述 4 条之一即可诊断：①从深部切口引流出或穿刺抽到脓液，感染性手术后引流液除外；②自然裂开或由外科医师打开的切口，有脓性分泌物或有发热≥38℃，局部有疼痛或压痛；③再次手术探查、经组织病理学或影像学检查，发现涉及深切口脓肿或其他感染证据；④临床医师诊断的深部切口感染。

（3）器官（或腔隙）感染指无置入物手术后 30d，有置入物手术后 1 年内发生的与手术有关（除皮肤、皮下、深筋膜和肌肉以外）的器官或腔隙感染。临床诊断符合上述规定，并具有下述 3 条之一即可诊断：①引流或穿刺有脓液；②再次手术探查、经组织病理学或影像学检查，发现涉及器官（或腔隙）感染的证据；③由临床医师诊断的器官（或腔隙）感染。

（4）手术部位感染的预防：①防止手术部位感染的最有效对策是严格的无菌操作，不用无抗菌能力的水冲洗切口，并对疑有感染的切口做好标本留取，及时送检；②缩短病人在监护室滞留的时间；③选用吸附性很强的伤口敷料，敷料一旦被液体渗透要立即更换，以杜绝细菌穿透并清除有利于细菌的渗液和避免皮肤浸渍；④尽量采用封闭式重力引流；⑤更换敷料前洗手，处理不同病人之间也要洗手，即使处理同一个病人不同部位的伤口之间也应清洁双手；⑥保持室内空气清洁，尽量减少人员流动，避免室内污染等。

三、医院高危人群和重点科室的感染管理

医院是各种疾病病人聚集的地方，其免疫防御功能都存在不同程度的损伤或缺陷。同时，病人在住院期间又由于接受各种诊疗措施，如气管插管、动静脉插管、留置导尿、手术、放疗、化疗、内镜检查和介入治疗等，进一步降低了他们的防御功能。加之医院病原体种类繁多、人员密集，增加了病人的感染机会。因此，为了控制医院感染的发生，医护人员必须对人体的正常防御能力有一定的了解，还要熟悉降低或损伤宿主免疫功能的各种因素，以便采取相应措施，提高宿主的抵抗力。同时，还应对

医院感染所涉及的各类微生物，对于常见致病菌、机会致病菌的种类、形态、耐药力、致病力以及对药物的敏感性等应有一个清楚的认识，以便有针对性地对有传染性的病人进行有的放矢的隔离与治疗，对环境及医疗器械进行有效的消毒、灭菌，从而降低医院感染的发生率。

1. 老年病人由于脏器功能低下，抗感染能力减弱，尤其是有基础疾病并处于卧床不起的老年人，由于呼吸系统的纤毛运动和清除功能下降、咳嗽反射减弱，导致防御功能失调，易发生坠积性肺炎。而且，这类病人的尿道多有细菌附着，导管中铜绿假单胞菌、大肠埃希菌、肠球菌分离率高，也可能成为医院感染的起因。对于抗菌药物的应用，无论用于治疗还是用于预防，均应持慎重态度，并坚持定期做感染菌株耐药性监测，以减少耐药菌株的产生。

对住院的老年病人必须特别加强生活护理，做好病人口腔和会阴的卫生。协助病人进行增加肺活量的训练，促进排痰和胃肠功能恢复。用于呼吸道诊疗的各种器械要做到严格消毒。工作人员在护理老年病人前后均应认真洗手，保持室内环境清洁、空气新鲜，严格探视制度及消毒隔离制度。

2. 幼儿处于生长发育阶段，免疫系统发育尚不成熟，对微生物的易感染性较高，尤其是葡萄球菌、克雷伯菌、鼠伤寒沙门菌、致病性大肠埃希菌和柯萨奇病毒等感染，较易在新生儿室形成暴发流行。因此，预防医院感染要针对小儿的特点，制订护理和管理计划。加强基础护理，注意小儿的皮肤清洁及饮食卫生，更主要的是从组织活动和环境改善方面进行考虑，特别是新生儿室与母婴同室的环境卫生、室内温湿度的变化，适宜的温湿度及恰当的皮肤护理等都对新生儿的健康有影响；除严格执行各种消毒、隔离的规章制度外，还要求工作人员上班前一定要做好个人卫生。接触新生儿前一定要洗手，并做好对环境卫生的监测。工作人员出现传染性疾病时，应及时治疗、休息，严重时调离新生儿室，以免发生交叉感染。

3. 重症监护病房(ICU)是医院感染的高发区，患者的明显特点是病情危重而复杂。

(1)多数病人都是因其他危重疾病继发感染(包括耐药菌株的感染)后转入ICU。

(2)各种类型休克、严重的多发性创伤、多脏器功能衰竭、大出血等病人，其身心和全身营养状况均较差，抗感染能力低。严重创伤、重大手术等常导致全身应激反应，进而出现抗细菌定植能力及免疫功能下降。

(3)病人多数较长时期使用各类抗菌药物，细菌的耐药性均较强。

(4)强化监护所使用的各种介入性监测、治疗，如机械通气、动脉测压、血液净化、静脉高营养、留置导尿、胃肠引流等，都可能为细菌侵入机体和正常菌群移位提供有利条件。

(5)病人自理能力缺乏或丧失，因而十分依赖护理人员，与护理人员频繁接触往往会增多发生交叉感染的机会。

为了做好ICU医院感染的预防工作，除从设计和设备上给予关注外，必须制订一系列防止感染的管理制度。此外，还应强调从业人员素质的提高，有高度责任心者才能做好ICU的工作，从而降低ICU病人医院感染的发生率。预防ICU医院感染的原则应是提倡非介入性监护方法，尽量减少介入性血流动力学监护的使用频率。对病人施行必要的保护性医疗措施，提高病人机体的抵抗力。

四、护理人员的自身职业防护

医院的工作人员直接或间接与病人和传染性污物接触，可以从病人获得感染，也可以把所得的感染或携带的病原体传给病人，并能在病人及工作人员之间传播，甚至扩散到社会上去。因此，对工作人员进行感染管理，不仅关系到他们自身的健康，而且也有益于全院病人及其家属乃至社会。

在医院众多职工中，护理人员接触病人最多，每日需要处理各种各样的感染性体液和分泌物，可说是处于各种病原菌包围之中，时刻受到感染的威胁，因此必须加强护理人员的自我防护与感染管理。

1. *加强对护理人员的感染管理* 对护理人员感染的监测既是职业性健康服务和预防感染的重要环节，也是医院感染监控及管理系统中的重要组成部分。对护理人员应定期进行全面体格检查，建立健康状况档案，了解受感染的情况，以便采取针对性的预防措施。

在医院中许多科室和工作环节对职工具有较高的感染危险，尤其是护理人员在调入或调离某一部门时，都应进行健康检查，查明有无感染，感染的性质，是否取得免疫力等，并做好详细记录。在此基础上，进一步探讨这个部门的感染管理工作，明确改进目标，制订相应的预防感染措施。对新来人员进行岗前培训应成为制度。

2. 提高护理人员自我防护意识　护理人员在进行手术、注射、针刺、清洗器械等操作时，极易被锐利的器械刺伤。人体的皮肤黏膜稍有破损，在接触带病毒的血液、体液中就有被感染的危险性。因此，处置血液和血液污染的器械时，应戴手套或采用不直接接触的操作技术，谨慎地处理利器，严防利器刺伤，一旦被利器刺伤必须立即处理，挤血并冲洗伤口、清创、消毒、包扎、报告和记录、跟踪监测，尽量找到可能感染的病原种类证据，以便根据病原学的特点阻断感染。护理人员手上一旦出现伤口就不要再接触病人血液和体液。对于从事有可能被病人体液或血液溅入眼部及口腔黏膜内的操作者，应强调戴口罩及佩戴护目镜，在供应室的污染区还应佩戴耳塞，穿防护衣、防护鞋等。在进行化学消毒时，应注意通风及戴手套，消毒器必须加盖，防止环境污染带来的危害。

3. 做好预防感染的宣传教育　护理人员在工作中双手极易被病原菌污染。有些护士往往只注意操作后洗手，而忽视了操作前同样需要洗手；有的护理人员本身就是病原携带者，或由于长期接触大量抗菌药物已经改变了鼻咽部的正常菌群，成为耐药细菌的储菌源。这些病原体可通过手或先污染环境和物品，继而导致病人感染。例如，曾提及的新生儿室发生的金黄色葡萄球菌感染流行，即可由于护理人员皮肤病灶化脓或鼻咽部带菌所致。因此，护理人员必须养成良好的卫生习惯，尤其要强化洗手意识，对一切未经训练的新工作人员，应给予预防感染的基本操作技术培训，并结合各种形式（如板报、壁画、警示等）的宣传教育。

4. 强化预防感染的具体措施　患有传染性疾病的护理人员，为防止感染扩散，应在一定时期内调离直接治疗或护理病人的岗位，并在工作中做好避免交叉感染的各项措施。对从事高危操作的工作人员，如外科医师、监护病房护士及血液透析工作人员等均应进行抗乙型肝炎的免疫接种。被抗原阳性血液污染的针头等锐利器械刺破皮肤或溅污眼部、口腔黏膜者，应立即注射高效免疫球蛋白，以防感染发生。同时，还应加强对结核病的防治，以及在传染病流行期或遭受某种传染物质污染后，及时为护理人员进行各种相应的免疫接种，如乙肝疫苗、流感疫苗等。

（陈　东　高凤莉）

第6章

护理研究

第一节 基本概念

一、科学和研究

科学(science)是由拉丁文 scientia 而来,意指"探讨自然现象和其间关系的知识体系",是反映现实世界,如自然、社会、思维等客观规律的本质和规律的知识体系。研究(research)是通过系统地、有控制地收集资料、反复地探索未知、客观地认识各种自然现象和社会现象的活动,是一种有系统地探索和解决问题的活动,并能从中获得客观规律和产生新知识,进而阐明实践与理论间的关系。

科学精神最根本的一条就是实事求是。科学应合乎逻辑、可验证、可被重复、着重一般共性问题,探讨事物因果关系。研究工作具有探索性、创造性和连续性,研究以系统的科学方法来探索和了解事物的现象为目的,其结果可表现为描述事物的现状,发现事物的内在联系和本质规律,引出定律或产生理论3个方面的内容。

开展研究就是从工作实践中发现需要解决的问题,通过系统的方法研究和问题评价,得出结果,用以指导实践的过程。根据研究工作的目的、任务和方法不同,研究通常划分为基础研究、应用研究和开发研究几种类型。基础研究是以研究自然现象、探索自然规律为目的,旨在增加新知识、发现新的探索领域,为新的技术发明和创造提供理论前提。应用研究是把基础研究发现的新理论应用于特定目标的研究,它是基础研究的继续,目的在于为基础研究的成果开辟具体的应用途径,使之转化为实用技术。开发研究又称发展研究,是把基础研究、应用研究的成果发展为新材料、新产品、新设计、新方法,或者对现有的材料、设备、方法进行本质上的、原理上的改善而进行的系统创造性活动。开发研究是把研究成果转向生产的桥梁,是科学转化为生产力的中心环节。基础研究、应用研究、开发研究是整个研究系统3个互相联系的环节,它们在一个国家、一个专业领域的研究体系中协调一致地发展。研究应具备一定的条件,如:需有一支合格的科技队伍,必要的科研经费,完善的科研技术装备及科技试验场所等。

二、护理学和护理研究

美国护士协会(ANA)曾对护理定义为:护理是诊断和治疗人类对存在的或潜在的健康问题的反应。日本护理协会对护理的定义是:以健康为准则,给予人们援助,使之能维持正常的生活。概括地说,护理的含义就是通过护理工作使患者处于最佳状态,为患者恢复健康提供理想的环境和支持,使患者尽可能地减少痛苦、感到舒适。护理学是医学领域中一门独立的学科。护理学应有其明确的研究目标和领域,在卫生保健事业中与医疗有着同等重要的地位,护士与医生是在共同担负着维持生命、减轻患者痛苦和促进健康的任务。护理学是具有很强科学性的专业,需要在充分的理论和知识的指导下进行工作。护理学在整个生命科学中占有重要的地位,也是医学科学的重要组成部分。护理学需要通过大量的研究工作来促进自身的发展,完善自我系统的理论体系,形成严密逻辑结构的独立学说和理论。

护理研究是用科学的方法反复探索护理领域的问题,并用以直接或间接地指导护理实践的过程;是指通过科学的方法有系统地探究现存的知识，或产生新的知识，从而直接或间接地指导护理实践的活动过程。国际护士会（ICN）将护理研究定义为以形成和完善具有精确方法的新知识为目的的一种系统的探讨。美国护士会（ANA）对护理研究的定义是验证和改进现有知识，产生新知识，直接或间接影响护理实践的科学过程。护理研究的目的是验证护理理论、发现新的知识、解决工作中的问题、评价护理措施，并通过研究改进护理工作和提高护理工作质量，使患者得到更安全有效的护理。

第二节 护理研究趋势和最新进展

第一位从事护理学研究的学者是现代护理学的创始人南丁格尔女士（1820－1910），通过观察和记录所看到的现象，写出了控制医院内感染的第1篇研究报告，成为护理学研究的开始。

目前我国护理研究内容比较广泛，涉及护理教育、护理管理、护理实践等多方面，包括基础护理、临床各专科护理、心理护理、社区护理、课程设置改革、护理质量管理、护理人力配置、护理分级等。发展科学知识，使护士能够开展以循证为基础的护理实践。美国国家护理研究所公布的护理研究的重点（NINR，2006－2010）是促进健康和预防疾病，改善生活质量，减少健康状况差异，建立临终研究的方向。目前护理研究更强调循证护理，多学科合作，成本效益，质性研究增加，护理研究不断深入。

随着医学科学技术的发展，护理研究范围逐渐扩大，护理研究范畴应向多元化发展，凡与护理工作有关的问题都应属于护理研究的范畴。不但研究护理专业技术知识、护理教育或管理等问题，还要向跨地区、跨部门、跨专科的综合领域发展，使研究结果更深入，更有推广意义。在护理科学研究规模和方法上不断改进。目前护理研究已从自选的、分散的小型研究趋向于整体性和综合性研究，加强多学科、多专业的合作，不仅把其他学科的理论和方法运用到护理学中来，还与其他专业人员共同组成研究团队，研究与健康相关的课题。在研究设计上目前仍多选用量性研究方法，并以调查法收集资料为多见，而质性研究方法则采用较少。今后也要注意质性和量性的综合研究，应多采用全面的、多角度的研究方法。

护理论文写作方面，目前多采用叙述和分析资料的方法。大部分研究样本的选择也多在自己服务的医院或病房内采集，这对研究结果的推广与使用有很大的局限性。要注意避免用单一方法收集资料，收集资料方法应多元化。研究计划要多偏重方向性和综合性内容，一个课题的研究时程也要长些，使研究结果能达到一定水平和深度，能够深入说明和解决1～2个护理问题。

第三节 护理研究的主要方法

一、实验性研究

实验性研究（experiment study）又称流行病学实验或干预性研究，是研究者采用随机分组、设立对照及控制或干预某些因素的研究方法。

1. 实验性研究的特点

（1）干预：亦称操纵（manipulation），即研究者对研究对象人为施加的干预措施（也称处理因素）。有无干预是实验性研究和非实验性研究的根本区别。

（2）设立对照：设对照组的目的就是为了排除与研究无关的干扰因素（外变量）的影响，突出试验中干预措施的效应。对照组要设立多少组，应依照研究目的和干扰因素的多少而定。任何一个实验性研究都至少应设立一个对照组。常用的设立对照的方法有自身对照、组间对照、配对对照等。选择对照组时应该使对照组和试验组的基本条件一致或均衡，以降低干扰因素对研究结果的影响。

①自身对照：指对照组和试验组的数据均来自于同一组样本，即将研究对象自身在干预前后的情况进行比较。自身对照的优点是消除了研究对象自身各种干扰因素的影响，而且节省样本量，因此在护理研究中较常采用。

②组间对照：是指相比较的两组数据来自两组不同的受试者。

③配对对照：将研究对象按某些特征或条件配成对子，这样每遇到一对就分别给予不同处理。配对设计能减少每一对研究对象内部的实验误差，故

较组间对照设计的效果更好。

(3)随机化:是指随机抽样和随机分组,即从目标人群中随机地选择样本,并且将这些被选到的研究对象随机地分到实验组和对照组中。目的是使实验组和对照组能在均衡条件下进行比较,使样本更具有代表性。在进行随机化时,可以使用随机数字表,或者较为简便的投掷硬币、抽签等方法进行。

2. 实验性研究中常用的研究设计类型

(1)实验前后对照设计(before-after experimental design):将研究对象随机分为实验组和对照组,实验组采用新的干预措施或在常规基础上加新方法,而对照组只采用常规方法,两组同时在实验前和实验后测量某些指标。研究者通过比较两组在实验前的数值来评价两组的可比性,比较两组实验后的数值来评价干预的有效性。

在常用的研究方法中,实验前后对照设计是目前公认的标准研究方法,实验前后对照设计是最为常用的一种。其论证强度大,偏倚少,容易获得正确的结论。但作为对照组不要触犯研究中的伦理原则。

(2)单纯实验后对照设计(after only experimental design):是将研究对象随机分组,对实验组施加干预措施,对照组则不施加干预措施,然后观察比较干预后两组在因变量上的差异。单纯实验后对照设计,减少了因干预前测量所导致的结果偏倚,同时也适用于一些无法进行前后比较的护理研究。

(3)随机临床实验研究设计(randomized clinical trials design):将研究对象随机分为实验组和对照组,观察或测量所研究的应变量,向各组施加不同的干预和处理因素,再次观察或测量所研究的应变量,比较两组结果的变化。该设计适用于临床护理或预防性研究,探讨和比较某一新的护理措施对疾病的康复和预防的结果。

(4)索罗门四组设计(Solomon four-group design):索罗门四组设计实际上是为避免研究对象敏感及其他干扰因素的影响,将实验前后对照设计和单纯实验后对照设计组合起来的一种研究方法。它是一种经常应用的高效的研究设计。研究对象被随机地分为4组,两组实验组和两组对照组,对其中的一个实验组和一个对照组进行实验前测量,而另外一个实验组和一个对照组则不进行实验前测量。然后对两个实验组实施同样的干预措施,干预结束后同时进行四组的某些指标的测量并比较。

该设计适用于实验前进行的测量本身可能会对实验结果有影响的情况下,特别是某些涉及情感、态度等方面的研究。

二、类实验性研究

类实验性研究(quasi-experimental study),亦称半实验性研究,与实验性研究方法基本相似,有对研究对象的护理干预内容,但缺少按随机原则分组,或没有设对照组,或两个条件都不具备。在实际对人的研究中,很难进行完全的实验性研究,特别要达到随机分组比较困难,因此类实验性研究在护理研究中较为实用。类实验性研究中常用的科研设计类型如下。

1. 无对等对照组设计(non-equivalent control group design) 该设计包括干预措施和两组或两组以上的研究对象,这两组或者两组以上的研究对象是非随机分组的,进行实验前和实验后测量或只进行实验后测量。

2. 自身实验前后对照设计(one group pretest-posttest design) 该设计是类实验性研究中最简单的一种设计方法。同一研究对象接受前后两个阶段、两种不同处理措施,然后对其效果进行比较。这种设计方法既没有对照组,也没有随机分组,即只有实验组一组。

3. 时间连续性设计(time series design) 是自身实验前后对照设计的一种改进。当自身变量的稳定性无法确定时,可以应用时间连续性设计,在干预前后进行多次的观察与测量。

三、非实验性研究

非实验性研究(non-experimental study)是指研究过程中对研究对象不施加任何护理干预和处理的研究方法。这类研究常在研究对象处于完全自然状态下进行,其研究结果可用来描述和比较各变量的状况。非实验性研究中常用的科研设计类型如下。

1. 描述性研究 描述性研究(descriptive study)是目前护理领域应用最多的一种研究方法。是在一个特定的领域获得研究对象的有关特征的研究。目的是通过观察、记录和描述,以了解研究对象在自然状态下的特征。通过描述性研究,可以了解疾病、健康或事件的基本分布特征,为进行相关性研究和实验性研究提供基础。描述性研究设计中常见的有现况调查和纵向研究等方法。

现况调查(cross-sectional study):也可称为横断面调查，是在某一特定人群中，用普查或抽样调查的方法，在特定时间内收集与健康或疾病有关的特征。现况调查包括普查和抽样调查两种常见类型。普查是根据研究目的在特定时间内对特定范围内的所有对象进行调查或检查。目的是对总体一般状况做出全面、精确的描述，把握总体的全貌，得出具有普遍意义的结论。抽样调查是从研究人群的全体对象中抽取一部分进行调查，根据调查结果估计出该人群的患病率或某种特征的情况，是一种以局部估计总体的调查方法。

纵向研究(longitudinal study):是对一特定人群进行定期随访，观察疾病或某种特征在该人群及个体中的动态变化，即在不同时间对这一人群进行多次现况调查的综合研究。

2. 相关性研究　相关性研究(correlational study)是探索变量之间关系的研究。它与描述性研究相一致的是在研究中没有任何人为的施加因素，不同点是相关性研究要有比较明确的几个观察变量，以便检测所观察的变量间是否有关系。相关性研究比描述性研究有更多的“探索”原因的作用，可为进一步的类实验性研究或实验性研究提供基础。

3. 比较性研究　比较性研究(comparative study):是在自然状态下，对两种或两种以上不同的事物、现象、行为或人群的异同进行比较的研究方法。比较性研究同描述性研究的区别在于，描述性研究是对一种现象的描述，而比较性研究是针对已经存在差异的至少两种不同的事、人或现象进行分析比较的研究。根据其研究目的，可以将比较性研究分为病例对照研究和队列研究两种。

病例对照研究(case-control study):是回顾性研究，是将现已确诊患有某疾病的一组病人作为病例组，不患有该病但具有可比性的另一组个体作为对照组。通过调查回顾两组过去的各种可能存在的危险因素，测量并比较病例组与对照组间各因素存在的差异。

队列研究(cohort study):属于前瞻性研究，是观察目前存在差异的两组或两组以上的研究对象，在自然状态下持续若干时间后再比较两组的情况。研究方法是从一个人群样本中选择和确定两个群组，两个群组暴露因素不同，追踪一个时期，观察并记录这段时间内所欲研究的疾病或某研究特征的发生情况，并进行比较。如果两组比较的结果证明，两组患者在某研究疾病的发病率或死亡率或者某特征出现的概率上确有差别，则可以认为该因素(或特征)与所研究的疾病或某特征间存在着联系。

四、质性研究设计

质性研究是定性研究，是对某种形象在特定情形下的特征、方式、含义进行观察、积累、分析、解释的过程。质性研究是从实际观察的资料中发现共性问题的过程，属于探索性和叙述性研究。质性研究属于非干预性研究，主要包括现象学研究法、根基理论研究法、人种学研究法等类别。质性研究的资料收集一般是研究人员深入研究现场，采用半结构或非结构式观察、访谈、录音、录像、记录等方法。当研究者在对第某个访谈对象进行访谈时，所提供的信息与前面研究对象提供的信息是重复的，从访谈内容中没有发现新的资料，此时达到了数据饱和状态，研究者即停止资料收集工作。资料分析以语言文字而非数字为基础，是进行分析、推理和解释的过程。

1. 现象学研究(phenomenology)　现象学研究法是一种观察特定现象，分析该现象中的内在成分和外在成分，把其中的重要要素提炼出来，并探讨各要素之间及各要素与周围情景之间关系的一种质性研究方法。现象学研究法最初由 Husserl 和 Heidegger 发展而来，目的在于描述人们亲身的经历，用归纳、描述的方法来捕捉研究对象的某种“真实的体验”。

研究者使用开放式问题，采用个人深入访谈法收集资料，同时配以实地观察，以求对研究对象所描述的体验有深刻理解。每个研究对象均接受同等次数访谈，在访谈过程中同时观察记录。每次30～60min。资料整理与分析和资料收集过程同步进行。每次访谈结束后，将录音及观察资料整理成誊本。资料分析由一个资料分析小组的成员们共同完成，以保证资料分析与解释的准确性，避免个人偏倚。小组成员仔细阅读访谈记录，小组会议上进行深入讨论，确定有意义的内容，并进行编码、分类。根据编码和分类，提炼主题，找出反映主题的相关文字与描述。研究的最终结果是由小组成员多次讨论、分析，最后达成共识而得到的。

2. 根基理论研究法(grounded theory)　此研究方法是在 20 世纪 60 年代由社会学家 Glaser 和 Strauss 提出的，强调通过系统地收集资料，同时分析资料，进而产生理论的过程。其主要目的是对现实中的现象进行深入解释，产生理论。根基理论研究法是一种由具体到抽象的建立理论的方法，而收集的资料则是理论的根基。根基理论认为，只有从资料中产生的理论才具有生命力，如果理论与资料相吻合，理论便具有了实际的用途，可以被用来指导人们具体的生活实践。因此，根基理论的概念框架来自于资料而不是先前的研究。研究者在资料收集和分析的过程中采用不断比较的方法，去发现不同的研究对象所提供的资料之间的相同点和不同点，将片断资料组合成有功能的整体框架，进而形成理论。

典型的使用根基理论研究法进行研究的案例是由美国的 Kubler-Ross 博士对数百名临终病人进行的有关临终患者心理特点的研究。研究者通过深入观察、访谈等方法，获得大量临终患者心理变化的第一手原始资料。通过对这些资料的归纳、分析，他总结出临终病人心理活动的基本变化规律，将患绝症的患者从获知病情到临终时的心理反应过程分为否认期、愤怒期、商讨期、抑郁期和接受期 5 个阶段。这一研究结果有利于临床医护工作者更好地了解临终患者的心理特征和变化规律，并能很好地理解和及时观察患者在每个时期行为态度上的细微变化，以便适时为临终患者提供恰当的心理支持。

3. 人种学研究法(ethnography)　人种学研究法起源于人类学研究，目的是通过对某种文化或文化亚群的深入研究，以理解他们的语言、价值观念、行为特征和习俗等。人种学研究法通过实际参与人们自然情形下的生活、深入观察、深度会谈、档案或文史资料查寻，探讨一定时间内人们的生活方式或体验。在健康保健领域，人种学研究法最适合于探讨不同文化环境中人们的健康信念、健康行为、照顾方式等。

五、资料收集的方法

1. 问卷调查法　问卷调查法(questionnaire)是指研究者通过书面形式直接从研究对象处获取研究资料的方法。研究者将所希望获取的资料以书面形式写出，分发给研究对象，通过言语和文字向研究对象收集资料。问卷法是调查研究中最多选用的方法，常用的问卷有公认的量表或研究者自行设计的问卷两种类型。

(1)量表(scale)：是由一组封闭式问题组成的、以评分方式衡量人们态度和行为的收集资料的工具，在问卷调查法中广泛应用。大多数量表都用于心理社会变量的测量，但也可测量一些生理指标，如恶心、疼痛、功能状态等。

(2)问卷：是调查的一种工具，通过受访者回答问题而不是观察行为反应得到研究资料，用问卷收集资料可以应用于各种领域的问题。一般可根据研究目的进行文献查询，寻找是否有合适的现存问卷，如果有合适的现存问卷则可直接应用。但在大多数情况下要根据研究目的，对现存问卷做一定的修改等。如果没有合适的现存问卷，则需编制新的问卷。问卷编制时应事先考虑以下几个问题：指导语、问题的类型、问卷的内容、问卷的用词、问卷答案的设计、问题的排列方式等。一般用于成人的问卷，完成时间不应超过 30min；针对儿童的问卷，完成时间不应超过 15min。自行设计的问卷在完成后应通过大样本测试，进行分析和信度、效度的测量，一般每个项目需 10 名样本进行测试，以形成该问卷的常模。运用现存问卷时，应首先对问卷进行评估，若有较大的修改或问卷为翻译版，修订版在正式应用之前应做预试验，以 10～20 名样本为宜，进一步检验问卷中可能存在的内容、文字、排版等问题，做出必要修改后，方可应用于正式调查中。

(3)国外量表的翻译和应用：国外量表首先要翻译成中文。最好选择两个或多个有经验的翻译者，彼此独立地将外国语言的量表翻译成汉语，准确表达原量表。对翻译出来的版本进行讨论，形成一个大家达成共识的中文版本的量表，然后请对原量表不知情的一位或多位翻译者将翻译成中文的量表再翻译回去，进行回译(back-translation)。请双语专家对原量表与回译后的"原量表"进行细致的比较、分析，找出从表面上看不同的部分，对其中文版本中的对应内容进行相应的修改，直到两个量表在内容、语义、格式和应用上相一致。此时应请有关专家对修改后的中文版量表的表面效度进行评判。最后进行检测，应寻找一定数量的双语样本(既懂中文又懂原语言的样本)进行两量表之间的等同性检验。让这些研究样本对两种语言版本的量表进行作答，然后比较原量表和中文版量表所得总分之间的相关性以及各项目得分的相关性。相关程度越高，表示两个版本量表的等同性越好。但有时在研究中获取双语样本的难度较大，也可选取一定数量的只懂中文的研究样本进行预期试验，以检测量表的内部一致性。

(4)问卷调查法收集资料的形式

邮寄问卷:研究者通过邮寄的方式将调查问卷发放给研究对象,研究对象填写好问卷后,再邮寄给研究者。一般邮寄问卷应包括三部分内容:问卷首页,问卷正文,写明回寄地址并贴足邮票的信封。在调查问卷首页,注明研究目的和意义,表述邀请研究对象参加的意向和谢意,以及维护研究对象的知情同意权和隐私权等。随着网络的发展和普及,通过互联网发放调查问卷也较为常见。

现场发放、收回问卷:研究者将研究对象组织起来,向研究对象说明研究目的和填写问卷的要求,由研究对象自行填写问卷。填写好的问卷当场收回。研究者应注意事先的组织准备工作以及临场的协调,如充分考虑场地的大小、是否便于研究对象填写,以及如何保证资料的不公开性等。

通过电话访谈完成问卷调查:研究者按照问卷内容提问,对于封闭式问题要给出可选答案,研究对象回答问题,研究者进行填写。

2. *访谈法*(interview) 访谈法是指研究者通过与研究对象进行面对面的、有目的的会谈,直接从研究对象处获取资料的方法。访谈法是一种口头形式的自陈法,一般可收集到较深入的资料,它是护理研究中常用的一种收集资料的方法。

(1)结构式访谈:是研究者在与研究对象的访谈中,严格按事先准备好的书面程序进行访谈的方法。研究者在采用结构式访谈前,需详细列出访谈的程序和具体内容。在访谈中,研究者严格控制访谈的进展。结构式访谈通常适用于几种情况,如研究者已拥有大量系统性的相关文献;研究者对访谈内容之外的其他内容或资料不感兴趣;访谈需要在研究者严格控制下进行等。

(2)半结构式访谈:指研究者在与研究对象的访谈中,按事先准备的访谈大纲进行访谈的方法。在访谈中,研究者只是部分地控制访谈进展,鼓励研究对象就某一主题进行自由谈论。若研究对象的回答比较表浅,研究者可以引导研究对象深入地交谈下去。与结构式访谈相比,研究者通过半结构式访谈可能会获得更多的信息和资料,但由于研究者部分地控制访谈,可在一定程度上避免研究对象的谈论内容偏离访谈主题的现象。

(3)非结构式访谈:以开放式问题的形式询问一个或几个范围较广的主题,是一种自然的交谈的方法。一般不对场所进行挑选,而在与研究对象有关的自然场所进行。非结构式会谈法由于形式灵活自由,因而具备较强的优势,特别对未知的新领域的探索性研究尤为适合,研究者通过非结构式访谈可能获得的信息很多。但是该方法耗时长,而且由于研究者在这样一个自然交谈中很难控制访谈的进展,因此非结构式访谈要求研究人员具备较强的会谈技巧和分析解释结果的能力。非结构式访谈需要研究对象积极参与交谈,有较为丰富的交谈内容,能够清楚地表达自己的观点和感受。

3. 观察法(observation) 观察法是研究者通过对事物或现象仔细观看和认真考查,以获得第一手资料的方法。可观察的现象包括:个人特征和情形、活动形态、语言性沟通行为、非语言性沟通行为、护理技术熟练程度、环境特征等。观察法适合于不容易测量的情形。

(1)按观察情形分类

自然观察法(natural observation):是在日常工作或生活情形中对调查对象的行为的观察。研究者需要观察研究对象在自然状态下的行为,这些行为可能缺乏较强的目的性和集中性,需要研究者具有较强的洞察力,才能获得有效的研究资料。

标准情形观察法(standard observation):是在特殊的实验环境下,观察调查对象对特定刺激的反应。标准情形中的观察是预先精心设计的,按一定程序进行,每一个观察对象都接受同样刺激。观察到的结果具有较高的可比性,但可观察到的行为与自然观察相比较为有限。

(2)按观察结构分类

结构式观察法:结构式观察法有已设计好的、正式的记录格式,以规定研究者要观察的现象和特征以及进行记录的方式。在结构式观察法中,研究者事先确定观察样本和观察项目,设计记录观察结果的表格,并对资料进行准确的分类、记录和编码。

非结构式观察法:研究者的观察在自然情形下进行,并且不对研究情形施加任何干预,以观察和记录人们的行为和经历的自然发生、发展过程。质性研究的资料收集常采用非结构式观察法。非结构式观察记录的方法通常为现场笔记(field note)或日记的方式,将情景过程记录下来,或通过事后会议记录有关资料,同时进行相应的整理和分析。

(3)观察者与被观察者的关系

局外观察者(complete observer):观察者经正式介绍后进入观察领域,但不参与被观察者的活动。观察者可隔着单面透视玻璃、用录像等方法进行观察,可使被观察者行为自然,但应事先告知对方观察的目的，以尊重其隐私权。

参与性观察者（observer-as-participant）：观察者作为参与者进入观察领域，但其活动以观察为主，参与为辅。但如果被观察者知道自己在被观察而可能刻意改变自身行为，会影响结果的真实性。只有延长观察时间，建立自然的互动关系，才可获得真实自然的资料。

观察性参与者（participant-as-observer）：观察者作为参与者进入观察领域，其活动以参与为主，观察为辅。观察者参与活动，使观察时尽量维持自然情景，被观察着表现出真实的状况。

完全参与者（complete participant）：观察者完全以参与者的身份进入观察领域，观察者本身就是观察群体中的一员，所以可以获得一些局外人所不能获得的资料，但也会因此忽视某些现象或因为习以为常而不以为然，同时也可能因身处其境不能客观地分析现象。

4. 测量法　测量法是一种常用的资料收集的方法，是研究者借助特别的仪器设备和技术测量出准确的数据作为研究资料的方法。在护理领域最常用的是生物医学测量法。

（1）机体指标的测量（Vivo measurement）：通过体检生理指标的测量直接从生物体测得结果，例如：脉搏、血压的测量，心电图的测量，指尖血氧饱和度测定等。

（2）实验指标的测量（Vitro measurement）：不是从生物体体内直接测量结果，而是抽取标本后通过进行实验室检验测得结果，包括化学测量法，微生物测量法，组织细胞学测量法。例如：血气分析指标的测定，细菌菌落计数、生物活检进行病理检查等，一般需通过专门的检验技术人员完成。

5. 档案记录收集法　档案记录收集法是通过查阅有关记录和档案而获得研究资料的一种方法。资料可来源于医院、学校、行政管理部门等机构的有关记录和档案资料。常见的类型有疾病报告；医疗、护理服务工作记录；健康检查资料；专题疾病的调查等。档案资料的收集者都必须遵守职业道德，尊重、保护当事人的隐私权。

六、抽样方法

1. 总体与样本　总体就是根据研究目的而确定的同质研究对象的全体。当研究有明确具体的研究指标时，总体是指性质相同的、符合研究要求的所有观察单位的该项变量值的全体。当研究没有明确具体的研究指标时，其研究总体就只能是性质相同的、符合研究要求的所有观察单位了。样本就是从总体中随机抽取的部分观察单位，是实际测量值的集合。

2. 抽样　抽样（sampling）是从总体中抽取一定数量的观察单位组成样本，然后用样本信息推断总体特征。抽样的目的是用样本信息推断总体特征，抽样原则是保证样本的来源可靠，并对总体具有代表性，即严格遵循研究对象的纳入标准和排除标准。

选取有代表性的样本，遵循随机化原则，并保证足够的样本量。样本量太少，所得的指标不够稳定，结果不具有代表性；样本量过大时，又会增加实际工作的困难，造成不必要的人力、物力、财力的浪费，同时也会引入过多的干扰因素。有关计数资料和等级资料的非实验性研究，所需的样本量较计量资料要多，需要 50～100 例，而有关计量资料的研究在误差控制较好的情况下可以为 30～40 例即可；确定正常值范围的研究项目至少需要 100 人以上；在相关性研究中，每个变量至少需要 20～30 例；在探讨多个自变量与一个因变量间的关系的研究中，每个变量则至少需要 10 例样本。

在质性研究中，样本量的大小是由研究目的、研究对象的特点，以及具体的抽样方法所决定的。在收集资料和分析资料的反复、同时的进行过程中，研究者会发现即使再增加样本量，也没有新的信息或者内容呈现出来，此时就称为数据饱和状态，可以结束资料的收集。国外质性研究者认为，人种学研究所需要的样本量较大，常为 25～50 人；现象学研究则需要的样本量较少，10 人或更少些；根基理论研究所需的样本量则介于两者之间，需要 20～30 人。

3. 概率抽样（probability sampling）　概率抽样是用随机的方法抽取样本，使总体中每一个研究个体都有相同的概率被抽中。最为常用的概率抽样方法有单纯随机抽样、分层抽样、整群抽样和系统抽样。

（1）单纯随机抽样（simple random sampling）：原则是使每个抽样个体被选入样本的机会完全相等。常用的方法有抽签法、查随机数字表法等。具体的操作方法是：先将总体的全部研究个体统一编号，再用抽签法或随机数字表法，随机抽取部分个体组成样本，直至达到预定的样本含量为止。单纯随机抽样的优点是简便易行，适用于总体含量不大，且研究对象间变异不甚显著的情况。

(2)系统抽样(systematic sampling)：又称等距抽样或机械抽样，即先将调查总体的全部观察单位按某一特征顺序统一编号，再规定抽样间隔 H，通常 H 为总体例数 N 与样本例数 n 之比(即 $H=N/n$)。然后用随机方法确定一个小于 H 的数字 k(k<H)，编号为 k 者为第一个抽取对象，以后每隔 H 个单位抽取一个观察单位，所抽取的个体组成样本，直至选够规定的样本数。需要注意的是，抽样的起点必须是通过随机确定的，这样系统抽样才是一种随机抽样的方法。系统抽样是单纯随机抽样的简单变化，同样适用于总体含量不大，且内部差异小的调查对象。

(3)分层抽样(stratified sampling)：又称分类抽样，是先按对观察指标影响较大的某种特征，将总体分成若干差别较大的层，然后从每一层中随机抽取一定数量的观察单位，合起来组成样本。抽样时样本中每一层的个体数量，要根据它们在总体中所占的比例确定。这种抽样方法更适合于总体含量大、构成复杂且内部差异明显的调查。

(4)整群抽样(cluster sampling)：是先把个体聚集成群，然后随机抽取其中的几个群，被抽到的群中所有个体组成样本。整群抽样的优点是易于组织实施，容易控制调查质量，省时、省力、省钱。且当群间差异越小，抽取的群数越多时，样本的代表性就越好。

四种抽样方法按抽样误差由小至大排列为：分层抽样＜系统抽样＜单纯随机抽样＜整群抽样。在实际调查研究中，具体选用哪种抽样方法，要根据观察单位在调查总体中的分布特征而定。

4. 非概率抽样　非概率抽样(nonprobability sampling)是指抽样时没有采取随机抽样的方法，不是总体中的每一个研究个体都有机会被选择进入样本。非概率抽样主要有四种方法：方便抽样、定额抽样、目的抽样和滚雪球抽样。

(1)方便抽样(convenience sampling, accidental sampling)：也称便利抽样或偶遇抽样，即从总体中选择最容易找到的人或物作为研究对象。方便抽样的优点是方便、易行，节省时间和费用。局限性是抽到的样本代表性差，抽样误差较大，但有时由于各种条件的限制，在研究中只能采用这种方法，在分析结果时，应特别慎重地对待和处理各种研究数据。

(2)定额抽样(quota sampling)：又称配额抽样，是指先将总体按某种或某些特征分成不同的类别，然后依照每一类中个体数占总体的比例来抽取相应数目的个体构成样本的方法。定额抽样是在方便抽样的基础上增加了分层配额的抽样策略，注重样本与总体在结构比例上的一致性。

(3)目的抽样(purposive sampling)：是指研究者根据自己的专业知识和经验，以及对调查总体的了解，有意识地选择某些研究对象。这些研究对象对所要研究的问题非常了解，或者在研究对象中非常典型。在质性研究中常常被用来作为抽取样本的方法。其缺点是没有客观的指标来判断所抽得的样本是否真正具有代表性。

(4)滚雪球抽样(snowball sampling)：也称为网络抽样(network sampling)，当研究者对总体人群的确切范围所知较少而又想了解他们的相关情况时，可以利用社会网络的优势和朋友间具有共性的特点来进行抽样。

(5)理论抽样(theoretical sampling)：是用于根基理论研究中的独特的抽样方法。它发生在资料收集和分析的连续过程中，是为了进一步形成和完善研究所发现的相应的理论内容及框架，而做出的下一步收集何种样本的决定。

七、研究工具性能的测定

1. 研究工具的信度　信度(reliability)是指使用某研究工具所获得结果的一致程度或准确程度。当使用同一研究工具重复测量某一研究对象时所得结果的一致程度越高，则该工具的信度就越高。同时，越能准确反映研究对象真实情况的工具，其信度也就越高。稳定性、内在一致性和等同性是信度的三个主要特征。信度的测量方法如下。

(1)重测信度(test-retest reliability)：常用来表示研究工具的稳定性的大小，即指用同一工具两次或多次测定同一研究对象，所得结果的一致程度。一致程度越高，相关系数越趋近于1，则说明研究工具的稳定性越好，重测信度也就越高。

具体做法是使用研究工具对研究对象进行第一次测试，隔一段时间以后对同一研究对象，在测量环境一致的情况下再使用同一研究工具进行测量，然后计算两次测量结果的相关系数，这个系数反映了研究工具重测信度的高低。两次测量之间的间隔时间要足够长，使第一次的测量对第二次的测量结果不会产生影响，但是也不能太长以免客观情况发生改变。由于重测信度的计算需要间隔一段时间进行再次测量，因此当研究工具用于评估性质相对稳定的问题，如个性、价值观、自尊、生活质量、体重、生活习惯等变量时，可用重测信度来表示研究工具的信度。而诸如测量态度、行为、情感、知识等性质不稳定变量的工具，则不宜使用重测信度来反映其稳定性的高低。只有用来测量的变量较稳定时，才适合选用重测信度来表示研究工具的质量。

(2)折半信度、Cronbach α 系数与 KR-20 值：此 3 种方法均可用来反映研究工具的内在一致性这一特征。内在一致性(internal consistency)是指组成研究工具的各项目之间的同质性或内在相关性，内在相关性越大或同质性越好，说明组成研究工具的各项目都在一致地测量同一个问题或指标，也说明工具的内在一致性越好，信度越高。内在一致性的测量多用于某些问卷和量表的信度测试等。

2. 研究工具的效度　效度(validity)是指某一研究工具能真正反映它所期望研究的概念的程度。反映期望研究的概念的程度越高，效度越好。可以用表面效度、内容效度、结构效度、效标关联效度等来反映一个研究工具的效度。但是效度的好坏并不像信度那样易于用数值进行评价，一些测量效度的方法没有数字的依据。

(1)表面效度：表面效度(face validity)是由评估人根据自己对所要测量的概念的理解，尽其判断能力之所及，来断定工具是否适当。表面效度是一种停留在问卷表面的测定，它对研究工具的效度的评价是用“有或无”来反映的，而未体现效度在程度上的高低问题，一般不能作为工具质量的有力证据。但是它往往用于研究工具效度测定的开始阶段，为其他效度的测定提供基础资料。

(2)内容效度：内容效度(content validity)是根据理论基础及实践经验来对工具是否包括足够的项目且有恰当的内容分配比例所做出的判断。内容效度需建立在大量文献查阅、工作经验以及综合分析、判断的基础之上，多由有关专家委员会进行评议。专家人数最低不少于 3 人，最多不超过 10 人，5 人较为合适。专家的选择应与研究工具所涉及的领域相关。

(3)效标关联效度：效标关联效度(criterion-related validity)侧重反映的是研究工具与其他测量标准之间的相关关系，而未体现研究工具与其所测量概念的相符程度。相关系数越高，表示研究工具的效度越好。效标关联效度可分为同时效度(concurrent validity)和预测效度(predictive validity)两种。同时效度是指研究工具与现有标准之间的相关。预测效度是指测量工具作为未来情况预测指标的有效程度。两者主要区别是时间上的差异。

(4)结构效度：结构效度(construct validity)重点是了解工具的内在属性，而不是关心使用工具后所测得的结果。它主要回答“该工具到底在测量什么?”“使用该工具能否测量出想研究的抽象概念?”这类问题，结构效度反映的是工具与其所依据的理论或概念框架的相结合程度，概念越抽象就越难建立结构效度，同时也越不适宜使用效标关联效度进行评价。

第四节　护理研究的临床应用

一、临床护理研究伦理原则

1. 伦理原则　1978 年由美国生物医学和行为科学研究委员会制订并通过的贝尔蒙报告(Belmont Report)已成为很多专业遵循的伦理原则。在以人为研究对象的研究中要遵循有益的原则、尊重人的尊严的原则和公正的原则三项基本伦理原则。有益(beneficence)的原则即研究者有责任将研究对象的伤害减至最低，益处最大。研究对象有免于遭受伤害或不适的权利，不被剥削或利用的权利，研究对象所提供的资料不能被用于对研究对象不利的事情。尊重人的尊严(respect for human dignity)的原则即在研究中研究对象有自主决定的权利和充分认知的权利。公正(justice)的原则指研究对象有公平治疗的权利和隐私权。

2. 伦理准则　护理学研究中研究者除应遵守基本的伦理原则外，还应遵循以下伦理准则：①客观性，研究者在研究设计、搜集资料及整个研究过程中应保持客观性。②真实性，指研究者对研究方法和研究结果的真实性负责。③诚实性，指研究者应将研究工作中可能产生的不便、不适，完整地告之研究对象；同时也应将研究过程中可能遇到的困难、障碍，报告有关部门。④合作性，指研究者在研究过程中，应与研究对象、有关部门和工作人员保持良好的合作关系，维护研究对象的权益；提倡尊重、协商、并接受建设性意见，定期报告工作进度。⑤平等性，指研究者在工作中应以平等态度对待研究对象和有关工作人员，在论文发表和报告研究成果时，应对提供帮助者致谢。⑥效率性，指研究者在研究计划获得批准及获得经费支持后，应按计划进度开展工作，不可以因为私人因素造成工作延误。

3. 遵循伦理原则的基本方法　首先要评估研究的益处与风险，根据性质和程度将风险分为五类。某些研究过程中并不直接接触研究对象，这类研究没有可预见的风险；某些研究会给研究对象造成暂时的不适，但随着研究的结束，这种不适就会消失；某些研究给研究对象带来较严重的暂时不适，可能会持续到研究结束以后；某些研究可能会给研究对象造成永久性的伤害；某些研究在研究开始前已能预测肯定会给研究对象造成永久性伤害。研究者在研究设计时，应努力通过改变研究目的和(或)干预方法，来最大限度地增大利益和降低风险。如果风险不能被消除或降低，研究者应能够解释其存在的合理性。

4. 知情同意　知情同意(informed consent)，即研究对象有权利知道自己的健康情况和研究的相关情况，包括研究的目的、步骤、期限和可能产生的问题和不便，并可以对研究者或医护人员所采取的各种措施进行取舍。知情同意已经成为国际上生命法学和生命伦理学的核心问题之一，也是判断研究是否符合道德伦理的第一标准。知情同意书的基本内容应该包括研究介绍、风险描述、利益描述、保密描述、补偿描述、联系人说明、关于退出实验的说明等方面。如有特殊情况可代行知情同意权，正常的代行顺序应为配偶－子女－父母－兄弟姐妹－其他亲属－同事等。如本人不能行使知情同意权，又无人代行其知情同意权，可由国家法律授权的组织和医生代行，但要登记备案、公示待查。

5. 伦理审查委员会(Institutional Review Board, IRB)　目前，世界各国都越来越重视对研究的伦理审查，我国的许多医院和研究所目前已开始建立有关研究伦理审查的监督机制，也逐渐设立伦理委员会，在还没有设置独立的伦理审查委员会的机构中通常由研究委员会代为审理。IRB的职能包括对研究项目进行审查。审查的内容包括研究的科学性、研究的伦理原则。美国健康和人类服务部规定了三种程度的审查，即免除审查、加速审查和全面审查。可免除审查的研究包括那些对受试对象没有明显风险的研究。可加速审查的研究包括那些存在一定风险，但是风险程度较小的研究。需全面审查的研究包括那些风险远远大于最小风险的研究。

6. 保密程序　研究对象的个人资料不应被滥用或使用不当。研究人员应为研究对象保密，不能向无关人员透露；为保护和尊重研究对象的隐私权，除非必要，一般只采用编号匿名的方式，不可以直接使用研究对象的真实姓名。在收集资料的过程中若需要使用录音机、摄像机或单面镜等，需事先征得同意。研究者需要调用病历或相关文件，也需要事先征得有关机构同意，不得擅自使用。研究结果发表时不可以影射研究对象的身份和影响研究对象的权益。

二、护理科研论文撰写

护理科研论文是指按照护理科研设计方案，有目的、有计划、有步骤地完成某项护理研究课题后获得第一手研究资料，并通过资料整理、分析后撰写的学术论文。护理科研论文是护理论文的重要类型之一。国际医学期刊编辑委员会根据实践和国际上沿用的惯例，在《生物医学期刊投稿统一要求》(Br Med J，1988，296(6619)：401-405)中，规定论文格式应由文题、作者署名、摘要、关键词、正文和参考文献等部分组成。论著的篇幅一般为3000～5000字，平均4000字左右。其中，前言占5%～8%，材料和方法、结果各占25%～35%，讨论占30%～50%。

1. 文题　文题即文章的题目，是对论文主要内容和中心思想的高度概括，必须新颖、紧扣内容、简明、规范。文题应反映论文中最本质、最有价值、最新颖、最有特点的内容，要用具体、准确、规范的词语表达论文的特定内容，反映文章的性质，概括护理研究、探讨的深度和广度，既不可过大，也不可过小，更不可题不符文。文题中文字的数量一般以不超过20个汉字为宜，英文题目一般不超过10个英文实词，文题一般也不加标点符号。文章题目中所使用的医学名词必须选用当前医学和护理学公认的词汇，以利于国内外期刊的索引与检索。题目中的文字尽量不用简称和缩写，如需用时一定要用公认的简称和外文缩写。

2. 作者署名和单位　作者署名应包括作者的姓名、工作单位、地址和邮政编码。必须遵守科学道德，实事求是。论文的第一作者应是研究工作的构思、设计、执行和论文的主要撰写者。作者署名的形式有集体署名和个人署名两种，如集体署名可以写某某协作组等。科研论文的作者署名要用真名而不用化名、笔名或假名，以示文责自负。目前各期刊在作者姓名及其工作单位和地址的书写方式上要求不尽相同，投稿时可根据杂志的具体投稿要求进行书写。

3. *摘要*　摘要是论文内容高度概括的简短陈述，摘要书写要求使用最扼要的文字，从目的、方法、结果、结论四个方面来概括叙述。摘要部分不列图或表，也没有引文，尽量不用缩略语，一般不分段落而是独立成章的，文字在200字左右为宜。

4. *关键词*　关键词是表达论文内容主题方面具有实在意义、起关键性作用的单词、词组或短语。一般一篇文章选3～5个关键词，并可附与中文相对应的英文关键词。关键词的选择可参考美国出版的《Index Medicus》中医学主题词表（Medical Subject Headings，MeSH）。另外，1984年中国医学科学院情报所翻译的《医学主题词注解字顺表》和中国科技情报所及国家图书馆（原北京图书馆）主编的《汉语主题词表》等也可作为参考。关键词要求使用原形词，不能用缩写词。

5. *正文*　论文的正文是文章的核心部分，包括前言（introduction）、材料与方法（materials and methods）、结果（results）和讨论（analysis and discussion）4部分。国内称之为四段式，国外简称为IMRAD。

（1）前言：前言亦称引言或导言，主要叙述本课题的研究背景和研究预期目的，国外护理研究论文前言部分还包括多篇文章内的重要名词和理论框架的介绍及文献回顾（文献查证）等内容。

（2）材料与方法：也可称为“对象与方法”或“资料与方法”，是获得研究结果和论点依据的重要步骤，也是判断论文科学性和先进性的主要依据。主要包括三方面的内容：①研究对象或材料：介绍研究对象或材料的入选条件或标准、排除标准、获取的来源、抽样方法和样本量等。②研究方法：主要介绍研究步骤、资料的收集方法、选用的研究工具（如问卷或量表的来源、主要内容、评分标准、信度和效度等）、用于评价的指标或评价标准；研究对象如有分组，要具体介绍其分组方法；研究中如有干预，应介绍干预措施、干预流程等。③资料整理与分析：主要介绍数据整理和分析时所采用的方法，如采用的统计软件和具体选用的统计分析方法。

（3）结果：结果是将收集到的原始资料和数据，经过核对、整理、归纳和必要的统计学处理后，用文字叙述或图表的形式，准确、客观、具体地报告出来。撰写结果时应注意按一定的逻辑顺序描述结果；当文字描述冗长时，可采用统计图或统计表来报告结果；文字叙述与图表不重复使用；注意结果的客观性和科学性。

（4）讨论：讨论部分是科研论文的精华和中心内容，是针对研究结果的各种现象、数据及资料进行阐释，结合相关理论和他人研究结果做出科学合理的分析和解释。撰写时要注意以结果为基础，抓住重点、层次分明地进行分析和展开讨论。可以与前人研究结果进行比较；要注意结合相关理论陈述论点；避免重复描述结果；论文最好不列结论一项，可结合在讨论分析中叙述。

6. *参考文献*　参考文献是撰写论文时引用的有关期刊、书籍等资料，参考文献的数量和质量也反映出作者对本课题的了解程度，在一定程度上反映出论文的水平和质量。参考文献一般5～10篇，最好以近来3～5年的最新文献为主，参考文献在正文引用文字最后的右上角标注。期刊文章作者不超过3人的全部写出作者名，超过的只写前3位，后加“等”字。参考文献的书写方式如下。

（1）期刊：序号　作者名．文章题目．杂志名称，年，卷（期）：起止页码，例如：

[1]张晓静，曹晶，甘泠.不同层次护生生产实习期间压力来源分析[J].解放军护理杂志，2008，25(6A)：32-33.

（2）书籍：序号　主编名.书名.版次.出版地：出版社，出版年.起止页码，例如：

[1]肖顺贞.护理学研究.3版．北京：人民军医出版社，2006：1-24

三、护理个案论文撰写

个案研究（case study）是针对个案护理（case nursing）的资料进行研究，了解资料的内涵，探讨未知领域或对新措施、新理论进行深入分析，写出论文的过程。个案研究属于质性研究的一种。个案研究可以对一个病例个体化护理的经验和问题进行研究，总结护士做过的工作和从中得出的经验或体验。同时也可以通过对个案护理中罕见事件的观察或对反常规事件的研究，重新认识原有的理论，并提出新的观点和见解。为揭示事物的内在规律和本质提供新的线索和参考依据。

个案研究论文的撰写格式主要按护理程序思路进行资料组织和论文写作。个案研究论文主要由文题、作者署名、摘要、关键词、正文和参考文献几部分内容组成。

1. *序言*　序言部分内容包括提出本文研究问

题的依据和写论文的目的，以及所选定个案的情况介绍。介绍个案的要点应与文章后面护理计划和措施所要解决的问题相呼应。

2. 对个案进行评估，提出研究问题　提出研究的护理问题，做出护理诊断，制订护理计划。针对确定的护理问题，提出具体护理目标，定出相应护理措施。

3. 护理效果　通过列表或文字叙述报告护理效果，叙述要真实，有依据和有比较。

4. 评价效果　对研究中护理计划的实施结果，需要结合相关护理理论进行评价，在护理计划和时间结果之间进行比较，通过病人健康情况的变化来判断效果，从中获得新知识和新观点，以指导临床实践。

5. 参考文献　个案研究论文的写作要求密切结合相关理论。回顾文献内容直接关系到个案研究论文的水平。

四、护理经验论文撰写

护理经验论文是护理人员将其对某一护理问题通过长期的护理实践积累而总结出来的护理经验和体会，为进一步深入地探讨某一方面的临床护理问题提供参考和线索。该类论文选题广泛，内容丰富。经验要具体、有的放矢、针对性强，既可写成功的经验，也可写失败的教训；把病例阐述和讨论糅合在一起，既可总结多年护理工作概况和护理教学实践的体会，也可总结某种疾病的护理方法或效果的具体经验体会。不受固定格式约束，篇幅可长可短，短的可就一个问题进行讨论，长的可将阐述的问题及经验分几个标题讨论，也可抓住一两个关键性问题作重点分析讨论。

护理经验论文主要包括：题目、作者和单位、摘要、关键词、正文和参考文献等部分。护理经验论文的正文部分又由前言、临床资料与方法、护理效果、讨论与分析等几部分组成。

1. 前言　要求同护理科研论文，但要简述出所采用的护理措施或方法对某种疾病护理的意义和目的，并说明具体的观察时间。

2. 临床资料与方法　重点介绍护理实践中的具体方法，包括临床资料，介绍观察对象的基本特征，包括年龄、性别、观察例数、病情介绍和诊断标准。其次着重介绍本次护理中所使用的各种护理方法和措施，如药物护理方法、心理护理方法、饮食护理方法、手术前后护理方法、仪器护理使用方法、健康教育护理措施、康复护理措施等。最后介绍护理效果判断的标准。

3. 结果/护理效果　叙述采取护理措施后的护理效果，并对观察患者采取护理措施前后的情况进行比较。

4. 讨论与分析　分析和解释产生护理效果的原因和作用机制，可与以往的护理方法或措施相比较，在分析的基础上得出一定的护理经验和结论。

五、护理综述论文撰写

护理综述论文是护理论文的一种特殊体裁，是对特定护理主题在特定时间和领域内的情报资料的综合叙述，是作者在阅读大量原始文献后，对文献中提出的或探讨的某些护理问题的进展情况，经过将各种资料归纳、总结、对比、分析和评价，加上自己的观点而写成的一种专题性的学术论文。根据综述内容及写作的目的，一般有以下几种分类方法。①按照时间划分：回顾性综述、现状性综述、前瞻性综述；②按作者是否参与意见划分：归纳性综述、评论性综述；③按内容划分：动态性综述、成就性综述、争鸣性综述。国内期刊要求文献多少不一，一般 20～30 篇，其中近 3 年发表过的文献应占到 70%以上。

选题要从实际出发，在理论或实践上有一定的意义。一般综述论文选题来源是，从实际工作或科研工作中发现某方面问题需要归纳；某护理问题研究的发展需要综合评价；选择本学科的新理论、新技术或新动向的题目；与自己科研内容和方向有关的题目。

文献资料是撰写综述的基础，包括中文和外文文献资料。选择文献应先看近期的(近 2～3 年)，后看远期的。所收集到的资料应重点放在新资料上，并注意资料的权威性。可适当引用一些不同观点的资料。

资料收集全后，在广泛阅读资料的基础上，特别是有权威性的文献应细读。应做好读书卡片或笔记，综述文章的完成是一种知识再创造的学术过程，是在作者掌握一定数量的文献资料后，先把文献归类，从中选出有理论和实践意义的资料作为参考，列出文献综述的书写提纲，然后根据此提纲进行写作，切忌将文献综述写成“剪贴”式的文章。

综述论文的文题、作者署名、摘要、关键词等部分的书写要求与科研论文相一致。正文写作格式如下。

1. 引言(前言)部分　主要说明综述的立题依据和综述目的,介绍有关概念或定义和讨论范围,并介绍综述的有关护理问题的现状、存在问题、争论的焦点和发展趋势等。

2. 中心部分　中心部分是综述论文的主体部分,也是综述全文的重点。这部分内容包括提出问题、分析问题和解决问题的过程,通过比较各专家学者的论据,结合作者自己的研究成果、经验和观点,从不同角度来阐述有关护理问题的历史背景、现状、争论焦点或存在问题、发展方向和解决办法等。内容要紧扣主题,要有根据。引文资料的选择要具有理论和实践意义,要有创新的内容,并且比较成熟可靠。引用他人资料要严肃,要尊重别人的工作。论述问题要明确,对不同观点一般将肯定的意见写在前面,否定的见解写在后面,作者还可结合自己的研究和工作经验发表观点。注意避免只片面描写符合自己观点的资料。在书写中心部分时,避免层次混乱、论据不充分、缺乏文献支持、文献量少或文献陈旧、间接引用、简单罗列文献。

3. 小结　小结部分要对文章的主要内容扼要地做出总结,应与前言部分相呼应。对有关论述的问题、存在的问题和今后研究方向,作者可提出自己的观点和见解。

4. 参考文献　参考文献是综述论文的重要组成部分。一般杂志要求综述文献列出10～20篇。引用文献的基本原则有:①必须是作者亲自阅读的较新、较有价值的参考文献;②尽量选用权威性期刊、知名学者发表的文献;③尽量引用一次性文献,不选用未公开发表的文献,避免引用或少引用教材或专科书的资料。

5. 开题报告的书写

(1)课题名称:开题报告的名称要做到准确、恰当、规范、简洁。

(2)研究背景与立题依据:从现实需要方面论述,指出现实中存在问题,本研究的实际作用、理论和学术价值。

(3)文献综述:通过文献综述,充分了解该领域的新进展和研究现状,分析课题的科学依据和创新性思维。

(4)研究目的与预期结果:研究中要达到的境地或想要得到的结果。

(5)研究内容与方法:包括对象、样本数、场所、观察项目、研究工具等。

(6)调查研究中的质量控制,以控制偏倚。

(7)调查中可能出现的问题及解决方法:对课题中可能出现的影响研究的因素加以预见,并针对可能的问题提出解决办法。

(8)可行性分析:对完成课题所涉及的人力、技术、设备、经费、时间等进行分析。

(9)研究进度安排:研究在时间和顺序上的安排。

(10)列出所涉及的参考文献。

(张晓静)

第7章

护理健康教育学

第一节　绪　　论

一、健康教育的基本概念

1. 健康教育的定义　健康教育是通过信息传播和行为干预，帮助个人和群体掌握卫生保健知识、树立健康观念、自愿采取有利于健康的行为和生活方式的教育活动与过程。

2. 健康教育与卫生宣教的区别　健康教育不同于传统的“卫生宣教”，其主要区别如下。

（1）健康教育不是简单的、单一方向的信息传播，而是既有调查研究，又有计划、组织、评价的系统干预活动。

（2）健康教育的目的是改善对象的健康行为，从而防治疾病、增进健康，而不是作为一种辅助方法为卫生工作某一时间的中心任务服务。

（3）健康教育在融合医学科学、行为科学、传播学、管理科学等学科理论知识的基础上，已初步形成了自己的理论和方法体系。

二、健康促进的基本概念

1. 健康促进的定义　世界卫生组织（WHO）将健康促进定义为：“是促进人们维护和提高他们自身健康的过程，是协调人类和环境的战略，它规定个人与社会对健康各自所负的责任。”

2. 健康促进的基本策略　《渥太华宣言》明确了健康促进的3个基本策略，即倡导、赋权与协调。

（1）倡导：倡导政策支持、社会各界对健康措施的认同和卫生部门调整服务方向，激发社会的关注和群众的参与，从而创造有利健康的社会经济、文化与环境条件。

（2）赋权：使群众获得控制影响身心健康的决策和行为的能力，从而有助于保障人人享有卫生保健及资源的平等机会；使社区的集体行动能更大程度地影响、控制与社区健康和生活质量有关的因素。

（3）协调：协调个人、社区、卫生机构、社会经济部门、政府和非政府组织等在健康促进中的利益和行动，组成强大的联盟与社会支持体系，共同努力实现健康目标。

第二节　健康教育的相关理论

一、学习理论

1. 行为主义学习理论　行为主义学习理论是英国联想心理学派建立的一种理论体系，它主要是从刺激-反应上来探讨人的行为变化，主要代表人物有桑代克、华生、斯金纳等。国外学者把巴普洛夫的经典条件反射作为学习的基本形式之一，并把它列入联想主义的学习理论。

（1）行为主义学习理论的主要观点

①人的学习行为是在强烈的求知欲望或某种特定的动机驱使下形成的，是一种有条件的或被强化的行为。如一个初知自己患有糖尿病的患者，他最初的行为反应是通过询问医生或寻找学习材料来了解有关糖尿病的知识。无形中产生的学习行

为，将对病人日后的健康行为产生积极的影响。

②寻求行为改变的动机来自于个人环境中的刺激。患者学习的动机与他们所处的健康状况密切相关，当患者感到健康受到了威胁的刺激时，他们会积极获取相关资料，参与学习，并在此基础上确定自己行为的方向。

③当学习过程满足了人们的需要或达到目标时，行为就会被强化。如上述病例，当糖尿病患者通过学习获取了知识，并掌握了自我检测尿糖的技术时，他的自我护理行为就得到了强化。

(2)行为主义学习理论的应用

①厌恶疗法：当患者的不适行为即将出现或正在出现时，附加一个令人不愉快的刺激，使其产生厌恶的主观体验，终止原不适行为。例如临床医师使用了厌恶疗法治疗酒精依赖：先让患者服吐酒药，或注射阿朴吗啡，在即将出现恶心、呕吐时，即让患者饮酒。如此每天 1 次，重复 7～10 次，直到患者单独饮酒也出现恶心、呕吐，对酒产生了厌恶情绪，而自动停止酗酒。

②强化法：强化法有正性强化、负性强化、奖励 3 种。正性强化是指某种具体行为的后果，或者说效果是积极的，就能增进该行为重现的概率。负性强化是指某种具体行为可以避开某种不愉快的后果，就会增加该行为重现的概率。奖励是行为发生后，通过给予某种愉快的刺激增加行为发生的概率。例如一位患者喜欢钓鱼，以前患者的爱人不支持他钓鱼，但是他的爱人说如果患者戒烟后就让他可以经常去钓鱼，患者为了能经常去钓鱼，就把烟戒了，这属于正性强化。负性强化例如患者不喜欢刷碗，患者爱人说如果戒烟成功后，就不让刷碗了，患者为了逃避刷碗就选择了戒烟。奖励就是患者遵照医嘱戒烟后，医护人员和家属经常表扬他，他的行为就会得到强化，继续坚持戒烟。

③消除法：对一种条件刺激所做出的反应，如果经常得不到相应的无条件刺激的强化，就会逐渐减弱或消失，这种现象称为消退作用。例如患者的爱人原来承诺患者戒烟后可以经常去钓鱼的承诺没有兑现，患者就又偷偷开始吸烟。

2. *认知学习理论*　认知学习理论是由德国的格式塔学派发展而来的，它主要侧重于研究通过理解与认识来获得意义和意象。主要代表人物是韦特默、考夫卡和苛勒等。认知学习理论强调“自我能力”和相互作用，强调一个人能否从观察别人的行为表现中学习，取决于是否有足够的自我能力；而相互作用是人、行为与环境的相互作用。在有机体与环境的相互作用中，看到了人的智慧中的理解作用。这一理论的主要观点是：

(1)学习的过程是一个认识与再认识的过程，学习是认识的发展，它可以指导一个人的行为。

(2)学习的成功完全依赖于自我能力，即领悟或理解结果。

运用认知学习理论要遵循规律性、平衡性和简单性三原则，我们向患者介绍知识的时候要尽可能的简单、有规律可循、方便患者记忆。例如我们可以利用图片、顺口溜等形式来进行健康教育。

3. *社会学习理论*　社会学习理论是由米勒和达乐建立并由班都拉发扬光大的学习理论，是探讨个人的认知、行为与环境因素三者及其交互作用对人类行为的影响。按照班杜拉的观点，以往的学习理论家一般都忽视了社会变量对人类行为的制约作用。他们通常是用物理的方法对动物进行实验，并以此来建构他们的理论体系，这对于研究生活于社会之中的人的行为来说，似乎不具有科学的说服力。由于人总是生活在一定的社会条件下的，所以班杜拉主张要在自然的社会情境中，而不是在实验室里研究人的行为。主要观点有以下几点。

(1)关于行为的习得过程：人的行为，特别是人的复杂行为主要是后天习得的。行为的习得既受遗传因素和生理因素的制约，又受后天经验环境的影响。生理因素的影响和后天经验的影响在决定行为上微妙地交织在一起，很难将两者分开。我们在进行健康教育时，既要考虑患者的先天生理因素，又要考虑患者的经验环境，才能采取有效的教育措施。

(2)交互决定论：决定人类行为的因素概括为两大类：决定行为的先行因素和决定行为的结果因素。决定行为的先行因素包括学习的遗传机制、以环境刺激信息为基础的对行为的预期、社会的预兆性线索等。决定行为的结果因素包括替代性强化(观察者看到榜样或他人受到强化，从而使自己也倾向于做出榜样的行为。例如，患者看到别的患者进行康复锻炼康复的效果，自己也会效仿加强锻炼，这属于替代性强化)和自我强化(当人们达到了自己制订的标准时，他们以自己能够控制的奖赏来加强和维持自己行动的过程。患者通过努力可以自己独立扣扣子，也会增强朝下一个目标迈进的信心)。

(3)自我调节理论：人能依照自我确立的内部

标准来调节自己的行为。自我具备提供参照机制的认知框架和知觉、评价及调节行为等能力。自我调节由自我观察、自我判断和自我反应3个过程组成，经过上述3个过程，个体完成内在因素对行为的调节。

(4)自我效能理论：个体对自己能否在一定水平上完成某一活动所具有的能力判断、信念或主体自我把握与感受称为自我效能。被知觉到的效能预期是人们遇到应激情况时选择什么活动、花费多大力气、支持多长时间的努力的主要决定者。自我效能的形成主要受五种因素的影响，包括行为的成败经验、替代性经验、言语劝说、情绪的唤起及情境条件。①行为的成败经验指经由操作所获得的信息或直接经验。成功的经验可以提高自我效能感，使个体对自己的能力充满信心；反之，多次的失败会降低对自己能力的评估，使人丧失信心。②替代性经验指个体能够通过观察他人的行为获得关于自我可能性的认识。③言语劝说包括他人的暗示、说服性告诫、建议、劝告以及自我规劝。④情绪和生理状态也影响自我效能的形成。在充满紧张、危险的场合或负荷较大的情况下，情绪易于唤起，高度的情绪唤起和紧张的生理状态会降低对成功的预期水准。⑤情境条件对自我效能的形成也有一定的影响，某些情境比其他情境更难以适应与控制。当个体进入一个陌生而易引起焦虑的情境中时，会降低自我效能的水平与强度。

二、行为干预理论

人类的健康相关行为与其他行为一样是一种复杂的活动，受遗传、心理、自然和社会环境等多种因素的影响。因此，健康相关行为的改变也是一个极其复杂的过程。为有效地改变人类的健康相关行为，各国学者提出多种改变行为的理论。目前应用较多的是知信行模式和健康信念模式。

1. *知信行模式*　行为学的研究表明，知识与行为之间有着重要的联系，但不完全是因果关系。一个人的行为与知识有关，也与其价值观和信念有关，更与长期的生活环境有关。故：知信行理论认为：信息→知→信→行→增进健康。

知：知识和学习，是基础；信：信念和态度，是动力；行：产生促进健康行为、消除危害健康行为等行为改变的过程，是目标。知识是基础，但知识转变成行为尚需要外界条件，而健康教育就是这种促进把知识转变成行为的重要外界条件。举例：健康方面的信念如“我确信吸烟是有害的”“只要下决心戒烟肯定是可以实现的”，这种信念会影响他们采纳戒烟的行为。如坚持错误的信念就不会改变其错误的行为。态度通常以好与坏、积极与消极加以评价。

如关于戒烟，为了达到戒烟的目标，对吸烟者而言，吸烟行为是社会行为，是通过学习得来的，要改变它、否定它，也需要学习教育者或社会给予的知识。健康教育者必须通过多种方法将有关烟草的有害性、有害成分、戒烟的益处以及如何戒烟的知识传授给吸烟者。具备了知识，只有采取积极的态度，对知识进行有根据的独立思考，对自己的职责有强烈的责任感，就可以逐步形成信念，知识上升为信念，就可以支配人的行动。当吸烟者采取积极的戒烟态度，相信吸烟有害健康，并相信自己有能力戒烟时，戒烟就可成功。

但是，要使人们从接受转化到改变行为是一个非常复杂的过程：信息传播→觉察信息→引起兴趣→感到需要→认真思考→相信信息→产生动机→尝试行为态度坚决→动力定型→行为确立。其中关键的主要有两个步骤：信念的确立和态度的改变。知、信、行三者间不存在因果关系，但必须有必然性。在信念确立以后，如果没有坚决转变态度的前提，实现行为转变的目标照样会招致失败。所以，在实践中要使40%的人发生行为转变，就要有60%的人持积极的态度参与改变行为实践，这样就要有80%的人相信这种实践对其健康是有益的，要到达这个目标就要使90%以上的人具有改变这种行为所必须具备的知识。

2. *健康信念模式*　健康信念模式(the health belief model，HBM)是运用社会心理方法解释健康相关行为的理论模式。健康信念模式认为：人们要采取某种促进健康行为或戒除某种危害健康行为，必须具备以下3方面的认识：

(1)认识到某种疾病或危险因素的威胁及严重性。①对疾病严重性的认识：指个体对罹患某种疾病严重性的看法，包括人们对疾病引起的临床后果的判断，如死亡、伤残、疼痛等；对疾病引起的社会后果的判断，如工作烦恼、失业、家庭矛盾等。②对疾病易感性的认识：指个体对罹患某种疾病可能性的认识，包括对医师判断的接受程度和自身对疾病发生、复发可能性的判断等。

(2)认识到采取某种行为或戒除某种行为的困难及益处。①对行为有效性的认识：指人们对采取或放弃某种行为后，能否有效降低患病危险性或减轻疾病后果的判断，包括减缓病痛、减少疾病产生的社会影响等。只有当人们认识到自己行为的有效时，人们才能自觉采取行为。②对采取或放弃某种行为障碍的认识：指人们对采取或放弃某种行为所遇困难的认识，如费用的高低、痛苦的程度、方便与否等。只有当人们对这些困难具有足够认识，才能使行为维持和巩固。

(3)对自身采取或放弃某种行为能力的自信，也称效能期待或自我效能。即一个人对自己的行为能力有正确地评价和判断，相信自己一定能通过努力，克服障碍，完成这种行动，到达预期结果。

综上所述，健康信念模式在采取促进健康行为、放弃危害健康行为的实践中遵循以下步骤：首先，充分让人们对其危害健康行为感到害怕；然后，使他们坚信：一旦放弃这种危害健康行为、采取相应的促进健康行为会得到有价值的后果，同时也清醒地认识到行为改变过程中可能出现的困难；最后，使他们充满改变行为的信心。

第三节　健康测量及其指标

一、健康状况评价指标

1. 生长发育指标　生长发育指标是用于评价少年儿童群体健康状况，也是衡量一般居民健康状况的重要指标。为便于测量及定量分析，形态发育指标常用身高、体重、坐高、胸围；功能发育指标常用肺活量、肌力表示。由于功能发育与形态发育密切相关，常用身高、体重两项代表生长发育水平。

(1)身高：指直立(小儿仰卧)时头顶点至地面的垂直距离。身高(长)的第1次突增高峰发生在胎儿中期(4～6个月)，是一生中增长最快的阶段。2岁以内身高发育很快。于青春期进入第2次生长突增，每年增长5～7cm，个别达10～12cm。约3年以后，生长速度减慢，直至女17岁，男22岁左右，身高增长基本停止。

(2)体重：人体的净体重。不同年龄的体重能反映发育及个体的营养状况，也可研究群体的营养状况。

男性标准体重(kg)＝身高(cm)－105

女性标准体重(kg)＝身高(cm)－100

评价标准：小于标准体重60%为严重营养不良，60%～80%为中度营养不良，80%～90%为轻度营养不良，90%～110%为正常范围，＞120%为肥胖。体重过重与许多疾病相关。

近年来在群体医学研究中普遍采用了体重指数(body mass index, BMI)作为评价体重的指标。其计算公式是：体重指数(BMI)＝体重(kg)/身高^2(m^2)

正常值为18～22kg/m^2。采用体重指数评价体重，使得不同身高的人群可以采用同一衡量标准来评价体重，因而使群体研究中大样本数据的处理更加方便。

2. 出生生育指标　出生生育指标如出生率、发育率、已婚育龄妇女生育率等，在很大程度上取决于社会经济发展水平、社会控制及公众的信仰、道德观念、民俗风尚、文化教育和实际生活水平，既可用以衡量计划生育成效，在一定程度上反映居民健康状况，如某地区地方病严重或经济状况低下，则往往导致居民健康状况差，生育能力下降。

(1)出生率：表示一定地区一年平均每千人口的出生(活产)人数。

$$出生率(‰)=\frac{某年出生人数}{同年平均(或年中)人数}\times 1000$$

出生率受许多因素影响。通过对群体出生率的分析，可在一定程度上把握群体的健康水平。在其他诸多因素不变的情况下，生命风险程度越高，则出生率越高。农业性生产方式要比工业性生产方式有更高的出生率，社会经济的发展可抑制人口生育需求，人类文明发展到一定程度，会主动调节人的出生和物质的生产。

(2)生育率与总和生育率：生育率或育龄妇女生育率是衡量妇女生育水平的重要指标，与出生率相比，较少受人口性别、年龄构成的影响，其描述健康状况的意义同出生率。

$$育龄妇女生育率(‰)=\frac{年内生育数}{平均育龄妇女数}\times 1000$$

一般育龄界限定义为15～49岁，也有定为15～44岁。

$$年龄别育龄妇女生育率(‰)=\frac{某年龄妇女生育数}{某年龄平均妇女数}$$

$\times 1000$

已婚育龄妇女生育率(‰) $=\dfrac{\text{年内已婚育龄妇女生育数}}{\text{同年平均已婚育龄妇女数}}\times 1000$

总和生育率(TFR)＝各年龄育龄妇女生育率之和

(3)低体重儿出生比例(出生婴儿中,出生体重低于 2500g 者所占百分比)或正常出生体重婴儿百分比。该指标与孕妇健康状况密切相关,是重要的妇婴保健指标。该指标概念明确,收集资料方便,又符合科学、可信、灵敏、特异等理想指标的特点,因而使用比较广泛。

3. 疾病和健康缺陷指标　疾病的发病率、罹患率、患病率和健康缺陷都是反映居民健康状况和社会卫生状况问题的理想指标。除反映居民的健康状况外,还可反映疾病的流行状况和特点,探索病因因素和评价防治效果。

(1)发病率:表示一定时期内,特定人群中新发病例的发生频率。

$$\text{发病率(1/10 万)}=\frac{\text{某年(期)内新发某病病例数}}{\text{同年(期)暴露人口数}}\times 100\ 000$$

发病率是一项重要的流行病学指标,常用来描述疾病的分布、病因研究以及评价卫生服务和预防措施的效果。发病率是测量新发病例发生频率的指标,在使用该指标时需要考虑到发病时间、暴露人口等因素。如对急性或病程较短疾病的发生时间易于确定,而对慢性疾病或发病时间难以确定的疾病,一般用确诊时间代替。

(2)罹患率:是一种计算特殊情况下发病率的方式。通常用于一次疾病的流行或暴发的调查,表示有明确暴露史的人口中急性感染的发病率,观察期间可为日、周和月,分母以明确的暴露人口来计算。

$$\text{罹患率(‰)}=\frac{\text{观察期间新发病例数}}{\text{同时期暴露人口数}}\times 1000$$

(3)患病率:指在某特定时间内总人口中某病新、旧病例数所占的比例。

$$\text{患病率(1/10 万)}=\frac{\text{特定时间内新、旧例数}}{\text{同一时间内平均人口数}}\times 100\ 000$$

患病率与发病率不同的是,计算公式中分子的病例数既包括在规定时间内发病的新病例,又包括在此以前发病但仍未痊愈的老病例。患病率对病程短的急性疾病如流感和急性中毒价值不大,适用于描述病程较长的慢性疾病,如心血管疾病和肿瘤。

患病率的高低取决于两个因素,即疾病的发病率和病程,他们三者的关系是:患病率＝发病率×病程。如一种疾病的发病率很低,但病程很长,患病率可能较发病率相对高很多;相反如一种疾病的病程很短,发病后迅速痊愈或死亡,则横断面调查的患病率会很低。

4. 死亡统计指标　在死亡统计中常用的指标有:死亡率、病死率、死因构成比和平均期望寿命等。

(1)死亡率:死亡率是在一定时期内总死亡人数与该人群同期平均人口数之比。

$$\text{死亡率(‰)}=\frac{\text{某人群某年总死亡人数}}{\text{该人群同期平均人口总数}}\times 1000$$

分子为某年 1 月 1 日到 12 月 31 日某人群中因各种原因死亡的总人数。分母与计算发病率的分母相同。在人口学研究中常用千分率,便于与出生率相对比。在疾病研究中多用 10 万分率,便于地区与国际间比较。

(2)病死率:表示在一定时间内,患某病的病人中因该疾病而死亡的比例。

$$\text{病死率(‰)}=\frac{\text{一定时间内因该病而死亡的病例}}{\text{同期确诊的某病病例数}}\times 1000$$

病例数反映疾病的严重程度,同时也反映医疗水平和诊断能力。由于患者总数难以得到,通常所说的病死率主要是住院病人的病死率,各个医院的病死率除反映医疗水平外,还与住院病人的严重程度有关,如大医院收治的病人一般较基层医院为重,所以应视具体情况对病死率进行分析。

(3)死因构成比:指因某病死亡人数占总死亡人数的百分比。

$$\text{死因构成比(\%)}=\frac{\text{某病死亡人数}}{\text{同期死亡总人数}}\times 100$$

死因构成比反映某疾病引起的死亡在总的死亡中所占的地位和相对重要性,对卫生行政部门制订卫生规划是一种有用的指标。

(4)期望寿命:指某个年龄组人口预期今后尚能存活的平均年数,是根据各年龄组死亡率用编制寿命表的方法来计算,而非死亡年龄的均数。平均期望寿命或平均寿命则指出生时的平均期望寿命,是人口中全部活产婴儿估计所能生存的平均年数,是反映一个国家或地区的经济卫生发展状况和人口健康水平的重要指标。平均期望寿命是各年龄组死亡率的综合反映，它不像粗死亡率那样受人口构成影响，因此在比较各国或地区的健康水平时很有价值。在不发达国家或地区，婴儿死亡率高，平均寿命低。

二、生活质量评估指标

健康促进的真正目标在于生活质量的提高，主要有以下几个指标：

1. 社会学指标　①就业率及失业（待业）率：是综合性指标，可反映国家经济发展水平和工业化进程，又可反映劳动力人口潜在能力、社会安定程度及生活质量；②居民平均收入：指各部分居民收入的平均值，常用年平均工资、年平均收入来分别反映城市职工和农村居民的实际经济水平。

2. 环境状况评估　①人均住房面积：反映国民的基本生活条件；②空气质量；③居室采光；④基本卫生设备。

3. 主观评估指标　①生活适应度：指生活应激事件及其来源；②生活满意度：指良好生活体验及个人或社会的来源。

4. 生命统计指标　①残疾调整寿命：残疾因素纠正后生活质量提高人年数；②无病残期望寿命；③质量调节生命年；④全球疾病负担。

三、健康测量指标选择应用原则

1. 目的原则　应根据需要解决的问题选用相应的健康测量指标。首先，要求范围对应。描述个人健康状况选用与个人有关的指标，描述家庭健康状况选与家庭有关的指标；描述单位、地区或国家健康状况时选用群体指标，如出生率、死亡率、期望寿命等。其次，要求内容对应。描述躯体健康选用躯体指标，描述心理健康选用心理指标。再次，要求时间对应。横断面研究选用相同时点指标进行分析，纵向研究选用历史指标进行比较分析。

2. 可行性原则　许多直接指标很好，如慢性病发病率、社会能力等，但很难获得。在实际工作中可选取慢性病死亡率或社会经济发展等间接指标。

3. 公认原则　有时某些指标虽道不出详细的产生机制，但权威性机构或专家经常选用，事实上已为大家所公认。如目前在地区、国家乃至世界范围描述健康状况时几乎都是用如下指标：①出生时期期望寿命；②出生率；③死亡率；④人口增长率；⑤婴儿死亡率；⑥人识字率；⑦安全用水普及率；⑧寿命损失率。

4. 发展原则　由于科学不断发展，揭示生命活动的本质，人们对健康的认识不断深入，随之各类健康测量指标也会不断发展。在实际工作中要善于发现、发展、丰富和完善健康测量指标。如对死亡率的校正，近年来提出的寿命损失率，都标志着人们对健康认识的深化。

5. 科学性原则　科学性原则主要表现在选用指标时应注意：①客观性；②敏感性；③特异性；④准确性。

第四节　健康相关行为

一、行为概述

1. 行为的概念　行为是有机体在外界环境刺激下引起的反应，包括内在的生理和心理的变化。根据此定义，美国心理学家伍德沃斯（Woodworth）提出了著名的S-O-R行为表示式。

S(stimulus)　O(organism)　R(reaction)
刺激　有机体　行为反应

2. 行为的分类　人类的行为因其生物性和社会性所决定，可分为本能行为和社会行为两大类。

人类的本能行为：由人的生物性决定，是人类的最基本行为，如摄食行为、性行为、躲避行为、睡眠等。

人类的社会行为：由人的社会性所决定，其形成来自社会环境，人们通过不断地学习、模仿、受教育、与人交往的过程，逐步懂得如何使自己的行为得到社会的承认，符合道德规范、具有社会价值，从而与周围环境相适应。因此，人类的社会行为是通过社会化过程确立的。

3. 行为的发展与适应

(1)行为的发展：是指个体行为在其生命周期内发展的过程。即个体出生后，随着身体和大脑的发育及心理的成熟，社会交往活动范围的扩大，个体行为不断变化发展的过程。

行为的发展最根本的实质是日趋完善，体现为：①对认识活动的深刻化和复杂化，透过事物的表面现象看到实质，由感性认识上升到理性认识；②与环境的关系，由被动适应到主动改造。

行为的发展有以下几个特点：①连续性。个体行为的发展是个连续过程，如幼儿行走，经历坐、站、搀着走、独立走一个连续的过程；②阶段性。当个体的生理心理发展到一定程度时，行为就会表现出一定的阶段性；③不平衡性。在同一个体的生命周期中，各阶段行为发展不平衡，不同个体之间，同一阶段的行为发展也不平衡。

（2）行为的适应：是指机体与环境之间保持动态平衡的过程。人类为了适应，必须具备一定的基础，包括语言与体语、知觉与思维、智力以及需要。语言和体语是人与人交往的工具，人与人之间思想感情的交流就是借助语言完成的。语言的发展促进了人脑的发展，为适应提供了坚实的基础。知觉和思维使人类能感知这个世界的变化，提高了适应社会环境的能力。智力的发展为知识的获得和技能的发展提供了可能，为行为适应创造了有利条件。而需要则是人类行为产生的基础，也是行为适应的决定因素。

二、影响行为的因素

任何行为都受到3类因素的影响，每类因素都会对行为产生不同的影响，此3类因素是倾向因素、促成因素和强化因素。

1. *倾向因素* 倾向因素通常先于行为，是产生某种行为的动机或愿望，或是诱发产生某行为的因素，其中包括知识、态度、信念及价值观。一般把倾向因素看作是“个人”的偏爱，在教育过程中可能出现在一个人或一组人身上，这种偏爱不是趋向于有利的健康行为，就是趋向于不利的健康行为。倾向行为是产生行为的“引子”或“促动力”，即动机直接影响行为的发生、发展。健康教育的重要任务是促进个体或群体形成动机，自愿地改变不健康的行为。

2. *促成因素* 促成因素是促使行为或愿望得以实现的因素，即实现或达到某行为所必需的技术和资源，包括保健设施、医务人员、诊所及任何类似的资源；医疗费用、诊所距离、交通工具、个人保健技术；行政的重视与支持、法律、政策等。在教育过程中如不考虑促成因素，行为的目标就有可能达不到。人群的健康行为与当地医疗服务、资源的可得性和是否方便，有很大的关系和影响。因此除了教育之外，还应该为人群提供卫生服务并创造行为改变所需要的条件。

3. *强化因素* 强化因素是存在与行为后强化（或减弱）某种行为的因素，如奖励或惩罚以使某种行为得以巩固或增强、淡化或消除。强化因素多指与个体行为有直接影响的人，如有关的保健者、教师、长辈、父母亲、领导等。强化因素的积极与否取决于重要人物的态度和行为。

3种因素并不相互排斥，同一因素有时可归入两类因素，如对吸烟的态度可看作是倾向因素，然而作为他的同伴、兄长有可能看做是强化因素。在任何一类因素中，都具有积极的作用或消极的作用。教育者的任务在于克服消极作用，发扬积极作用。

三、健康相关行为

健康相关行为指人类个体或群体与健康和疾病有关的行为。按其对行为者自身或他人的影响，可分为健康行为和危险行为。健康行为是客观上有益于健康的，而危险行为是客观上不利于健康的。

1. *健康行为* 根据哈律士（Harris）和顾坦（Guten）的建议，健康行为可以分为5类。

（1）基本健康行为：指一系列日常生活中基本的健康行为，如积极的休息与睡眠、合理营养与平衡膳食等。

（2）预警行为：预防事故发生以及事故发生后如何处置的行为，如驾车系安全带，火灾发生后自救等。

（3）保健行为：指合理、正确使用医疗保健服务，以维护自身健康的行为，如预防接种、定期体检等。

（4）避开环境危害的行为：环境危害既指环境污染，又指生活紧张事件。

（5）接触不良嗜好行为：不良嗜好主要指吸烟、酗酒和吸毒。

2. *危险行为* 危险行为主要有致病性行为和不良生活方式。

致病性行为是导致特异性疾病发生的模式行为。国内外研究最多是A型行为，主要表现有两方面，即不耐烦和无端敌意。A型行为是一种好发冠心病的模式行为，研究表明：A型行为者的冠心病发病率、复发率和病死率均显著性地高于非A型行为者。

生活方式是指作为社会主体的人，为生存和发展而进行的一系列日常行为表现形式，是人们一切生活活动的总和。可以认为生活方式是一种更为持久的行为模式，是社会和文化背景的一种复合表达，有时候则称为生活习俗。不良生活方式是一组习以为常的对健康有害的行为模式，对机体的作用可表现为以下特点：①潜伏期长；②特异性差；③联合作用强；④易变性大；⑤广泛存在。

第五节　健康促进规划设计

健康促进规划是体现健康促进目标的长期全局部署方案，它由设计、实施和评价三部分组成。

健康教育和健康促进规划设计的模式有多种，但在众多模式中，应用最广泛、最具生命力的首推美国著名学者劳伦斯·格林（Lawrence W. Green）提出的 PRECEDE-PROCEED 模式。该模式的特点是从"结果入手"的程序，用演绎的方式进行思考，即从最终的结果追溯到最初的起因。

PRECEDE-PROCEED 模式前后相互呼应，为规划设计、执行及评价提供一个连续的步骤或阶段。实际上可将上述模式分为两个阶段。

第一阶段：诊断阶段（或称需求评估）即 PRECEDE 阶段，是英文"predisposing，reinforcing and enabling causes in education and diagnosis and evaluation"的简称，意为在教育/环境诊断和评价中应用倾向因素、强化因素和促成因素。

第二阶段：执行阶段即 PROCEED 阶段，是英文"policy regulatory and organizational constructs in educational and environment development"的简称，指执行教育/环境干预中应用政策、法规和组织的手段。

根据 PRECEDE-PROCEED 模式的程序，将规划设计分成 9 个基本步骤，即从最终的结果追溯到最初的起因，用演绎的方式逐步推进。

步骤 1：社会诊断。通过估测目标人群的生活质量入手，评估他们的需求和健康问题。最好由目标人群亲自参与自身的需求和愿望的调查，因为他们所经历的各类社会问题是生活质量最实际、最真实的写照。

步骤 2：流行病学诊断。通过流行病学和医学调查确认目标人群特定的健康问题和目标。

步骤 3：行为与环境诊断。这一阶段的任务在于确认与步骤 2 选定的健康问题相关的行为和环境问题，因为这些危险因素需要通过干预加以影响。环境因素对个人来说是外部的因素，但可通过人们的行动改善环境，以支持健康的行为。这里的环境因素包括物理环境、政治环境、社会环境和经济环境。健康促进也包括通过影响群体行为而直接作用于环境。因此，健康促进规划不能仅限于群众的行为改变，同时应认识到强大的社会力量对规划执行是至关重要的。

步骤 4：教育与组织诊断。为制订教育与组织策略用于健康促进规划，以促进行为和环境的改变，应从影响行为与环境的因素着手。根据健康和行为的大量研究，有数百种因素能潜在地影响其特定的健康行为。这些因素可归纳为 3 大类，即倾向因素、促成因素和强化因素。研究这 3 类因素的主要目的在于正确地制订教育策略，即根据各种因素的相对重要性及资源情况确定干预重点。

步骤 5：管理与政策诊断。评估组织与管理能力及在规划执行中资源、政策、人员能力和时间安排。通过社区开发、协调、完善组织与政策，以便规划的顺利开展。

步骤 6～9：评价阶段。评价不是 PRECEDE 模式的最后步骤，评价工作贯穿于整个模式始终。

第六节　健康传播的方法与技巧

一、健康传播的基本概念

1. 传播的定义　传播是一种社会性传递信息的行为，是个体之间、集体之间以及个体与集体之间，交换、传递新闻、事实、意见过程。

2. 传播的要素　传播的要素包括传播者、信息、传播途径、受传者、传播效果。

（1）传播者：又称传者，是传播行为的引发者，即在传播过程中信息的发出者。在社会传播过程中，传播者可以是个体，也可以是群体或组织。健康教育工作者都是从事"传播者"工作，作为健康知识、健康信息的传播者，应具有以下职能：①收集信息；②加工制作信息；③发出信息；④收集与处理反馈信息。

（2）信息：信息泛指人类社会传播的一切内容。健康信息是指与人的健康有关的信息，泛指一切有关人的身体、心理、社会适应能力的知识、技术、观念和行为模式。作为健康信息应具有以下特点：①符号通用；②科学性；③针对性；④适用性；⑤指导性；⑥通俗性。

(3)传播途径：又称传播渠道，是信息的载体，也是将传播过程中各种要素相互联系起来的纽带。根据健康信息传递的特点，传播途径可以分为以下几类：①口头传播；②文字传播；③形象化传播；④电子媒介传播；⑤综合传播：如行政立法、展览、文艺演出、卫生宣传日等。

进行传播活动时，总的来说应遵循以下几方面的原则：①保证效果原则；②针对性原则；③速度快原则；④准确性原则；⑤经济性原则。

(4)受传者：信息的接受者和反映者，传播的作用对象。同样，受传者可以是个人、群体或组织。大量的受传者称为受众。

受者的心理特点：①求新心理；②求真心理；③求近心理；④求短心理。

受者对信息的选择性：①选择性接受；②选择性理解；③选择性记忆。

受者的动机：①消遣；②填充时间；③社交需要；④心理需要；⑤寻找情报；⑥解决疑难。

(5)传播效果：是传播对人的行为产生有效的结果。具体指受者接受信息后，在知识、情感、态度、行为等方面发生的变化，通常意味着传播活动在多大程度上实现了传播者的意图或目的。传播是否成功、效果如何，主要从受者身上反映出来。根据健康传播的目的，健康传播的效果可以分为 4 个层次。

①知晓健康信息：是传播效果中的最低层次。这一层次效果的取得，主要取决于传播信息的强度、对比度、重复率和新鲜度等信息的结构性因素。健康传播者通过多种渠道向受众传递医疗卫生保健信息，就是要使受者在维护自身及他人健康、控制疾病危险因素、疾病与伤残防治和康复等方面与其共享信息。通过这类信息的共享，使公共的卫生知识水平不断提高，为其自身保健技能打下良好基础。

②健康信念认同：受者接受所传播的健康信息，并对信息中的健康信念认同一致，自觉或不自觉地依靠这样的信念对自我在健康方面的态度、行为和客观环境进行分析判断，有利于受者的态度、行为的转变，以及对健康环境的追求和选择。

③态度转变："态度"是指对特定对象的认知、情感和意向比较持久的内在结构。态度的形成既有社会交往过程的影响，又有心理过程的作用。态度一旦形成就具有固定性，成为一种心理定势，一般不会轻易改变。受众的态度是受众行为的先导，先有态度，才会有行为。健康传播者通过健康信息的传播，使受者的态度向有利于健康的方向转变，转变其不利于健康的态度。

④采纳健康行为：是传播的最高层次。受者接受健康信息后，在知识增加、信念认同、态度转变的基础上，改变其原有的不利于健康的行为和生活方式，采纳有利于健康的行为和生活方式，这是健康传播的最终目标。只有实现这一层次的传播，才能彻底改变人类的健康状况，实现人人享有健康的宏伟目标。

3. *传播的分类*　人类的传播形式多种多样，可以从不同的角度进行分类。按照传播的规模，可将人类的传播活动分为五种类型。

(1)人际传播：又称亲身传播，是指人与人之间面对面直接的信息交流，是个体之间相互沟通。人际传播是建立人际关系的基础，是共享信息的最基本传播形式。

(2)群体传播：是指组织以外的小群体(非组织群体)的传播活动。

(3)大众传播：是指职业性传播机构通过广播、电视、电影、报刊、书籍等大众传播媒介，向范围广泛、为数众多的社会人群传递信息的过程。

(4)组织传播：是指组织之间、组织内部成员之间的信息交流活动，是有组织、有领导进行的有一定规模的信息传播。现代社会中，组织传播已经发展成为一个独立的研究领域，即公共关系学。

(5)自我传播：又称人内传播，是指个体接受外界信息后，在头脑中进行信息加工处理的过程。

4. *健康传播的定义及特点*　健康传播是指通过各种渠道，运用各种传播媒介和方法，为维护和促进人类健康而收集、制作、传递、分享健康信息的过程。健康传播具有以下 4 个特点：①健康传播传递的是健康信息；②健康传播具有明确的目的性；③健康传播的过程具有复合性；④健康传播对传播者有特殊的素质要求。

二、人际传播

1. *人际传播的特点*　人际传播是信息在个体与个体之间的传播，其主要形式是面对面的传播。其主要的特点包括以下 3 点：①是全身心的传播；

②以个体化信息为主;③反馈及时。

2. 健康教育中常用的人际传播形式　在健康教育中,常用的人际传播形式有咨询、交谈或个别访谈、劝服及指导4种。

(1)咨询:针对前来咨询者的健康问题,答疑解难,帮助其澄清概念,做出决策。

(2)交谈或个别访谈:通过与教育对象面对面的直接交流,传递健康信息和健康知识,帮助其改变相关态度。

(3)劝服:针对教育对象存在的健康问题,说服其改变不健康的健康态度、信念及行为习惯。

(4)指导:通过向健康教育对象传授相关的知识和技术,使其学习、掌握自我保健的技能。

3. 人际传播的技巧

(1)谈话技巧

①内容明确:一次谈话围绕一个主题,避免涉及内容过广。

②重点突出:重点内容要适当重复,以加强对象的理解和记忆。

③语速适当:谈话的速度要适中,适当停顿,给对象思考、提问的机会。

④注意反馈:交谈中,注意观察对方的表情、动作等非语言表现形式,以及时了解对象的理解程度。

(2)提问技巧

①封闭式提问的问题比较具体,对方用简短、确切的语言即可做出回答,如"是"或"不是""好"或"不好""5年""40岁"等。适用于收集简明的事实性资料。

②开放式提问:开放式提问的问题比较笼统,旨在诱发对方说出自己的感觉、认识、态度和想法。适用于了解对方的真实情况。

③探索式提问:又称探究式提问。探索式提问的问题为探索究竟、追究原因的问题,如"为什么",以了解对方某一问题、认识或行为产生的原因。适用于对某一问题的深入了解。

④偏向式提问:又称诱导式提问。偏向式提问的问题中包含着提问者的观点,以暗示对方做出提问者想要得到的答案,如"你今天感觉好多了吧?"。适用于提示对方注意某事的场合。

⑤复合式提问:复合式提问为两种或两种以上类型的问题结合在一起的问题,如"你是在哪里做的检查? 检查结果如何?"此种提问易使回答者感到困惑,不知道如何回答,应避免使用。

(3)倾听技巧。①集中精力:在倾听过程中,要专心、不要轻易转移自己的注意力,做到"倾心细听"。②及时反馈:双目注视对方,积极参与,及时反馈,表示对对方的理解和关注。

(4)反馈技巧

①肯定性反馈:对对方的正确言行表示赞同时,应适时插入"是的""很好"等肯定性的语言或点头微笑等非语言形式予以肯定,以鼓舞对方。

②否定性的反馈:当发现对方不正确的言行或存在的问题时,应先肯定对方值得肯定的一面,然后以建议的方式指出问题的所在,使对方保持心理上的平衡,易于接受批评和建议。

③模糊性的反馈:当需要暂时回避对方某些敏感问题或难以回答的问题时,可做出无明确态度和立场的反应,如"是吗?""哦"等。

(5)非语言传播技巧

①动态体语:即通过无言的动作传达情意。如以注视对方的眼神表示专心倾听;以点头的表情表示对对方的同情和理解;以手势强调某事的重要性等。

②仪表形象:即通过适当的仪表服饰、体态、姿势,表示举止稳重,有助于对方的信任、接近。

③同类语言:即通过适度的变化语音、语调、节奏及鼻音、喉音等辅助性发音,以引起对方的注意或调节气氛。

④时空语:即在人际交往中利用时间、环境、设施和交往气氛所产生的语义来传递信息。

三、群体传播

1. 群体传播的特点

(1)信息传播在小组成员之间进行,是一种双向性的直接传播。

(2)群体传播在群体意识的形成中起重要作用。群体意识越强,群体的凝聚力就越强,越有利于群体目标的实现。

(3)在群体交流中形成的一致性意见会产生一种群体倾向,这种群体压力能够改变群体中个别人不同的意见,从而产生从众行为。

(4)群体中的"舆论领袖"对人们的认知和行为改变具有引导作用,往往是开展健康传播的切入点。

2. 小组讨论的步骤与技巧　小组讨论是指在一位主持人的带领下,一组人围绕着某个主题进行座谈讨论。选择适当的主持人、做好充分的准备工作、掌握小组讨论的技巧，是确保小组讨论效果的关键。

(1)小组讨论的步骤

①明确讨论的主题：讨论前应首先拟定提纲。讨论提纲包括讨论目的、讨论的问题、内容及预期达到的目标。

②组成小组：根据讨论的主题，选择相关人员组成小组，小组讨论的人数一般以 6～10 人为宜。

③选择时间和地点：根据讨论小组人员的特点，选择讨论的时间和地点。讨论时间一般掌握在 1h 左右；讨论地点应该选择小组成员感觉舒适、方便的地方。

④排列座位：座位的排列同样是保证小组讨论成功的重要因素。座位应围成圆圈或马蹄形，以利于参与者面对面地交谈。

(2)主持小组讨论的技巧

①热情接待：主持人应提前到达会场，对每一位前来参加小组讨论的人表示欢迎。

②说好“开场白”：主持人可以自我介绍，介绍讨论的目的和主题为开场白。开场白应通俗易懂、简单明了，使每一位明确讨论的重要性及自身的作用。

③建立融洽的关系：开场白后，可请每一位与会者进行自我介绍，以增强与会者之间的相互了解，建立和谐融洽的关系。

④鼓励发言：主持人应以各种方式鼓励大家发言，对踊跃发言者给予适当的肯定性反馈。

⑤打破僵局：当讨论出现沉默不语时，主持人可以通过播放短小录像片、提出可引发争论的开放性问题、或个别提问、点名等方式打破僵局。

⑥控制局面：当讨论出现偏离主题、争论激烈或因某个人健谈而形成“一言堂”时，主持人应采取及时提醒、婉转引导、礼貌插话等方式控制讨论的局面。

⑦结束讨论：讨论结束时，主持人应对讨论的问题进行小结，并向与会者表示感谢。

第七节　患者健康教育程序

1986 年美国公共卫生学会的公共卫生教育组织，在对医院健康教育进行大量实验研究的基础上，提出了患者教育的五步骤模式，即：①确定患者及其家属的教育需求；②建立患者及其家属的教育目标；③选择教育方法；④执行教育计划；⑤评价教育效果。

患者教育程序与护理程序一样，都是以科学的健康的思维方法和工作方法，为患者解决健康问题，护理程序侧重于解决患者对健康问题的反应，患者教育程序则注重调动患者维护自身健康的潜能，激励患者积极参与促进康复的护理过程。因此说病人的健康教育是护理程序的一个组成部分，两者相辅相成，密不可分。

一、评估学习需求

评估教育需求是健康教育程序的第一步骤。通过调查分析、评估教育需求，旨在了解教育对象需要学习的知识和掌握的技能，为确定教育目标、制订教育计划提供依据。

1. 评估内容　评估教育需求主要从以下 7 个方面考虑。

(1)学习能力评估：学习能力评估包括病人的年龄、视力、听力、记忆力、反应速度、疾病状态等。通过评估，护士可以确定患者有无学习能力和学习能力的强弱，以指导制订学习计划。

(2)心理状况评估：重点评估患者对疾病的心理适应模式和对学习能力的认知能力。护士应及时发现病人的不良心理因素，有针对性地开展心理健康教育，提高病人对疾病的适应能力和对学习的认知能力，为学习创造良好的心理条件。

(3)社会文化背景评估：重点评估患者的生活方式，因为生活方式将决定其如何看待住院生活和学习。评估的内容包括患者的职业、文化程度、经济收入、住房条件、居住地区(农村、城市)、饮食习惯、烟酒嗜好、运动情况、性生活等。此外患者的价值观和信仰模式也会影响其对疾病的看法和态度。

(4)学习态度评估：态度是个人的一种比较持久的内在情绪，它无法被直接观察到，但是可以从人们的言语、行为，以及其他方面表现出来。护士可通过对患者的直接提问和行为观察，来判断病人的学习态度，及时发现和纠正患者对学习的消极态度。

(5)以往学习经历评估：重点询问患者以往有没有住院史，以往住院时是否接受过健康教育；教育的效果如何；对个体行为地影响是积极的还是消极的；以往是否阅读过与其疾病有关的资料；是否认识与其有相同疾病的人等。护士了解患者以往的学习经历，将有利于护士明确从哪里开始教起，使教育更有针对性。此外，护士还应注意消除以往学习经历给患者造成的消极影响，帮助患者转变观念、建立信心。

(6)学习准备评估：重点是评估患者及其家属参与学习的情况。如患者的身体状况是否允许其参与学习，家属是否准备参与学习；病人的自我护理能力如何；患者家属能否承担督促患者建立健康行为和进行家庭护理的责任等。

(7)学习需求评估：重点评估患者在入院时、手术前、手术后、特殊检查治疗前、出院前的学习需求。了解患者需求最直接的方法是向患者提问，通过患者的回答便可判断出患者知识的缺乏程度，确定病人的学习需求。

2. 评估方法

(1)直接评估法：指通过与患者直接接触、询问获得资料的方法。

(2)间接评估法：指通过阅读患者的病例、分析病史及其影响因素获得资料的方法。

两种方法相辅相成，重要的是在接触患者时仔细倾听，同时也可以通过观察对方的态度反应和表情来收集所需的资料。

3. 评估的注意事项

(1)学习需求评估不是一次性的，它贯穿于患者住院的全过程。

(2)评估方法力求科学可靠，不能仅凭护士的主观判断来确定患者的学习需求。

(3)收集资料最好采用系统式表格，可将学习需求评估表与整体护理入院资料评估、住院资料配合一起编制使用，这样可在收集患者护理资料时，同步收集学习需求资料，既节省时间，又便于综合分析患者的学习需求。

二、确定教学目标

确定教育目标的目的是明确患者及其家属的教育目标，为制订教育计划奠定基础。

制订教学目标的注意事项如下。

1. 目标陈述必须包括三要素，即行为、情况和准则，也就是要说明学习者在什么情况下根据什么原则必须学会什么。情况包括教学的时间、地点、进度、特殊的仪器、工具等。准则包括：次数、频率、准确率、速度等。行为则是使用能被测量的行为动词。如说出、指出、报告、描述等。例：手术后的教育目标可以这样陈述：提高术后配合治疗能力，减少并发症。

2. 护士为患者制订学习目标时，应从学习需求评估的资料中获得，了解患者缺乏哪些知识、技能、患者的文化程度和学习能力等，根据患者的学习能力和学习需求确定学习目标。目标应由简到繁、循序渐进、分期进行。

3. 患者学习目标必须指出行为和学习内容，每个目标只能包含一个行为或一个内容。如一位糖尿病患者住院，要学会自己做尿糖试验，为这个患者制订的学习目标是“能自己做尿糖试验”(行为或技能)，学习内容是“验尿糖的方法”。

4. 患者学习目标的形式可有总目标和从属目标。如上例，要是患者“能自己做尿糖试验”，有必要建立一些从属目标，即：①了解什么是尿糖；②了解尿糖试验的意义；③知道何时应验尿糖；④叙述验尿糖的方法；⑤能够自己验尿糖。目标⑤是通过①～④的过程才能达到的。这些从属目标表示了一系列清晰的步骤并朝向明确陈述的最终目标。

5. 学习目标的陈述必须指明病人及其家属应该学会什么，而不是护士教什么，因此陈述应以患者为主语。

6. 行为目标的陈述语必须明确。陈述的行为应是使人能观察得到并可测量的外显行为，避免使用多义词或易使人误解的词。如“患者学会注射胰岛素的方法”，这种陈述含义不清，且无法衡量患者掌握学习内容的程度，以至于难以做出正确评价。应写成“患者能使用正确方法演示自我注射胰岛素的过程”。

7. 患者学习目标应由护士与患者或家属共同制订，这样可使患者及其家属能积极主动投入教学活动。

三、制订教育计划

教育计划主要由教育时间、场所、内容、方法和工具及教育的人员5个部分组成。

1. 教育时间　从患者进入医院到离开医院期间，均为健康教育的时机。

2. 教育场所　患者健康教育应在适宜的场所进行，以免患者或家属感到不安或尴尬。

3. 教育内容　教育内容应该根据患者的具体情况确定，确保其针对性。

4. 教育人员　患者健康教育是一个完整的教育系统，医院内的工作人员应根据患者和家属的需求，提供相应的健康教育。

5. 教育方法及工具 根据患者的特点，选择适当的教育方法和工具，以增进教育的效果。

四、实施教育计划

在实施教育计划的过程中，为确保计划的顺利实施，应特别注意以下4点。

1. 创造轻松愉快的学习环境，因人、因时、因地、应需灵活安排教育时间，尽可能地让患者及家属参与教学活动。

2. 保护患者的隐私，注重信息的双向传播。

3. 避免使用医学术语，尽可能用通俗易懂的口语、方言进行教学，重点内容要适当重复。

4. 采取多种教育方法和方式，兼顾患者的特点，有针对性地指导学习，所教内容应与患者的需求和健康目标相关，应允许患者尽可能按自己的速度学习。

五、效 果 评 价

评价是教育的重要环节。评价的目的是及时修正原有计划，改进工作。教育效果的评价可以通过评价教育的教育需求、教育方法及教育目标的实现程度三方面得以体现。

1. 评价的内容

（1）评价教育需求：评价以往对患者教育需求的评估是否准确、完整。

（2）评价教学方法：评价教育方法是否恰当、教育者是否称职、教材是否适宜。

（3）评价教育目标的实现程度：目标有不同的层次，前一层次的目标往往是下一层次目标的基础。评价时，应参照计划目标，在活动的不同时期进行不同的评价。

2. 评价的注意事项

（1）应用观察法对患者行为进行测试时，应注意将直接观察法和间接观察法联合应用。

（2）个别指导评价多采用口头提问，它可以直接了解患者对所学知识的理解和掌握程度。但护士要注意措辞、语气，以免使患者造成盘问审查的感觉、产生逆反情绪，影响评价效果。

（3）集体指导可采用书面评分法进行评价，评价视觉设计应符合患者教育的实际目标和应达到的水平。试题用语应通俗易懂，简短明了，多用选择题，少用问答题。

（4）评价的基本原理是比较。在对患者教育效果进行评价时，应与患者的学习目标进行比较，以找出行为与目标的差异，便于总结经验，分析原因，提高教育质量。

（5）患者教育评价不是一次性的，它贯穿于患者住院过程的全过程。因此护士应明确评价的意义和作用，及时对患者教育目标进行评价，以促进患者教育计划的实施。

（徐筱萍）

参考文献

黄津芳，刘玉莹.2000.护理健康教育学[M].北京：科学技术文献出版社.

黄敬亨.1997.健康教育学[M].上海：复旦大学出版社.

孟宪梅.2007.PRECEDE-PROCEED模式在护理评估中的应用[J].护理研究，21(7)：1693-1695.

全国卫生专业技术资格考试专家委员.2009.2010年卫生专业资格考试教材：护理学(中级)[M].北京：人民卫生出版社.

第8章

患者的疼痛管理

第一节　概　　论

一、疼痛的概述

1. *疼痛定义*　疼痛是一种令人不快的感觉和情绪上的感受，伴随着现有的或潜在的组织损伤，疼痛是主观的(1979 年国际疼痛研究协会给出的疼痛定义)。

疼痛包含两层意思：痛觉和痛反应。①痛觉：一种意识现象，属于个人的主观知觉体验。②痛反应：是指身心对疼痛刺激产生的一系列生理病理变化和心理变化。

2. *疼痛的特征*

(1)痛觉是一种复合感觉，往往和其他躯体感觉混杂在一起。

(2)痛觉是一种复杂的精神状态，常伴有强烈的情绪反应。

(3)痛觉感受程度或痛反应大小与疼痛性质、强度、范围、持续时间及机体内外环境因素关系密切。

3. *疼痛的影响因素*

(1)客观因素：环境的变化，患者性别、年龄、社会文化背景、教育程度、道德修养等因素都会影响疼痛的反应。

(2)主观因素：主要是心理因素，包括性格、疼痛经验、注意力和情绪变化。

4. *疼痛对机体的影响*

(1)精神心理反应：疼痛的产生本身就是一种极为复杂的精神心理活动，各类疼痛引起的精神心理反应改变差异颇大。短期急性剧痛可引起患者精神异常兴奋，烦躁不安；长期慢性疼痛可导致患者出现抑制状态，情绪低落。

(2)躯体反应：整体反应主要表现为机体在遭受伤害性刺激时所做出的躲避、反抗、防御性保护或攻击等整体行为，常带有强烈的情绪色彩。局部反应仅局限于受刺激部位对伤害性刺激做出的一种简单的反应，例如受刺激部位血管扩张、皮肤潮红。

(3)内脏反应：以自主神经异常活动为先导，引起一系列器官、组织的反应，如呼吸急促、心率加快、血压升高、心律失常、恶心呕吐、出汗、便意等，强烈疼痛甚至可出现心搏骤停。

(4)神经内分泌反应：达到一定强度和持续一定时间的痛刺激，使中枢神经系统、交感神经和肾上腺髓质兴奋，儿茶酚胺分泌增加，肾上腺素抑制胰岛素分泌的同时，促进胰高血糖素分泌，以及糖原分解和异生作用加强，结果造成血糖上升，机体消耗增加。慢性疼痛患者体内免疫球蛋白水平下降，吞噬细胞功能也有不同程度的下降，使机体免疫功能下降。

(5)生化反应：慢性疼痛和剧烈疼痛时机体内源性镇痛物质减少，而抗镇痛物质和致痛物质增加，血管活性物质和炎性物质的释放不但加重了原病灶的局部缺血、缺氧、炎性渗出和水肿，而且对组织器官功能产生影响，出现激素、酶类和代谢系统的生化紊乱，使病理变化向更加广泛、复杂、严重方向发展。

二、疼痛管理和疼痛护理管理

1. *疼痛管理及疼痛护理管理的定义*　疼痛管理是指通过疼痛评估、记录、治疗和护理以控制疼痛的过程，包括缓解疼痛、提高生活质量和保持尊严。疼痛管理目标是控制疼痛，以最小的不良反应缓解最大程度的疼痛。

疼痛护理管理是使医院中与疼痛有关的护理人力、物力、技术、信息和时间等要素有机结合起来并最优运转，达到提高疼痛护理效果和效率的工作。

2. 疼痛管理的意义

(1)良好的疼痛管理有利于患者的预后：合理、有效的镇痛可减轻或防止疼痛对身体和心理造成的一系列不利影响，促进康复进程。

(2)良好的疼痛管理有利于提高患者的生活质量：疼痛是影响生活质量的首要因素。国外学者提出，对于癌症晚期患者应当采取综合管理手段，使其达到完全无痛；对于临终患者，则提倡使患者"无痛死亡"。也就是说，对于这部分患者，治疗是以减轻痛苦、提高生活质量为目的。

(3)疼痛管理的效果作为评定医护服务质量的指标之一：2001 年美国护理学会的一项调查表明，实行疼痛管理的健康机构工作效率、患者满意率、员工满意率均逐年上升。由此可见，良好的疼痛控制质量是提高医护服务质量的重要内容，是护理内涵质量的重要组成部分。

3. 护士在疼痛管理中的地位与作用　近年来，为了更好地控制疼痛，学者们对疼痛管理服务模式进行了有意义的探索。欧美国家的疼痛研究发生了两次转变：一是从疼痛控制转变为疼痛管理；二是疼痛管理专业的组成人员从以麻醉医师为主体的模式转向以护士为主体的模式。护士在疼痛管理中的作用日益显现。

(1)护士是疼痛的主要评估者：疼痛评估是进行有效疼痛管理的第一步。护士 24h 守护在患者身边，通过临床观察，判断患者是否存在疼痛，评估疼痛部位、性质和程度，判断镇痛效果，观察有无不良反应，根据评估结果制订相应的护理措施。

(2)护士是镇痛措施的具体落实者：大部分镇痛措施是由护士完成的。护士根据医嘱按时给予镇痛药，或运用职权范围内可施行的非药物治疗方法减轻患者痛苦。

(3)护士是其他专业人员的协作者：护士作为患者整体身心健康的看护者，必须与其他医务人员密切协作，为患者提供最合适的服务。护理管理人员从避免和减少因医护人员操作所引起的疼痛、减少患者痛苦的角度出发，制订协调工作程序，如为多发创伤的患者换药、复位固定、创面引流等医疗操作和翻身、整理床单位等护理操作，安排在镇痛药物发挥作用后有序进行。护士参与疼痛治疗方案的制订，提出建议，以确保方案的合理性和个体化。疼痛专业护士除了协助医师完成各种常规治疗外，还要配合医生完成一些特殊镇痛操作，如神经阻滞。护士对患者的疼痛评估记录可为医生诊断治疗提供重要的参考材料。

(4)护士是疼痛患者及其家属的教育者和指导者：疼痛管理包括对患者及其家属进行疼痛相关知识的教育，教育他们如何应用疼痛评估工具、如何表达疼痛，指导患者进行疼痛自我管理，护士负责宣教工作。

(5)护士是疼痛患者权益的维护者：2002 年第十届国际疼痛大会上提出"消除疼痛是患者的基本权利"。护士作为患者最密切接触者，要根据患者病情、年龄、经济状况和环境等个体化因素，协助患者进行利弊分析，选择适合的镇痛措施。护士承担疼痛管理质量的保证和促进的职责，在镇痛效果保证和镇痛措施安全方面，及时动态地进行监测，使患者的疼痛管理达到满意状态。

第二节　疼痛的分类

疼痛涉及临床各科，病因也错综复杂，许多疼痛既是某些疾病的一组典型的症候群或综合征，又可随着疾病的发展而变化。所以，疼痛的分类至今尚无统一标准。临床常用分类方法如下。

一、一级分类

1. 生理性痛　机体的伤害性感受系统对即将作用于身体的损伤起预警作用。换言之，生理性疼痛是保护性的，是健康和生存所必需的反应。对于生理性疼痛，刺激的强度和伤害性感受的强度密切相关。

2. 病理性痛　持久的有害刺激对涉及区域内的周围伤害性感受器产生两种效应：①使伤害性感受器灵敏化，即反应阈降低，可被非伤害性刺激激活；②炎症使一群静息的伤害感受器激活。在上述两种机制的作用下，来自炎症区的传入信息显著增加，组织损伤和炎症所产生的伤害性输入，使得中枢神经系统进入一种更易兴奋的状态。

3. 神经病性痛　周围神经损伤后，初级传入神经元的性质可以发生很多变化，如神经芽的自发活性和兴奋性升高、神经瘤形成、相邻的神经纤维间互相接触等，中枢神经系统由此接受到大量不正常传入信息，并且重新调整中枢处理过程。

二、以疼痛病程分类

1. 急性痛　有一明确的开始时间，持续时间较短，常用镇痛方法可以控制。

2. 慢性痛　无明显组织损伤，持续3个月以上的疼痛。

三、以疼痛程度分类

1. 微痛　似痛非痛，常与其他感觉复合出现，如痒、酸麻、沉重、不适感等。

2. 轻痛　疼痛局限、轻微。

3. 甚痛　疼痛较著，痛反应出现。

4. 剧痛　疼痛较著，痛反应强烈。

四、以疼痛性质分类

1. 钝痛　酸痛、胀痛、闷痛。

2. 锐痛　刺痛、切割痛、灼痛、绞痛、撕裂样痛、爆裂样痛、钻顶样痛。

3. 其他　跳痛、压榨样痛、牵拉样痛等。

五、以疼痛部位分类

广义讲可分为躯体痛、内脏痛和心因痛三大类，其中按躯体解剖定位又可分为头痛、颌面痛、颈项痛、肩背痛、胸痛、上肢痛、腹痛、腰骶痛、骨盆痛、髂髋痛、下肢痛。

六、以疼痛系统分类

神经系统疼痛、心血管系统疼痛、血液系统疼痛、呼吸系统疼痛、消化系统疼痛、内分泌系统疼痛、泌尿系统疼痛、运动系统疼痛、免疫系统疼痛和心理性疼痛。

第三节　疼痛的评估与记录

一、疼痛程度的评估

1. 0～10数字疼痛量表（numerical rating scale，NRS）　此方法从0～10共11个点，表示从无痛到最痛（图8-1）。此表便于医务人员和患者理解并掌握，可以口述或视觉模拟，也可以记录。

2. 0～5描述疼痛量表（verbal rating scale，VRS）　分0级到5级。

0级：无疼痛；1级：轻度疼痛，可忍受，能正常生活睡眠；2级：中度疼痛，适当干扰睡眠，需用镇痛药；3级：重度疼痛，干扰睡眠，需用麻醉镇痛药；4级：剧烈疼痛，干扰睡眠较重，伴有其他症状；5级：无法忍受的疼痛，严重干扰睡眠，伴有其他症状或被动体位。

3. 长海痛尺　长海痛尺（图8-2）将NRS的0，2，4，6，8，10的疼痛评分对应VRS的0，1，2，3，4，5的疼痛描述进行配对使用，是科学可行的。经过临床大样本应用，它符合疼痛学术界选择痛尺的标准；保留了0～10和0～5两个常用痛尺的功能和优点；解决了单用0～10痛尺评估时的困难和随意性过大这一突出问题；解决了单用0～5痛尺评估时的精度不够的问题。

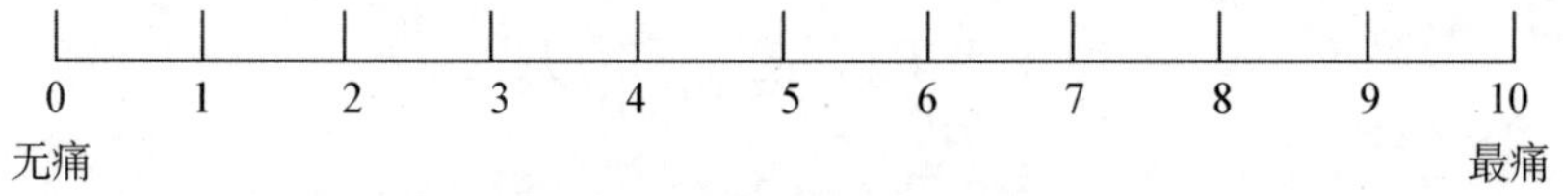

图8-1　0～10数字疼痛量表

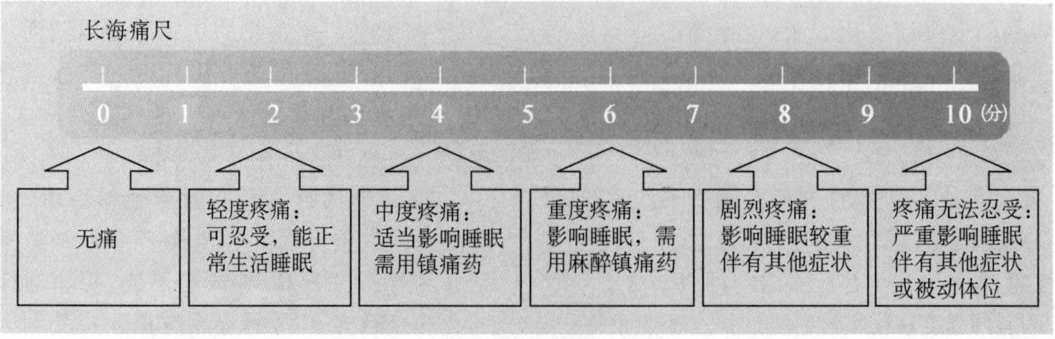

图8-2　长海痛尺

4. *Prince-Henry 评分法*　此方法简便可靠，主要用于胸腹部大手术后患者，从 0 分到 4 分分为五级。

0 分：咳嗽时无疼痛。

1 分：咳嗽时才有疼痛发生。

2 分：深呼吸时有疼痛发生，安静时无疼痛。

3 分：静息状态下即有疼痛，但较轻，可以忍受。

4 分：静息状态下即有剧烈疼痛，难以忍受。

5. *五指法*　评估时向患者展示五指，小指表示无痛，环指为轻度痛，中指为中度痛，示指为重度痛，拇指为剧痛，由患者选择。

6. *0～100 评分量表*(NRS-101)　此方法与0～10 量表相似，0 为无痛，100 为最痛(图 8-3)。本量表对疼痛的表述更加精确，主要用于临床科研和镇痛药研究领域。

7. *疼痛的面部表情量表*(图 8-4)　不同程度疼痛的面部表情(图 8-4)。面容 0：表示无疼痛；面容 1：极轻微疼痛；面容 2：疼痛稍明显；面容 3：疼痛显著；面容 4：重度疼痛；面容 5：最剧烈疼痛。

8. *Johnson 二成分量表*(图 8-5)　此种量表将人对疼痛的感受分成两部分，感觉辨别成分和反应成分。感觉辨别成分是指生理上所感觉的疼痛程度，反应成分是指由这种疼痛的感觉所带来的痛苦。

二、疼痛部位的评估

给患者提供人体正反面线条图，请患者在感到疼痛的部位划上阴影，并在最痛的部位画“×”(图 8-6)。

三、疼痛的综合评估

1. *性别和年龄*　许多疼痛病症有明确的性别、年龄差别。如肋软骨炎多发生在 20 岁左右的青年女性，丛集性头痛初发大多是 20～30 岁的青年男性。同是腰背痛，在老年人，多见于退变性疾病、转移癌；中年人，多见于劳损、椎间盘突出症、肌筋膜综合征；青少年，多见于外伤、畸形、结核、强直性脊柱炎。

2. *职业*　在没有明显损伤时，颈、腰部的疼痛常由不正确用力、不合适体位或一种姿势保持过久引起。因此，应仔细询问职业、工种、劳动时的体位

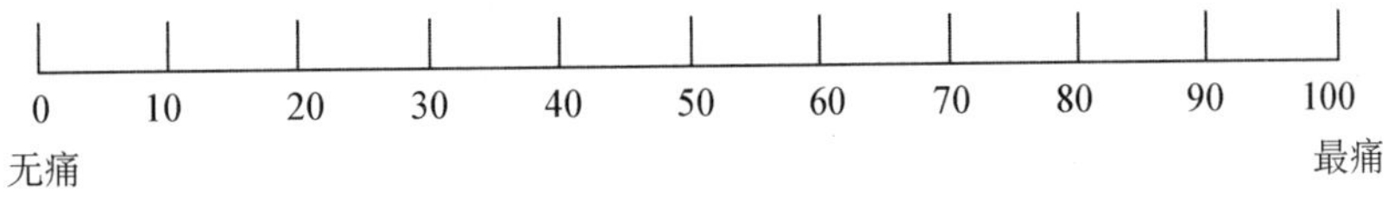

图 8-3　0～100 评分量表

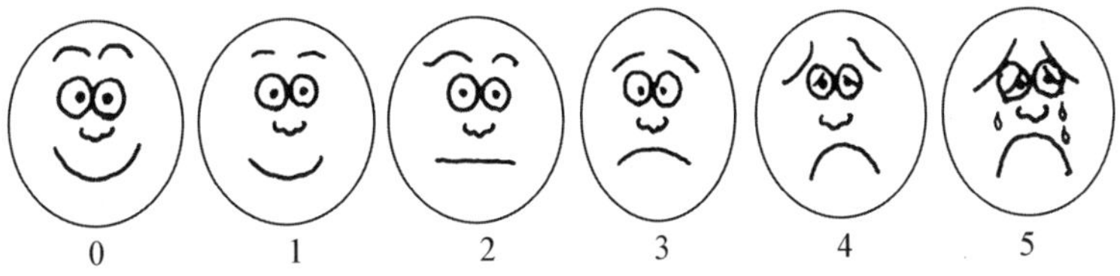

图 8-4　不同程度疼痛的面部表情

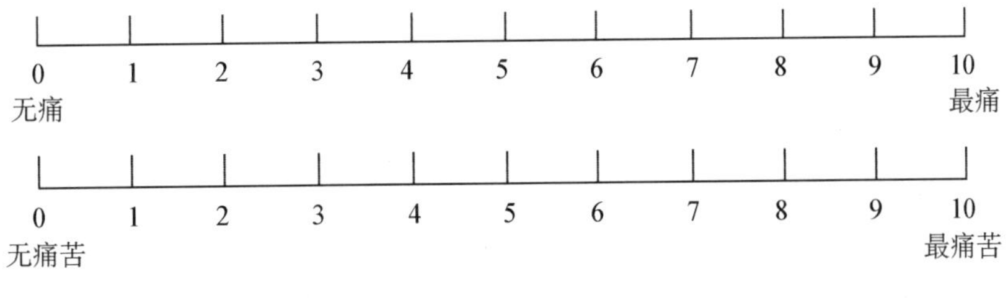

图 8-5　Johnson 二成分量表

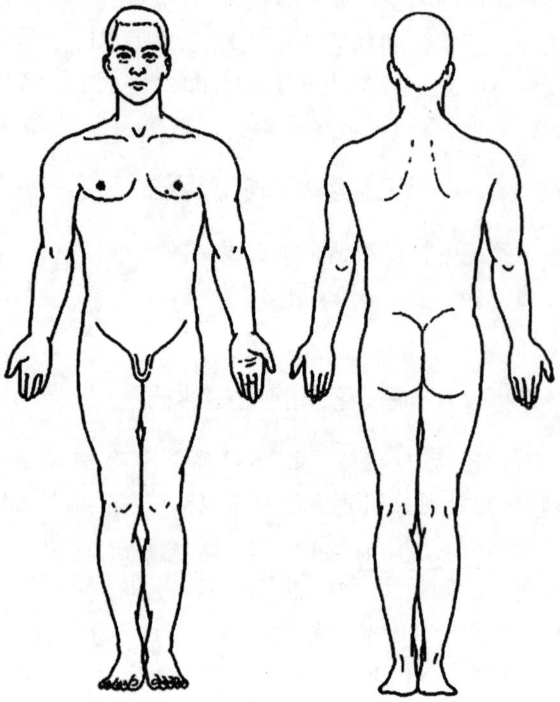

图 8-6 人体正反面线条

姿势、用力方式、工作环境的温度和湿度等。

3. 疼痛的诱发因素与起病情况 许多疼痛性疾病有明显的诱发因素，如功能性疼痛在潮、湿、凉的环境中易发病，神经血管性疼痛在精神紧张时易发病，偏头痛易在月经前发作。许多疼痛的出现或加重也有明显的诱发条件及因素，如咳嗽、大便、憋气时出现向肢体放射性疼痛的病变多来自椎管；韧带损伤及炎症在某种体位时疼痛明显加重，有时则有明显的压痛点或诱发点。

4. 疼痛的性质 疼痛性质对诊断具有重要意义，要认真评估。例如：软组织内血肿、脓肿、外伤后水肿为局部胀痛或跳痛；酸痛多为肌肉组织的功能性疼痛；神经根或神经干受压常引起放射痛；晚期肿瘤疼痛多呈部位固定、持续性且逐渐加重；风湿痛多为游走性；神经痛为阵发性剧痛；血管痉挛或肌痉挛性疼痛常有明显的间歇期，有时呈波浪形即时轻时重，并与诱发因素有关等。

5. 疼痛伴随症状 各种疼痛性疾病通常有各自的伴随症状，在疼痛疾病的诊断与鉴别诊断中非常重要。如关节疼痛伴有肿胀、晨僵者多为类风湿关节炎；疼痛伴有发热者考虑感染性疾病、风湿热等；丛集性头痛的特征是伴有痛侧流泪、睑结膜充血、鼻塞流涕。疼痛的伴随症状比较复杂，剧烈疼痛病例几乎均伴有烦躁不安、心率增速、呼吸加快、瞳孔缩小等交感神经兴奋的症状，常见伴随症状还有头晕、恶心、呕吐、视物模糊、眼前闪金星、耳鸣、鼻塞等。

6. 精神状态及有关心理社会因素 绝大多数癌痛患者都存在不同程度的恐惧、愤怒、抑郁、焦虑和孤独等心理障碍。如果不能及时发现并解除这些心理障碍，即使给患者足量镇痛药，其痛苦仍得不到满意解除。

7. 其他 过去史、家族史、婚姻史、感染史、肿瘤史及手术史、应用激素史、疼痛的诊断及治疗过程、效果等都应当引起重视。

四、镇痛效果的评估

镇痛效果的评估是有效疼痛管理的重要步骤，它包括对疼痛程度、性质和范围的重新估价，包括对治疗效果和引起的不良反应的评价，为下一步疼痛管理提供可靠依据。

1. 疼痛评估量表的选择 最简单易行的方法有疼痛量表做动态评估，如“0～10”“0～5”“长海痛尺”等方法。

2. 镇痛效果评估量表的选择

(1)百分比量表(图 8-7)。

(2)四级法。①完全缓解：疼痛完全消失；②部分缓解：疼痛明显减轻，睡眠基本不受干扰，能正常生活；③轻度缓解：疼痛有些减轻，但仍感到有明显疼痛，睡眠生活仍受干扰；④无效：疼痛没有减轻。

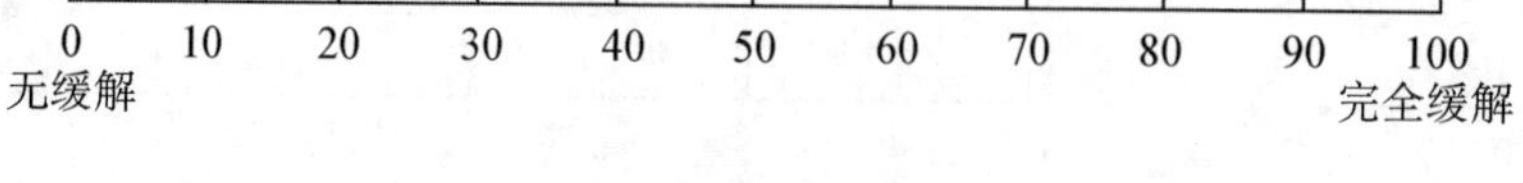

图 8-7 百分比量表

五、疼痛评估的记录

2002 年第十届国际疼痛大会提出：疼痛是继体温、呼吸、脉搏、血压之后的第五大生命体征。采用简单易行的疼痛评估工具和记录表格来准确评估，记录疼痛的强度、疼痛缓解的程度及其与疼痛有关的指标，这也是有效疼痛管理的组成部分。

有些疾病的疼痛评估和记录需要有一定的连续性，如慢性癌痛、风湿性疼痛等；有些疾病的疼痛需要短期的评估和记录，如术后、创伤后、产后疼痛等。临床上可根据需要设计各种类型的疼痛记录表，或将疼痛评估结果记录于体温单上。

第四节　常用药物与非药物治疗方法

一、药物镇痛

（一）药物种类

药物治疗是疼痛治疗最基本、最常用的方法。用于治疗疼痛的药物主要分为三类：①阿片类镇痛药；②非阿片类镇痛药，以非甾体类药物为代表；③其他辅助类药物，如激素、解痉药、维生素类药物、局部麻醉药和抗抑郁类药等。

1. 阿片类镇痛药

（1）吗啡

药理作用：①镇痛镇静；②呼吸抑制，呈剂量依赖性；③诱发哮喘；④中枢性镇咳；⑤血容量不足时造成低血容量性休克；⑥便秘；⑦胆道内压力增高；⑧尿量减少；⑨尿潴留等。

临床应用：用于中到重度各种急、慢性疼痛，以及癌性疼痛、麻醉前给药、术后镇痛及血压正常的心肌梗死和内脏绞痛等。其特点是对内脏痛及深部软组织痛效果较好，对持续性钝痛的效力大于间歇性锐痛。

不良反应：皮肤瘙痒、恶心、呕吐；便秘、尿潴留；呼吸抑制、血压下降；胆道痉挛；药物依赖。

（2）可待因：又称甲基吗啡。

药理作用：①镇痛，作用强度为吗啡的 1/6，持续时间与吗啡相似，镇静作用不明显；②中枢性镇咳作用较强。

临床应用：主要用于中等程度的疼痛和较剧烈咳嗽的止咳。

不良反应：与吗啡相比，可待因抑制呼吸、呕吐、欣快感及依赖性较弱。剂量较大时，可发生兴奋、烦躁不安等。

（3）哌替啶：又名杜冷丁。

药理作用：与吗啡相似，镇痛强度约为吗啡的 1/10，作用时间为吗啡的 1/2～3/4。镇静作用较吗啡稍弱，也可产生轻度欣快感。反复使用容易产生依赖性。有明显的呼吸抑制作用，程度与剂量相关。哌替啶有奎尼丁样作用，降低心肌应激性。

临床应用：与吗啡基本相同，另外哌替啶与异丙嗪、氯丙嗪合用，称为冬眠合剂，可用于深低温麻醉或难治性晚期癌疼痛患者。

不良反应：类似阿托品中毒，少数患者发生恶心、呕吐、头晕、头痛、荨麻疹，尿潴留少见。不良反应轻于吗啡。

（4）芬太尼

药理作用：镇痛效果强，是吗啡 80～100 倍，但持续时间短，仅为 30min；有呼吸抑制作用，主要表现为呼吸频率减慢，注射后 5～10min 最明显，持续约 10min。对血压无影响，但可引起心动过缓。

临床应用：主要用于临床麻醉，还用于术后镇痛。

不良反应：可引起恶心、呕吐、心动过缓或呼吸抑制。可产生依赖性，但较吗啡和哌替啶轻。

（5）盐酸羟考酮控释片

药理作用：中枢性镇痛作用。

临床应用：适用于中度和重度的慢性疼痛患者。

不良反应：便秘、恶心、呕吐、头痛、口干、出汗、虚弱和嗜睡等，随着用药时间的延长，不良反应逐渐减轻。

（6）喷他佐辛（镇痛新）

药理作用：镇痛作用，强度为吗啡的 1/4～1/3。

临床应用：临床用于中度和重度慢性疼痛患者，包括癌性和非癌性疼痛。

不良反应：呼吸抑制、嗜睡、抑制咳嗽反射、恶心、呕吐、幻觉等。长期使用后突然停药可引起严重戒断综合征。

（7）硫酸吗啡控释片

药理作用：强效中枢性镇痛药，作用时间可持续 12h。

临床应用：主要用于晚期癌症患者第三阶梯镇痛。

不良反应：呼吸抑制、恶心、呕吐、便秘及排尿困难，长期应用可产生耐受性、生理依赖性和成瘾性。

(8)曲马朵：兼有弱阿片和非阿片两种性质。

药理作用：①镇痛。其镇痛效果与其他镇痛药相比，次序由弱至强为：可待因、氨酚待因、喷他佐辛(镇痛新)、美沙酮、曲马朵、丁丙诺啡、哌替啶、吗啡、芬太尼、双氢埃托啡。②镇咳。抑制咳嗽反射，产生镇咳效应，作用相当于可待因。③催吐。兴奋延脑催吐化学感受区，引起恶心、呕吐。④作用于循环系统。单纯静脉注射，心率、平均动脉压、心率收缩压乘积、体循环血管阻力指数呈一过性轻度增高，10～15min 恢复。

临床应用：适用于中、重度急慢性疼痛。

不良反应：可引起恶心、呕吐、口干、头晕及镇静嗜睡等。当用量显著超过规定剂量时可有呼吸抑制，但与等效镇痛量的阿片类药物相比，曲马朵的呼吸抑制作用和便秘要少得多。

2. 非阿片类镇痛药

(1)阿司匹林：又名乙酰水杨酸。

药理作用：解热、镇痛、抗炎、抗血小板聚集。

临床应用：①解热镇痛，有中等程度的镇痛作用；②抗风湿，目前仍是首选药；③预防术后疼痛，术前给药可改善术后镇痛效果；④预防冠心病，临床常用小剂量肠溶阿司匹林口服。

不良反应：①胃肠道反应最为常见；②通气频率和深度的增加，出现呼吸性碱中毒；③可出现头痛、耳鸣、恶心和呕吐，甚至出现可逆性失明、幻觉、抽搐；④毒性剂量引起循环和血管运动中枢抑制；⑤出血倾向；⑥抑制合成前列腺环素内过氧化物酶的环氧酶。

(2)对乙酰氨基酚：又名扑热息痛。

药理作用：对乙酰氨基酚抑制中枢 PG 合成酶的作用强度与阿司匹林相似，但在外周，对此酶的抑制远比阿司匹林弱。

临床作用：解热镇痛作用缓和、持久，强度类似阿司匹林；抗炎作用弱，无抗血小板功能。

不良反应：患慢性酒精中毒和肝病的患者使用常规剂量能够发生严重肝中毒，包括黄疸；过量也可产生高铁血红蛋白血症、溶血性贫血。

(3)保泰松。

药理作用：较强的抗炎、抗风湿作用，解热镇痛作用较弱。

临床应用：主要用于风湿性关节炎和类风湿关节炎、强直性脊柱炎。

不良反应：发生率高，胃肠反应最为常见，还可抑制骨髓使白细胞和血小板减少，引起水钠潴留等。

(4)吲哚美辛：又名消炎痛。

药理作用：吲哚美辛是最强有力 PG 合成酶抑制药之一，有显著消炎及解热作用，对炎性疼痛也有明显镇痛效果，它也是白细胞移动的抑制药。

临床应用：用于急性痛风性关节炎、骨关节炎及强直性脊柱炎，用于治疗顽固性和恶性肿瘤发热。

不良反应：不良反应较多，主要是消化道反应，如食欲缺乏、上腹部不适等。另外，中枢神经系统症状也多见，如头痛、头晕、幻觉、精神错乱等。同时对肝、造血系统也有损害。

(5)布洛芬：又称异丁苯丙酸。

药理作用：是 PG 合成酶抑制药，具有消炎、解热及镇痛作用，且作用比阿司匹林、保泰松、对乙酰氨基酚(扑热息痛)强。

临床应用：主要用于治疗风湿性关节炎和类风湿关节炎，也可用于软组织损伤，治疗炎性疼痛效果良好。对于轻、中度疼痛，通常成人的剂量每 4～6 小时 200mg 或 400mg，每日不超过 3200mg。

不良反应：消化道症状少，患者大多能耐受。但严重者也可以引起消化道溃疡、出血和穿孔。

(6)酮咯酸

药理作用：①镇痛作用。酮咯酸抑制外周或中枢 PG 合成而产生，镇痛效应比其他非甾体类药物强。②消炎解热作用。抑制炎症组织合成和释放 PG。③胃肠作用。可致胃黏膜损伤而诱发溃疡和出血。④血液系统作用。出血时间延长，但不影响血小板计数、凝血酶原时间或部分凝血酶原激酶时间。⑤其他作用。连续应用酮咯酸不产生戒断症状，也不引起呼吸抑制，不影响心脑和血流动力学，也不影响精神运动功能。

临床应用：①中度至重度疼痛的短期治疗；②术后疼痛；急性肌肉骨骼疼痛；③产后痛；④其他疼痛情况，如癌症的疼痛、坐骨神经痛、纤维肌痛、非关节慢性软组织痛综合征、骨关节病，以及作为肾绞痛和胆绞痛的辅助用药。

不良反应：与其他非甾体类药物相似，主要表现在神经系统和胃肠道。

(7)吡罗昔康：又名炎痛喜康。

药理作用：抑制 PG 合成，并通过抑制白细胞凝集及钙的移动而发挥抗炎作用，是一长效非甾体类抗风湿药，具有抗炎镇痛作用，长期服用耐受性较好。

临床应用：主要治疗风湿性关节炎、类风湿关节炎；对骨关节炎、粘连性脊柱炎，急性痛风也有效；腰肌劳损、肩周炎等。

不良反应：少数患者出现消化道和中枢神经系统症状，停药后即可消失。

3. *局部麻醉药*　局部麻醉药，简称局麻药，是一种能暂时、完全和可逆地阻断神经传导功能的药物。按化学结构分类分为酯类局部麻醉药和酰胺类局部麻醉药，前者如普鲁卡因，后者如利多卡因；按作用时效的长短分为短效局部麻醉药如普鲁卡因、氯普鲁卡因，中效局部麻醉药如利多卡因、甲哌卡因和丙胺卡因，长效局部麻醉药如丁哌卡因、丁卡因、依替卡因和罗哌卡因。

(1)不良反应

接触性不良反应：有组织毒性、神经毒性和细胞毒性反应。①组织毒性主要是指局部麻醉药引起肌毒性反应，临床罕见；②神经毒性是指局部麻醉药产生的神经组织损害，导致神经功能或结构上的改变；③局部麻醉药的细胞毒性主要与其浓度有关，表现为红细胞溶解。

全身性不良反应：主要有高敏反应和变态反应。①应用小剂量局部麻醉药或用量低于正常用量或极量时患者就发生毒性反应的征兆，则考虑为高敏反应；②变态反应非常罕见，但一旦发生后果严重，临床上可出现荨麻疹、呼吸道水肿、支气管痉挛、呼吸困难、低血压甚至危及生命。

中枢神经系统毒性反应：当血中局部麻醉药浓度骤升时，可出现一系列毒性症状，如头痛、头晕、舌唇麻木、耳鸣、嗜睡、视物模糊、注视困难、言语不清、精神失常、肌肉震颤和惊厥等。

(2)毒性反应的预防和治疗

预防：①选择合适的局部麻醉药并严格控制用量；②局部麻醉药中加用肾上腺素；③注射时常规回抽，以防局部麻醉药直接注入血管内；④边注射边观察有无毒性反应先兆；⑤注药前应用非抑制量的巴比妥类药物。

治疗：一旦发生惊厥，立即采取以下措施：①保护患者，防止意外损伤；②吸氧；③维持血压稳定，患者宜取平卧位头稍低，及时补液或给予升压药；④静脉推注地西泮(安定)2.5～5mg或硫喷妥钠50～100mg，必要时注射肌松药，控制肌肉阵挛性收缩，同时行人工通气控制呼吸。

4. *神经破坏药*　神经破坏药对周围神经有破坏作用，毁损其结构，使神经细胞脱水、变性，导致神经组织的传导功能中断，从而出现较长时间的镇痛。常用药物主要有苯酚和乙醇，此外，单纯甘油、冷盐水、高张盐水与亚甲蓝亦有暂时性镇痛作用。

(1)主要药物：①苯酚。1%～2%苯酚溶液具有局部麻醉作用，5%溶液可使组织蛋白凝固，剂量超过8g则出现痉挛等毒性反应。苯酚主要作用于神经根，而不是脊髓，后根变化明显。②乙醇。乙醇的作用与苯酚类似，注射后神经根和髓鞘产生退行性变。

(2)临床应用：①癌性疼痛；②顽固性或复发性剧烈疼痛用各种方法难以抑制者，如三叉神经痛等；③某些需多次重复进行神经阻滞的疾病，如反射性交感神经萎缩症(营养不良症)或严重的血栓闭塞性脉管炎，可行腰交感神经节破坏术。

(3)注意事项：①定位精确，严格限制用量；②注药前先注少量局部麻醉药，以减轻药物本身所致的疼痛；③双侧疼痛或需双侧阻滞治疗的疼痛宜分侧进行，间隔3～5d；④蛛网膜下隙注射神经破坏药时，必须精确调整患者体位，避免损伤前根和运动神经纤维。

5. *糖皮质激素*

(1)药理作用：①抗炎作用。能减轻炎症早期的渗出、水肿、毛细血管舒张、白细胞浸润及吞噬反应，从而改善红、肿、热、痛等症状。②免疫抑制作用。影响免疫反应的多个环节。③抗毒素作用。可提高人体对有害刺激的应激能力。④抗休克作用。解除小动脉痉挛，增强心肌收缩力，改善微循环。⑤对代谢的影响。影响水盐代谢，但作用较弱；能使肝、肌糖原增高，血糖升高；促进肝外组织蛋白的分解，促进脂肪组织中脂肪的分解。

(2)临床应用：①癌痛治疗。晚期癌痛患者应用糖皮质激素，可通过抑制前列腺素的合成与释放，产生和加强镇痛作用，并可增加食欲、振奋精神。由于其消炎作用，有助于消除肿瘤周围炎症，缓解肿瘤引起的软组织肿胀的疼痛，并减轻脊髓受压及颅内压升高引起的骨痛和头痛，以及因肿瘤侵及支气管丛、肋间神经或腰骶丛所致的疼痛。②慢性炎性疼痛的治疗。因具有显著的抗炎作用常被用于慢性炎性疼痛，一般用其混悬液，要求制剂体积小，浓度高，以减慢其吸收过程，延长作用时间，一次注射可维持12～24h，若用于关节腔或硬膜外腔，则可持续1周。临床上常用的有醋酸氢化可的松、醋酸泼尼松龙混悬剂、曲安奈德(去炎松 A)、地塞米松、利美达松(地塞米松棕榈酸脂)和倍他米松等。

(3)不良反应。长期使用产生:①类肾上腺皮质功能亢进综合征、高血压、糖尿病等;②诱发和加重感染;③诱发和加重胃、十二指肠溃疡,甚至出血和穿孔;④骨质疏松、肌肉萎缩等。

(4)禁忌证:①严重精神疾病;②胃、十二指肠溃疡,角膜溃疡等;③骨折或伤口修复期;④有严重高血压、糖尿病;⑤有严重感染;⑥孕妇。

(二)药物镇痛注意事项

1. 诊断要明确,以免因镇痛而掩盖病情,延误病情诊断,如急腹症。

2. 要明确疼痛的病因、性质、部位,以及对镇痛药的反应,选择有效的镇痛药或者联合用药,以达到满意的治疗效果。

3. 治疗的同时,还应密切观察用药后的情况,评估药效,使用药量要更加个体化。积极处理药物不良反应,以免患者因不适而拒绝用药。

(三)药物输注泵

药物输注泵是一种将药物或液体以预定的速度或容量输注的装置,本节主要介绍患者自控镇痛(patient controlled analgesia,PCA)泵。

长期以来,临床镇痛方法采用口服、肌内注射、静脉注射或椎管内给药,这些给药方法的缺点是①不灵活:患者个体差异大;②依赖性:患者需要镇痛时,必须依赖医护人员的处方和给药;③不及时。采用 PCA 技术可以有效克服这些缺点。

1. PCA 泵简介

(1)原理:PCA 泵按照负反馈控制技术设计,医师根据患者情况设定药物配方,利用反馈调节,患者自己支配给药镇痛,把错误的指令减少到最低限度,力求在没有医护人员参与的情况下保证患者安全。

(2)种类

电子泵:即装有电子计算机的容量型输液泵。基本设置和特征:①储药盒(袋);②输注设备;③自控按钮;④可以设置单次剂量的电子程序;⑤可以设置锁定时间;⑥管道连接系统。优点:①最大限度满足个体镇痛要求;②可以保存记录药物使用情况;③具有多种情况的报警,安全系数大。

机械泵:即一次性便携式输注系统,以机械弹性原理将储药囊内的药液经流量限速器,恒定输入患者体内。基本设置:①储药囊;②流量限速器;③患者自控表。优点:①携带方便轻巧;②操作简单;③价格低廉。

2. PCA 的临床应用

(1)PCA 技术参数

①负荷量:给予负荷量,旨在迅速达到镇痛所需要的血药浓度,即最低有效镇痛浓度,使患者迅速达到无痛状态。

②单次给药剂量:患者每次按压 PCA 泵所给的镇痛药剂量,单次给药剂量过大或过小均可能导致并发症或镇痛效果欠佳。

③锁定时间:即 2 次用药的时间间隔。设置锁定时间的目的在于防止前次所用药物峰效应之前重复用药而造成过量中毒。

④背景剂量:PCA 泵向患者体内持续输注的镇痛药剂量。背景剂量的给予使血浆镇痛药浓度更为恒定,能够改善镇痛效果。

⑤单位时间最大剂量:为防止反复用药而造成过量中毒,PCA 期间多以 1h 或 4h 为间隔限定最大单位时间使用量。

(2)PCA 临床分类

①静脉 PCA(PCIA):操作简单,起效快,效果可靠,适应证广。

②硬膜外腔 PCA(PCEA):镇痛效果可靠,持续时间长,作用范围局限,全身影响小。

③皮下 PCA(PCSA):适用于外周静脉不好或难以长久置管者。

④外周神经根、丛 PCA(PCNA):适用于臂丛神经、股神经等外周神经的阻滞镇痛。

(3)PCA 禁忌证:①既往曾经对镇痛药物过敏者。②患者主观不愿接受 PCA 治疗或无法自己按压键钮给药者,如瘫痪、精神不正常者。③既往有吸毒或不良镇痛药用药史者。

(4)PCA 的护理

①评估患者基本情况,协助医生确定患者是否适合使用 PCA。

②掌握 PCA 泵的使用方法、参数设定和镇痛药特性。

③实施 PCA 前,向患者及其家属解释 PCA 的作用原理,说明可能出现的不良反应,征得患者及其家属同意后方可使用。使用期间做好宣教工作,指导患者正确使用 PCA 泵,及时汇报不良反应。

④确保 PCA 泵给药装置正常运行,熟悉 PCA 泵常见的报警原因和处理方法,对不能处理的故障,及时通知麻醉医师。

⑤使用硬膜外PCA泵时，嘱患者保持正确卧姿，防止导管受压、牵拉、折断，导致管道不通或导管脱出，保持导管通畅。

⑥使用静脉PCA泵时，尽可能使用单独静脉通道。如确需连接三通接头，应将PCA泵接在延长管近端，严禁接在延长管远端。

⑦PCA泵应低于患者心脏水平放置，电子PCA泵勿接近磁共振仪，不可在高压氧舱内使用。

⑧自控键应由患者决定何时按压，家属或护士不应随意按压，除非患者要求帮助时。

⑨PCA泵使用期间给予患者一级护理，密切观察用药量、药物浓度、镇痛效果及其不良反应，定时监测呼吸、血压和脉搏，并做好详细记录，尤其对老年患者。

⑩详细记录PCA镇痛治疗方案、用药剂量及镇痛效果，如果出现镇痛不全，应及时通知有关医生，酌情追加镇痛药。

⑪防治感染：PCA是一种有创的治疗措施，有发生穿刺点感染和硬膜外腔感染的可能性，因此，穿刺时一定注意无菌操作，穿刺点应消毒密封，定期检查，一般每48小时更换一次PCA通道。若已经出现感染征象，可用抗生素软膏涂抹穿刺点皮肤。如发现硬膜外腔有感染征象，则应立即拔出导管，进行抗感染治疗处理。导管留置时间一般不超过2周，2周以后宜重新穿刺置管。

⑫防治并发症：护士必须注意用药量、浓度和速度有无异常，防止药物过量引起或加重各种不良反应。同时，严密观察PCA使用不良反应，配合医生及时处理。

(四)镇痛药物依赖

世界卫生组织将药物依赖性定义为：药物与机体相互作用所造成的一种精神状态，有时也包括身体状态，它表现出一种强迫需要连续或定期使用该药的行为和其他反应，其目的是为了感受它的精神效应，或者是为了避免由于断药所引起的不适感。

1. 分类　一般将药物依赖性分为生理依赖性和心理依赖性。

(1)生理依赖性：又称身体依赖性，是指长期使用依赖性药物使机体产生一种适应状态，必须有足量甚至超量的药物维持，才能使机体处于一种平衡或相对正常状态。如果突然停药，生理功能将发生紊乱，而产生一种不适感，或者出现一系列严重反应，此种反应称之为戒断症状或戒断综合征。

(2)心理依赖性：又称精神依赖性，是由某些药物对中枢神经系统的作用所产生的一种特殊的精神效应，药物受用者产生一种希望和追求用药的强烈欲望。精神依赖性和生理依赖性的不同点是在断药后是否产生明显的戒断症状。

国际禁毒组织将具有依赖性的药物分为麻醉药品和精神药品两大类。麻醉药品主要包括阿片类药物、可卡因和大麻；精神药品主要包括镇静、催眠和抗焦虑药、中枢兴奋药和致幻药。本节介绍阿片类药物的药物依赖性。

2. 临床表现

(1)戒断症状：滥用阿片类药物的种类、剂量、时间、途径、停药速度不同，戒断症状的严重程度也不同。典型症状分两类：①客观体征。如血压升高、脉搏加快、体温升高、立毛肌收缩、瞳孔扩大、流涕、震颤、腹泻、呕吐、失眠等。②主观症状。如肌肉骨骼疼痛、腹痛、食欲差、无力、疲乏、不安、喷嚏、发冷、发热、渴求药物等。

(2)急性中毒症状：在大剂量滥用阿片类药物后，出现精神运动性抑制，言语不清、昏睡甚至昏迷。体征有针尖样瞳孔(深昏迷时也可能由于缺氧瞳孔扩大)、呼吸抑制、肺水肿、心率减慢、心律失常等。

(3)其他症状：可出现精神障碍，或存在不同程度的社会功能损害，表现为工作学习困难、逃学、不负责任和不履行家庭责任等。

3. 诊断　在以往12个月内发生或存在以下3项以上即可诊断为阿片类药物依赖：①对阿片类药物有强烈的渴求及强迫性觅药行为；②对阿片类药物滥用行为的开始、结束及剂量难以控制；③减少或停止滥用阿片类药物时出现生理戒断症状；④耐受性增加，必须使用较高剂量药物才能获得原来较低剂量的感受；⑤因滥用阿片类药物而逐渐丧失原有的兴趣爱好，并影响到家庭和社会关系；⑥不顾身体损害及社会危害，固执地滥用阿片类药物。

4. 治疗　阿片类药物依赖的治疗是一个长期过程，目前推荐采用医学、心理、社会等综合措施。

(1)脱毒治疗：是指通过治疗减轻由于突然停药导致的躯体戒断症状。阿片类药物依赖的脱毒治疗分为替代治疗与非替代治疗，两者可以结合使用。对于戒断症状较轻、合作较好的吸毒人员可单独使用非替代治疗。

替代治疗：利用与阿片类药物有相似药理作用的其他药物替代原使用药物，在一定的时间内逐渐减少并停止使用替代药物，以减轻戒断症状的严重程度。

①美沙酮替代治疗：美沙酮是一种人工合成的强镇痛药，对控制阿片类药物依赖者的戒断症状效果明显，而且作用持久(可维持8～12h)，已成为阿片类药物依赖的主要治疗。美沙酮替代治疗的原则是：逐日递减、先快后慢、只减不加、停药坚决，在用药中和停药后对症处理各种症状。

②丁丙诺啡替代治疗：丁丙诺啡属于阿片受体的激动-拮抗药，是作为镇痛药开发应用的，适用于术后镇痛。在阿片类药物的戒断治疗中"脱瘾"作用比美沙酮强，在我国已逐渐应用于戒毒治疗中。

③替代治疗的护理与观察：根据吸毒人员的病情定时巡视；严密观察治疗药物的起效过程与不良反应，及时处理；治疗期间严格管理，防止吸毒人员再次滥用阿片类药物；治疗期间鼓励吸毒人员进食，不应过早安排体育锻炼，以减少体力消耗。

非替代治疗：指应用中枢 α_2 受体激动药来减轻阿片类药物依赖的戒断症状。该类药物以可乐定和洛非西定为代表，其控制戒断症状的作用比美沙酮和盐酸丁丙诺啡弱。洛非西定不良反应较可乐定轻。

非替代治疗的护理与观察。①血压维护：定时监测血压，治疗前4d宜卧床，缓慢改变体位，如出现直立性低血压应使吸毒人员平卧，置头低足高位。如连续发生直立性低血压或血压持续≤12/6.7kPa(90/50mmHg)，应适当减药，可减当日剂量的1/4，必要时停药。②增进营养：鼓励患者进食，保证营养摄入。

中药脱毒治疗：目前经国家食品药品监督管理总局批准的戒毒中药近10种，适用于轻、中度阿片类药物依赖的吸毒人员，对重度依赖的吸毒人员单纯使用中药疗效尚不够理想，需要与其他药物联合使用。

其他脱毒治疗：如针灸、电针等，疗效需进一步验证。

(2)纳曲酮防复吸治疗

适应证：适用于已解除阿片类药物依赖的康复期辅助治疗，以防止或减少复吸。用药前应做好以下准备：①阿片类药物依赖者应停止使用阿片类药物7～10d或以上，如使用美沙酮则停药时间应延长至2周以上；②尿吗啡检测结果阴性；③服药前纳洛酮激发试验阴性；④肝功能检查基本正常。

用法与剂量：小剂量开始，一般为口服10～20mg/d，3～5d达到口服维持剂量50mg/d，连续服药时间为3～6个月。

不良反应：少数吸毒人员服药后出现恶心、呕吐、胃肠不适、食欲缺乏、口渴和头晕等症状，也可出现睡眠困难、焦虑、易激动、关节肌肉痛和头痛等。

注意事项：①纳曲酮具有肝毒性，可引起转氨酶一过性升高，使用前和使用中需检查肝功能，肝功能不全者慎用。如治疗期间出现肝功能异常，应停止使用。②未经过脱毒治疗的吸毒人员服用纳曲酮会引起严重的戒断综合征。③治疗期间要进行尿吗啡检测，督促吸毒人员治疗依从性。④治疗期间如需使用镇痛药，应避免使用阿片类镇痛药，防止降低药效或产生戒断症状。

(3)心理行为治疗

①动机强化治疗：帮助吸毒人员认识问题，制订治疗计划并帮助吸毒人员坚持治疗，提高戒毒治疗的成功率。

②认知治疗：改变吸毒人员的不良认知方式，帮助吸毒人员正确应对急、慢性药物渴求，强化吸毒人员的不吸毒行为。

③预防复吸治疗：帮助吸毒人员提高自我效能与应对复吸高危情景的能力，识别诱发药物渴求、复吸的心理及环境因素，找出有效应对的方法，降低复吸率。

④行为治疗：通过各种行为治疗技术强化不吸毒行为及其他健康行为，降低复吸的可能性。

⑤集体治疗：通过交流发现吸毒人员间的共同问题，增进吸毒人员间的交流和理解，制订出切实可行的治疗方案。也可使吸毒人员在治疗期间相互监督、相互支持，增进其与医师间的接触和配合。

⑥家庭治疗：通过改善吸毒人员的人际关系，特别是与其家庭成员间的关系，促进家庭成员间的感情交流，提高治疗支持程度。

二、非药物镇痛

(一)物理镇痛

物理镇痛是应用自然界中及人工的各种物理因子作用于人体，以治疗和预防疼痛为目的的一门学科，简称理疗镇痛。狭义的物理镇痛仅指应用各种人工的物理因子作用于患病机体，引起机体的一系列生物学效应，使疾病得以康复。

1. 物理镇痛的基本分类　①电疗法：直流电及药物离子导入疗法、低频电疗法、中频电疗法、高频电疗法；②光疗法：红外线疗法、紫外线疗法、激光疗法、可见光线疗法；③超声波疗法和冲击波疗法；④冷疗和温热疗法；⑤磁疗法；⑥水疗法；⑦生物反馈疗法等。

物理镇痛要收到预期的效果，除了考虑病情和病程以及患者机体状态外，应正确掌握物理因子的种类、剂量以及使用方法，并根据治疗的进展及时调整，方能收到较好的效果。

2. 物理镇痛的注意事项　有以下几点。

(1)部位：根据不同疾病选择了物理因子的种类后，应首先决定采用什么部位，是用局部治疗还是用反射疗法，然后根据各部位的敏感性考虑物理因子剂量的大小。

(2)时间、频度和疗程：时间是构成治疗剂量的第一因素，时间的长短同剂量成正比；频度是影响治疗剂量的另一因素，物理治疗应用一两次往往不见效果，一般要连续治疗多次，而每次治疗间隔的时间因物理因子种类而不同；疗程的长短同样影响治疗效果，疗程的间歇期尚应考虑物理因子的痕迹效应。

(3)环境、条件和休息：物理治疗时应尽可能做到定时、定床、定机器和定工作人员，尽量减少环境和条件的变化，加强物理因子的作用。治疗后的休息既可维持物理因子的治疗效应，延长其反应时间，又有利于预防疾病，如热疗后感冒的预防。

(4)综合应用：综合应用几种物理因子可以提高疗效、缩短病程，但需注意物理因子应用的顺序、配伍的禁忌，过多过频的应用可能导致事倍功半。

(5)掌握禁忌证：多数物理因子无绝对禁忌证，但有的物理因子可促使疾病恶化，应严格掌握。

(二)针灸镇痛

中医学认为“通则不痛，痛则不通”，针灸通过刺激人体的经络和腧穴而起到疏通经络、调和气血、扶正祛邪的作用，从而达到防治病痛的目的。常用的针灸疗法有耳针疗法、电针疗法、穴位注射法和腕踝针。

1. 耳针疗法　耳穴是机体各个器官系统在耳郭上的投射区，当人体发生疾病时，在相应耳穴上出现阳性反应点，如压痛、变形、变色、脱屑、充血、丘疹、结节、电阻改变等一系列病理反应。针刺这些反应点，就能治疗相应组织器官的疾病。耳穴的分布有一定的规律，一般来说耳郭好像一个倒置的胎儿，头部朝下，臀部朝上。大体上耳垂部为头面区，对耳轮部为躯干区，耳舟为上肢区，三角窝周围为下肢区，耳甲腔为胸腔区，耳甲艇为腹腔区，消化道在耳轮脚周围环形排列。

2. 电针疗法　电针疗法是指在针刺“得气”后，在针上通以接近人体生物电的微量电流，利用电流对穴位的刺激而产生治疗作用。

3. 穴位注射法　穴位注射法是一种针刺和药物并用的中西医结合治疗方法，是用某些适应于肌内注射的药液，注入与疾病有关的穴位内，利用针刺和药液对穴位的刺激或小剂量药液的药理作用，以达到治病的目的。

4. 腕踝针　腕踝针疗法是根据人体疾病发生的部位，针刺腕、踝部的有关穴位或者相应点用毫针进行皮下针刺以治疗疾病的一种简易方法。这种疗法其针刺部位仅限在上肢的腕部和下肢的踝部，其优点是应用面广、安全方便、简明易学。

腕踝针疗法特点：将身体两侧各分6个纵区，由前向后排列，用数字1～6编号，用于疾病的症状定位；腕部和踝部各定6个针刺点，也用1～6编号，与区的编号相同。四肢分区：当两上、下肢处于内侧面向前的外旋位、两下肢靠拢时，四肢的内侧面相当于躯干的前面；外侧面相当于躯干的后面；前面靠拢的缝相当于前正中线；后面靠拢的缝相当于后正中线，这样四肢的分区就可按躯干的分区类推。又以胸骨末端和肋弓交界处为中心画一条环绕身体的水平线称横膈线，将身体6区分成上下两半，横膈线以上各区加“上”字，横膈线以下各区加“下”字。如上1区、下1区，以此类推，用以称各区。应用时按疾病症状所在区选取编号相同的针刺点。

(三)心理疗法

心理治疗又称精神治疗，是应用心理学的原则与方法，治疗患者心理、焦虑、认识与行为有关的问题。疼痛作为一种主观感觉，受心理社会因素影响较大。因此，心理治疗在疼痛的控制中具有其特有的重要地位。

1. 常用心理疗法

(1)安慰剂治疗。安慰剂是指形式上采取某种治疗措施，而实际上并未真正给予该治疗，安慰剂治疗是通过患者的信念起作用的。

(2)暗示疗法。暗示疗法是通过给患者积极暗示来消除或减轻疾病症状的一种治疗方法。在非对抗的条件下，暗示者通过语言、表情、姿势以及其他符号刺激患者第二信号系统，影响其心理与行为。

(3)催眠疗法。催眠状态是指介于清醒与睡眠之间的一种状态。患者被催眠后，意识范围缩小，暗示感受性增强，因此医学上常常将暗示和催眠联合应用，甚至作为一种治疗措施。

(4)松静疗法与生物反馈疗法。松静疗法又称松弛疗法，通过锻炼放松肌肉，缓解血管痉挛，消除紧张焦虑情绪，普遍降低交感神经系统及代谢活性，以达到减轻疼痛的效果。生物反馈疗法是在松静疗法的基础上发展起来的，旨在提高患者自我控制自主神经功能的能力，并帮助其更好地摆脱不良情绪。

(5)认知疗法：①意念分散。引导患者摆脱疼痛意境，分散疼痛感知-疼痛心境-疼痛反应的轴线，即痛轴，使患者充分发挥想象力，进入一种欣悦境界中。②转化疼痛概念。帮助患者转化疼痛含义，根据患者对疼痛特点的描述，启发他将痛的感觉转化为“压迫感”“震动感”和“冷热感”等。③转移注意力。帮助患者集中精力从事某项活动，形成疼痛以外的专注力。

(6)行为疗法。使某种行为增加称为正加强作用，减少某种行为称为负加强作用。对疼痛行为具有正加强作用的因素有休息、服镇痛药、外界过分的关心与同情等。行为疗法就是要减少正加强作用，增加负加强作用。

(7)认知-行为疗法。治疗方案包括5个阶段：①初始评估；②医患联合，使患者对疼痛形成新概念；③让患者获得，巩固应付疾病的技巧，包括认知-行为方法的预演训练；④全面推广治疗，坚持治疗，预防复发；⑤巩固提高阶段和随诊。

2. 心理治疗的注意事项　①明确诊断：一时难以明确病因时，切忌轻易扩大疼痛的心理因素成分；②建立良好的医患关系：同情和信任是所有心理治疗成功的基础；③帮助患者树立信心：暗示治疗中患者本人对治疗的信心对治疗效果具有决定性作用；④减少患者的紧张情绪：患者处于松弛状态，暗示治疗效果比较好，对一般松弛治疗效果无效者，可预先给予抗焦虑药或起效比较快的催眠药；⑤注意多种方法的配合使用：很多情况下，需要两种或两种以上的心理疗法联合应用才能获得理想的效果。

第五节　疼痛控制标准的研究与推荐

疼痛控制标准是疼痛管理中的重要概念，患者疼痛程度控制目标的确立，可帮助医务人员、患者及其家属明确疼痛程度控制的目标水平，以指导患者的疼痛管理，提高疼痛控制质量和患者的生活质量，促进患者康复。

一、癌性疼痛的控制标准

要求达到睡眠、休息、活动和工作时无疼痛。这是一个比较明确和完美的目标，但临床实际中有时较难达到。近年来逐渐形成并被学术界接受并应用的观点是“3个3的标准”。它作为规范性癌痛管理的目标，即依据0～10数字评分量表(0～10NRS)，疼痛评分控制在3分以下，3d内完成药物剂量滴定，每天爆发痛和药物解救次数不超过3次。

二、非癌性疼痛控制的推荐标准

研究患者术后疼痛程度与活动、咳嗽、深呼吸、进食、睡眠、情绪、满意度之间的相关性，分析疼痛程度与疼痛受各因素影响程度之间的关系，结合文献研究，推荐术后和创伤后疼痛程度控制目标，即当患者疼痛≥5分时，临床医务人员应考虑使用有效的镇痛药物对患者进行镇痛治疗，在疼痛≤4分时，则可根据患者的需要，在护士权限范围内采取冷敷、热敷、体位改变、音乐疗法等物理方式去缓解患者的疼痛。

第六节　急性疼痛的管理

国际疼痛研究学会将急性疼痛定义为近期产生且持续时间较短的疼痛。术后疼痛是一种急性疼痛，是困扰外科手术患者的一个突出问题。据统计，75%手术患者有比较明显的术后疼痛。本节以术后疼痛为例介绍急性疼痛管理。

一、术后疼痛原因

术后疼痛是机体在手术后对有害刺激的一种主观感受，术后麻醉药药效消失后就会出现疼痛感觉。引起术后疼痛的常见因素有化学因素和物理因素。化学因素包括内源性致痛化学物质和降低痛阈的化学物质。物理因素包括组织损伤、撕裂、肿胀、梗阻、挛缩、张力、炎症等。每一类型疼痛可由多种因素作用引起，但多以某种因素为主，疼痛的多因素性增加了术后疼痛研究和管理的困难。

二、手术情况对术后疼痛程度的影响

术后疼痛程度与手术损伤范围、切口大小、手术及麻醉时间等呈正相关，与手术部位亦有关。上腹部腹腔内手术操作涉及范围广，部位较深，加之深呼吸和咳嗽动作均牵涉腹肌活动，手术后疼痛剧烈。胸腔内手术，因切口较长，又撑开肋间隙或切断肋骨，胸壁创伤大，手术部位邻近横膈，正常呼吸运动胸廓与膈肌参与，术后伤口疼痛敏感而剧烈。胸腹部手术术后疼痛最为剧烈，肛门直肠手术其次，这些部位的疼痛与肌肉痉挛有关，而头、颈、四肢和体表手术后疼痛相对稍轻。

三、术后镇痛的意义

术后镇痛不仅旨在减轻患者手术后的痛苦，而且在于提高患者防止术后并发症的能力。

术后镇痛治疗可以减少术后患者体内儿茶酚胺和其他应激性激素的释放。此外，尚可通过降低患者心率，防止术后高血压，从而减少心肌做功和氧耗量。对心功能正常的患者，采用术后硬膜外镇痛对其左心室射血分数影响不大，而在慢性稳定型心绞痛患者，术后镇痛使得其左心室射血分数明显改善。镇痛治疗可以减少患者自主呼吸做功，减少术后患者对抗机械通气，从而减少术后患者呼吸系统的并发症。对血管手术患者，术后镇痛可避免体内高凝状态的出现，减少术后深静脉血栓的发生。

四、术后镇痛治疗及其原则

1. *术后疼痛治疗原则*

(1)应在维护患者重要脏器功能的前提下，提供完善的镇痛措施，最大限度地减少患者的痛苦和改善重要脏器的功能。

(2)根据手术部位和性质，若估计术后疼痛较剧的患者，在麻醉药物作用未完全消失前，应主动行预防给药。

(3)当患者术后疼痛评分≥5 分时，应及时给予镇痛处理，把疼痛控制在≤4 分的水平。

(4)术后应用镇痛药的患者，应首先采用非麻醉性镇痛药和镇静药联合应用，视镇痛效果而决定是否加用麻醉性镇痛药。

(5)手术后应用镇痛药物期间，应首先注意观察和检查手术局部情况，明确疼痛发生的原因。

(6)应选用毒性低、对生理指标影响小、药物依赖性较低的镇痛药物，用药期间注意生命体征的观察。

2. *术后疼痛治疗*　术后疼痛治疗的方式包括药物镇痛和非药物镇痛方法。临床上，应根据患者的疼痛类型、程度以及环境因素的不同，采用相应的镇痛方法。

疼痛治疗措施的基本要求：①良好的镇痛效能；②起效快，可控性强；③不良反应小，不影响重要脏器功能；④不妨碍病情观察和检查治疗；⑤操作简单，易于掌握。

五、术后疼痛护理

1. *术后疼痛护理的特殊性*

(1)治疗的非主动性：由于疼痛的主观属性，护士和患者对疼痛治疗的给予和接受都存在着非主动性。

(2)评估的偏差性：护士对疼痛的评估与患者对疼痛的主诉之间往往存在较大的偏差。

(3)反应的差异性：患者对疼痛的反应常存在很大差异，而这常被医护人员忽视。

(4)影响因素的多样性：患者的个体特征如性别、年龄和个人经历，影响着护士对患者疼痛程度和治疗需要的判断。

(5)疼痛知识的局限性：患者对疼痛及其治疗的观念左右着疼痛处理的有效性，约 2/3 的患者在主动寻求疼痛治疗时已达到严重疼痛程度。

2. *疼痛护理的实施*

(1)注意倾听患者主诉，准确评估记录疼痛性质和程度：患者主诉是评估术后急性疼痛及其剧烈程度的唯一可靠方法，因此，护士应注意倾听患者的疼痛主诉，同时要主动询问患者的疼痛感受。对于无法用语言表达疼痛的患者，应采用多种方法进行综合评估。另外，要采用标准文书记录方法对疼痛评估结果做好记录，便于医护人员更系统地了解患者的疼痛及其治疗情况。

(2)超前镇痛，避免疼痛对机体的不利影响：疼痛研究表明早期预防疼痛的治疗方法可有效缓解随后发生的长时间的疼痛。超前镇痛法的临床应用提高了患者的疼痛阈值，使阿片类的需求量减少。术后麻醉药物药效尚未消失时就应按计划根据医嘱及时使用镇痛药。

(3)选择有效镇痛措施，切实缓解疼痛：镇痛措施的选择对于保证有效疼痛治疗至关重要，护士根据疼痛评估结果，为特定的患者选择有效的镇痛措施。出现以下情况时提出建议：①患者主诉疼痛评分≥5分；②术后24h内经胃肠道外给药，24h后未改用口服镇痛药和抗生素，而胃肠道外给药量过小，不能发挥应有药效；③术后单纯用非类固醇类抗生素，以期同时发挥镇痛和抗菌作用，但实际未能达到良好的镇痛效果；④术后用镇静药进行疼痛治疗，而镇静药不具有镇痛作用，也不会增强镇痛药镇痛作用，反而可能增加镇痛药对患者镇静的不良反应。

(4)避免激发或加剧术后疼痛的因素：①创造安静的休养环境，调节光线，减少噪声，去除异味，注意保持适宜的温度和湿度；②加强心理护理，寻找并消除精神因素，保持患者安定、镇静；③保持良好的体位姿势，定时更换卧位，尽量保持舒适；④通过躯体或精神上的活动，使患者转移对疼痛的注意力；⑤对于胸痛影响呼吸者，应协助翻身、拍背、咳嗽，防止并发症发生。

(5)早期观察并及时处理镇痛治疗的并发症

①呼吸抑制：临床表现为患者的意识状态改变、嗜睡、呼吸深度减弱。因此，接受疼痛治疗的患者应尽量行氧饱和度的监测，对使用硬膜外或PCA泵镇痛的患者应定期监测生命体征，确保患者安全。初次将麻醉性镇痛药注入硬膜外腔后，第一个4小时应每小时监测呼吸频率1次，之后可改为每2h监测1次，连续16h，以后只要继续硬膜外给药，就应每4h监测1次。当患者呼吸频率＜8次/分、氧饱和度＜0.90、收缩压＜12kPa(90mmHg)时，应及时向医生汇报，同时面罩给氧6L/min，唤醒并鼓励患者进行呼吸，病情严重者则需进行辅助或控制呼吸，同时使用纳洛酮。呼吸抑制是硬膜外镇痛令人担心的并发症之一，对此类患者应建立护理常规，对年龄较大(＞60岁)、镇痛药用量大以及全身情况较差(尤其有肺功能减退和肝肾功能障碍)的患者，应特别警惕呼吸抑制的发生。

②尿潴留：多见于男性，多发生于镇痛治疗后的24～48h。临床表现为患者排尿困难、下腹部胀满。尿潴留的处理包括留置导尿，根据医嘱静脉注射纳洛酮等。

③恶心呕吐：常出现于给药后4～6h，可用甲氧氯普胺(胃复安)、东莨菪碱等治疗，恶心有时与体位有关，保持静止不动可减轻恶心。

④便秘：镇痛药物会减慢胃肠蠕动，造成患者便秘，对于使用镇痛药物的患者应常规使用通便药。

⑤皮肤瘙痒：发生率较高，尤其当阿片类镇痛药用量增大时，其发生率更高，症状随时间推移而逐渐减轻。确诊为与镇痛药过敏有关的皮肤瘙痒后进行对症处理。

⑥直立性低血压：造成术后直立性低血压的因素是多方面的，如麻醉的影响、有效循环血量不足、心功能下降、术后长时间卧床等，采用硬膜外镇痛会增加其发生率。临床上对这类患者应查明原因，进行针对性处理。

⑦过度镇静：硬膜外腔使用麻醉性镇痛药后还需定时进行镇静评分，第一个4小时应每小时监测1次，然后每2小时监测1次，连续8h，以后只要继续硬膜外给药，就每4小时监测1次镇静程度。临床可采用镇静程度评分标准(表8-1)，2～3分为镇静药物剂量较为适宜的状态。镇痛治疗期间应及时根据评分结果调整镇痛药剂量。

⑧硬膜外感染：与硬膜外导管有关的感染并不常见，要注意置管操作的严格无菌，术后留管期间，每日查看置管局部并保持无菌，更换针眼处敷料，每天1次，一旦疑有感染时立即终止硬膜外镇痛，必要时采取相应的对症处理。

(6)避免护理操作增加患者疼痛程度：术后患者主诉切口疼痛，它往往与咳嗽、深呼吸、上下床和体位改变等活动关系密切，其中咳嗽和身体移动时

表8-1　镇静状态评分

镇静状态	评分	镇静状态	评分
清醒、烦躁	1	入睡、对呼唤反应迟钝	4
清醒、安静	2	嗜睡、不易唤醒	5
欲睡、对呼唤反应良好	3		

影响最大。

护理人员应做好以下几点：①演示具体的咳嗽方法。②解释咳嗽后疼痛的发生机制，使患者对疼痛有思想准备。③患者进行咳嗽深呼吸训练时陪伴左右，使患者增强信心。咳嗽时可用毛巾、枕头或用手按压切口，可在一定程度上缓解咳嗽引起的疼痛。

3. 健康教育　疼痛的主观性和多因素性决定了在疼痛管理中必须有患者自身的参与，因此应加强疼痛健康教育，使患者主动参与并配合治疗和护理。

(1)向患者讲述疼痛对机体可能产生的不利影响。

(2)术前评估患者及家属对疼痛相关知识的了解程度，了解既往疼痛史和预期疼痛处理应达到的目标。

(3)告知大部分术后疼痛可以缓解，并且有多种方法可供选择，患者有权享受术后无痛经历。

(4)向患者或家属告知镇痛药物的作用、效果和不良反应等，解除用药疑虑。

(5)向患者说明何时表达及如何表达疼痛，并说明这些主诉将成为疼痛治疗的依据。

(6)向患者介绍自我解痛方法，在镇痛药治疗的同时辅助使用其他方法缓解疼痛，如使用放松、想象、冷敷和热疗等方法。

(7)向接受PCA治疗的患者讲述给药的方式和时机，患者应在感觉疼痛开始时自行给药，注入下一剂量药，以达到良好的镇痛效果。

(8)劝告患者及时向护理人员叙述心中的疑虑和担忧，避免因过分担心疾病的康复导致高度焦虑，从而降低耐受性，加重疼痛。

第七节　慢性疼痛管理

慢性疼痛是指持续3个月以上的疼痛，也有人把慢性疼痛比喻为一种不死的癌症。

癌症患者最常见和最难忍受的症状之一是疼痛，据统计，全世界有癌症患者约1400万，每年新发生的癌症患者约700万，其中30%～60%伴有不同程度的疼痛，这种疼痛为慢性疼痛。下面以癌痛为例介绍慢性疼痛管理。

一、癌痛的原因

1. 肿瘤直接侵犯引起疼痛，占70%～80%。

2. 与肿瘤相关的疼痛，约占10%，如肿瘤副综合征等。

3. 手术治疗、化学疗法和放射疗法等治疗和检查引起的疼痛，占10%～20%。

4. 与肿瘤及治疗无关的疼痛，约占10%，如关节炎、风湿、痛风等。

二、癌痛的特点

癌痛在癌症早期往往缺乏特异性，大多出现在癌症的中晚期。如胃癌早期只有轻度的非特异性消化不良症状，随着病情发展，可出现上腹钝痛。当病变穿透浆膜，侵犯胰腺，向腹膜后淋巴结转移时，则疼痛持续加重，并可向腰背部放射。当癌症转移至不同的部位会引起不同的疼痛。如消化道肿瘤大多有肝转移，除了原发肿瘤疼痛，还可出现肝痛；癌症骨转移时，则具有多发性，如前列腺癌常转移到骨盆、腰椎，肺癌则常转移到多处肋骨，这些转移部位都可有不同程度的疼痛。

三、治疗必要性

对于癌症不能根治的患者，姑息治疗(palliative care)是一种积极而全面的治疗。它既不促使也不延迟患者死亡，令患者坚定生活信念并把死亡看作一个正常过程；它设法解除疼痛及其他令人难以忍受的症状，从心理、精神两方面关心患者，帮助其在临终前尽可能积极生活。它的最终目的并不是一味延长生命，而是注重生活质量的提高。

四、癌痛常用镇痛方法

(一)药物治疗

药物治疗是控制癌痛的主要手段。

1. *三阶梯癌痛治疗方法*　WHO三阶梯癌痛治疗方案是一个在国际上被广泛认同的药物治疗方案。所谓三阶梯疗法，是指根据轻、中、重不同程度的疼痛，单独和(或)联合应用一阶梯(以阿司匹林代表的非甾体类药物)、二阶梯(以可待因代表的弱阿片类药)、三阶梯(以吗啡代表的强阿片类药)，配合其他必要的辅助药来处理癌性疼痛。这套方法的基础是使用镇痛的阶梯概念(图8-8)，具有方

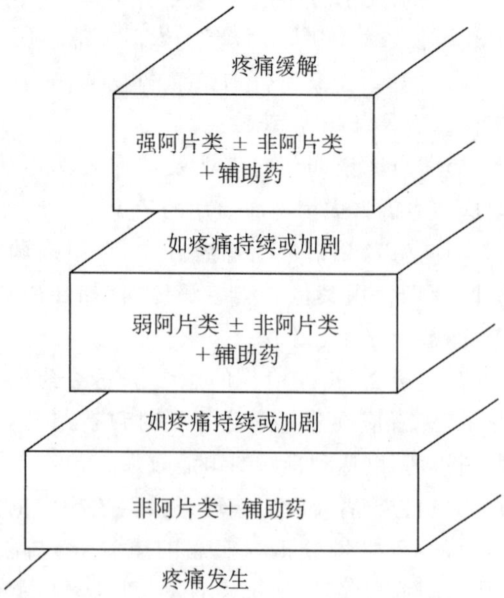

图 8-8 世界卫生组织的三阶梯治疗原则

法简单、用药量合理、价格不高、药效良好等特点。

三阶梯镇痛疗法的基本原则：①口服给药；②按时给药；③按阶梯给药，选用药物应由弱到强，逐渐升级；④个体化给药；⑤注意具体细节，如要注意监护患者，密切观察用药反应等。

2. 镇痛药物的常见给药途径

(1)口服给药：口服是阿片类药物给药的首选途径。口服具有给药方便，疗效肯定，价格便宜，安全性好等优点。对于吞咽片剂有困难时，可经舌下给药。

(2)直肠给药：适用于禁食、不能吞咽、恶心呕吐严重的患者，直肠肛门有损伤时患者不能经直肠给药。

(3)经皮肤给药：芬太尼透皮贴剂(多瑞吉)是目前唯一通过透皮吸收的强阿片类药物，有普通型和骨架型两种剂型，适用于慢性中度或重度疼痛，不适于急性和爆发性疼痛的患者。当使用第一剂时，由于皮肤吸收较慢，在 6～12h 或以后血清中可测到芬太尼的有效浓度，12～24h 达到相对稳态。一旦达到峰值可维持 72h。去除贴剂后，血清浓度逐渐下降，持续 72h 释放药物。芬太尼透皮贴剂的不良反应、禁忌证及注意事项同芬太尼注射用药，其他注意事项：①贴后出现局部瘙痒、麻木感或皮疹，去除贴剂后很快消失；②出现严重不良反应需要停药时，应及时去除贴剂，拮抗药可用纳洛酮，并进行较长时间的病情观察。

(4)舌下含服给药：目前舌下含服片的品种不多，一般多用于爆发性疼痛的临时处理。

(5)肌内注射法：肌内注射后药物吸收十分迅速，但长期进行肌内注射治疗疼痛，存在血药浓度波动大，加快阿片类药物耐药性，镇痛效果、维持时间等不稳定。目前多用于急性疼痛时的临时给药和癌症患者的爆发痛时给药，不推荐用于长期癌痛治疗。

(6)静脉给药法：静脉注射是最迅速、有效和精确的给药方式，血浆浓度迅速达到峰值，用药后即刻产生镇痛作用，但过高的血浆药物浓度可能会引起不良反应。目前国内外多采用中心静脉插管或预埋硅胶注药泵，便于连续小剂量给药，减少不良反应的发生。

(7)皮下注射给药法：可不经过肠道，无药物的首关效应，摄入时间较口服用药方式明显缩短，镇痛作用产生快。主要用于胃肠道功能障碍、顽固性恶心呕吐患者，严重衰竭需要迅速控制疼痛的临终患者。

3. 辅助用药 可用于癌痛三阶梯治疗的任何一个阶段。它还可针对特殊疼痛产生独特的效果，但该类药物除皮质类固醇外起效均晚，一般约 2 周后生效。

(1)皮质类固醇：代表药物是地塞米松。改善心情，抗炎活性，镇痛，增加食欲，减轻脑、脊髓的水肿，对臂丛、腰骶丛疼痛与阿片类合用效果良好。对肝转移及内脏转移的牵拉痛，头颈、腹部、盆腔肿瘤的浸润性酸痛及脉管阻塞的胀痛亦有效。与非甾体类抗炎药合用要注意不良反应的叠加问题。

(2)抗惊厥药：代表药物是卡马西平。对神经损伤致撕裂痛及烧灼痛有效，如臂丛、骶丛、带状疱疹引起的疼痛，化疗药外溢所致疼痛。

(3)抗抑郁药：代表药物为多塞平、氟西汀(百忧解)。增加阿片类药物的镇痛效果，或直接镇痛作用，对神经痛特别是持续的灼痛更有效。改善心情对神经源性疼痛效果佳。

(4)谷氨酸离子型受体拮抗药(NMDA 受体拮抗药)：代表药物为右美沙芬。NMDA 受体同疼痛的传递与调节有密切关系。长时间的持续刺激使脊髓中的 NMDA 受体被激活，活化的 NMDA 受体致使脊髓背角细胞敏化，对所有传入的刺激有较大的应答，并产生持续的疼痛，降低了对吗啡镇痛药的敏感性。NMDA 受体拮抗药阻断其过程，从而抑制中枢敏化，而提高吗啡的疗效，对难治性神经性疼痛也有效。

4. 阿片类药物剂量滴定原则和减量原则

(1)TIME原则：阿片类药物剂量滴定采用TIME原则，具体步骤如下。

①确定初始剂量(titrate，T)：绝大多数癌痛患者初次使用吗啡剂量为30～60mg，根据具体情况调节。速效吗啡给药方法为每4小时1次，每次5～10mg，建议用药时间为每日6:00，10:00，14:00，18:00，22:00。为了避免夜间用药不便，以及能够达到持续控制疼痛的效果，建议将末次用药增量50%～100%。吗啡控释制剂常规为每12小时给药1次，每次10～30mg。

②增加每日剂量(increase，I)：临床试验显示，相当一部分癌痛患者需通过调整初始剂量方能达到满意的镇痛效果。若不能达到理想疗效，应根据需要每24小时调整1次。部分患者甚至需数天的调整才能达到稳定剂量。初始增加幅度可为前次剂量的50%～100%，之后应该为25%～33%。

③处理爆发痛(manage，M)：爆发痛出现时应该使用速效吗啡来处理，剂量为前次用量的25%～33%。

④提高单次用药剂量(elevate，E)：当患者疼痛控制不理想时，次日应该提高每日用药剂量，将前24h基础用药量加上处理爆发痛所用的剂量，分布到后24h的每次给药中去。通常，通过增加每次给药剂量而非给药频率来实现，尤其是控缓释制剂。

阿片类镇痛药物剂量的调整没有极限，遵从循序渐进的原则下，只要镇痛效果大于不良反应，就可以加量。在疼痛评分的指导下，以10为最高分，若接受治疗后疼痛程度仍>7，则可增加原剂量的50%～100%；治疗后评分5～6，则增量25%～50%；治疗后评分<4但仍有疼痛，则增量25%。

(2)减量原则：对于长期、大剂量应用阿片类镇痛药的患者，应实施逐渐减量，最终停药，警惕突然停药所致的“戒断综合征”。初始前2d内减量25%～50%，此后每2天减量25%，当日用量减至30～60mg/d时即可停药。减量时注意观察患者疼痛症状，若评分>3～4，出现戒断症状，或有腹泻等激惹征时，应放缓减量。

5. 药物镇痛的护理

(1)掌握疼痛评估原则：①耐心倾听并相信患者主诉；②仔细评估疼痛。通过病史、体检、相关检查来了解肿瘤的诊治及发展过程，疼痛的性质、程度、疼痛对生活质量的影响等；③注意患者的精神状态，分析有关心理社会因素，这有助于做出相应的支持治疗和护理。

(2)掌握WHO三阶梯癌痛药物治疗的知识，包括药物的种类、剂量、给药途径和给药时间、药物的不良反应等，并把相关知识传授给患者及其家属。

(3)正确用药：吗啡控释片(美施康定)等糖衣片服用时勿切开或咬碎；经皮给药如芬太尼贴剂(多瑞吉)普通型不可将其剪开使用。粘贴时注意：选择前胸部、背部。这些部位平坦、无毛、干净、无关节活动。粘贴前先用清水清洁皮肤，待皮肤干燥后，立即启封贴膜将其平整，牢固粘贴于皮肤，轻压30s，贴膜无皱褶、无气泡，更换下一贴时应另换部位。准备使用其他镇痛药时，应缓慢逐渐增加替代药物剂量。发热时皮肤温度升高，会使药物的吸收增加，应注意药物过量的发生。

(4)纠正患者惧怕阿片类药物产生依赖的错误观念　多年来临床经验表明，用阿片类药物治疗癌痛产生药物依赖者的发生率<1%。

(5)阿片类药物常见不良反应的护理：常见不良反应如便秘、恶心、呕吐、呼吸抑制和尿潴留等。

(二)化疗镇痛

是控制癌痛的主要手段之一，它从病因上消除癌症所致的疼痛。如果肿瘤对化疗敏感，则疼痛常常会随着化疗的进行而减轻或消失。

1. 适应证　①对化疗敏感的恶性肿瘤，如恶性淋巴瘤、小细胞肺癌、卵巢癌等；②手术或放疗后复发或未控制者；③全身广泛转移者。

2. 给药方法　静脉途径；动脉灌注；腹腔胸腔给药等。

3. 护理

(1)化疗前宣教：向患者说明可能出现的毒性作用及防治措施，消除恐惧心理。

(2)饮食护理：化疗患者常有恶心、呕吐、食欲缺乏、腹泻等胃肠道反应，化疗期间应给予清淡易消化饮食，既往化疗有严重呕吐史的患者化疗当日少进食。

(3)合理选择静脉：防治静脉炎、药物外漏。发疱剂渗漏后局部组织可引起严重坏死，滴注发疱剂时应选择前臂静脉，避开手背和关节部位，以防外渗后引起肌腱挛缩和神经功能障碍。一旦外渗，应立即用普鲁卡因、地塞米松等局部封闭，冷敷，并外敷金黄散、硫酸镁或氢化可的松等。

(4)密切观察血常规变化：化疗可引起骨髓抑

制，通常最先出现白细胞减少，遵医嘱应用升白细胞药，如粒细胞-单核细胞集落刺激因子特尔立、沙格司亭，或粒细胞集落刺激因子吉粒芬、非格司亭、赛格力。若白细胞＜1.0×10^9/L，应让患者住隔离病房或加强病房消毒，减少探视，密切观察体温变化。

(5)观察一些化疗药物的特殊毒性作用：蒽环类药物具有心脏毒性，博来霉素具有肺毒性，大剂量环磷酰胺可引起出血性膀胱炎，长春碱类、草酸铂等有外周神经系统毒性。

(三)放疗镇痛

对于大多数恶性肿瘤患者，放射治疗可以阻止肿瘤的局部生长，使肿瘤缩小，减轻对周围组织的压力，以达到镇痛目的。

1. *适应证*　对放射治疗敏感的肿瘤。如姑息性放疗骨转移癌引起的疼痛效果最好，对癌浸润或压迫神经引起的头颈痛、腰背痛也有一定疗效。

2. *禁忌证*　广泛转移、全身疼痛者不宜应用。

3. *放疗方法*　局部体外照射、短距离后装照射和全身放射性核素内照射。

4. *护理*

(1)心理护理：护理人员在治疗前耐心向患者及其家属介绍放疗相关知识，使患者积极配合治疗。放疗出现反应后，也要鼓励患者坚持做完治疗。

(2)饮食护理：宜选用高热量、高蛋白、高维生素、低脂肪、易消化清淡食物，忌辛辣刺激食物，戒烟酒，鼓励多饮水，每日3000ml，以增加尿量，促进放疗破裂死亡的肿瘤细胞所释放出的毒素排出体外，减轻全身的放疗反应。

(3)密切观察血常规变化：放疗期间一般每2周验血常规1次，照射扁骨或腹腔时每周至少检查1次，射野面积大的患者每周验血常规2次。若白细胞下降至3×10^9/L，暂停放疗并给予升白细胞药物支持，如口服利血生、鲨肝醇、维生素B_6等，皮下注射升白细胞药物等，若白细胞低于1.0×10^9/L应采取保护性隔离措施。

(4)照射野皮肤护理：保持照射野皮肤清洁干燥，尽可能暴露，保持照射野标记清晰完整，避免照射野皮肤受机械物质刺激，禁贴胶布或涂刺激性药物，勿用肥皂擦洗，避免阳光照射，禁用热水袋，忌用手抓痒或剥皮。如出现湿性脱皮，局部涂甲紫、贝复剂。

(5)一般准备：进放射治疗室不能带入金属物品如手表、钢笔等，头颈部放疗前应去除金属牙齿，并鼓励患者每日多饮水，做张口练习。

(四)神经破坏疗法

适用于固定区域的疼痛，经多种镇痛治疗效果不佳者。操作应由有经验的麻醉医师进行。方法是将纯乙醇或碳酸注射到支配疼痛区域感觉的脊神经后根处，使神经失去传导感觉的功能，镇痛效果确实。但是，被封闭神经支配区域的所有感觉均消失，而且可以引起该区域的肌肉瘫痪。

(五)椎管内或脑室内置管镇痛法

适用于各种非手术治疗无效的顽固性疼痛。目前常用的方法有硬膜外、鞘内或脑室内放置导管，可注入吗啡、激素、维生素B_{12}和氟哌利多合剂控制癌痛，可取得快速镇痛和长期控制癌痛的效果。

护理要点：①将硬膜外导管用透明贴膜妥善固定在体侧，防止脱落、折曲。②准确使用吗啡剂量，观察有无不良反应。③皮下埋药泵者，局部皮肤减少摩擦。④定时更换敷料，在导管与皮肤接触部敷以抗生素软膏，预防腔内感染。

(六)其他治疗方法

1. *心理治疗*　癌症患者患病后会有不同程度的心理障碍，这些会影响到癌痛的感觉，应积极采取措施，让患者调整到良好的心理状态去克服癌痛。通过关爱患者，使他们建立治疗信心；通过转移注意力、放松活动和意念训练，调整他们的情绪和行为；通过对患者进行疼痛及其治疗知识的宣教，纠正患者对癌痛治疗的错误认识。

2. *气功疗法*　气功的特点是使意(神志)、身(姿势)与气(呼吸)相结合，达到疏通经络，调和气血，安定心神的目的，从而起到缓解疼痛的作用。

3. *物理疗法*

(1)热敷：热疗可促进血供，使肌肉松弛，减轻疼痛，紧张和焦虑。热敷时注意避免烫伤，放疗区域禁忌热敷，肿瘤病变区域不宜用透热治疗或超声波理疗。

(2)冷敷：可减轻炎症，延缓神经传导速度，使冷的感觉居于支配地位而减轻疼痛。与热敷相比较，冷敷镇痛作用持续的时间较长。不宜用于外周血管性病变区域，或放射治疗损伤区域。

4. *手术镇痛法*　脊髓前侧柱切断术，以解除药物治疗无效的单侧下肢痛。选择性神经切断或刺激术，此方法虽有效但很难维持数月，并有一定的危险性。

第八节　危重患者的镇痛镇静管理

一、ICU 患者的镇静镇痛管理

(一)ICU 患者镇痛镇静治疗的意义

ICU 患者病情危重,处于生理和心理的双重应激状态。调查表明,离开 ICU 的患者中,约有 50%的患者对其在 ICU 中的经历保留有痛苦的记忆,而 70%以上的患者在 ICU 期间存在着焦虑与激惹。

美国《危重医学学会镇静镇痛指南》和中国重症医学会 2006 年最新指南中指出,ICU 镇静镇痛治疗的指征主要包括以下 5 项:①疼痛;②焦虑;③躁动;④谵妄;⑤睡眠障碍。

ICU 患者镇静镇痛的目的和意义在于:①消除或减轻患者的疼痛及躯体不适感,减少不良刺激及交感神经系统的过度兴奋;②帮助和改善患者睡眠,诱导遗忘,减少或消除患者在 ICU 治疗期间的痛苦记忆;③减轻或消除患者焦虑、激惹甚至谵妄,防止患者的无意识行为干扰治疗,保护患者的生命安全;④降低患者的代谢速率,减少其氧需和氧耗;⑤对非常危重的患者,诱导并维持一种低代谢的“休眠”状态,尽可能地减少各种炎性介质的产生和释放,减轻细胞与器官损伤。

镇痛镇静治疗中,镇痛是基础,镇静是在镇痛基础上帮助患者克服焦虑,增加睡眠和遗忘的进一步治疗。治疗之前应尽量明确患者产生疼痛及焦虑、激惹等症状的原因,尽可能采用各种非药物手段,祛除或减轻一切可能的影响因素。

(二)常用的镇静镇痛药物

1. *镇痛治疗*

(1)阿片类镇痛药:根据患者特点、药理学特性及不良反应选择药物。芬太尼具有强效镇痛效应,静脉注射后起效快,作用时间短,对循环的抑制较吗啡轻,但重复用药后可导致明显的蓄积和延时效应。瑞芬太尼在 ICU 可用于短时间镇痛,多采用持续输注。舒芬太尼的镇痛作用为芬太尼的 5～10 倍,作用持续时间为芬太尼的 2 倍。

(2)非阿片类镇痛药:主要是非甾体类抗炎药,用于治疗轻度至中度疼痛,缓解长期卧床引起的轻度疼痛和不适,与阿片类联合使用时有协同作用,可减少阿片类药物的用量。

(3)局部麻醉药物:常用药物为丁哌卡因和罗哌卡因,主要用于术后硬膜外镇痛,其优点是药物剂量小、镇痛时间长及镇痛效果好。

2. *镇静治疗*　理想的镇静药应具备以下特点:①起效快,剂量-效应可预测;②半衰期短,无蓄积;③对呼吸循环抑制最小;④代谢方式不依赖肝肾功能;⑤抗焦虑与遗忘作用同样可预测;⑥停药后能迅速恢复;⑦价格低廉等。但目前尚无药物能符合以上所有要求。目前 ICU 常用镇静药为苯二氮䓬类和丙泊酚。

(1)苯二氮䓬类药物:苯二氮䓬类是较理想的镇静、催眠药物。本身无镇痛作用,但与阿片类镇痛药有协同作用,可明显减少阿片类药物的用量。ICU 常用苯二氮䓬类药为咪达唑仑(咪唑安定)、劳拉西泮(氯羟安定)和地西泮(安定)。

咪达唑仑作用强度是地西泮的 2～3 倍,起效快、持续时间短,清醒相对较快,适用于治疗急性躁动患者。但注射过快或剂量过大时可引起呼吸抑制、血压下降,持续缓慢静脉输注可有效减少其不良反应。

劳拉西泮是 ICU 患者长期镇静(>3d)治疗的首选药物。由于其起效较慢,半衰期长,故不适于治疗急性躁动。

地西泮具有抗焦虑和抗惊厥作用,作用与剂量相关,依给药途径而异。地西泮单次给药有起效快,苏醒快的特点,可用于急性躁动患者的治疗,但反复用药可致蓄积而使镇静作用延长。

(2)丙泊酚:丙泊酚是一种广泛使用的静脉镇静药物,特点是起效快,作用时间短,撤药后迅速清醒,且镇静深度呈剂量依赖性,容易控制,亦可产生遗忘作用和抗惊厥作用,适合于短期镇静(≤3d)。临床多采用持续缓慢静脉输注方式。因乳化脂肪易被污染,故配制和输注时应注意无菌操作,单次药物输注时间不宜超过 12h。

(3)α_2 受体激动药:α_2 受体激动药有很强的镇静、抗焦虑作用,且同时具有镇痛作用,可减少阿片类药物的用量。右美托咪定由于其 α_2 受体的高选择性,是目前唯一兼具良好镇静与镇痛作用的药物。半衰期较短,可单独应用,也可与阿片类或苯二氮䓬类药物合用。

(三)效果评估

相对于全身麻醉患者的镇静与镇痛,对 ICU

患者的镇静镇痛治疗更加强调“适度”“过度”与“不足”都可能给患者带来损害。

1. 镇静效果评估

(1)Ramsay 评分。评分标准分为六级:Ⅰ级,患者焦虑烦躁不安;Ⅱ级,安静合作,定向准确;Ⅲ级,嗜睡,仅对指令有反应;Ⅳ级,入睡,轻叩眉间反应敏捷;Ⅴ级,入睡,轻叩眉间反应迟钝;Ⅵ级,深睡,对刺激无反应。此方法临床应用最为广泛,但缺乏特征性的指标来判断。

(2)SAS 评分。根据患者 7 项不同的行为对其意识和躁动程度进行评分,在成人危重患者被证明是可靠、有效的评分系统,见表 8-2。

(3)MAAS 评分法。自 SAS 演化而来,分为 7 级:危险躁动;躁动;烦躁但能配合;安静配合;触摸、叫姓名有反应;仅对恶性刺激有反应;无反应。

(4)脑电双频指数(BIS)。BIS 评分为 0～100,代表了大脑的活动程度。一般情况下,BIS 评分在 80～100 分代表了清醒状态,60～79 分为镇静状态,40～59 分为轻度催眠状态,<40 分表现为深度催眠和各种意识不清的麻醉状态。

2. 镇痛效果评估　疼痛评估的方法有多种,如视觉模拟法(VAS)、数字评分法(NRS)、长海痛尺、面部表情评分法、Prince-Henry 评分法、五指法等(详见本章第 3 节)。当患者不能主观表达疼痛强度时,患者的疼痛相关行为与生理指标的变化也可反映疼痛的程度,需定时、仔细观察来判断。但是,这些非特异性的指标容易被曲解或受观察者的主观影响。

(四)治疗原则

根据美国《危重患者持续镇静镇痛临床实践指南》建议,ICU 镇静、镇痛按以下原则进行(图 8-9)。

根据镇静目的将 ICU 镇静分为两类。①治疗性镇静:如控制癫痫或惊厥状态,解除破伤风肌强直,降低颅内压;②舒适性镇静:如缓解患者焦虑不安、激惹烦躁、疼痛不适情绪,提高机械通气患者的顺应性。

从解除患者疼痛角度分为 3 类:①控制通气的患者,采用吗啡静脉或硬膜外给药镇痛;②辅助通气/脱机患者,采用曲马朵、氯胺酮镇痛;③术后自主呼吸患者,采用曲马朵、非甾体类镇痛药。

ICU 镇静治疗的主要目的是使患者处于睡眠状态而易于唤醒,提高医护依从性,减少不良反应。因此,镇静治疗的药物选择和给药方式也应以此为目标。镇静药的给药应以持续静脉输注为主,首先应给予负荷剂量,以尽快达到镇静目标。经肠道、肌内注射则多用于辅助改善患者睡眠。间断静脉注射一般用于负荷剂量的给予,以及短时间镇静且无需频繁用药的患者。

注重个体反应的差异性:危重患者对镇静镇痛药物的反应有很大的个体差异,要达到希望镇痛镇静目标,治疗策略的程序化和个体化很重要,应根据药物的起效时间、不良反应、半衰期、患者情况及以往临床使用的证据来选择药物。

镇静镇痛的安全性问题:ICU 患者病情危重,实施镇静镇痛治疗时,应密切观察药物不良反应,防止并发症发生,如心动过缓、低血压、呼吸抑制和过敏反应等。

(五)护理

1. 正确评估镇静镇痛效果,严密监测病情变化　在应用镇静镇痛药物的最初 1h 内要每 10 分钟观察 1 次患者的使用效果,给药期间应每 30 分钟评估 1 次患者的镇静镇痛程度,根据评估结果,

表 8-2　镇静-焦虑评分法(SAS)

分值	描述	定义
7	危险躁动	拉拽气管内插管,试图拔除各种导管,翻越床栏,攻击医护人员,在床上辗转挣扎
6	非常躁动	需要保护性束缚并反复语言提示劝阻,咬气管插管
5	躁动	焦虑或身体躁动,经言语提示劝阻可安静
4	安静合作	安静,容易唤醒,服从指令
3	镇静	嗜睡,语言刺激或轻轻摇动可唤醒并服从简单指令,但又迅速入睡
2	非常镇静	对躯体刺激有反应,不能交流及服从指令,有自主运动
1	不能唤醒	对恶性刺激无或仅有轻微反应,不能交流及服从指令

注:恶性刺激指吸痰或用力按压眼眶上限、胸骨或甲床 5s

及时对镇静镇痛药物的种类、剂量、用法进行个体化调整。镇静镇痛治疗对患者病情变化和阳性体征有时产生掩盖作用，因此，应严密监测病情变化，持续动态监测心率、血压、呼吸、氧饱和度等指标变化，特别注意观察患者的意识状态。

2. 执行每日唤醒计划　对于需连续数日进行镇静处理的患者，临床通过执行每日唤醒计划，每 24 小时降低镇静水平 1 次。每日唤醒计划是指每日暂时停止镇静药物输注，直至患者清醒，并能正确回答至少 3～4 个简单问题，或患者逐渐表现不适或躁动。清醒评估后重新开始以原剂量半量泵入，逐渐调整剂量，至满意镇静状态。每日唤醒计划有助于观察患者神志、执行胸部体疗，但在执行每日唤醒计划时，应注意患者安全，防止脱管事件等发生。

3. 保持环境安静，减少应激因素　镇静状态下保持清醒的患者，仍然对光亮和噪声较为敏感，引起患者烦躁或睡眠障碍，增加镇静药物需要量。因此，应保持环境安静，光线柔和，集中进行各项护理操作，合理设置呼吸机、监护仪报警范围，正确放置身体留置管道，排除不良刺激因素，如输液外渗、膀胱充盈、疼痛等。

4. 做好基础护理　镇静镇痛治疗后，患者睡眠多、活动少，因此应加强基础护理。保持床单位的清洁平整干燥，每 2 小时翻身 1 次，防止皮肤压疮；协助床上运动，增加肌力，促进血液循环，改善肺通气，降低肺部并发症和深静脉血栓发生；保持口腔清洁，防止窒息和吸入性肺炎。

5. 心理护理　执行镇静镇痛治疗前，向患者做好解释工作，取得配合。对于部分因气管插管或切开等原因不能进行语言交流的患者，护理人员可通过患者的表情、手势、口形来判断患者要表达的意图，满足患者需求。

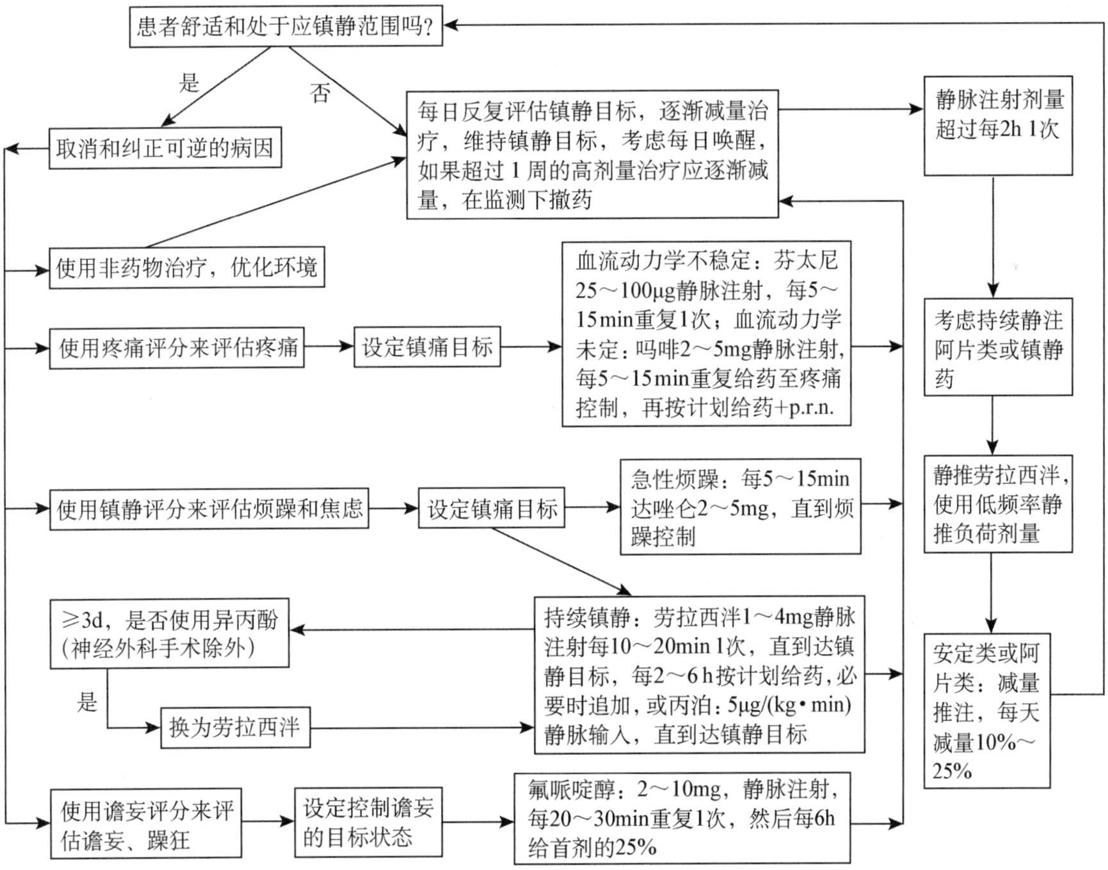

图 8-9　危重患者镇静镇痛原则

（引自：美国．危重患者持续镇静镇痛临床实践指南．美国重症医学会，2002）

二、临终患者的疼痛管理

(一)相关概念

1. 临终关怀(hospice care)　临终关怀是指对临终患者及其家属提供姑息性和支持性医护措施，不以治愈为目的，重点是关注患者的生活质量，又名“安宁照顾”“舒缓疗护”“终末期护理”。临终关怀临床上通常将预计生存期＜6 个月的阶段称为临终阶段。

2. 姑息护理(palliative care)　WHO 将姑息照护定义为对那些患有无法治愈疾病的患者提供的积极的整体护理，从疾病诊断开始，将疾病治疗与姑息照护相结合，通过预防、评估和有效控制疼痛及其他躯体症状，处理患者心理、社会、精神和宗教方面的系列问题，给予患者和家属支持，最大可能地提高患者及其家属的生活质量。

3. 善终(good death)　善终是指患者和家属没有痛苦，基本符合患者和家属的意愿，尽量与临床、文化、伦理标准一致。善终是一个高个体化的、随时间改变的、与个人认知和经历相关的概念，但是对于善终的内涵构成可以基本达成一致。确定善终的概念，有利于制订临终关怀的目标，开展死亡教育，并对建立临终关怀机构的质量评价标准具有重要的作用。

(二)服务对象和形式

1. 服务对象　临终关怀的服务对象主要是癌症患者，其次是无生物学前景的恶性重大疾病的患者。目前主要关注的慢性非癌性疾病包括心力衰竭、慢性阻塞性肺气肿、肝衰竭、慢性肾衰竭，卒中、多发性硬化、帕金森病、痴呆等神经系统疾病、晚期艾滋病、晚期糖尿病等。

2. 服务形式　服务形式有独立的临终关怀医院、医院内专设的临终关怀病房、居家服务、日间病房、门诊服务、医院内的支持服务等。

(三)临终关怀工作人员和医疗政策

1. 工作人员　临终关怀工作需要多学科协作完成，主要涉及人员有：①医生、护士；②物理治疗师、职业治疗师、辅助治疗师和按摩师等；③社会工作者、牧师等；④志愿者，而家属也作为工作团队的重要一员，影响着患者的照顾水平。

2. 医疗政策　WHO 分别向发达国家和发展中国家推荐了癌症患者医疗资源分配方案，见图 8-10 和图 8-11。图中可见，与发达国家相比，作为发展中国家，癌症患者的医疗卫生资源的 2/3 应用于疼痛缓解与临终关怀。

(四)临终关怀的服务宗旨

临终关怀主要从生理学、心理学和生命伦理学的角度对患者及家属进行照护。

1. 生理学角度的临终关怀　包括了解和满足患者基本生理需求，及时解除病痛、控制疾病症状等，尽最大可能使患者处于舒适状态。

2. 心理学角度的临终关怀　包括了解和理解患者及其家属心理需要并予以心理支持，用各种确实有效的办法使患者正视现实，摆脱恐惧。

3. 生命伦理学角度的临终关怀　侧重于指导医护人员及临终患者认识生命价值及其弥留之际生存的社会意义，使患者在临终阶段活得有意义、有价值、有尊严、安详、舒适、毫无牵挂。另外，通过开展哀伤辅导服务，对亲友予以慰藉、关怀和帮助，使亲友从悲痛中及时解脱出来。

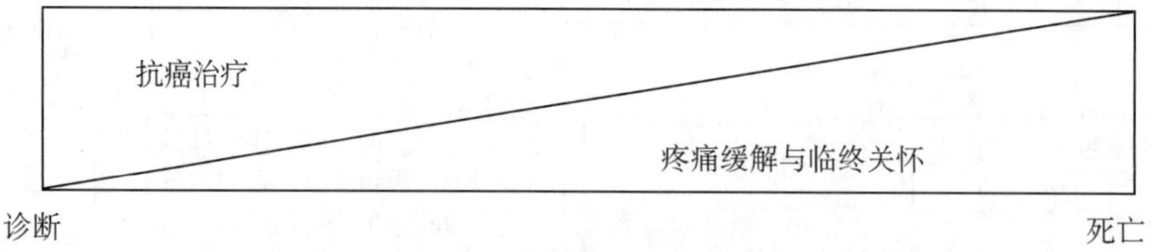

图 8-10　WHO 向发达国家推荐的癌症患者医疗资源分配方案

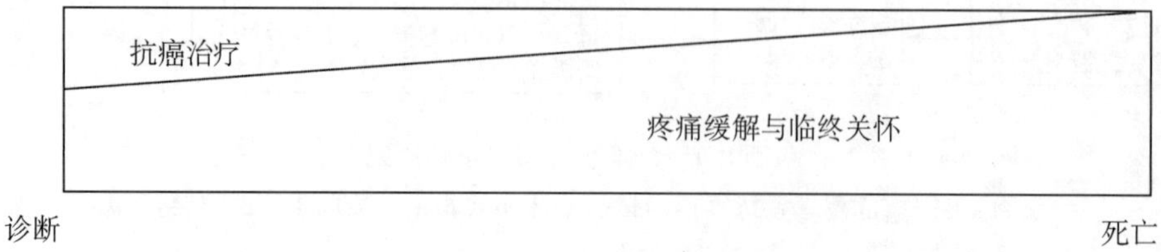

图 8-11　WHO 向发展中国家推荐的癌症患者医疗资源分配方案

临终关怀的含义，它不以延长临终患者生存时间为重，而是以提高患者临终阶段的生命质量为宗旨。通常抗癌治疗与临终关怀的分布关系，见图 8-12 所示。

（五）临终护理

由于临终阶段的治疗原则已由治愈为主的治疗转变为对症治疗为主的，临终阶段的医疗重点也就从治疗转变到关怀，护理重点从关注患者的疾病转变到关注患者的痛苦。

1. *护理要求*　主要有：①理解临终患者心理；②尊重临终患者生活；③保护临终患者权利，如：允许患者保留自己的生活方式，保护隐私，参与医疗护理方案的制订，选择死亡方式等权利。

2. *护理内容*

（1）症状管理：临终阶段常见症状表现有疲乏、疼痛、食欲缺乏、便秘、呼吸困难、水肿、失眠、恶心、呕吐等。通常患者会存在 2 种以上的症状，而且症状之间相互影响，相互作用。护理人员应及时询问观察患者症状，协助医生做好症状管理，缓解患者痛苦。

（2）基础护理：护理人员要具有娴熟的技术和热情的态度，做好基础护理，解除患者躯体上的疼痛，满足生活需求。

（3）心理护理：库伯勒・罗斯博士临终心理理论认为，当一个人得知自己患了不治之症或疾病发展到晚期面临死亡时，其心理发展过程大致可分为否认、愤怒、协议、抑郁、接受五期，五期界限不很明显，不能孤立看待，要因势利导，综合分析，制订恰当的心理护理措施。

（4）社会支持：主要进行以下内容的社会支持。①居住环境：对于临终患者而言，安静舒适的环境是非常重要的。②与家人/朋友的关系：家属的精神痛苦会影响患者的情绪变化，使患者症状加重，因此要协调好患者与家人/朋友的关系，促进家属的心理适应。③社会关系：让朋友与照顾者常陪在患者身边；尊重患者需要的个人空间；鼓励患者保持正常的社交活动；帮助患者处理经济问题、子女教育问题，扩大其支持系统。④满足患者心愿：评估患者未完成的事情，将患者的愿望降低到能达到的水平，帮助患者完成最后的心愿；患者、家属、护理团队共同讨论治疗照护计划和临终阶段的相关事宜，包括是否放弃抢救、个人意愿、预先安排、书面遗嘱、指定决定权代理人、去世地点的愿望等，尽量协调相互关系，满足患者需要。

（5）死亡教育：通过教育，使更多的人掌握死亡相关知识，为处理自我之死、亲人之死做好心理准备，勇敢地正视生老病死的问题，并将这种认识转化为珍惜生命、珍爱健康的强大动力。认识到人生包括优生、优活、优死三大阶段，以便使人们能客观地面对死亡，有意识地提高人生之旅最后阶段的生命质量。

死亡教育的主要内容包括：①针对临终患者的个性特点，逐步帮助临终患者接受死亡的事实，理解生与死是人类自然生命历程的必然组成，是不可抗拒的自然规律，从而树立科学、合理、健康的死亡观。②死亡确实有肉体上的痛苦和精神上的焦虑、恐惧，这给自然的生命过程镀上了可怕的阴影。护理人员应经常与患者交谈，让其相信医护人员能使其摆脱临终的痛苦，保证临终阶段的舒适和尊严。③帮助临终患者认识弥留之际生存的价值和意义，消除对死亡的恐惧、焦虑等心理现象，坦然面对，并为之做好必要的思想准备，让美好的希望和回忆充满最后阶段的生活。

（6）临终患者家属的关怀：临终关怀服务的对象除了患者以外，还包括患者的家属。护理人员应关注家属的身心变化，进行减轻哀伤辅导，帮助家属建立信心、适应生活、顺利度过丧亲的痛苦阶段。失去至亲以后一般家属会经历以下几个阶段：①接

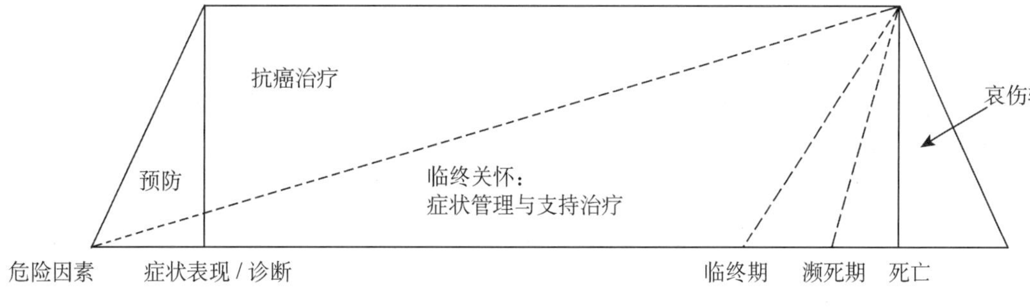

图 8-12　抗癌治疗与临终关怀的分布关系

受死亡的事实；②经历悲伤的痛苦；③重新适应逝者不存在的环境；④将活力重新投注到其他关系上。

(六)临终关怀中的疼痛管理

晚期癌症患者的症状中疼痛占85.5%，80%的晚期患者有两种以上的痛苦症状同时出现，且相互影响。

桑得斯在20世纪60年代早期第一次使用了“total pain”的概念，全方位疼痛，又名“整体性疼痛”，强调晚期癌症疼痛是多方面因素的结果，包括：躯体的、心理的、社会的和精神的因素，并且4个因素间相互作用，因而可以说是复杂性疼痛。

护士在临终疼痛管理中发挥着至关重要的作用，护理内容如下。

1. *详细及全面的疼痛评估*　使用痛尺，评估患者的疼痛程度。同时留意患者形容疼痛的情况，从患者的睡眠、表情、行为，甚至于患者的梦境中了解患者的疼痛。护士应耐心倾听患者的主诉，尊重患者的表达并相信患者。

2. *患者及其家属的教育*　护士要了解患者及其家属对疼痛管理的认识和误区，进行疼痛管理相关知识的宣教。

3. *躯体疼痛的处理*　有学者指出，对临终患者来说，所有不必要的药物都可停用，只有镇静、镇痛、解痉药是必要的。美国护理学会指出，只要能控制患者感觉到的痛苦，无论采取什么样的药物，多大的剂量，采取何种给药途径，都是可以的。护士应帮助患者选择合适的疼痛控制方式，协调医生、患者及其家属，做到提前预防处理镇痛药物不良反应，要考虑使用疼痛控制的其他方法，特别是一些非药物疗法。

4. *心理性疼痛的缓解*　美国一位临终关怀专家认为：“人在临死前精神上的痛苦大于肉体上的痛苦”。临终疼痛患者的心理学症状中，涉及焦虑和抑郁的最多。因此，一定要在控制和减轻患者机体上痛苦的同时，做好临终患者的心理关怀。首先，在处理心理性疼痛时，关键是与患者建立信任关系，如此，才能让临终者把他真正想说的话说出来，可以让临终者顺利转化心境，接受生命或好好地面对死亡。其次，要积极倾听患者主诉，这是缓解心理性疼痛的有效措施。最后，在处理心理性疼痛时，要尊重患者的个人意愿，允许患者按照自己的方式做事，很多护理操作也可以依照患者的要求进行。

5. *社会支持*　社会性疼痛是与预期或实际的分离，或丢失有关的痛苦。临终患者常痛苦地意识到他们将要因死亡而和家属离别，护理人员应采取一些措施避免临终患者与亲友分离。

6. *寻找生命的意义*　患者的痛苦往往受整体的感受所影响，心灵上的问题，很多时候都会加重患者对疼痛的感受。因此，作为护士，应陪伴在心灵困苦的患者身边，聆听他们的人生经历，帮助他们寻找人生意义，给予安慰和鼓励。

（赵继军　张伟英）

参考文献

杜世正，徐燕，袁长蓉.2009.非恶性疾病姑息护理研究和实践的进展[J].解放军护理杂志，26(2B)：43-44.

郭向丽，周玲君，赵继军.2009.术后疼痛控制目标的研究进展[J].护理学报，16(6B)：4-6.

焦静，刘华平.2008.患者相关癌痛控制障碍及影响因素的研究进展[J].中国护理管理，8(11)：23-25.

李柳芬.2008.疼痛管理在术后疼痛控制中的作用[J].护士进修杂志，23(6)：565-566.

梁芳果，丁红，王健.2007.ICU患者镇静治疗的新进展[J].实用医学杂志，23(1)：12-14.

马朋林，李秦，刘京涛，等.2008.镇静-镇痛策略与机械通气患者ICU不适经历关系的多中心调查研究[J].解放军医学杂志，33(8)：957-959.

宋文阁.2008.实用临床疼痛学[M].郑州：河南科学技术出版社.

熊根玉，孙小平，张达颖.2008.疼痛规范管理的临床应用研究[J].护士进修杂志，23(9)：806-807.

张伟英，肖海霞，顾君君，等.2009.疼痛规范管理对肺叶切除术患者术后早期疼痛控制效果的影响[J].解放军护理杂志，26(22)：12-13，18.

赵继军，崔静.2009.护士在疼痛管理中的作用[J].中华护理杂志，44(4)：383-384.

赵继军，陆小英，赵存凤，等.2002.数字疼痛量表和描述疼痛量表的相关性研究和改进[J].现代护理，8(9)：657-661.

赵继军，宋莉娟.2007.国外疼痛专科护士的培养与使用[J].中华护理杂志，42(10)：882-883.

赵继军.2009.疼痛护理学[M].2版.北京：人民军医出版社.

朱丽霞，高凤莉.2005.癌痛控制的状况与分析[J].中华护理杂志，40(3)：226-228.

Strassels SA，McNicol E，Suleman R.2005. Postoperative pain management：A practical review，part 2[J]. Am J Health Syst Pharm，62：2019-2025.

第9章

社区护理

第一节 基本概念

一、健康的基本概念

健康是人类全面发展的基础。健康关系到个体的幸福、家庭的和睦、社会的和谐、民族的强盛。维护和促进健康是每一位公民的愿望,也是每一位公民义不容辞的责任。然而,伴随社会的发展,健康的标准也在不断地演变、完善。

(一)健康的定义

传统的生物医学模式认为:没有疾病就是健康;1948年,世界卫生组织(WHO)在其宪章上将健康定义为:健康不仅是没有疾病或虚弱,而是身体的、精神的健康和社会适应良好的总称;1990年,WHO在有关文件中对健康的定义又加以补充,将健康归纳为4个方面:躯体健康、心理健康、社会适应良好、道德健康。

由此可见,健康是一个相对的、动态的概念。随着时代的变迁、医学模式的转变,人们对健康的认识不断提高,健康的内涵不断地拓宽。从单纯的躯体健康,逐步扩展到心理健康、社会健康及道德健康,即理想的健康状况不仅仅是免于疾病的困扰,还要充满活力,与他人维持良好的社会关系,使之处于完全健全、美好的状态。

(二)影响健康的因素

人类的健康取决于多种因素的影响和制约,其主要影响因素可分为两大类,即环境因素和生物遗传因素。

1. 环境因素　环境是指围绕着人类空间及直接或间接地影响人类生活的各种自然因素和社会因素之总和。因此,人类环境包括自然环境和社会环境。

(1)自然环境:又称物质环境,是指围绕人类周围的客观物质世界,如水、空气、土壤及其他生物等。自然环境是人类生存的必要条件。在自然环境中,影响人类健康的因素主要有生物因素、物理因素和化学因素。

自然环境中的生物因素包括动物、植物及微生物。一些动物、植物及微生物为人类的生存提供了必要的保证,但另一些动物、植物及微生物却通过直接或间接的方式影响甚至危害人类的健康。

自然环境中的物理因素包括气流、气温、气压、噪声、电离辐射、电磁辐射等。在自然状况下,物理因素一般对人类无危害,但当某些物理因素的强度、剂量及作用于人体的时间超出一定限度时,会对人类健康造成危害。

自然环境中的化学因素包括天然的无机化学物质,人工合成的化学物质及动物和微生物体内的化学元素。一些化学元素是保证人类正常活动和健康的必要元素;一些化学元素及化学物质在正常接触和使用情况下对人体无害,但当它们的浓度、剂量及与人体接触的时间超出一定限度时,将对人体产生严重的危害。

(2)社会环境:又称非物质环境,是指人类在生产、生活和社会交往活动中相互间形成的生产关系、阶级关系和社会关系等。在社会环境中,有诸多的因素与人类健康有关,如社会制度、经济状况、人口状况、文化教育水平、生活方式和医疗卫生服务等,这些因素相互影响,直接或间接影响人类的健康,但对人类健康影响最大的两个因素是:生活行为、方式因素与医疗卫生服务因素。

行为是人类在其主观因素影响下产生的外部

活动，而生活方式是指人们在长期的民族习俗、规范和家庭影响下所形成的一系列生活意识及习惯，生活方式包括饮食方式、劳动方式、性生活方式、休闲方式等。随着社会的发展、人们健康观的转变以及人类疾病谱的改变，人类行为和生活方式对健康的影响越来越引起人们的重视。合理、卫生的行为和生活方式将促进、维护人类的健康，而不良的行为和生活方式将严重威胁人类的健康。不良的行为和生活方式对人民健康的影响日益严重，如吸烟、酗酒、吸毒、纵欲、赌博、滥用药物等。

医疗卫生服务是指促进及维护人类健康的各类医疗、卫生活动。它既包括医疗机构所提供的诊断、治疗服务，也包括卫生保健机构提供的各种预防保健服务。一个国家医疗卫生服务资源的拥有、分布及利用，对其人民的健康状况起重要作用。

2. 生物遗传因素　生物遗传因素是指人类在长期生物进化过程中所形成的遗传、成熟、老化及机体内部的复合因素。生物遗传因素直接影响人类健康，对人类诸多疾病的发生、发展及分布均具有重要的影响。

二、社区的基本概念

社区是人们生活的基本环境，是社区卫生服务的基本范围，是社区护士服务的基本场所。因此，社区直接或间接地影响着居民的健康。

(一)社区及其构成要素

根据有关记载，“社区”一词源于德文(gemeinschaft)，后由德文译为英文，其基本含义为具有共性的团体。随着“社区”一词在全球的广泛应用，世界各国的学者根据“社区”一词在其国家的具体应用，从不同角度、不同层面解释“社区”的内涵。

德国学者汤尼斯(F. Tonnies)提出：社区是以家庭为基础的历史共同体，是血缘共同体和地缘共同体的结合。美国学者戈派革(Goeppinger)认为：社区是以地域为基础的实体，由正式和非正式的组织、机构和群体等社会系统组成，彼此依赖，行使社会功能。WHO也曾根据各国的情况提出：一个有代表性的社区，人口数为10万～30万，面积在5000～50 000km^2。

1. 社区定义　我国社会学家费孝通先生早在1933年就提出“社区”的概念，并根据我国的具体情况，将社区定义为：“社区是若干社会群体(家族、氏族)或社会组织(机关、团体)聚集在某一地域里所形成的一个生活上相互关联的大集体”。

2. 构成社区的要素　社区是构成社会的基本单位，也可以被视为宏观社会的一个缩影。尽管社区的诸多定义不尽相同，但构成社区的基本要素应包括以下几方面。

(1)人群：一定数量的人群是构成社区的首要因素。

(2)地域：相对固定、共同的地理区域是构成社区的必备要素。

(3)生活服务设施：基本的生活服务设施一方面可以满足社区居民生活的基本需求，将居民稳定于社区；另一方面可以促进居民间的相互沟通、理解和联系。

(4)文化背景及生活方式：相似的文化背景和生活方式将增进居民间的共同语言，密切他们之间的联系。

(5)生活制度及管理机构：明确的生活制度及相应的管理机构将约束和规范社区居民的行为，维护社区秩序，促进社区和谐。

在这5个要素中，一定数量的人群和相对固定的地域是构成社区的最基本要素，是社区存在的基础。在此基础之上，满足居民生活需要的服务设施、特有的文化背景及生活习惯或生活方式、明确的生活制度及相应的管理机构是社区人群相互联系的纽带，是形成一个“生活上相互关联的大集体”的基础，是社区发展的保障。

(二)社区的基本功能

社区具有多种功能，但与社区卫生服务密切相关的功能主要有6种，即空间功能、联接功能、传播功能、社会化功能、控制功能和援助功能。

1. 空间功能　社区作为人们生活、工作或学习的基本环境，首先为人们提供了生存和发展的空间。没有这个空间，人们就无法生存、繁衍，更无法发展。因此，空间功能是社区的最基本、最主要的功能。

2. 联接功能　社区常被人们比喻为宏观社会的缩影，其主要原因是因为社区具有突出的联接功能。社区不仅为人们提供了空间，而且将不同种族、年龄、身份、文化背景的人群聚集在一起，并以各种方式将个人、家庭、商业、企业和事业机构等联接在一起，构成相关小社会。

3. 传播功能　社区人口密集，文化、知识、技术、信息等也非常密集，从而构成了文化源、知识源、技术源、信息源，为传播提供了条件。各种信息在社区内外，以各种方式快速传播，为人们及社区本身的发展创造了基础。

4. 社会化功能 社区居民通过不断的学习、相互影响，形成社区特有的风土人情、人生观和价值观。

5. 控制功能 通过制订各项行为规范和相关规章制度，社区管理机构对居民的行为加以约束、控制，从而有效地维持社区秩序、保障社区的和谐和居民的安全。

6. 援助功能 无论是对妇女、儿童、老年人等特殊人群，还是对处于疾病、灾难或经济困难中的个体、家庭或弱势群体，社区具有提供帮助和支援的功能。

三、社区卫生服务的基本概念

社区卫生服务是医疗卫生工作的重要组成部分，是促进和维护人民健康的基本保障。

(一)社区卫生服务的定义、服务内容及对象

1. 社区卫生服务的定义 社区卫生服务是指社区内的卫生机构及相关部门根据社区内存在的主要卫生问题，合理使用社区的资源和适宜技术，主动为社区居民提供的基本卫生服务。社区卫生服务是以人群健康为中心、家庭为单位、社区为范围、需求为导向，以妇女、儿童、老年人、慢性病病人、残疾人等为重点，以解决社区主要卫生问题、满足基本卫生服务需求为目的，融预防、医疗、保健、康复、健康教育、计划生育技术服务等为一体，有效、经济、方便、综合、连续的基层卫生服务。

2. 社区卫生服务的对象 社区卫生服务面向整个社区，其服务对象为社区的全体居民。

(1)健康人群：是社区卫生服务的主要对象之一，由各个年龄段的健康人群组成。

(2)亚健康人群：亚健康是介于健康和疾病之间的中间状态。所谓的亚健康人群是指那些没有任何疾病或明显的疾病，但呈现出机体活力、反应能力及适应能力下降的人群。据有关部门调查表明：亚健康人群约占总人口的60%，故亚健康人群应成为社区卫生服务的重点对象。

(3)高危人群：高危人群是指目前尚处于健康状态，但本身暴露于某些致病因素中的人群。致病因素包括生物遗传、环境及生活行为和习惯等因素，如家族遗传病史、不良生活习惯等。

(4)重点保健人群：是指由于各种原因需要得到特殊保健的人群，如妇女、儿童、老年人等。

(5)患病人群：是由患有各种疾病的病人组成，包括患常见病、慢性病的病人。目前，居家的病人是社区卫生服务的重要对象之一。

3. 社区卫生服务的工作内容 社区卫生服务的主要特点之一是“六位一体”的综合服务内容，即社区卫生服务融预防、医疗、保健、康复、健康教育、计划生育技术服务等为一体。

(1)预防服务：从个人、家庭和社区3个层次，根据不同特点和需求，提供三级预防服务。

①第一级预防(primary prevention)：又称病因预防或发病前期预防。即通过采取各种措施，控制或消除致病因素对健康人群的危害，以达到防止疾病发生的目的。

②第二级预防(secondary prevention)：又称临床前期预防或发病期预防。即在疾病的临床前期，通过早期发现、早期诊断、早期治疗，从而使疾病得到有效的控制或治愈，以达到防止疾病进一步发展的目的。

③第三级预防(tertiary prevention)：又称临床预防或发病后期预防。即通过对病人采取及时、有效的治疗，防止疾病的进一步恶化，以达到预防并发症和病残的目的。

(2)医疗服务：提供有效、经济、方便的基本医疗服务是社区卫生服务中的一项内容。社区基本医疗服务主要包括：①常见病、多发病的诊断和治疗；②急重症、疑难病症的紧急救护、转诊；③恢复期病人的继续治疗。

(3)保健服务：即为社区重点保健人群提供综合性、连续性的保健服务。社区保健服务主要包括：①妇女围婚、围生及围绝经期的保健服务；②新生儿、婴幼儿、学龄前、学龄期、青少年的保健服务；③老年人保健服务。

(4)康复服务：在有关机构的专业指导下，利用社区资源，组织康复对象及其家属开展医疗康复，以减少、减轻残障。社区康复服务主要包括慢性病病人的康复和残疾人的康复。

(5)健康教育：是社区卫生服务的主要方式之一，社区的预防、保健、医疗、康复及计划生育服务均需通过健康教育提高其服务效率。

(6)计划生育技术服务：计划生育是我国国策，是社区卫生服务的重要内容之一。社区计划生育技术服务主要包括：①国家人口与计划生育基本政策的宣传；②计划生育技术的咨询和指导；③避孕药具的发放与管理。

(二)社区卫生服务的特点

社区卫生服务不同于医院的医疗服务。作为基本卫生服务,社区卫生服务以公益性、主动性、广泛性、综合性、连续性、可及性为主要特点。

1. 公益性　社区卫生服务除基本医疗服务外,康复等服务也属于社区卫生服务的范围。

2. 主动性　社区卫生服务人员应主动深入社区、走进家庭,提供以家庭为单位的综合卫生服务,以满足社区居民的健康需求。

3. 广泛性　社区卫生服务面向社区全体居民,包括健康人群、亚健康人群及患病的病人。

4. 综合性　社区卫生服务的内容不仅包括基本医疗服务,还包括疾病预防、人群保健、康复、健康教育和计划生育指导等服务。

5. 连续性　社区卫生服务的内容和对象决定了其服务的连续性。自生命尚未诞生至生命结束,社区卫生服务人员将针对社区居民生命周期各阶段的特点和需求,提供相应的预防、保健、医疗和康复等服务。

6. 可及性　社区卫生服务从时间、地点和价格等方面确保社区居民不仅使用方便且能够承担得起。

四、社区护理的基本概念

社区护理是社区卫生服务的重要组成部分,社区护士在确保社区卫生服务质量、提高社区卫生服务效益中发挥着重要的作用。

(一)社区护理的定义与工作内容

1. 社区护理定义　社区护理是将公共卫生学及护理学理论相结合,用以促进和维护社区人群健康的一门综合学科。社区护理以健康为中心,以社区人群为对象,以促进和维护社区人群健康为目标。

公共卫生学是一门预防疾病、延长寿命、促进身心健康和提高工作效率的科学和艺术。通过有组织的社会力量,预防疾病、延长寿命,是公共卫生学的主要目的。护理学是医学领域里一门综合性应用科学,它结合了自然科学与社会科学的理论,形成了护理的理论体系与护理技术操作。护理是发现和处理人类现存或潜在的健康问题的过程。随着护理模式的转变,护理学的范围也在逐步拓宽,从疾病的护理扩展至疾病的预防;但其侧重点仍是依赖于护理人员的力量,帮助病人恢复健康、减少残障。

社区护理将护理学理论和公共卫生学理论有效结合,不仅面向患病人群,还面向健康人群;不仅通过组织的社会力量,提供预防疾病的服务,更依赖于护理人员的力量,提供恢复健康的服务。

2. 社区护理服务的内容　在我国,社区护理服务是社区卫生服务的重要组成部分。根据社区卫生服务的“六位一体”内容,社区护士将配合社区的全科医师、预防保健人员、康复人员等其他专业人员,重点开展以下5个方面的社区护理服务。

(1)社区保健护理:社区护士将针对社区居民的特点和需求,特别是妇女、儿童、老年人,提供相应的保健护理服务,如妇女围生期和围绝经期的保健、儿童免疫规划的实施、老年保健等护理服务,以减少各种健康问题的发生,促进健康。

(2)社区慢性疾病、传染病、精神病病人的护理和管理:社区护士将对居家的慢性疾病、传染病和精神病病人提供医疗护理和管理服务,同时指导其家属、照顾者正确地护理和照顾病人并做好相应地消毒、隔离和保护易感人群的工作,在控制疾病的基础上,促进健康的恢复。

(3)社区康复护理:社区护士将向社区的残疾人群提供相应的康复护理服务,以帮助他们尽可能降低残障程度,重返社会。

(4)社区急、重症病人的急救与转诊服务:社区护士将向社区的急、重症病人提供院前救护和转诊服务,以确保他们被及时、平安地送至相应的医疗机构。

(5)社区临终护理:社区护士将向居家的临终病人提供临终关怀护理服务,以减轻临终病人的身心痛苦,维护其尊严,改善其生活质量,使临终病人平静、舒适地度过人生的最后阶段,同时为临终病人的家属提供心理、精神支持,确保家属安全度过居丧期。

(二)社区护理服务的特点

1. 社区护理是护理领域的一个分支　作为一门综合学科,社区护理在将护理学和公共卫生学基本理论和知识有机结合的基础上,拓展、丰富了护理学内涵,从而延伸了护理学的领域。

2. 社区护理以人群健康为中心　社区护理以社区人群为服务对象,以促进和维护人群健康为主要目标。

3. 社区护士具有高度的自主性　在社区护理过程中,社区护士往往独自深入家庭进行各种护理,故要求社区护士具备较强的独立工作能力和高度的自主性。

4. 社区护士必须和其他相关人员密切合作 社区护士在工作中不仅仅要与社区其他医疗、卫生、保健人员密切合作,鼓励社区卫生服务对象的参与,还要与社区居民、社区管理人员密切配合。

(三)社区护理的发展过程

社区护理起源于西方国家,追溯其发展过程,可划分为4个主要阶段,即:家庭护理阶段、地段护理阶段、公共卫生护理阶段和社区卫生护理阶段(表9-1)。

1. 家庭护理阶段 早在19世纪中期以前,由于卫生服务资源的匮乏、医疗水平的局限及护理专业的空白,多数病人均在家中休养,由家庭主妇看护、照顾。在这些家庭主妇中,绝大多数既没有文化,也没有受过任何看护训练,她们只能给予病人一些基本的生活照顾。然而正是这种简单、基础的家庭护理,为早期护理和社区护理的诞生奠定了基础。

2. 地段护理阶段 地段护理源于英国。早在1859年,英国利物浦(Liverpool)的企业家若斯蓬(William Rathbone)先生因其患病的妻子在家得到一位护士的精心护理,而深感地段护理之重要并致力于地段护理的发展。于是,在19世纪中期到19世纪末期的50年间,英国、美国为了使贫病交加人群能享受到基本的护理服务,从而改善贫困人群的健康状况,陆续开设了地段护理服务。地段护理在英、美两国主要侧重于对居家贫困病人的护理,包括指导家属对病人进行护理。从事地段护理的人员多数为志愿者,少数为护士。

3. 公共卫生护理阶段 公共卫生护理源于美国。早在1893年,美国护士伍德(Lillian Wald)女士在纽约亨利街区(Henry Street)开设了地段护理。随着其服务对象和服务内容的逐步拓宽,伍德女士称之为公共卫生护理。公共卫生护理将地段护理的服务对象由贫困病人,扩大至地段居民;将服务内容由单纯的医疗护理,扩展至预防保健服务。在从事公共卫生护理人员中,绝大多数为公共卫生护士,少数为志愿者。

4. 社区护理阶段 进入20世纪70年代后,世界各国越来越多的护士以社区为范围,以健康促进、疾病防治为目标,提供医疗护理和公共卫生护理服务。于是,从20世纪70年代中期开始,美国护理协会将这种融医疗护理和公共卫生护理为一体的服务称之为社区护理,将从事社区护理的人员称之为社区护士。1978年,世界卫生组织给予肯定并加以补充,要求社区护理成为社区居民"可接近的、可接受的、可负担得起的"卫生服务。从此社区护理以不同的方式在世界各国迅速地发展起来,社区护士的队伍也在世界各国从质量和数量上逐步地壮大起来。

(四)社区护士的角色与能力要求

社区护士是指在社区卫生服务机构及其他有关医疗机构从事社区护理工作的护理专业人员。社区护士是社区卫生服务的主要提供者,是社区居民健康的维护和促进者。

1. 社区护士的角色

(1)照顾者:社区护士将以照顾者的角色服务于社区居民,向社区居民提供各种照顾,包括生活照顾及医疗照顾。

(2)教导者:对社区居民的教育与指导,将贯穿于社区护理服务的始终。因此,社区护士将以教导者的角色向社区居民提供各种教育、指导服务,包括健康人群和亚健康人群的教育、病人教育及病人家属的指导。

(3)咨询者:社区护士还将以咨询者的角色向社区居民提供有关卫生保健及疾病防治咨询服务,解答居民的疑问和难题,成为社区居民的健康顾问。

(4)管理者:社区护士根据社区的具体情况及居民的需求,设计、组织各种有益于健康促进和健

表9-1 社区护理的发展过程

阶段	护理对象	护理类型	护理内容
家庭护理	贫困病人	以个体为导向	医疗护理
地段护理	贫困病人	以个体为导向	医疗护理
公共卫生护理	有需求的民众	以家庭为导向	医疗护理及预防保健
社区护理	社区居民	以人群为导向	健康促进及疾病预防

摘自:刘建芬.2010.社区护理学.2版.北京:中国协和医科大学出版社

康维护的活动。

(5)协调者:社区护理服务的特点之一是鼓励各类相关人员的参与。因此,社区护士将协调社区内各类人群的关系,包括社区卫生服务机构内各类卫生服务人员的关系、卫生服务人员与居民或社区管理者的关系等。

(6)研究者:社区护士不仅要向社区居民提供各种卫生保健服务,同时还要注意观察、探讨、研究与护理及社区护理相关的问题,为护理学科的发展及社区护理的不断完善提供依据。

2. 社区护士的能力　社区护理的工作范围、社区护士的职责和角色对社区护士的能力提出了更高的要求,要求社区护士不仅要具备一般护士所应具备的护理基本能力,还要特别加强以下几种能力的培养。

(1)人际交往能力:社区护理工作既需要其合作者的支持、协助,又需要其护理对象及家属的理解、配合。社区护士的主要合作者包括社区内其他卫生专业人员,如全科医师;社区的管理人员,如街道、居委会的工作人员;社区护理的对象,即社区的全体居民,如病人、家属、健康人群。面对这些不同年龄、家庭、文化及社会背景的合作者和护理对象,社区护士必须掌握社会学、心理学及人际沟通技巧方面的知识,具备在不同的场合、面对不同的服务对象进行有效沟通的能力,更好地开展社区护理工作。

(2)综合护理能力:主要包括各专科护理技能及中西医结合的护理技能。根据社区护理的定义及社区护士的主要职责,社区护士即是全科护士,他们将面对各种病人和残疾者,如外科术后的病人、卒中恢复期的病人、精神病病人或临终病人等。因此,社区护士必须具备各专科护理技能及中西医结合的护理技能,才能满足社区人群的需求。

(3)独立解决问题能力:社区护士多处于独立工作状态,往往需要独立地进行各种护理操作、运用护理程序、开展健康教育、进行咨询或指导。此外,无论是在社区服务中心(站)还是病人的家里,其护理条件及设备均不如综合医疗机构,这就要求社区护士具备较高的解决问题或应变的能力。因此,具有独立判断、解决问题或应变能力,对社区护理人员是非常重要的。

(4)预见能力:主要应用于预防性的服务,而预防性服务是社区护士的主要职责之一。在实际工作中,社区护士不仅要运用顺向思维,还要运用逆向思维。所谓的顺向思维,即针对已发生的问题,找出解决的方法并实施;而逆向思维则是在问题发生之前找出可能导致问题发生的潜在因素,从而提前采取措施,避免或减少问题的发生。社区护士应有能力预见在治疗和护理中可能发生的变化,疾病或残疾将给家庭带来的直接与间接影响,以及社区内可发生的健康问题,以便提前采取措施,防患于未然。

(5)组织、管理能力:组织、管理者是社区护士的另一个重要角色。社区护士一方面要向社区居民提供直接的护理服务;另一方面还要调动社区的一切积极因素,大力开展各种形式的健康促进活动。社区护士有时要负责人员、物资和各种活动的安排,有时要组织本社区有同类兴趣或问题的机构人员学习,如老人院中服务员的培训或餐厅人员消毒餐具的指导,这些均需要一定的组织、管理能力。

(6)调研、科研能力:社区护士不仅担负着向社区居民提供社区护理服务的职责,同时也肩负着发展社区护理、完善护理学科的重任。因此,社区护士首先应不断地充实自己的理论知识,提高自己的业务水平。其次,社区护士应掌握科研的基本知识,能独立或与他人共同进行社区护理科研活动。在社区护理实践中,善于总结经验,提出新的观点,探索适合我国国情的社区护理模式,推动我国社区护理事业的发展。

(7)自我防护能力:社区护士的自我防护能力主要体现于3个方面,即自我法律保护能力、职业防护能力及人身防护能力。首先,社区护士应提高自我法律保护意识,在提供社区护理服务中,严格执行各项规章制度,特别是在服务对象家庭中提供医疗护理服务时,应注意维护服务对象的合法权益,认真履行护理人员的职责,避免引起不必要的纠纷;其次,社区护士应提高职业防护意识,严格执行无菌操作原则,消毒、隔离制度及医疗废弃物处理原则,防止因工作疏忽而引起交叉感染,损害服务对象及自身健康;最后,社区护士应提高自我人身安全防护的意识,在深入社区或进行家庭访视过程中,避免携带贵重物品或过多现金,冷静应对各种突发事件。

五、社区重点人群保健

重点人群亦称特殊人群,是指具有特殊生理、心理特点或处于一定的特殊环境中容易受到各种有害因素作用、患病率较高的人群。妇女因其特殊的生理特点、生理周期和生育功能，在特定时期较之男性具有更多的健康危险因素；儿童和老年人则因其特殊的生理、心理特点较成年人更易患病和死亡，故妇女、儿童和老年人成为社区卫生服务的重点保健人群。

(一)社区妇女儿童保健

妇女保健是针对妇女生理和生殖的特点，以预防为主、保健为中心，维护和促进妇女身心健康为目的，开展以保障生殖健康为核心的保健工作。

儿童保健是研究儿童生长发育的规律及其影响因素，采取有效措施，预防儿童疾病、促进健康的一门学科。

妇女和儿童人口数量众多，约占人口总数的2/3。社区作为他们生活的基本环境，社区护士肩负着保护和促进妇女、儿童健康的重任。

1. 社区妇女和儿童保健的内容

(1)社区妇女保健的内容：社区妇女保健的主要内容是针对妇女围婚期、围生期和围绝经期的生理、心理的特点及需求，提供相应的预防保健服务。详细内容参见妇产科护理指南。

(2)社区儿童保健的内容：社区儿童保健的主要内容是在新生儿、婴幼儿、学龄前期、学龄期和青少年期，针对各阶段儿童生理、心理的特点及需求，提供相应的预防保健服务。详细内容参见儿科护理指南。

2. 社区妇女和儿童的主要保健措施

(1)积极开展社区妇女、儿童的健康调查，掌握社区妇女、儿童的人口数量、年龄结构、健康状况、主要健康问题及其危险因素。

(2)大力开展健康教育，普及健康知识，提高健康意识，培养良好的生活习惯和方式。

(3)主动提供有针对性的妇女和儿童保健服务，如健康咨询、计划生育技术指导、免疫规划的实施等，有效预防各种常见健康问题和疾病。

(二)社区老年保健

老年保健是指在平等享用卫生资源的基础上，充分利用现有资源，使老年人得到基本的医疗、康复、保健和护理等服务，以维持和促进老年人的健康。

1. 社区老年保健的对象　社区老年保健以社区全体老年人为对象，包括健康的老年人和患病的老年人，但重点保健服务对象为以下五类人群。

(1)高龄老年人：高龄老年人一般是指75岁以上的老年人，即老老年人和非常老的老年人。随着人均寿命的逐渐增长，高龄老年人在老年人群中的比例不断扩大；随着衰老进程的不断加重，高龄老年人的体质更加脆弱；因此，高龄老年人更需要社区保健服务。

(2)独居老年人：独居老年人是指老年人因没有子女或不与子女共同居住的老年人。随着独生子女比例的扩大、养老观念的转变，独居老年人在老年人群中的比例也在逐渐扩大。由于交通等各种不便，他们将更依赖于社区老年保健服务。

(3)疾病恢复期老年人：疾病恢复期老年人包括急、重症恢复期的老年人及需要继续或长期治疗的老年人。这类人群疾病尚未完全治愈，身体状况相对较差，往往渴望社区的指导、教育及帮助。

(4)丧偶老年人：丧偶老年人一般可能独居或与子女共同居住。随年龄的增长，丧偶老年人的比例不断增加。这类人群往往由于孤独等心理问题引发各种躯体健康问题，社区应针对他们的特点和需求提供相应、及时的保健服务。

(5)精神障碍老年人：精神障碍老年人主要是指老年性痴呆的病人。由于生活自理能力的逐渐丧失、生活规律的紊乱，他们更需要社区的特殊关注、帮助和支持。

2. 社区老年保健的内容　针对老年人生理、心理及社会环境的特殊性，老年人健康促进与维护主要通过老年人的自我保健、家庭保健及社区保健共同实现。

(1)自我保健：自我保健是指个人、家庭、邻居、亲友和同事自发的卫生活动，并做出与卫生有关的决定。老年人自我保健主要是指老年人自身提高自我观察、预防、护理及急救的意识和基本技能，从而达到预防疾病、促进和维护健康的目的。

①自我观察：老年人应注意自身情况的变化，特别是生命体征的变化，如体温、脉搏、血压等；患慢性疾病的老年人还应密切观察自身病情的变化，如疼痛的部位、性质的改变等，以防延误病情。

②自我预防：老年人应自觉地建立合理的饮食、休息及锻炼等生活方式，保持良好的心理状态，同时应定期进行体格检查。

③自我护理：老年人应具备基本的自我照顾、自我调节及自我保护能力。患慢性疾病的老年人还应掌握基本的自我治疗、护理能力，如安全用药、自我注射胰岛素等。

④自我急救：老年人应熟知急救电话号码；外出时应随时携带自制急救卡，包括姓名、血型、主要

疾病的诊断、定点医院、联系电话等信息，患有心血管疾病的老年人还应随时携带急救盒，备有硝酸甘油等药物。

(2)家庭保健：家庭保健是指以家庭为单位，以促进家庭及其成员达到最高水平的健康为目的的卫生保健实践活动。

家庭是老年人生活的基本环境、是感情的主要依托，老年人健康的促进和维护与家庭密切相连。因此，家庭成员应针对老年人的特点和需求，关心、理解老年人，为老年人营造安全、健康的生活环境。

(3)社区保健：社区保健是指社区卫生服务机构针对社区各类居民的生理、心理特点及需求，提供相应的保健服务，以促进和维护社区人群的健康。

社区保健服务是社区卫生服务的重点内容之一，老年人又是社区保健服务的重点人群。因此，针对老年人的生理、心理的特点和需求，提供相应的保健服务是社区卫生服务机构的主要工作。

3. 社区老年保健的原则　社区是老年人生活的基本环境。随着独生子女家庭的不断普及，家庭养老功能逐渐减弱，老年人的保健与照顾越来越多地依赖于社区。保健是社区卫生服务的重要内容之一，老年人群又属于特殊人群，因此，无论是老年人对社区的需求，还是社区卫生服务的职责和功能，社区老年保健均是社区义不容辞的责任。做好社区老年保健服务工作，是增强老年人自我保健意识，改善老年人健康状况，提高老年人生活质量的有效手段。在提供社区老年保健服务时，应遵循下列原则：

(1)以促进和维护老年人健康为目标：社区老年保健应以最大限度地延长老年人的健康时段及独立自理生活时间、缩短老年人患病时段及依赖他人生活时间为目标。

(2)以社区老年人群为对象：社区老年保健服务应以社区整体老年人群为对象，包括健康老年人、患慢性病的老年人和残疾的老年人等。

(3)提供综合性服务：社区老年保健服务应针对老年人的特点和需求，从生理、心理及社会适应3个层次，提供预防、护理、康复、协调等综合性服务。

(4)充分发挥个体和家庭的作用：社区老年保健应以家庭为单位，在充分调动家庭成员积极性的基础上，帮助老年人掌握自我保健的知识、具备自我保健的能力。

六、社区慢性疾病病人的护理与管理

慢性疾病已逐渐成为威胁人类健康的主要疾病。慢性疾病不仅给病人的生理、心理、社会功能带来不同程度的影响，还给病人家庭、社会带来沉重的经济负担。因此，社区护士对慢性疾病病人的有效护理与管理将对改善病人生活质量、减轻家庭和社会负担发挥积极的作用。

(一)慢性疾病的定义及其特征

1. 慢性疾病的定义　慢性疾病全称慢性非传染性疾病，是一类起病隐匿、病程长、病情迁延不愈、病因复杂且尚未完全被确诊疾病的总称。

2. 慢性疾病的特征

(1)病因复杂：慢性疾病的发病原因复杂，往往由多种复杂的因素相互影响而导致。

(2)发病初期症状和体征不明显：一般慢性疾病在发病初期症状和体征不明显，不易被病人及时发现，从而延误治疗。

(3)具有不可逆转的病理变化：慢性疾病一般具有不可逆的病理变化，因而不能被治愈。

(4)需要长期的治疗和护理：慢性疾病由于不能被治愈，故需要长期治疗和护理。

(二)常见慢性疾病的危险因素

1. 生物遗传因素　许多慢性疾病均与生物遗传因素有密切联系，如高血压、糖尿病均有家族聚集性。

2. 行为因素　慢性疾病的发生、发展与行为和生活方式密切相关，如高钠、高胆固醇饮食习惯和缺乏运动的生活方式往往与心血管疾病的发生和发展有关。

3. 环境因素　无论是自然环境还是社会环境均与慢性疾病有关，如环境污染、文化背景等。

4. 精神心理因素　长期精神紧张、压抑、郁闷等也可导致慢性疾病的发生和发展。

(三)社区慢性疾病病人的护理与管理原则

1. 充分调动病人及其家属的积极性　慢性疾病的治疗、护理和管理是一项长期的工作，将从病人发病起伴随其一生。因此，社区护士对慢性疾病病人的护理和管理必须依赖病人本人及其家属和照顾者。社区护士一方面应帮助病人、家属、照顾者充分了解疾病的相关知识，重视疾病的治疗、病人的护理和管理，以积极的态度应对疾病；另一方面应耐心帮助病人、家属、照顾者掌握正确自我管理、家庭护理的基本知识和技能。

2. 合理调节病人的日常生活习惯和方式 随着慢性疾病的发生和发展，社区护士应帮助病人合理调节生活习惯和方式，建立有益于治疗疾病、控制疾病的日常生活方式和习惯。如糖尿病病人，社区护士应指导他们如何建立合理饮食、适当运动的生活方式。

3. 注重病人心态的调整 慢性疾病病人的精神和心理状态对其疾病的发展与控制具有重要的作用。社区护士应关注病人的精神心理状态，帮助他们正确对待疾病，消除或减轻心理压力。

4. 鼓励病人坚持科学的治疗 定期检查、长期治疗是控制慢性疾病发展的重要措施，然而这却会导致病人产生厌烦心理。一些病人会逐渐放松监测、检查；一些病人会间断治疗，甚至停止治疗；一些病人听信虚假广告宣传采纳不科学的治疗方法。社区护士应掌握病人的就医行为，鼓励、监督病人定期监测、检查，坚持科学的治疗。

第二节 社区护理的相关理论

一、家庭理论

家庭是人们赖以生存的环境，是社区卫生服务的基本单位。家庭不仅影响着每一位成员的健康状态，还影响着健康的恢复和疾病的发展。

（一）家庭的概念

家庭是人类生活中最重要的一种组织形式，个人的生存、种族的繁衍、社会的安定，无一不以家庭为依归。不同的社会制度、宗教信仰、文化背景，赋予家庭不同的内涵。

一些学者认为：家庭是一种初级的社会文化系统，是由两人或两人以上，因婚姻、血缘或收养关系而组成的一种团体，是父母、子女共同生活、彼此依赖的处所。其成员之间在情感及躯体上有法定关系，彼此享有共同的时间、空间与财产等资源。

社会学家对家庭所持的观点是：家庭是由两个或两个以上人员通过婚姻、血缘或收养关系组成的社会基本单位，他们共同居住在一起，成员因子女的诞生（或收养）而增加。家庭成员彼此相互沟通与互动，分别扮演家庭中的社会角色如父、母、子、女等，分享同一文化和某些独有的家族特征。

婚姻、血缘和经济供养是构成家庭的3个基本要素，是维护家庭稳定的三大支柱。

（二）健康家庭的特征

1. 良好的沟通 家庭成员之间以开放坦诚的沟通方式表达意愿，分享彼此的感觉、理想、价值观，相互关心。

2. 良好的生活方式 为成员创建安全的居家环境，安排合理的营养、休闲环境、运动方案，保持平衡的心态。

3. 增进成员成长 家庭为其成员提供教育、支持和足够的空间，满足成员生理、心理、社会和人文的需要，维持良好的功能，提供成长的机会。

4. 适时调整角色 家庭成员的角色不是固定不变的，当家庭发生变故或情况有变化，对角色分工就需要家庭成员共同商讨并做适当调整。

5. 正视问题 家庭在不同的发展阶段，会有不同的发展任务，出现不同的问题。家庭成员应积极面对，负起责任，解决、处理争议或问题，妥善化解矛盾或冲突，及时寻求社区资源，运用社区资源满足家庭成员的需要。

6. 与社区保持联系 经常与社区沟通，不与社区脱节，关心社区的发展。

（三）家庭的类型

1. 核心家庭 由夫妇和未婚子女或收养子女组成的家庭。在我国，核心家庭已成为主要的家庭类型。此类家庭的特点是人数少、结构简单，家庭内只有一个权力和活动中心，家庭成员间容易沟通、相处。

2. 传统家庭 由血缘、婚姻或收养关系组成并生活在一起的一组人，包括父母、子女、夫妇一方或双方的父母、兄弟姊妹。在我国，传统家庭曾是主要家庭类型，随着社会的发展，传统家庭的数量逐渐减少。此类家庭的特点是人数多、结构复杂，家庭内存在一个主要的权力和活动中心，几个权力和活动的次中心。

3. 单亲家庭 是指由离异、丧偶或未婚的单身父、母及其子女或领养子女组成的家庭。此类家庭的特点是人数少、结构简单，家庭内只有一个权力和活动中心。

4. 重组家庭 是指夫妻双方至少有一人已经历过一次婚姻，并可有一个或多个前次婚姻的子女及夫妻重组后的共同子女。重组家庭的特点是人数相对较多、结构复杂。

5. 无子女家庭　指因各种原因无孕育子女的家庭，其中包括丁克家庭。丁克家庭指夫妇双方均有收入，但不打算生育子女。其家庭特点是人数少、结构简单。

(四)家庭的功能及其对健康的影响

1. 家庭的功能　每一家庭都有其功能，以满足家庭成员不同的需求，并使家庭成员的行为符合社会的期望。家庭功能主要包括情感、社会化、生殖、经济及健康照顾5项功能。

(1)情感功能：情感是维系家庭的重要基础。家庭成员间情感的需要包括建立自尊、道德观及营造一个情爱的环境。家庭成员之间通过彼此相互理解、关心和情感支持，缓解或消除社会生活带来的烦恼、压力，从而维持均衡、和谐的心理状态，使每个成员体会到家庭的归属感和安全感。

(2)社会化功能：家庭是孩子接受教育的第一课堂，有帮助年幼成员从“生物人”逐步向“社会人”转化的功能。家庭为子女传递文化，提供社会教育，帮助完成社会化过程，并根据社会标准管制成员的行为表现。其他成员在家庭为其提供的环境中学习语言、知识，学会遵守社会道德行为规范，明辨是非。社会同时也为家庭提供法律法规保障：承认夫妻身份，保障婚姻关系，维护家庭利益，使家庭在良好的社会环境里发展生活功能。

(3)生殖功能：家庭的主要功能之一是生养子女，传宗接代，维持人的延续，这是生物世代延续的本能及需要。近年来，一些家庭对生育子女的看法和态度已发生了改变，少生或不生孩子的家庭逐年增多(如丁克家庭)，淡化了后代的繁衍和家庭的生殖功能。

(4)经济功能：家庭的功能之一是经营生活，为其成员提供物质、文化方面的供应，满足衣、食、住、行、娱乐、教育等各方面的生活需要。

(5)健康照顾功能：促进和维护成员的健康是家庭的基本功能。家庭不仅有保护、促进成员健康的功能，还有提供各种照顾和支持的功能，即在有人生病时提供心理支持、营养、运动、护理等照顾。

2. 家庭对健康的影响　家庭作为其成员的亲密社会环境，是其健康观念、情感支持和健康相关行为的根本来源。因此，家庭对每一位成员健康和疾病的影响远远超过其他任何社会关系的影响。

(1)遗传：生物遗传是影响人类健康与疾病的重要因素之一。人的身高、体形、性格、心理状态等均受遗传因素的影响。一些疾病如高血压、冠心病、糖尿病、乳腺癌等，也与遗传因素有密切的关系。

(2)生长发育：作为儿童生长的基本环境，家庭的喂养、教育、行为培养等方式，可直接或间接地影响着儿童生理、心理的健康及生长发育。

(3)疾病发生与发展：家庭的健康观念、防病意识、就医和遵医行为、生活方式和卫生习惯，直接影响疾病在家庭中的发生和传播。家庭成员共同生活在一起，通常摄入相似的饮食，因此热量、盐、胆固醇等摄入也相似；不均衡的膳食、缺乏运动、吸烟等不利健康的危险行为又可以在家庭成员间相互影响，使得有些疾病表现出家庭的聚集性。

(4)疾病恢复：家庭中某一成员患病后，其他成员对其重视、关心、照顾及经济支持的程度，对该成员身体康复或病情加重将产生影响。

(五)家庭的发展周期

家庭与个人一样，有其生活周期和发展阶段。多数家庭的建立始于夫妇婚姻关系的正式建立，随着子女的增加而逐步扩大。在家庭存在的过程中，经历着不同的发展阶段，每个发展阶段，又有不同的任务和健康需求。根据杜瓦尔(Duvall)理论，家庭有8个生活阶段。

1. 新婚家庭　从结婚到第一个孩子出生之前，家庭处于新婚阶段。其主要任务是夫妻双方相互适应，与双方家庭成员建立新的人际关系，协调性生活，决定是否生育孩子。

2. 有婴幼儿的家庭　第一个孩子出生至孩子2～3岁。伴随孩子的出生和生长，家庭的主要任务是适应父母角色，应对养育孩子带来的生活、经济及心理压力，协调家庭因成员增加而发生的冲突。

3. 有学龄前儿童的家庭　第一个孩子3～6岁。此阶段家庭的主要任务是抚育孩子，增强养育孩子的能力，关注孩子的身心发展，使孩子社会化。

4. 有学龄儿童的家庭　第一个孩子6～13岁。家庭处于适应学龄期阶段，其主要任务是教育孩子，帮助孩子逐步适应学校的学习、管理和生活，协助其发展同伴关系；防止意外事故发生，预防传染病。

5. 有青少年的家庭　第一个孩子13～20岁。家庭的主要任务是教育、培养孩子有责任感，使孩子在自由和责任之间平衡；加强与孩子的沟通；针对青少年生理和心理发育的特点，进行性教育。

6. 有子女离家的家庭　已有孩子离开家庭走向社会。家庭的主要任务是在继续向孩子提供支持的同时，适应孩子离开家庭的变化，调试婚姻。

7. 空巢家庭　从所有孩子离开家庭到夫和(或)妻退休。家庭的主要任务是巩固婚姻关系，适应夫妻二人生活，培养休闲活动的兴趣；逐步适应因增龄导致的生理退化、孤独及病痛；计划退休后的生活。

8. 老年家庭　指夫妻退休到配偶死亡的家庭。其主要任务是适应因收入减少而发生的经济变化；适应退休后的角色与生活；适应健康状况的衰退；应对疾病、丧偶、死亡等多种变化。

杜瓦尔划分的家庭生活的8个阶段，适用于绝大多数家庭，但也有例外，如没有孩子的家庭，会从第一阶段直接过渡到第七阶段。

(六)家系图的内涵及制作原则

家系图是将与一个家庭有关的信息用图形和线条连接，是社区保健人员常使用的工具，包括家庭人员构成、关系、家族的遗传背景、现有家庭成员患病情况、居住状况等信息。家系图可以显示出某一家庭中常见的健康问题在该家庭连续几代人中发展的趋势，为其后代是否有可能出现这些健康问题给予提示，如恶性肿瘤、心脏病或糖尿病在家族中发病率的图谱，提醒家族中的每个人密切关注有关的危险因素。

1. 家系图的设计　绘制家系图的目的是显示家庭成员基本情况和潜在健康问题的真实概况。绘制时应使用方便的、医务人员认可的技术和符号，简明扼要，能提供一目了然的信息。

标准的家系图由3代及以上的家庭成员组成，包括配偶双方家庭的所有成员。辈分不同的成员长者居上，同代人中第一个出生的成员在最左边，而后顺序依次向右排列。在第一代人中，传统上将丈夫的符号放在左边。家庭成员姓名、出生日期(或年龄)、所患疾病可在图形侧面或下方注明(图9-1)。

家系图的主要组成内容包括：①3代及以上的家庭成员；②家庭成员的姓名、出生日期或年龄；③已经去世的成员，死亡日期、年龄、死因；④家庭成员所患疾病或存在的健康问题；⑤使用符号代表的含义。

2. 家系图的绘制　用标准的符号绘制家系图，可以帮助社区医务人员更快地回顾某家庭的信息。家庭成员生活或健康状况发生变化时，对符号稍加修改，即可提供变更后的信息，以便更完整地显示每个人的情况。

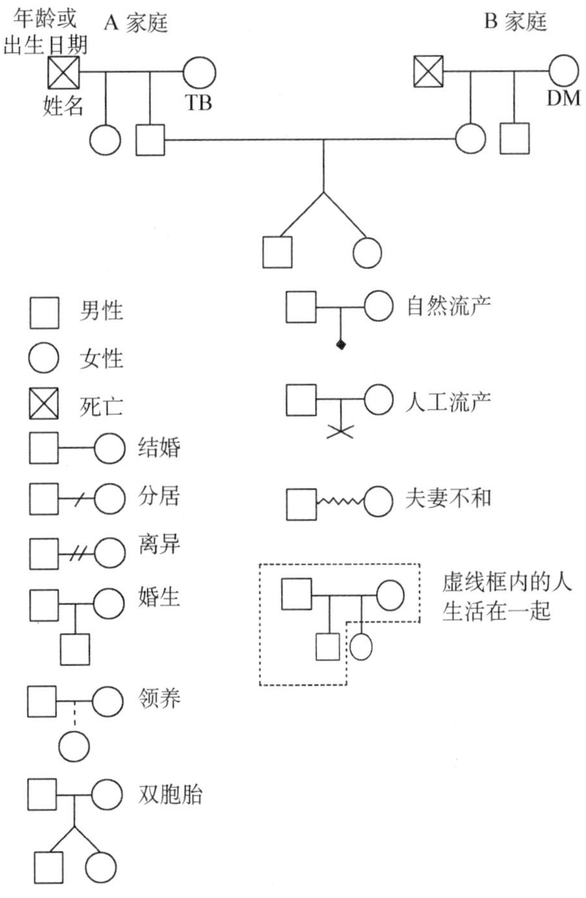

图9-1　家庭成员基本信息的家系图

(摘自：刘建芬.2010.社区护理学.2版.北京：中国协和医科大学出版社)

二、社区健康教育

社区作为宏观社会的缩影，是开展健康教育的重要场所；社区护士作为提供健康教育的主力军，肩负着向社区全体居民传播健康知识和信息、帮助居民树立正确健康观、培养健康生活方式的重任。

(一)社区健康教育的概念

1. 社区健康教育的定义　是以社区为基本单位，以社区居民为教育对象，以促进居民健康为目标的有计划、有组织、有评价的健康教育活动。通过挖掘个人、家庭、社区和社会的保健潜力，增进社区居民的健康知识，树立正确的健康观念，自愿采纳健康行为，消除或减轻影响健康的危险因素，从而达到预防疾病，促进健康，减少残障，提高生活质量的目的。

2. 社区健康教育的对象　社区健康教育面向社区全体居民，针对居民的不同特点和需求，可将其分为四种群体，即健康人群、高危人群、患病人群和家属及照顾者。

(1)健康人群:健康人群一般在社区占的比例最大,他们由各个年龄段的健康人群组成。

(2)高危人群:主要是指那些目前尚处于健康状态,但本身暴露于某些致病的生物遗传、环境或不良生活行为和习惯等因素的人群,如有高血压病、糖尿病、乳腺癌家族史的人群,以及有吸烟、酗酒或其他物质依赖的人群。

(3)患病人群:包括患有各种急、慢性疾病的病人。这类人群可根据其疾病的分期分为3种病人,即临床期病人、康复期病人及临终病人,如高血压病、冠心病、糖尿病、脑卒中恢复期、术后恢复期及恶性肿瘤晚期病人等。

(4)家属及照顾者:病人家属及照顾者与病人接触时间最长,他们的言行对病人的身心健康起着重要作用。然而,他们可能会因为缺乏护理的基础知识或因长期护理而产生自身心理上或躯体上的疲惫,甚至厌倦,从而影响病人的治疗、康复效果。因此,对他们进行健康教育是十分必要的。

(二)社区健康教育的步骤

1. 评估　即收集资料。社区健康教育评估即社区健康教育者或社区护士通过各种方式收集有关健康教育对象的资料,为开展健康教育提供依据。在实际评估中,可从以下6个方面收集有关教育对象的资料。

(1)生理状况:包括身体状况及生物遗传因素。

(2)心理状况:包括学习的愿望、态度及心理压力等。

(3)生活方式:包括吸烟、酗酒、饮食、睡眠、性生活、锻炼等生活习惯。

(4)学习能力:包括文化程度、学习经历、学习特点及学习方式等。

(5)生活、学习及社会环境:包括工作职业、经济收入、住房状况、交通设施、学习条件及自然环境等。

(6)医疗卫生服务:包括医疗卫生机构的地理位置及享受基本医疗卫生服务的状况等。

社区健康教育的对象可具体到个人,也可至整个社区,他们可以是健康人群,也可以是久病卧床的病人。因此,社区护士应针对不同的对象,采取不同的评估方式。常用的评估方式分为直接评估与间接评估。直接评估包括观察、面谈、问卷等方法,间接评估则多为查阅有关档案资料、询问亲朋好友。

2. 诊断　即确定问题。社区护理健康教育诊断是指社区健康教育者或社区护士根据已收集的资料,进行认真的分析,从而确定教育对象的现存或潜在的健康问题及相关因素。社区健康教育诊断可以分6步进行。

(1)列出教育对象现存或潜在的健康问题:教育者应根据收集的资料,找出教育对象现存的和可能出现的健康问题。

(2)选出可通过健康教育解决或改善的健康问题:教育者在列出的所有健康问题中,排除由生物遗传因素导致的健康问题,挑选出由行为因素导致、可通过健康教育改善的健康问题。

(3)分析健康问题对教育对象健康所构成的威胁程度:教育者将挑选出的健康问题按其严重程度加以排列。

(4)分析开展健康教育所具备的能力及资源:教育者对社区内及本身所具备开展健康教育的人力、物力资源及能力进行分析,以决定所能开展的健康教育项目。

(5)寻找相关因素:教育者应对教育对象及其环境进行认真分析,找出与健康问题相关的行为因素和环境因素,以及促进教育对象改变行为的相关因素。

(6)确定健康教育的首选问题:根据以上一系列分析,教育者最后确定健康教育的首选问题。

3. 制订计划　在完成了社区健康教育诊断后,即可以制订社区健康教育计划。为了使社区健康教育计划能有效地实施,社区护士应与其他社区卫生服务人员、社区基层组织领导及教育对象共同磋商制订。在制订计划时,一定要以教育对象为中心。计划的内容应包括以下几点:①社区健康教育的内容、目的及长、短期目标;②实施社区健康教育的时间、地点;③对社区健康教育者的培训方案;④社区健康教育教材的选择或编写;⑤开展社区健康教育的形式;⑥社区健康教育的评价方式。

4. 实施计划　即将计划中的各项措施变为实践。在制订了完善的社区健康教育计划后,即可付诸实施。在具体实施过程中应注意做好以下几点工作:①首先开发领导层,以得到社区基层领导及管理者的支持;②协调社会各界力量,创造执行计划的良好内、外环境;③认真做好健康教育者的培训;④培养典型,以点带面;⑤不断调查研究,探讨新的教育形式和方法;⑥及时总结工作,交流、推广好的经验。

5. 评价 是对照计划进行检查、总结。社区健康教育评价是对社区的健康教育活动进行全面的监测、核查和控制，是保证社区健康教育计划设计、实施成功的关键措施。社区健康教育的评价应贯穿社区护理教育活动的全过程。

在实际工作中，健康教育评价可以分为3种，即即时评价、阶段评价及效果评价。即时评价是指在进行健康教育时，教育者应通过教育对象的不同形式反馈，如面部表情、提问等，及时修改教育方式及方法。阶段评价是指在健康教育的过程中，教育者应定期对照计划检查教育进度及效果。效果评价则是指在健康教育结束时，教育者应对照计划对教育活动进行全面检查、总结。

(三)社区群体健康教育的教学基本技能

教学技能是指教育者在课堂教学中，依据教学理论、运用专业知识和教学经验等，使教育对象掌握学科基础知识、基本技能，并受到思想教育等所采用的一系列教学行为方式。围绕教学的过程，教学基本技能主要包括导入技能、强化技能、变化技能和结束技能等。作为职业技能，教学技能是教育者必备的技能。教育者对教学技能掌握和运用的程度不仅会影响教育对象对学习的兴趣，还会影响教育对象对教学内容、信息的理解和掌握。

健康教育的实质是行为干预，而教育对象不良生活行为、习惯的改善程度，将取决于他们对健康知识和健康信息掌握和接受的程度。教育者的基本教学技能将直接影响教育对象的学习过程和效果。教育者若能熟练掌握基本教学技能，确保准确地将健康知识传递给教育对象，则可激发教育对象的学习兴趣和自觉性，转变其观念和态度，从而提高健康教育的有效性。

1. 导入技能 是教育者在一个新的教学内容或活动开始时，引发教育对象学习动机的行为方式。教育者一般在一个新课题、一项活动或一节课开始时，应用导入技能，时间一般限制在3～5min。根据教育对象和教学内容的特点，常用的导入方式一般分为7种类型。

(1)直接导入：教育者以概括介绍本次课主要内容，或明确本次课学习目的和要求，作为本次课的开始。

(2)经验导入：教育者以教育对象已有或熟悉的经验为切入点，通过讲解、提问，逐步引出本次课的新内容。

(3)旧知识导入：教育者以对已学知识的复习、提问等活动开始，逐步引出新内容。

(4)实验导入：教育者以实验演示或布置教育对象实验，作为本次课的开始。

(5)直观导入：教育者以展示实物、模型或指导教育对象观看影像制品，作为本次课开始。

(6)故事、事例导入：教育者以讲解教育对象熟悉的事例、故事，作为本次课的开始。

(7)设疑、悬念导入：教育者以设置一些疑问、悬念，作为本次课的开始。

2. 强化技能 是教育者运用各种肯定或奖励的方式，使教学内容与教育对象反应建立稳固的联系，帮助教育对象形成正确的行为，激发教育对象学习热情，促使他们的思维沿着正确的方向发展的一类教学行为。强化技能的主要类型包括4种，即语言强化、动作强化、标志强化和活动强化。

(1)语言强化：教育者通过语言评论的方式，对教育对象的反应或行为给予鼓励或表扬，以促使教育对象向所希望的方向发展。语言强化可分为口头强化和文字强化两种。

(2)动作强化：教育者通过身体动作、面部表情等非语言方式，如微笑、点头、鼓掌等，对教育对象的反应、行为给予肯定、鼓励、赞扬。

(3)标志强化：教育者通过运用各种象征性标志、奖赏物等，对教育对象的反应、行为给予肯定、鼓励、赞扬。

(4)活动强化：教育者通过组织一些特殊的活动，如课外辅导、竞赛活动、经验介绍等，对教育对象的反应、行为给予肯定、鼓励、赞扬。

3. 变化技能 是教育者根据教学内容和教育对象反应，通过变化教学媒体、师生相互作用形式及对教育对象的刺激方式，引起教育对象的注意和兴趣，将无意注意过渡到有意注意，保持教育对象学习动机，形成良好课堂学习气氛的一类教学行为。变化技能一般分为3类，即教态的变化、教学媒体的变化和师生相互作用的变化。

(1)教态的变化：教态主要包括教育者在教学中的身体动作、面部表情、眼神、声音等非语言行为。教态的变化是指教育者在教学中适当变化其声音、手势、眼神及身体运动等，如移动身体的位置、变化身体的局部动作或面部表情、改变声调、语速等，以达到刺激教育对象、吸引教育对象的目的。

(2)教学媒体的变化：教学的过程实质上是一个信息传递的过程，教育对象主要通过视觉和听觉媒体、触觉、嗅觉及操作，接受、理解和掌握信息。

教育者在教学过程中，根据教学内容、教育对象学习特点，适当变化教学媒体，如投影与板书交替使用等，以达到缓解教育对象对单一教学媒体的疲劳、提高教学效率的作用。

(3)师生相互作用形式的变化：教学的过程是教育者与教育对象相互作用的过程，作用形式主要包括：教育者与全体教育对象、教育者与个别教育对象、教育对象与教育对象等。教育者在教学过程中，可根据教学内容和教育对象学习方式的特点，变化相互作用的形式，如授课与小组讨论交叉进行，从而活跃课堂教学气氛、激发教育对象兴趣。

4. 结束技能　是教育者完成一个教学任务或活动时，为巩固、拓展教育对象的学习所采用的特定的行为方式。结束技能不仅可以应用于一节课、一个章节的结束时，也可以用于讲授新概念、新知识的结尾。完美的教学结尾，可以收拢教育对象的思维，清理教育对象的思路；还可以激励教育对象向新的高峰攀登。结束的类型主要包括三种，即系统概况、分析比较、拓展延伸。

(1)系统概括：教育者将一节课、一个章节的内容进行总结归纳、系统概括，强调重点内容，并可采用板书、列表、绘图等方法增强效果。

(2)分析比较：教育者将新概念与原有概念或并列概念、相对概念、易混淆的概念进行分析比较，明确指出本质特征和不同点，以帮助教育对象加深记忆和理解。

(3)拓展延伸：教育者可通过提出问题、设置悬念等方式，将讲授的知识向其他方面延伸，以拓宽教育对象的知识面，激发教育对象学习、研究的兴趣。

第三节　社区卫生服务和社区护理服务的新进展

自20世纪中期以来，在WHO的倡导下，世界各国针对自身医疗卫生服务体系和医疗卫生保健服务需求的特点，以不同的方式积极地发展社区护理服务，不同程度地达到了有效、合理利用医疗卫生资源、满足人类对健康服务需求的目的。

一、美国社区护理服务的特点

长久以来，美国政府一直被其医疗卫生服务的“高成本、低覆盖”所困扰。与其他发达国家相比，一般发达国家医疗卫生费用支出占其国民经济总产值(GDP)的7%～10%，而美国医疗卫生费用支出已占其GDP的16%；尽管美国政府为老年人群、贫困人群提供医疗保险保障，但仍有约15%美国公民没有任何医疗保险保障。因此，大力发展社区护理服务早已成为美国政府“降低医疗卫生服务的成本、提高医疗卫生服务的覆盖率”的主要措施之一。

(一)社区护理服务简况

作为社区护理的起源地之一，美国社区护理服务开展时间较长，社区护理服务体系也较完善。在美国，各州开设社区护理服务的模式不完全相同，主要通过社区护理服务中心、老年服务中心、妇幼健康服务中心、社区精神健康中心、临终关怀服务中心等社区护理机构，向社区妇女、儿童、老年人、慢性疾病病人、疾病恢复期病人、临终病人等提供相应的医疗护理和预防保健服务。从事社区护理服务的护士均为注册护士，具备本科以上的学历、3～5年的临床护理经验，具有较强的决策、合作和管理能力。随着医疗技术的提高，社区护士越来越多地参与二级、三级医疗保健服务，社区护士队伍中具有硕士学历以上的人数比例逐渐增加。

(二)社区护理服务特点

1. 以人群健康为中心　美国社区护理服务以人群健康为中心，将预防保健服务和医疗护理服务有效结合。社区护理机构定期以不同方式为不同年龄段、不同特点的居民举办促进和维护健康的活动，如健康咨询、讲座等，在强调“每个人既具有享受健康的权利又具有维护健康的责任”的基础上，指导居民具体维护、促进健康的方法。

2. 团队作用明显　美国社区护理服务的提供者为多专业合作的团队。作为社区护理服务的主体，社区护士将根据服务对象的特点和需求，与医生、营养师、康复师、心理学工作者、社会工作者等相关专业兼职人员密切配合、团结协作，共同提供社区护理服务。

3. 社区护理机构与医院衔接紧密　为了提高医疗资源使用率、降低医疗卫生服务成本，美国社区护理机构与医院密切联系，确保病人的连续治疗和护理。在美国，术后及病情稳定的病人将被转入所在社区，由社区护士按照医院的治疗、护理或康复方案提供相应的服务。病人及其家庭因此减轻经济负担，医院因此有效缩短了病人平均住院日、提高了病床的周转率。

4. 社区护士整体素质较高　美国社区护士不仅具有本科以上学历，还具有丰富的临床护理经验，从而使得他们在家庭访视、家庭护理中表现出高度的自主性和独立性。

二、英国社区卫生服务的简况

作为现代护理先驱南丁格尔的故乡，英国也是社区卫生服务的起源地之一。英国素以其全民医疗保健服务制度而闻名于全世界。然而，进入20世纪70年代后，由于英国经济的低速增长、免费医疗导致的医疗服务过度利用和浪费，全民医疗保健服务制度已不堪重负。为了控制医疗服务成本，社区卫生服务得以加速发展。

目前，英国的社区卫生服务主要由全科医疗服务和社区护理服务两部分组成。全科医疗服务以门诊为主要形式，由全科医师承担常见病的诊断及治疗、恢复期病人的康复医疗等；社区护理服务主要以社区护理、保健访视和学校护理为主要形式。社区护理是英国社区护理中的最主要服务形式，其主要护理服务内容包括家庭护理、术后护理、保健护理等；保健访视主要是通过对婴幼儿和老年人的家庭访视，提供预防保健服务，并进行健康教育；学校护理则面向在校教育对象，向他们提供健康检查、健康教育等服务。

在英国，从事社区卫生服务的工作人员主要有全科医师、社区护士、心理治疗师和社会工作者等。成为一名全科医师需在大学本科毕业后经过5年临床实践，再通过3年专门培训，通过执业考试并获得全科医师执业资格；社区护士均为毕业于正规护士学校并经过1年社区护理培训的注册护士。

三、澳大利亚社区卫生服务与社区护理服务简况

澳大利亚拥有770万平方公里的陆地面积，却只有约2000万人口。为了缓解由于地广人稀所导致居民就医不便的问题，澳大利亚建立了非常完善和先进的社区卫生服务机构。

1. 社区卫生服务简况　澳大利亚政府统一规划、设立了社区卫生服务中心，组织专门的家庭医生和护士，向社区个体、家庭和群体提供全方位的卫生服务。每个社区卫生服务中心管辖2万～15万居民，承担了公立医院、私人诊所以外的社会性、区域性公共卫生服务。社区卫生服务中心向辖区居民提供基本医疗、健康咨询、护理等社区支持和健康促进服务，如提供全免费的全科医疗服务、承担病人出院后的基本医疗和护理服务、定期举办健康教育讲座、开展老年人医疗保健服务等。

澳大利亚的社区卫生服务中心独立于政府，为非营利性机构。工作人员包括医生、护士、物理治疗师、心理治疗师、社会工作者等其他卫生技术人员。目前，从事社区卫生服务的工作人员达20万余人，约占全国医疗卫生技术人员总数的35%。

社区卫生服务在澳大利亚整个卫生体系中发挥了重要作用，特别是在健康“守门人”、预防保健、疾病康复等方面作用明显。根据WHO公布的结果，澳大利亚在全球综合健康指标评比中排名第4位，但其卫生服务总费用的支出仅处于发达国家的中等水平(2006年澳大利亚卫生总费用仅占其GDP 9.6%)。

2. 社区护理服务简况　作为社区卫生服务的重要组成部分，社区护理服务在澳大利亚的卫生体系中同样发挥着举足轻重的作用。在各个社区卫生服务中心，护士作为主要工作人员，专业分类详细，主要由全科护士、临床护士、老年保健护士、专业婴幼儿护士、助产士、心理治疗护士等组成；分别向社区居民提供儿童、妇女、老年人的家庭保健服务、健康教育及健康咨询服务、出院病人和慢性疾病病人的家庭护理及康复服务、临终关怀服务等。在澳大利亚，从事社区卫生服务的护士均为注册护士，他们均经过高中毕业后3年的本科教育或研究生水平教育，并接受过专门培训。

四、德国社区卫生服务的特点

社区护理服务在德国发展较迅速、完善。在德国，政府、宗教和慈善机构开设了一些社区护理站，以提供社区护理服务，一般每7个护理站由一个总部管理，各州护理技术检测协会定期对护理站进行考核和验收。

社区护理服务的主要对象为老年人、儿童、慢性疾病病人、术后恢复期病人和残疾人等。社区护理服务内容以预防、保健和康复护理服务为主。

目前，从事社区护理服务的护士人数已约占德国护士总人数的50%。社区护士均为注册护士，并具有5年以上、丰富的临床经验。

五、日本社区护理简况

日本于1994年进入老龄化社会，即其65岁以

上人口数量已超过其人口总数的7%。根据日本总务省统计：截止到2009年9月15日，日本65岁以上老年人口数量已占总人口数量的22.7%。为了应对人口快速老龄化的严峻形势，日本政府积极发展社区护理服务。

社区护理在日本可分为两个领域，即：以个人、家庭、特定集团、社区为服务视点的公共卫生护理和以家庭为服务视点的居家护理，公共卫生护理和居家护理协同发挥预防、保健、健康教育、康复、诊疗处置和生活护理作用。公共卫生护理服务由各都、道、府、县所属的保健所和保健所所辖的保健中心提供，其主要服务内容包括：地区健康问题的诊断、儿童虐待的预防、成年人习惯病的预防、精神障碍者的支援、老年人和残疾人的外出支援等；居家护理服务由访问护理站提供，主要内容包括：诊疗处置、病情观察、用药管理、康复护理、生活护理及指导等。

六、韩国社区护理服务简况

进入21世纪后，韩国人口老龄化的压力日趋增加。为此，韩国将大力发展社区医疗作为提高国民健康水平、缓解医疗卫生服务压力的重要举措之一。

韩国社区护理涉及6个领域，即：保健所、家庭护理机构、学校、工厂企业、保健诊所等；根据不同的机构，社区护士包括保健护士、家庭看护师、养护教师、产业护士、助产士、保健诊疗员等。在各保健所，护士主要提供婴幼儿的健康咨询和评估、预防接种、围生期保健、计划生育、传染病的管理、慢性疾病病人的治疗和康复、口腔管理等服务；在家庭护理机构，家庭看护师通过家庭访视，主要提供健康咨询、定期身体检查及化验、伤口护理、排泄护理、心理护理及特殊护理等服务，其服务对象主要为65岁以上的老年病人、慢性疾病病人、术后出院病人、康复期病人及产妇和婴儿等。在韩国，从事家庭护理的护士均为具备10年以上临床工作经验的注册护士，并在完成家庭护理专业1年(600学时)课程后通过国家家庭看护师的资格考试。

第四节　社区护理服务的实施

一、新生儿与产妇的家庭访视

(一)家庭访视概述

家庭访视(home visit)是指在服务对象家庭里，为了维护和促进个人、家庭和社区的健康而提供的护理服务。家庭访视是社区护理工作的重要工作方法。

1. 家庭访视的目的

(1)收集服务对象的相关资料。

(2)明确服务对象的生活方式和存在的健康问题。

(3)为居家病人提供综合性护理服务。

(4)为重点保健对象提供相应的保健服务。

(5)提高病人自我护理能力，指导病人家属或照顾者正确护理。

2. 家庭访视的步骤

(1)访视前阶段：为了确保家庭访视的效果和效率，社区护士在访视前应做好充分的准备，包括人员的准备、物品的准备等。

①确定访视对象：在面对诸多访视对象时，社区护士应合理安排访视顺序，优先考虑访视那些可能会影响群体健康、病情严重可能会导致死亡或留有后遗症的对象，如急性传染病病人、冠心病病人等。

②设计访视路线：在设计访视路线时，社区护士应将新生儿、产妇等重点保健对象放在前面，将传染病病人放在后面，以免引起交叉感染。

③联系访视对象：确定访视路线后，社区护士应提前与访视对象或家属取得联系，告知访视时间、目的及内容，并指导他们做好相应的准备。

④准备访视物品：社区护士应根据访视对象的特点、需求，准备好访视物品。

⑤告知访视安排：在访视前，社区护士应将访视安排、路线告知社区卫生服务中心(站)的同事。

(2)访视阶段：在访视阶段，社区护士应针对访视对象的特点和需求，重点做好以下几项工作。

①通过与访视对象、家属、照顾者交流沟通，建立相互信任感。

②全面评估访视对象的身心健康状况、家庭环境等情况。

③针对访视对象的需求，提供相应的护理服务，并进行记录。

④解答访视对象、家属、照顾者的有关问题，并

给予指导。

⑤在结束访视前，根据需要与访视对象、家属、照顾者预约下次访视时间。

(3)访视后阶段：访视结束后，社区护士回到社区卫生服务中心(站)应将访视物品进行整理，妥善处理医疗废弃物；并对访视活动进行评价、总结。

3. *家庭访视的注意事项* 家庭访视是社区护士提供社区护理服务的重要方式和手段，为了确保家庭访视的效果，社区护士应特别注意以下几点：

(1)尊重访视对象、家属和照顾者，并充分调动他们的积极性，共同参与护理活动。

(2)严格遵守家庭访视管理规定和护理技术操作程序，确保访视对象的安全。

(3)访视护士应穿着得体，尽量着工作服；携带有效身份证明，勿佩戴贵重首饰或携带大量现金。

(4)访视途中或访视过程中如遇突发事件，应沉着镇静，当局面难以控制时，应在提供紧急护理后立即离开现场寻求帮助，必要时应报警。

(5)若需紧急或临时增加访视对象时，社区护士应首先报告社区卫生服务中心(站)，征得同意后方可提供访视服务。

(二)新生儿与产妇家庭访视的频率和内容

新生儿和产妇是社区护士家庭访视的重点对象。对于产妇而言，产后28d是产妇身体和心理恢复的关键时期；对于新生儿而言，出生后28d也是其生长的重要时期。因此，产后与新生儿家庭访视是妇女产褥期保健和新生儿保健的重要措施。社区护士通过家庭访视，为产妇和新生儿提供良好的保健服务和指导，从而促进产妇身心健康的恢复和新生儿的健康生长。

1. *新生儿家庭访视频率及内容* 根据新生儿及产妇的健康情况，社区护士一般对新生儿进行3～4次的家庭访视，分别为初访、周访、半月访和满月访。社区护士在每次访视前应根据访视内容做好充分准备；在访视过程中，通过详细询问、仔细观察和检查，了解新生儿的健康状况，耐心解答家长的问题并给予有针对性的指导，认真填写新生儿访视卡；访视结束前，社区护士应与家长预约好下次访视的时间。每次新生儿家庭访视的时间和主要内容如下。

(1)初访：初访一般在新生儿出生后3d，或在新生儿出院后24h(一般不超过72h)进行。作为第1次访视，社区护士应在全面了解新生儿情况的基础上，对家长进行指导。其重点内容包括：①一般情况、面色、呼吸、体重、身高、体温、吸吮能力等。②出生前、出生时及出生后情况。孕母情况、分娩方式、出生时体重和身高、是否接种卡介苗和乙肝疫苗、喂养情况等。③居室环境。温度、湿度、通风状况、卫生状况等。④特别情况。检查有无黄疸、脐部感染、出血等。

(2)周访：一般在新生儿出生后5～7d进行。社区护士在进行新生儿周访时，除了解新生儿的一般情况、喂养情况外，应重点检查新生儿脐带是否脱落；对已脱落的新生儿，应检查其脐窝是否正常。

(3)半月访：一般在新生儿出生后10～14d进行。社区护士在此次访视中，不仅要了解新生儿的一般情况、喂养情况，还应重点完成以下任务：①检查生理性黄疸是否消退；②判断生理性体重下降的恢复情况；③根据新生儿具体情况，指导家长补充维生素K的方法。

(4)满月访：一般在新生儿出生后27～28d进行。作为最后一次新生儿家庭访视，社区护士应对新生儿进行全面体格检查，对家长给予相应的指导，并指导家长继续进行婴幼儿生长发育的监测和定期健康检查。访视结束后，社区护士应做出新生儿访视小结。

2. *产妇家庭访视频率及内容* 根据产妇的分娩方式、健康状况等情况，社区护士一般在产妇分娩后的28d内对其进行2～3次家庭访视，分别在产妇出院后3d内或产后5～7d、产后2周和产后28d。社区护士应结合新生儿访视的频率和内容一并进行。对于产妇，社区护士应重点掌握其生命体征、腹部或会阴伤口的愈合情况、饮食、睡眠、大小便情况、心理和精神状态、泌乳情况、乳房有无肿块、恶露性状、子宫收缩情况等。

二、老年痴呆病人的家庭护理

(一)老年性痴呆概述

老年性痴呆又称阿尔茨海默病(Alzheimer disease，AD)，是一组病因未明的慢性大脑退行性变性疾病。

老年性痴呆多数人发病在65岁以上，可导致老年人记忆力、认知能力逐渐减退，最终丧失生活自理能力，从而严重影响老年人的生活质量，已成为威胁老年人健康的主要疾病之一。

1. *病因与危险因素* 目前导致老年性痴呆的病因尚不十分清楚，其致病危险因素主要包括以下5个方面。

(1)衰老因素:在诸多与老年性痴呆有关的因素中,衰老可谓首要危险因素。国内外的研究成果显示:随着年龄的增长,老年性痴呆的发病率、患病率逐渐增高。65岁以上人群中重度老年性痴呆患病率达5%以上,而80岁以上人群老年性痴呆患病率高达25%~30%。

(2)遗传因素:老年性痴呆发病具有家族聚集性,呈常染色体显性遗传及多基因遗传。研究表明,基因突变对老年性痴呆的发生起着决定性作用,目前发现至少有4个基因与老年性痴呆有关,即APP基因、载脂蛋白E(ApoE)基因、早老素1基因(PS1)和早老素2基因(PS2)。

(3)疾病因素:高血压、动脉硬化、脑卒中、糖尿病等疾病与老年性痴呆的发生有关。

(4)饮食因素:铝含量过高、胆固醇过高、嗜酒等也与老年性痴呆的发生有关。

(5)其他因素:影响老年性痴呆发生的因素还包括,受教育程度较低、性格内向、不良生活方式等因素。

2. 临床表现　老年性痴呆一般起病缓慢、隐匿,以进行性记忆障碍、智能障碍、定向力障碍、情感障碍等为主要临床表现。

(1)记忆障碍:老年性痴呆病人早期以记忆障碍为突出症状,并以短期记忆和记忆保持障碍为主。病人表现为健忘和顺行性健忘,即忘记刚刚发生的事情、遗失物品,如忘记刚刚与人谈话的内容、刚刚做过的事情、东西放置的位置等。随着病情的发展,老年性痴呆病人后期也会逐渐出现远期记忆障碍。

(2)智能障碍:老年性痴呆病人的计算、理解和判断能力将逐渐全面下降,早期表现为计算错误、学习能力障碍,后期表现为不能识别数字和符号,导致丧失工作、做家务的能力。

(3)定向力障碍:老年性痴呆病人会出现时间、地点、人物的定向能力障碍。主要表现为记不清重大事件发生的时间、地点,甚至忘记自己的出生年月、主要经历,不认识亲人,在熟悉的环境中迷路,找不到家门、走错房间等。

(4)情感障碍:老年性痴呆病人可表现为淡漠、呆滞少语,也可表现为欣快、焦虑、抑郁,部分病人易激惹,甚至发生暴怒、冲动行为。

(5)人格改变:人格改变为病人最常见的表现。病人在个性、人格上会发生很大变化,主要表现为性情固执、偏激,以自我为中心,自私、多疑、孤僻,对人冷淡,易发脾气,甚至打骂家人。部分病人会缺乏羞耻感,表现为随处大小便等。

(6)睡眠障碍:老年性痴呆病人常表现为昼夜颠倒、睡眠倒错,即白天瞌睡、打盹,夜间不眠、到处乱走、喊叫,干扰他人。

(7)感知觉、思维障碍:老年性痴呆病人在痴呆、记忆障碍的基础上,可出现错构、虚构现象,甚至被偷窃妄想、被害妄想、关系妄想、嫉妒妄想等。

3. 治疗要点　虽然老年性痴呆是一种不可逆性的疾病,目前尚无根治办法,但早发现、早诊断、早治疗不仅可以延缓疾病的发展,还可以使病人在认知功能上得以改善。因此,早期治疗是关键。治疗的主要方法包括一般性支持治疗、改善认知功能和对症治疗。

(二)老年性痴呆病人的家庭护理措施

老年性痴呆病人的照顾将给家庭及社会造成极大的精神和经济负担。社区护士应指导和帮助病人家属、照顾者正确护理和管理病人,以达到保障病人安全、改善生活质量、减轻家庭负担的目的。

1. 日常生活护理　对于老年性痴呆的病人,社区护士应在准确评估其日常生活自理能力的基础上,指导其家属、照顾者鼓励病人独立完成日常生活的自我照顾,必要时给予协助或帮助。

(1)穿衣:老年性痴呆病人以选择简单、纽扣较少的衣服为宜。照顾者可将衣服按穿着顺序依次排好;耐心向病人讲解穿衣步骤,必要时给予示范;然后鼓励病人自行穿衣。

(2)进食:老年性痴呆病人以低脂、低盐、易消化饮食为宜,应定时进餐饮水,鼓励与他人共同进餐,注意食物的温度,防止呛咳、窒息;同时多吃蔬菜和水果,防止便秘。

(3)睡眠:老年性痴呆病人应养成良好、规律的作息习惯,早上按时起床,晚上按时睡觉;病人若夜间醒来,照顾者应陪伴病人一段时间,尽量安慰、劝服其再次入睡。为了避免病人昼夜颠倒,尽量减少其白天睡眠时间,并鼓励其多进行一些体力活动。

(4)排泄:照顾者应定时提醒病人排尿、排便,特别是在外出前、临睡前及夜间。如果病人将大小便排在裤内,应及时帮助其清洁、更换,一定不要责备、讽刺病人,以免伤其自尊。

(5)梳洗和沐浴:帮助病人养成规律梳洗、沐浴的习惯。向病人讲解、示范梳洗的步骤和方法,鼓励病人自己梳洗;定期协助、陪伴病人沐浴,注意防止病人烫伤、滑倒或发生其他意外。

2. 确保病人安全　随着疾病的逐渐发展，老年性痴呆病人的安全愈来愈成为护理的核心。社区护士应帮助病人照顾者掌握防止病人跌倒、走失、发生意外的主要措施。

(1)防止跌倒：为了防止病人跌倒，照顾者应特别注重病人的衣着和居室设施、环境等。病人衣服应合体，特别是裤子不宜过长；居室、卫生间地面应保持干燥，并经过防滑处理；室内照明应充足，特别是病人床头应备有照明设备，以便病人夜间活动。

(2)防止走失：为了防止病人走失，照顾者一方面应注意不要让病人单独外出，安装特别门锁，使病人不易独自出门；另一方面，照顾者应在陪伴病人外出时，为病人佩戴写有自己姓名、住址、亲属联系电话的名牌，以便病人万一走失后有助于寻找。

(3)防止意外：病人家属、照顾者应将家中可导致自伤的器具、药物等妥善放置，以免病人发生意外。

3. 认知功能训练　认知功能训练对于老年性痴呆病人尤为重要，社区护士可针对病人和家庭的特点给予指导。

(1)保持环境的熟识度：尽量减少居住环境的变化，如少搬家、少变换家具的位置或更新家具等，保证病人居住环境的稳定、规律，使病人熟悉环境，避免因环境变化而引起不安。

(2)强化病人的时间感：将挂历、时钟挂在居室显著的地方，以增强病人的时间感。

(3)增强病人识别能力：将居室不同房间加上鲜明标识，以强化病人识别方向、事物的能力。

4. 异常行为应对　老年性痴呆病人可能会出现一些异常行为，社区护士应提前让病人家属、照顾者做好思想准备，并指导他们掌握应对的方法。

(1)暴力行为：当病人表现出暴力行为时，照顾者应保持镇静，努力寻找导致病人暴力的原因，尝试转移病人注意力，以缓解或停止其暴力行为。若病人暴力行为频繁出现，则应及时就医，给予药物控制。

(2)其他异常行为：老年性痴呆病人还可能表现出一些其他异常行为，如收集垃圾等秽物、独自徘徊或自言自语等，照顾者切忌用指责、训斥等简单方法制止，可考虑提供一个安全地方，适当“放纵”一下，然后再逐渐转移其注意力。

5. 关注家属、照顾者健康　长期照顾、护理老年性痴呆病人，会使家属、照顾者不同程度感到身心疲惫，社区护士在帮助和指导病人家属、照顾者护理病人的同时，还应特别关注病人家属、照顾者的身心健康状况，指导他们自我照顾、自我减压。

(1)分工合作：老年性痴呆病人的家庭成员应团结合作，共同承担照顾病人的责任，共同分担照顾病人的烦恼。

(2)及时求助：当病人家属或照顾者感到心力交瘁、身心疲惫时，应及时向家庭其他成员或专业人员寻求帮助。

(3)学会放松：照顾者在专心照顾病人的同时，应学会利用闲暇时间自我放松，如听听音乐、练练瑜伽、游泳等，以缓解压力，补充体力。

三、社区临终病人及其家属的关怀与护理

(一)临终关怀概述

1. 临终关怀定义　临终关怀是通过对临终病人的关怀和护理，使病人尽快接受现实，稳定情绪，从而能在尊严、舒适、平静中辞世。病人家属通过关怀和情感支持，达到维护、提高身心健康的目的。临终关怀旨在提高临终病人生命质量，减轻痛苦，安详辞世。

2. 临终关怀宗旨　是提高临终病人的生活质量，维护临终病人家属的身心健康。

(1)照护为主：对于临终病人，应以加强全面护理为主，从而达到减轻痛苦，提高生命质量的目的。

(2)注重心理：针对临终病人的特殊心理活动，提供相应的心理护理服务，是临终关怀的重要内容之一。

(3)姑息治疗：临终病人的治疗应在尊重生命和死亡的自然过程基础上，不以盲目地延长生命为目的，而以解除痛苦、姑息治疗为主。

(4)关心家属：临终关怀的对象不仅局限于临终病人，还包括理解、支持、安慰临终病人的家属，确保他们安全度过居丧期。

3. 临终关怀的主要内容　社区护士将围绕临终病人及其家属，提供相应的关怀与护理服务。

(1)临终病人的护理：为了达到维持和改善临终病人的生活质量、最终能在尊严、舒适、平静中辞世的目的，社区护士应和病人家属或照顾者一起，重点为病人提供基础护理、疼痛控制和心理护理服务。

(2)临终病人家属的关怀：为了达到安慰病人家属、提高身心健康的目的，社区护士重点为病人家属提供情感上的支持和心理关怀。

(二)临终病人的特点

社区护士应针对临终病人的主要生理特点及需求，满足临终病人的生活需求，维持其生命质量。

1. 生理特点

(1)循环衰竭：脉搏细速、不规则或测不到，心尖冲动往往最后消失；血压逐渐降低，甚至测不到；大量出汗；皮肤苍白、湿冷、发绀、出现斑点。

(2)呼吸困难：呼吸表浅、频率或快或慢，张口呼吸、潮式呼吸或间停呼吸。

(3)胃肠蠕动减弱：食欲缺乏、恶心、呕吐、腹胀、口渴、脱水等。

(4)肌张力丧失：不能进行自主的身体活动；无法维持良好、舒适的功能体位；还可能出现吞咽困难、大小便失禁。

2. *心理护理*　美国心理学家罗斯(Kubler-Ross)博士认为，临终病人的心理活动一般分为 5 个阶段。

(1)否认期：当病人初次面对"不治之症"或疾病晚期等诊断时，往往以否认诊断或质疑诊断作为第一反应；继而会寻求再次检查，希望能否定前一诊断。此种表现即为否认期病人的突出表现。

(2)愤怒期：当病人面对已无法改变的现实时，可能会表现出愤怒、怨恨的情绪，并容易迁怒于医护人员、家属及照顾者。

(3)协议期：当病人被迫接受现实时，为了延长生命，可能会提出各种协议性要求，并寻求各种方法缓解症状，乞求"奇迹"的出现。

(4)抑郁期：当病情不断发展、治疗无明显效果时，病人可能将陷入极度痛苦、绝望之中。

(5)接受期：当病情进一步恶化、死亡无法避免时，病人情绪将相对稳定，表情淡漠；由于机体极度衰竭，病人常处于嗜睡状态。

(三)临终病人的护理措施

1. *基础护理措施*　社区护士通过直接或间接向临终病人提供基础护理服务，以达到使其减轻病痛、维持或改善生活质量的目的。

(1)观察病情：密切观察病情变化、生命体征及尿量的变化，并及时、准确记录，备齐各种抢救用品。

(2)保持能量供应：针对病人的病情，以有效方式补充适当高热量、高蛋白饮食，维持临终病人机体的抵抗力。

(3)保持呼吸正常：及时清除呼吸道、口腔分泌物，采取适当体位，保持呼吸道畅通；必要时给予氧气吸入。

(4)维持排泄功能正常：及时解决尿潴留、便秘等问题，减轻病人痛苦。

(5)皮肤护理：保持皮肤清洁、干燥，预防压疮的发生，做好口腔护理。

(6)保障充足休息：根据病人的习惯和愿望，安排好病人的休息，保证充足睡眠。

2. *疼痛控制措施*　疼痛往往是大多数恶性肿瘤晚期病人的主要临床表现，也是影响其生命质量的主要因素。因此，有效地控制疼痛是提高恶性肿瘤晚期病人生活质量的重要途径，也是临终关怀的主要内容之一。

(1)疼痛的评估：有效的疼痛控制依赖于准确的疼痛评估。

①疼痛的分级：根据 WHO 的疼痛分级标准，疼痛分为 4 级。

0 级：无痛。

1 级：有疼痛，不严重，可以忍受，不影响睡眠。

2 级：疼痛明显，无法忍受，影响睡眠。

3 级：疼痛剧烈，无法忍受，严重影响日常生活。

②疼痛的评定：常用于评定病人疼痛的方法有数字评分法和视觉模拟评分法。

数字评分法：用数字 0～10 分评估疼痛的程度，0 分表示无痛，10 分表示剧痛，中间数字依次分别表示疼痛的不同程度，由病人根据自己疼痛的程度进行评分。

视觉模拟评分法：在纸上画一条长 10cm 的线段，线段的右端为无痛、左端为剧痛，线段的中间部分则表示不同程度的疼痛。病人根据自己的感觉在线段上标出疼痛的程度，再依据病人标出的记号、面部表情及睡眠等情况综合进行评定。

(2)控制疼痛的方法：根据病人疼痛评定的结果，可选择药物镇痛或非药物镇痛方法。

药物镇痛：根据 WHO 推荐的"三级阶梯药物镇痛方案"，针对疼痛的等级，分别采用非麻醉、弱麻醉及强麻醉镇痛药物(表 9-2)。

非药物镇痛：常用的非药物镇痛方法包括松弛疗法、音乐疗法、针刺疗法及神经阻滞疗法等。

①松弛疗法：通过调整病人体位或给予按摩，使机体松弛，减轻疲劳、焦虑，有助于促进病人睡眠、缓解疼痛。

②音乐疗法：音乐不仅可以分散人的注意力，还可以使人心情平静、身体放松。因此，音乐一般对因机体、精神和心理等原因导致的综合性疼痛有

表9-2 三级阶梯药物镇痛方案

疼痛等级	疼痛描述	镇痛方案
0级	无疼痛	无须处理
1级	有疼痛,可以忍受,不影响睡眠	非麻醉药物:阿司匹林、匹米诺定
2级	疼痛明显,无法忍受,影响睡眠	弱麻醉药物:可待因、布桂嗪(强痛定)、曲马朵
3级	疼痛剧烈,无法忍受,严重影响日常生活	强麻醉药物:吗啡、盐酸哌替啶

摘自:黄人健.2009.社区护士培训教程.2版.北京:中央广播电视大学出版社

明显的缓解作用。

③针刺疗法:针对病人疼痛的性质、部位,采用不同穴位针刺,可诱生体内的内啡肽,产生中枢性镇痛的效果。

④神经阻滞疗法:通过使用药物或物理手段,暂时或长期阻断神经系统传递作用,达到缓解疼痛的作用。

(3)社区临终病人疼痛的控制原则

①以提高临终病人生活质量为宗旨,尽可能将疼痛控制在0～1级。

②根据病人个体的差异、疼痛的部位、等级,确定镇痛方案。

③采用药物镇痛时,应严格遵循药物治疗疼痛的基本要求,如给药途径、剂量和时间等。

④密切观察病人病情的发展,根据病人疼痛的程度,及时调整镇痛方案。

3. *心理护理措施* 针对临终病人不同心理发展阶段的特点,社区护理人员应配合家属或照顾者从以下几个方面提供心理护理:①根据病人的接受能力,逐步将病情告知病人;②充分理解病人,原谅病人的一些言行;③引导、倾听病人诉说忧伤;④鼓励、支持病人战胜死亡的恐惧;⑤关注病人心理的变化,防止自伤等意外的发生。

(四)临终病人家属的关怀

1. *临终病人家属的特点*

(1)生理特点:临终病人家属在照顾和失去亲人的过程中,不仅心理承受巨大压力和悲痛,生理上也会出现各种表现,如因压力过大、失眠所导致的头痛、血压升高;因过度压抑、悲伤所导致的食欲缺乏、便秘等。

(2)心理特点:在经历护理和失去亲人的过程中,临终病人家属心理将承受巨大的压力和悲伤。根据学者安格尔理论,临终病人家属的哀伤可分为4个阶段。

①惊愕:最初得到亲人临终诊断的时候,多数家属表现与病人相同,他们会感到震惊,否认事实。

②察觉:当家属不得不接受现实并面对、照顾临终病人时,他们会感到无奈、压抑和痛苦。

③恢复:当病人去世后,家属在处理后事过程中会感到悲痛,但会逐渐恢复。

④释怀:随着时间的推移,家属将逐渐结束悲伤的过程,对新生活产生兴趣。

2. *临终病人家属的关怀* 面对临终的亲人,家属将承受较大的心理、精神压力;照顾临终的亲人,家属也会产生急躁、悲观、厌烦的情绪。家属的言行、表情不仅直接影响临终病人的生活质量,还会引发家庭危机,或导致其他家庭成员出现身心健康问题。因此,在临终病人不同的阶段,其家属也需要相应的理解、安慰和指导。

(1)帮助家属尽快接受事实:当初次面对亲人"临终"的事实时,家属往往与病人本人的感觉、反应相似,拒绝或害怕面对现实。社区护士应在同情、理解的基础上,耐心、细致地做好家属的思想工作,使家属尽快接受现实,从而为共同做好病人的心理工作奠定基础。

(2)指导家属正确照顾病人:家属或照顾者是社区临终病人最主要、最密切的关怀者、服务者。因此,社区护士在向临终病人提供直接服务的同时,须指导家属或照顾者掌握正确照顾、护理、安慰病人的方法,以保证满足病人舒适的需求,最大限度地维持病人的生命质量。

(3)协助家属做好善后:当病人去世后,社区护士应在尊重家属意愿的前提下,帮助家属妥善处理好各项善后工作,尽量使家属减少遗憾、减轻悲伤。

(4)引导家属安全度过居丧期:针对不同家庭、不同家属的特点,社区护士应在居丧期内定期走访家属,了解他们身心状况,进一步做好心理安慰工作,确保他们安全度过居丧期。

(黄惟清)

参考文献

冯正仪.2010.社区护理[M].上海:复旦大学出版社.

黄人健.2009.社区护士培训教程[M].2版:北京:中央广播电视大学出版社.

刘建芬,黄惟清.2010.社区护理学[M].2版.北京:中国协和医科大学出版社.

刘建芬.2008.社区特殊人群保健[M].北京:北京大学医学出版社.

杨秉辉.2006.全科医学概论[M].2版.北京:人民卫生出版社.

赵秋利.2007.社区护理学[M].2版.北京:人民卫生出版社.

第二篇　妇产科护理学

第 10 章

产前诊断

卵子受精是妊娠的开始，胎儿及其附属物自母体排出是妊娠的终止。在临床上将妊娠分为 3 个时期：妊娠 13 周末以前称早期妊娠，第 14～27 周末称中期妊娠，第 28 周及其以后称晚期妊娠。共约 40 周。

第一节　早期妊娠的诊断

【症状】

1. *停经*　生育年龄的妇女，有过性生活，平时月经规律，一旦月经过期 10d 以上应考虑早期妊娠的可能。停经是妊娠早期重要的症状。

2. *早孕反应*　有 50%～70%的孕妇在停经 6 周左右出现早孕反应，其症状为恶心、呕吐、畏寒、乏力、嗜睡、食欲缺乏、喜欢酸性食物、厌油腻等症状。12 周左右自行消失，不需要治疗。如孕妇反应持续时间较久，出现妊娠剧吐，尿酮体阳性需住院输液治疗。

3. *尿频*　妊娠的前 3 个月，增大的子宫在盆腔内压迫膀胱造成孕妇尿频；当子宫增大超出盆腔时，尿频的症状会自然好转；怀孕末期，胎儿的先露部分入盆腔，尿频的症状又会出现。

【体征】

1. *生殖器官的变化*　子宫增大、变软。从梨形，变为球形、前后径增长。阴道壁及子宫颈充血，呈紫蓝色。双合诊发现子宫峡部变软，子宫颈与子宫体似不相连称为黑加征，是早期妊娠特有的表现。

2. *乳房的变化*　妊娠 8 周后，乳房受雌激素及孕激素的影响而使结构、组织发生变化，雌激素促进乳腺管发育，孕激素促进乳腺泡发育；为产后产生乳汁做准备。妇女感觉乳房、乳头变大。乳晕颜色变深。

【辅助检查】

1. *超声检查*　B 超是早期诊断妊娠快速准确的方法。在增大的子宫轮廓内见到圆形或椭圆形妊娠囊，可见到胎心规律搏动。

2. *妊娠试验*　孕卵着床后滋养细胞分泌大量人绒毛膜性腺激素(hCG)，约在怀孕 40d 后可由尿液中验出人绒毛膜性腺激素。血液或尿液中人绒毛膜性腺激素含量，可协助诊断怀孕，此试验称妊娠尿液试验。

人绒毛膜性腺激素在受孕后持续上升，在妊娠 8～10 周达到高峰，血清中约在 100kU/L。在妊娠 15～16 周时 hCG 增加量减少，维持在 10～20U/L，并持续到妊娠结束。分娩后 hCG 又恢复到无法测得的浓度。

3. *宫颈黏液检查*　宫颈黏液量少黏稠，涂片干燥后光镜下见到排列成行的椭圆体而未见羊齿植物叶状结晶，则妊娠的可能性大。

4. *基础体温测定*　双相型体温的已婚妇女，如出现高体温相持续 18d 不下降，早孕的可能性大。

第二节　中晚期妊娠的诊断

【症状】

1. *腹部增大与宫底升高*　随着妊娠周数增大，子宫逐渐增大，宫底升高，可以根据手测宫底高度和尺测耻上子宫高度来判断子宫大小与妊娠周数是否相符。增长过快或过慢均可能为异常。但子宫底高度也可能受孕妇脐耻间的距离、胎儿羊水的情况或多胎等特殊因素的影响而存在差异。

2. *胎动*　胎动是指胎儿在子宫腔内的活动。孕妇在妊娠 18～20 周开始感觉胎动，每小时 3～5 次。随妊娠周数的增加，胎动越活跃，至妊娠末期时胎动逐渐减少。在妊娠 18～24 周时，检查者可在孕妇的腹部看到或触摸到胎儿的活动。

3. *胎心音*　妊娠 18 周以后用听筒经腹壁可听到胎心音。妊娠 12 周用多普勒胎儿听诊仪，能够探测到胎儿音。正常胎心率每分钟 120～160 次。

4. *胎体*　妊娠 20 周以后，检查者使用四步触诊法，在腹部可触摸到胎儿的轮廓、头、臀、四肢。圆而硬的是胎头；宽而软的是胎臀；平坦的一侧是胎背；形状不规则的一侧是胎儿的肢体。

（王立新）

第11章

正常分娩妇女的护理

妊娠满28周以后，胎儿及附属物从母体娩出的过程，称为分娩。妊娠满28周至不满37足周期间分娩者，称为早产；妊娠满37周至不满42足周期间的分娩者，称为足月产；妊娠满42周或超过42周的分娩者，称为过期产。

第一节　分娩的动因

分娩发动的动因有多方面学说。各种学说之间是互相联系的，但每一种学说都是从某些侧面说明人类分娩的动因，而迄今为止尚无一种学说能够完整地阐明，揭示造成分娩发动原因的全貌。在各种学说中比较有代表性的有机械性理论、内分泌控制理论、宫颈成熟学说等。

一、机械性理论

孕末期，由于子宫容积的增加，子宫的伸展度和张力不断增加，宫内压逐渐增强；胎儿先露部分压迫到子宫的下段和宫颈，使子宫下段和宫颈产生机械性扩张，通过交感神经传递至下丘脑，使垂体释放缩宫素，引起子宫收缩（简称宫缩）。在临床上，过度膨胀的子宫如羊水过多、双胎等常导致早产现象支持这一学说。但此假说并不能解释所有现象，如单胎早产，有研究发现母血中缩宫素值增高是在产程发动之后。因此，机械性理论不能认为是分娩发动的始动因素。

二、内分泌控制理论

内分泌控制理论是目前最有影响的学说。已知参与调节子宫活动的激素很多，但其相互关系十分复杂，而且有些还不明确。因而，哪种激素是造成分娩发动的始发原因也无定论。其中主要的有前列腺素学说、催产素学说、雌激素刺激学说等。

三、宫颈成熟学说

在实施引产时，采用多种手段诱发宫缩，但若宫颈不成熟则不易诱发成功。临床实践证明，充分准备的宫颈才能有与宫缩相适应的宫口扩张。而且宫颈成熟的程度与临产的时间、产程的长短和分娩能否顺利进行都密切相关，说明宫颈的成熟也是分娩发动过程中不可缺少的因素之一。

第二节　决定分娩的四大因素

决定分娩的四大因素是产力、产道、胎儿及精神心理因素。如果各因素均正常并能相互适应，胎儿及胎儿附属物经阴道顺利自然娩出，为正常分娩。

一、产　　力

产力是将胎儿及其附属物从子宫娩出的力量，包括子宫收缩力，腹肌和膈肌的收缩力，以及盆底肛提肌的收缩力。其中子宫收缩力是主要的产力，在产程中起主导作用。腹肌、膈肌收缩力在第二产程中起辅助作用。

（一）子宫收缩力

子宫收缩使子宫下段和子宫颈进行性扩张，胎儿下降，最后将胎儿及其附属物自产道娩出。正常的子宫收缩具有自主的节律性、对称性、极性和缩复作用的特性。

1. 节律性 子宫收缩是不随意的节律性的收缩，是临产重要标志。每次收缩由弱渐强（又称进行期），维持一定时间（又称极期），随后由强渐弱（又称退行期），直至消失进入间歇期(图 11-1)。

临产开始时，宫缩持续 30s 左右，间歇期 5～6min。随着产程进展宫缩持续时间逐渐延长，间歇期逐渐缩短。宫口开全 10cm 后，宫缩持续时间长达 60s；间歇期缩短至 1～2min。宫缩强度也随产程进展逐渐增加，宫腔内压力于临产初期升高至 25～30mmHg，于第一产程末可增至 40～60mmHg，于第二产程期间可高达 100～150mmHg，而间歇期宫腔内压力仅为 6～12mmHg。宫缩时子宫肌壁血管及胎盘受压，致使子宫血流量减少。但在宫缩间歇期，子宫血流量又恢复到原来水平，胎盘绒毛间隙的血流量重新充盈。宫缩的节律性对胎儿适应分娩十分有利(图 11-1)。

2. 对称性和极性 正常的子宫收缩起自两侧子宫角部，以微波形式均匀协调地向宫底中线集中，左右对称向子宫下段扩散，约在 15s 内扩展至整个子宫，此为宫缩对称性。宫缩以宫底部最强、最持久，向下逐渐减弱，宫底部收缩力的强度几乎是子宫下段的 2 倍，此为宫缩极性(图 11-2)。

3. 缩复作用 宫体部平滑肌与其他部位的平滑肌和骨骼肌不同，为收缩段。每当宫缩时，宫体部肌纤维缩短变宽，收缩后肌纤维虽然变得松弛，但不能完全恢复到原来长度，经过反复收缩，肌纤维越来越短，这种现象称缩复作用。缩复作用随产程进展使宫腔内容积逐渐缩小，迫使胎先露部不断下降及宫颈管逐渐短缩直至消失。

(二)子宫收缩力的种类

1. 妊娠无痛性子宫收缩 发生在妊娠 10 周后子宫有间歇收缩，因子宫内压为 10～20mmHg，未达到 25mmHg，故不觉得疼痛，称为妊娠无痛性子宫收缩。

2. 假阵痛 在分娩前 3～4 周出现的子宫无效收缩或肠、膀胱、腹壁肌的痛性痉挛，因子宫内羊水压为 20～40mmHg，超过 25mmHg，故会有疼痛感。疼痛局限于下腹部、腹股沟、罕有背痛。

3. 真阵痛 为分娩的主要原动力。子宫规律收缩，频率、强度逐渐增加至 50mmHg 以上。产妇感到极度难忍。

4. 产后痛 在分娩后 2～3d，子宫不规则的收缩所产生的疼痛，此时的子宫收缩有助于产后子宫复旧，恶露的排出。

(三)腹肌及膈肌收缩力

腹壁肌及膈肌收缩力（腹压）是第二产程时娩出胎儿的重要辅助力量。当宫口开全后，胎儿先露部已降至阴道。每当宫缩时，前羊水囊或胎先露部压迫骨盆底组织及直肠，反射性地引起排便动作，产妇主动屏气，喉头紧闭向下用力，腹壁肌及膈肌强有力的收缩使腹内压增高，促使胎儿娩出。腹压在第二产程，特别是第二产程末期配以宫缩时运用最有效，否则容易使产妇疲劳和造成宫颈水肿，致使产程延长。腹压在第三产程还可促使已剥离的胎盘娩出。

(四)肛提肌收缩力

肛提肌收缩力有协助胎先露部在骨盆腔进行内旋转的作用。当胎头枕部露于耻骨弓下时，能协助胎头仰伸及娩出。胎儿娩出后，胎盘降至阴道时，肛提肌收缩力有助于胎盘娩出。

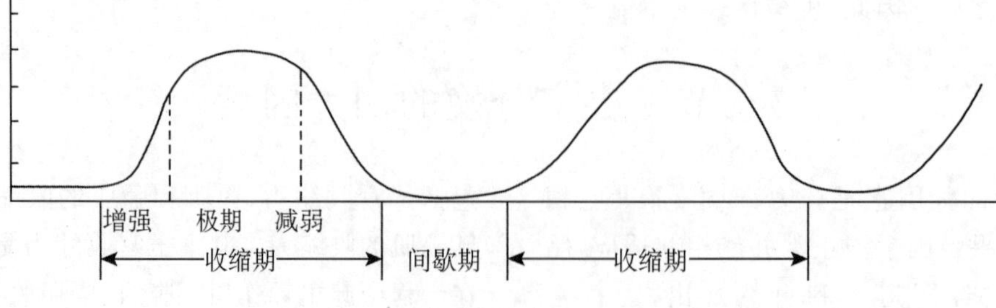

图 11-1 子宫收缩的节律性

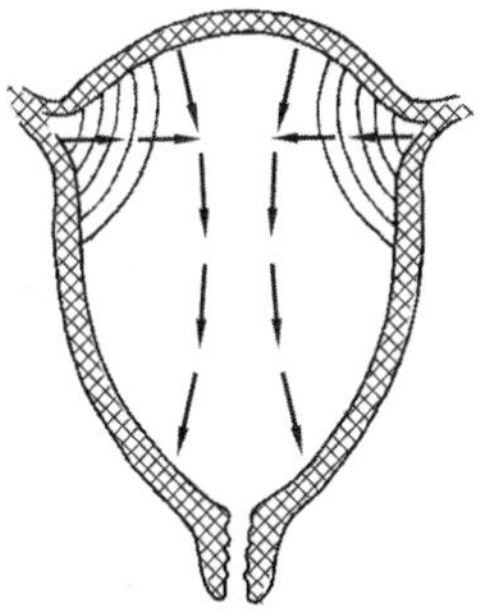

图 11-2　子宫收缩的对称性和极性

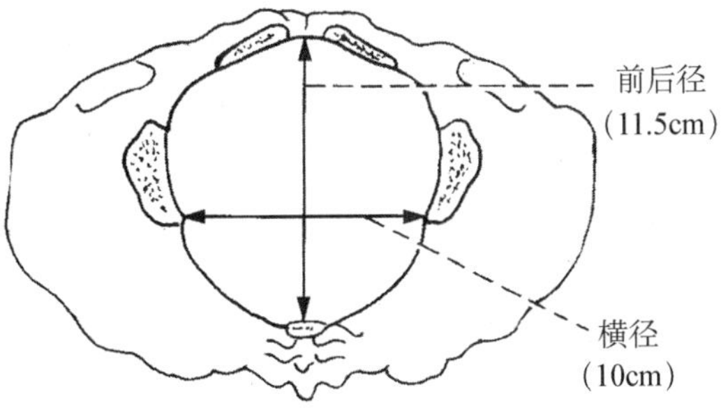

图 11-4　中骨盆平面各径线

二、产　　道

产道是胎儿娩出的通道，分为骨产道与软产道两部分。

（一）骨产道

是由骶骨、左右两块髋骨、耻骨、坐骨及相互连接的韧带组成。骨产道是指真骨盆，可将其分为 3 个平面。

1. 入口平面　呈横椭圆形。前方为耻骨联合上缘，两侧为髂耻缘，后方为骶骨岬上缘。入口平面共有 4 条径线（图 11-3）。

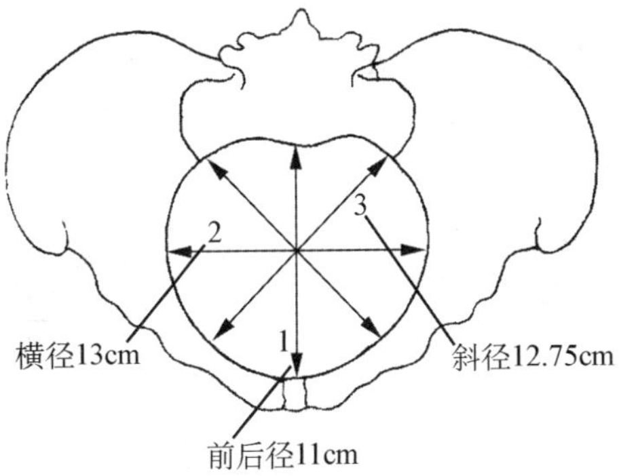

图 11-3　骨盆入口平面各径线

（1）入口前后径：也称真结合径，耻骨联合上缘中点至骶骨岬上缘正中间的距离，平均值约 11cm，其长短与分娩机制关系密切。

（2）入口横径：左右髂耻缘间的最大距离，平均值约 13cm。

（3）入口斜径：左右各一。左侧骶髂关节至右侧髂耻隆突间的距离为左斜径；右侧骶髂关节至左侧髂耻隆突间的距离为右斜径，平均值约 12.75cm。

2. 中骨盆平面　为骨盆最小平面，最狭窄，呈前后径长的椭圆形。其前方为耻骨联合下缘，两侧为坐骨棘，后方为骶骨下端。此平面具有产科临床重要性。中骨盆平面有两条径线（图 11-4）。

（1）中骨盆前后径：耻骨联合下缘中点通过两侧坐骨棘连线中点至骶骨下端间的距离，平均值约为 11.5cm。

（2）中骨盆横径：也称坐骨棘间径。两坐骨棘间的距离，平均值约为 10cm，是胎先露部通过中骨盆的重要径线，其长短与分娩机制关系密切。

3. 骨盆出口平面（图 11-5）　即骨盆腔的下口，由两个在不同平面的三角形所组成。前三角平面顶端为耻骨联合下缘，两侧为耻骨降支；后三角平面顶为骶尾关节，两侧为骶结节韧带。骨盆出口平面有 4 条径线。

（1）出口前后径：耻骨联合下缘至骶尾关节间的距离，平均值约 11.5cm。

（2）出口横径：也称坐骨结节间径。两坐骨结节内侧缘的距离，平均值约 9cm，是胎先露部通过骨盆出口的径线，其长短与分娩机制关系密切。

（3）出口前矢状径：耻骨联合下缘至坐骨结节间径中点间的距离，平均值约 6cm。

（4）出口后矢状径：骶尾关节至坐骨结节间径中点间的距离，平均值约 8.5cm。若出口横径稍短，而出口后矢状径较长，两径之和＞15cm 时，一般大小的妊娠足月胎头可通过后三角区经阴道娩出。

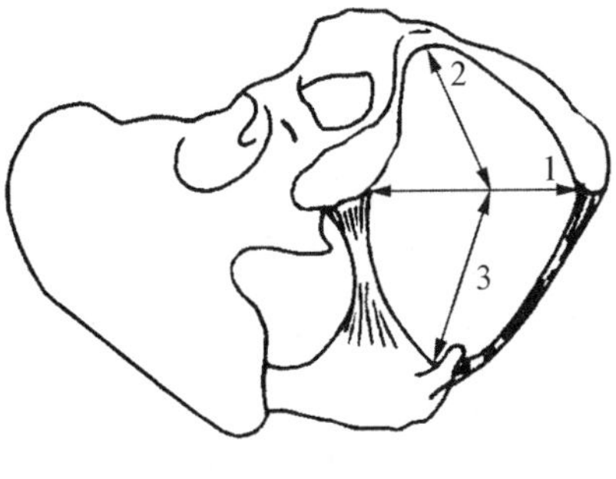

图 11-5　骨盆出口平面各径线（斜面观）

1. 出口横径；2. 出口前矢状径；3. 出口后矢状径

(二)骨盆轴与骨盆倾斜度

1. 骨盆轴(图11-6)　为连接骨盆各平面中点的假想曲线,代表骨盆轴。此轴上段向下向后,中段向下,下段向下向前。分娩时,胎儿沿此轴娩出,助产时也应按骨盆轴方向协助胎儿娩出。

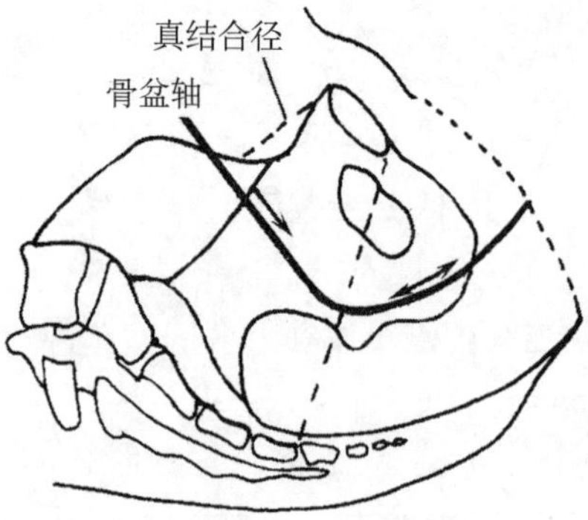

图11-6　骨盆轴

2. 产轴　胎头在娩出过程实际经过的路线,不是一条连续的曲线,而是由互不相关的2条直线组成(图11-7、图11-8)。

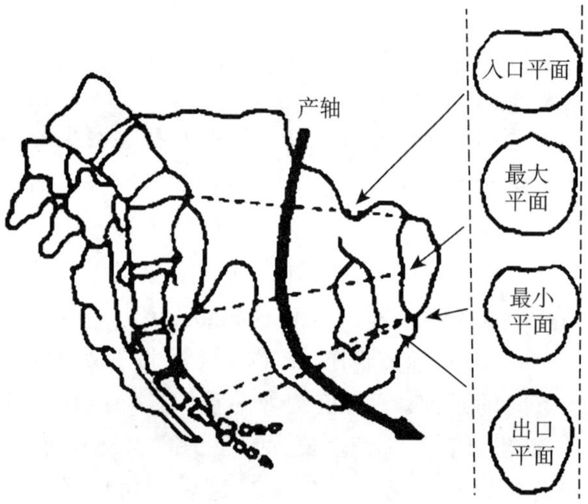

图11-7　骨盆各平面与产轴

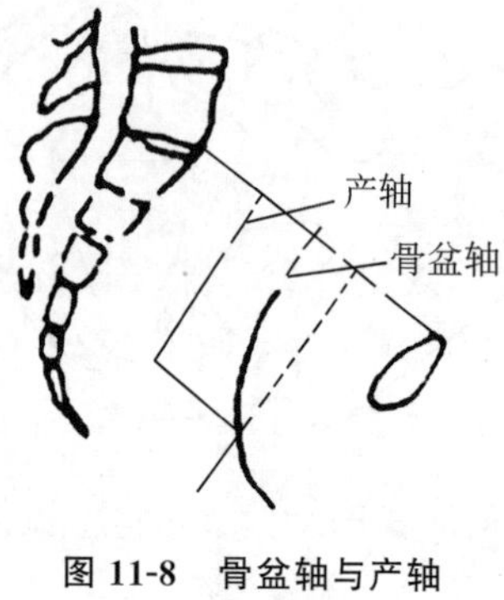

图11-8　骨盆轴与产轴

3. 骨盆倾斜度　指妇女直立时,骨盆入口平面与地平面所形成的角度,称骨盆倾斜度。一般为60°,若倾斜度过大,常影响胎头衔接。产妇在分娩时采用不同的体位也对骨盆的倾斜度产生影响(图11-9)。

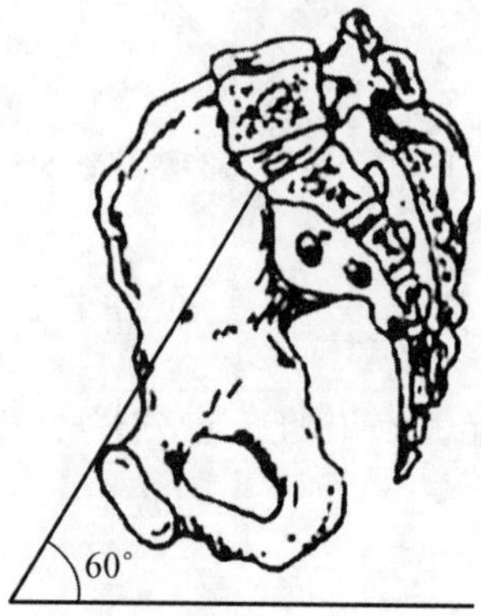

图11-9　骨盆倾斜度

4. 骨盆类型(图11-10)　骨盆的类型有时对分娩产生重要影响,临床上最常见的是混合型骨盆。

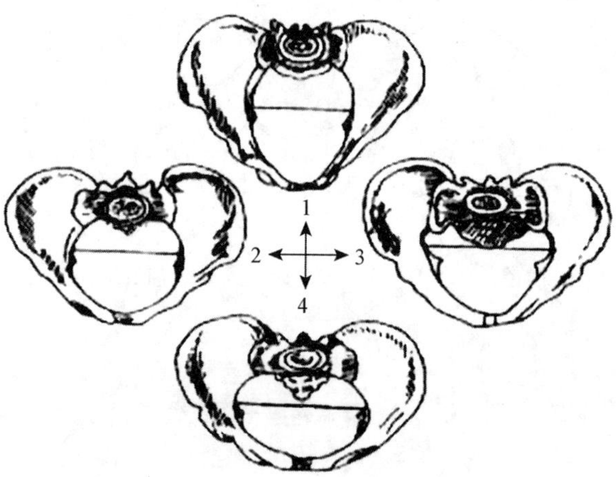

图11-10　骨盆类型

1. 类人猿型骨盆;2. 女性型骨盆;3. 男性型骨盆;4. 扁平骨盆

(三)软产道

软产道是由子宫下段、宫颈、阴道及盆底组织构成。

1. 子宫下段　妊娠末期子宫峡部逐渐被拉长形成子宫下段。在非孕期子宫峡部长约1cm。临产后的子宫规律收缩子宫下段达7～10cm,肌壁变薄成为软产道的一部分。

2. 宫颈　临产前的宫颈管长2～3cm,初产妇较经产妇稍长。临产后的规律子宫收缩牵拉宫颈内口的子宫肌纤维及周围韧带，宫颈管逐渐短缩直至消失。初产妇宫颈管先消失，然后宫口扩张；经产妇宫颈管消失与宫口扩张同时进行。临产后，子宫收缩及缩复向上牵拉宫口使之扩张。胎先露部、前羊水囊压迫宫颈，协助宫口扩张。当宫口开全(10cm)时，胎儿方能娩出。

3. 骨盆底、阴道及会阴　临产后，前羊水囊及胎先露部下降直接压迫骨盆底，使软产道下段形成一个向前弯的长筒，前壁短后壁长，阴道外口开向前上方，阴道黏膜皱襞展平使腔道加宽。肛提肌向下及向两侧扩展，肌束分开，肌纤维拉长。会阴体变薄，以利于胎儿的娩出。阴道及盆底组织和肌纤维增生肥大，血供丰富。临产后，会阴体能承受一定压力。

三、胎　　儿

胎儿能否顺利分娩，取决于胎儿的大小、胎位和胎儿有无畸形。

(一)胎头大小

胎儿大小是决定分娩难易的重要因素之一，胎儿过大、胎头径线大时，尽管骨盆正常，也可以引起相对性头盆不称。

1. 胎头颅骨(图 11-11)　由两块顶骨，额骨，颞骨及一块枕骨构成。颅骨间膜状缝隙为颅缝。两顶骨之间为矢状缝，顶骨与额骨之间为冠状缝，枕骨与顶骨之间为人字缝。两颅缝交界较大空隙处为囟门，位于胎头前方菱形为前囟(大囟门)，位于胎头后方三角形为后囟(小囟门)。颅缝与囟门均有软组织覆盖，使骨板有一定活动余地和胎头有一定可塑性。在分娩过程中，通过颅骨轻度移位重叠使头颅变形，缩小头颅体积，有利于胎头娩出。

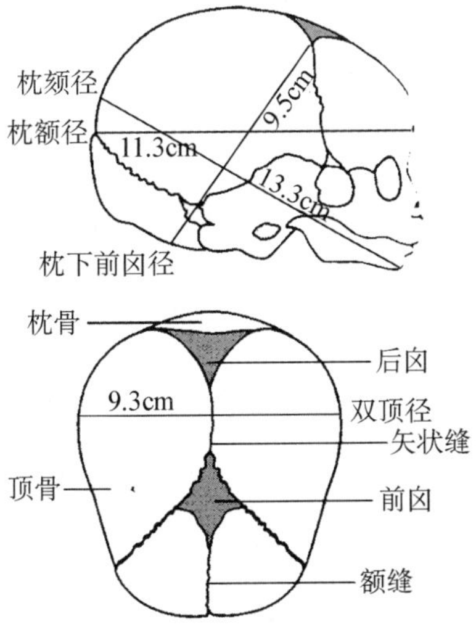

图 11-11　胎头颅骨、颅缝、囟门及径线

2. 胎头径线　主要径线有以下几种(图 11-12)。

(1)双顶径：为两顶骨隆突间的距离，是胎头最大横径，临床用 B 超测量此径线判断胎儿大小，足月时平均值约 9.3cm。

(2)枕额径：为鼻根至枕骨隆突的距离，胎头以此径线衔接，足月时平均值约 11.3cm。

(3)枕下前囟径：又称小斜径，为前囟中央至枕骨隆突下方的距离，分娩过程胎头俯屈以此小径线容易通过产道，足月时平均值约 9.3cm。

(4)枕颏径：又称大斜径，为颏骨下方中央至后囟门顶部的距离，足月时平均值约 13.3cm。

(二)胎位

1. 胎式　是指胎儿各部分在子宫内的姿势。胎体纵轴与骨盆轴相一致，头先露或臀先露容易通过产道。横位与骨盆纵轴垂直，妊娠足月活胎不能通过产道，对母儿威胁极大。

2. 胎先露　是最先进入骨盆的胎儿部分。有头、臀、肩 3 种。头先露时，在分娩过程中颅骨重叠，使胎头变形，周径变小，有利于胎头娩出。臀先露时，较胎头周径小且软的胎臀先娩出，阴道扩张不充分，当胎头娩出时头颅又无变形机会，使胎头娩出困难。肩先露时，胎体纵轴与骨盆轴垂直，不能通过产道。

3. 胎方位　是指胎儿先露部的指示点在产妇骨盆的位置，分为左前、右前、左后、右后。顶先露的指示点是枕骨、臀先露的指示点是骶骨、面先露的代表骨是颏骨、肩先露则是肩胛骨。可通过腹部检查、肛诊或阴道诊、听诊及超声检查诊断胎方位。

(三)胎儿畸形

胎儿某一部分发育异常，如脑积水、联体儿等，由于胎头或胎体过大，通过产道常发生困难。

四、精神心理因素

正常分娩是生理过程，产妇不是病人，这种理念越来越被人们接受。但分娩对于产妇的生理和心理产生巨大的压力和变化，产生精神心理上的应激。过去认为产力，产道和胎儿之间的关系是分娩的决定因素。近年来在临床实践中，有时产妇及家属精神心理因素是决定是否自然分娩的重要因素。很多产妇由于对分娩的害怕和恐惧，选择剖宫产。

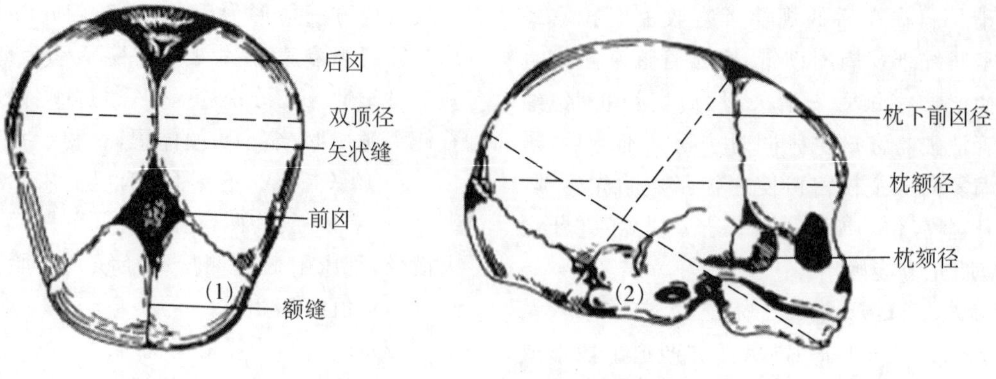

图 11-12　胎儿颅骨、颅缝、囟门及径线

有些产妇由于疼痛、紧张和焦虑使机体产生一系列变化，如心率呼吸加快、体内气体交换不足，子宫收缩乏力、产程延长。胎先露下降受阻，胎儿缺血缺氧，致使产妇体力消耗过多，促使产妇神经内分泌发生变化，交感神经兴奋，释放儿茶酚胺，血压升高，最终只能选择剖宫产分娩。

孕期康乐分娩的健康教育，讲解分娩的生理过程，自然分娩对婴儿及产妇的好处。在分娩过程中，温馨独立的产房，助产士、丈夫或家人陪伴、减轻产妇的紧张及压力。助产人员耐心鼓励及安慰，鼓励产妇进食进水，教会产妇呼吸技术和躯体放松的技术，帮助产妇在分娩过程中保持良好的精神心理状态，对顺利地完成分娩是十分重要的。

第三节　正常胎位的分娩机制

分娩机制是指胎儿先露部通过骨盆时，为了适应骨盆各平面大小及形状以及骨盆轴的走向，胎儿被动的进行一系列的适应性转动，以其最小径线通过骨盆的过程。胎头分娩机制可分为 7 个动作：即衔接、下降、俯屈、内旋转、仰伸、外旋转及娩出。临床上枕先露占 95.55%～97.55%，以枕左前位最多见，故以左前位的分娩机制为例，加以说明。

1. 衔接　胎头双顶径进入骨盆入口平面，胎头颅骨最低点接近或达到坐骨棘水平，称为衔接(图11-13)。初产妇正常者，多数距预产期数周前胎头已衔接，少数可在妊娠晚期胎头衔接。若初产妇已临产而胎头仍未衔接，应警惕头盆不称，前置胎盘等高危因素。经产妇多在临产后胎头衔接。胎头进入骨盆入口时呈半俯屈状态，以枕额径衔接，胎头矢状缝可沿骨盆入口右斜径或横径入盆，胎儿枕骨在母体骨盆左前方。

2. 下降　胎头沿骨盆轴前进的动作，称下降(图 11-14)。宫缩时通过羊水传导的压力，由胎体传至胎头；宫缩时子宫底直接压迫胎臀；腹肌收缩；胎体伸直伸长促使胎头下降。下降贯穿在整个分娩过程中，与其他分娩机转动作相伴随。下降动作是间歇的，初产妇胎头下降缓慢，经产妇临产后胎头下降较快。临床上观察胎头下降的程度，是判断产程进展的重要标志之一。

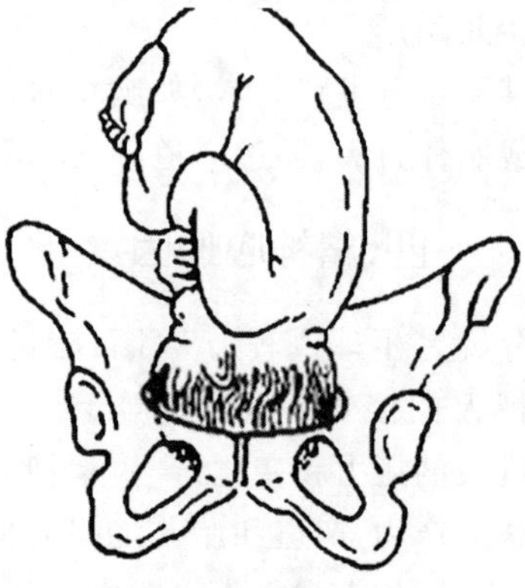

图 11-13　胎头衔接

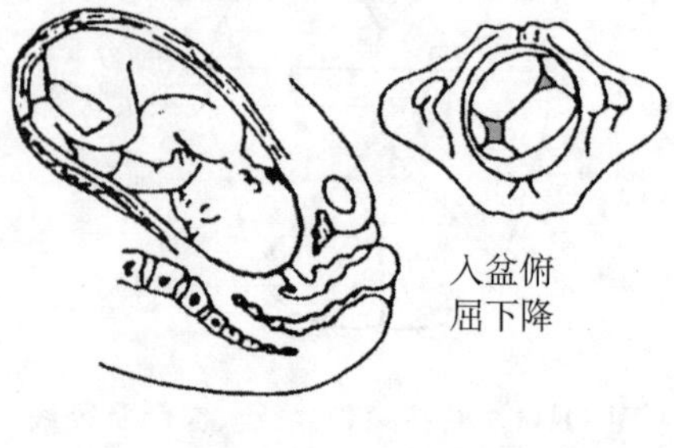

图 11-14　胎头下降

3. 俯屈　当胎头以枕额径进入骨盆腔后继续下降至骨盆底即骨盆轴弯曲处时，处于半俯屈状态的胎头枕部遇到肛提肌的阻力，借杠杆作用进行俯屈(图 11-15)，其结果胎儿颌部更加紧贴胸部，由枕额径转换为枕下前囟径以最小径线通过产道。

4. 内旋转　胎头下降为适应中骨盆及出口前后经大于横径的特点，使其矢状缝与中骨盆及骨盆出口前后径相一致而进行旋转，称内旋转(图 11-16)。枕先露时，胎头枕部位置最低，枕左前位时遇到骨盆底肛提肌阻力，肛提肌收缩将胎儿枕部推向阻力小、部位宽的前方，枕左前位的胎头向前向中线旋转 45°，后囟转至耻骨弓下方，第一产程末胎头完成内旋转动作。

5. 仰伸　胎头下降到达阴道外口，胎头的枕骨下部达到耻骨联合下缘时，以耻骨弓为支点，胎头逐渐仰伸，使胎头顶、额、鼻、口、颏相继娩出的过程(图 11-17)。当胎头仰伸时，胎儿双肩径进入骨盆入口左斜径或横径上。

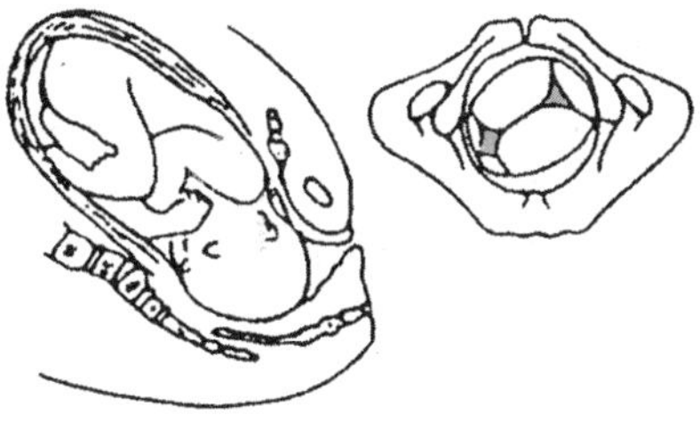

图 11-15　胎头俯屈

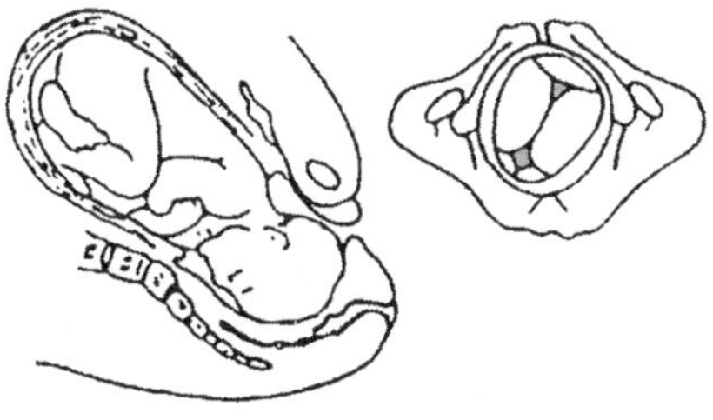

(1)

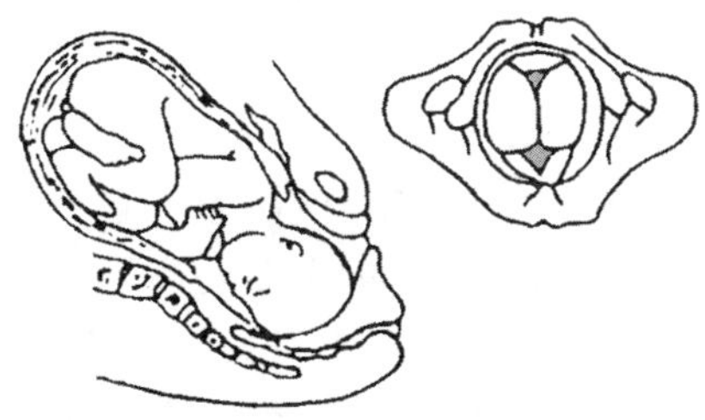

(2)

图 11-16　胎头内旋转

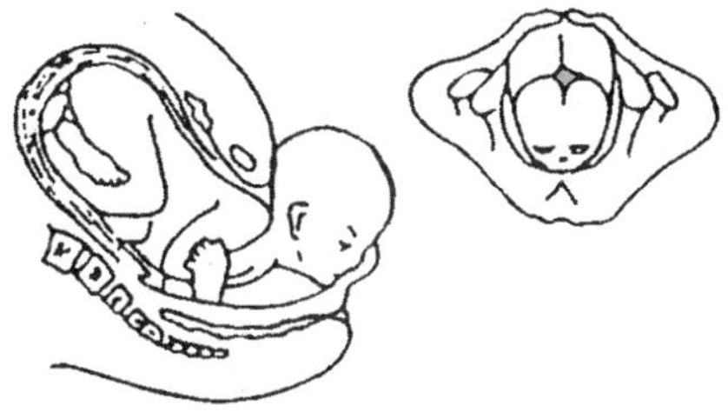

图 11-17　胎头仰伸

6. 复位及外旋转　胎头娩出时，胎儿双肩径沿骨盆左斜经下降。胎头娩出后，为使胎头与胎肩成正常关系，枕部向左旋转 45°称为复位。胎肩在盆腔内继续下降，前(右)肩向前向中线转动 45°时，胎儿双肩径转成与骨盆出口前后径相一致的方向，枕部需在外继续向左转 45°，以保持胎头与胎肩垂直关系，称为外旋转(图 11-18)。

7. 胎儿娩出　胎儿外旋转完成后，胎儿前肩(右)在耻骨弓下先娩出。继之，后肩(左)从会阴前缘娩出。随后，胎体及下肢娩出，至此，胎儿娩出，分娩机制全部完成(图 11-19)。

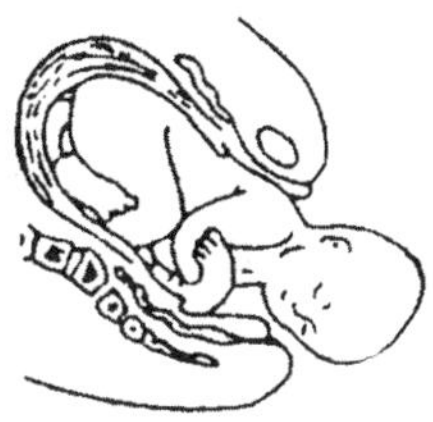

图 11-18　胎头外旋转

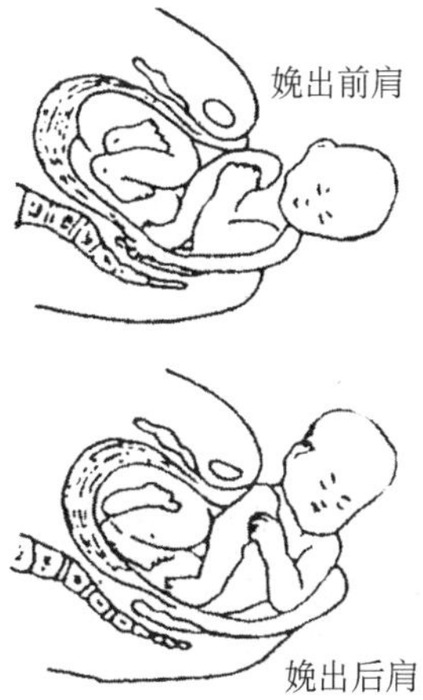

图 11-19　胎肩及胎体娩出

第四节　先兆临产和临产的诊断

【先兆临产】

分娩开始前，孕妇出现一些症状，预示不久将要分娩称为先兆临产。

（一）不规律子宫收缩

产妇在孕末期，均会有不规律子宫收缩，其特点是宫缩持续时间短且不规律，一般强度不大，常在夜间出现、清晨消失，宫缩引起下腹部轻微胀痛，宫颈管不短缩，宫口扩张不明显。

（二）胎儿入盆

初孕妇在孕末期会感到上腹部较前舒适，食欲增加，呼吸较轻快。腹部检查胎先露部下降进入骨盆入口。因胎先露压迫膀胱孕妇常有尿频症状。

（三）见红

在临产前24～48h，有少量血性分泌物由阴道排出，称为见红。是由于宫颈内口附近的胎膜与子宫壁分离，毛细血管破裂，血液与宫颈管内的黏液相混和排出，见红是即将临产可靠征象。

（四）破水

孕妇在正式临产前胎膜自然破裂，表现为阴道有羊水流出，称为胎膜早破。孕妇应立即住院，观察治疗。

【临产诊断】

临产的标志为规律的子宫收缩，持续30s或以上，间歇5～6min，伴随宫颈管消失、宫口进行性扩张和胎先露部下降。

【产程分期】

产程是指从规律性子宫收缩开始至胎儿胎盘娩出到产后2h为止。临床上分为4个产程。

（一）第一产程

宫口扩张期。从开始出现规律宫缩开始，到子宫颈口开全的过程。初产妇需11～12h，经产妇6～8h。

（二）第二产程

胎儿娩出期。从宫口开全至胎儿娩出。初产妇需1～2h，经产妇只需要数分钟，正常不超过1h。

（三）第三产程

胎盘娩出期。从胎儿娩出到胎盘娩出。需5～15min，如阴道出血不多，可以等30min，一般不超过30min。

（四）第四产程

产后观察期。分娩结束后2h。这一时期主要对产妇及新生儿进行观察护理。观察产妇的子宫收缩、阴道出血、会阴伤口、全身情况及新生儿的一般情况。观察新生儿与母亲皮肤接触等护理。

第五节　正常分娩妇女的护理

【第一产程的临床表现】

（一）规律宫缩

产程开始，有规律的子宫收缩，持续时间为30～50s，强度由弱到强，间隔时间5～6min。当宫口近开全时，宫缩持续时间可长达1min或更长，间歇期仅1～2min。

（二）宫口扩张期（图11-20）

通过肛诊或阴道检查，可以确定宫口扩张程度。宫口扩张期可分为潜伏期和活跃期。

1. *潜伏期*　规律子宫收缩到宫口扩张3cm，初产妇约为8h，经产妇为4h。超过16h为潜伏期延长。此过程子宫颈变薄、变软，宫颈扩张速度缓慢，胎头下降不明显。

2. *活跃期*　宫口扩张3cm至宫口开全。初产妇约需4h，最大时限8h；若超过8h，称为活跃期延长。进入活跃期后，宫口不再扩张达2h以上，为活跃期停滞。活跃期又可分为三期。

（1）加速期：此期宫颈扩张加速，宫口扩张到4cm，约需90min。

（2）最大加速期：为宫颈扩张最快时期，宫颈扩张4～9cm，约需2h。

（3）减速期：宫颈扩张9～10cm，约需30min。

（三）胎头下降

活跃期时胎头下降程度明显。胎头下降程度是决定能否经阴道分娩的重要观察项目。为能准确判断胎头下降程度，应定时做肛门或阴道检查，以明确胎头颅骨最低点的位置，并能协助判断胎位（图11-21）。

（四）胎膜破裂

胎先露部下降入盆后，将羊水阻断为前后两部，

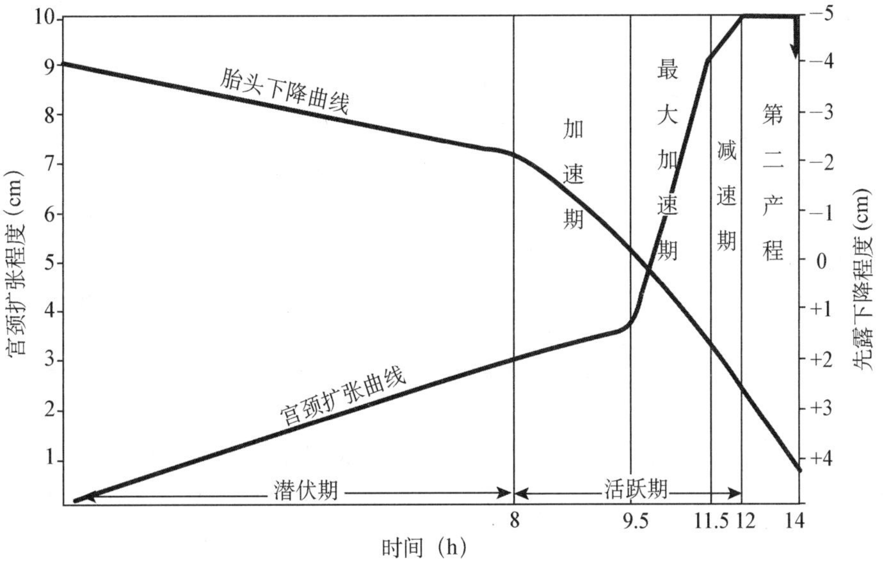

图 11-20　产程图

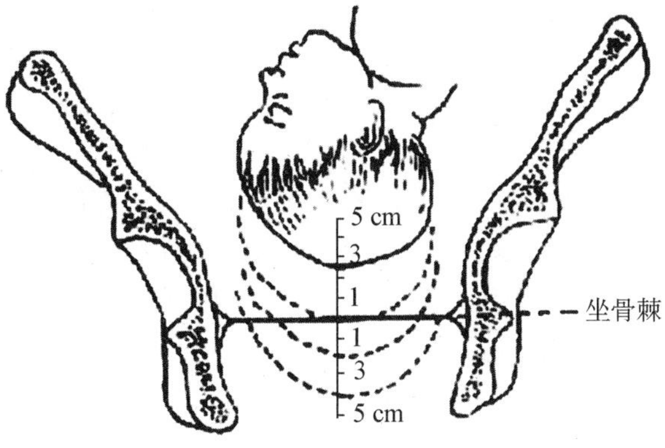

图 11-21　胎头下降

在胎先露部前面形成的前羊水囊称胎胞，羊水量约 100ml，它有助于扩张宫口。随着宫缩增强，子宫羊膜腔内压力增高，胎膜自然破裂。破膜多发生在宫口近开全或开全时。

【第一产程的观察与处理】

(一)检测生命体征

产妇入室时应测量体重、脉搏、体温、血压等，正常的产妇在产程中应 4～6h 测量血压 1 次，血压异常时应视情况缩短测量时间。每 4 小时测量体温 1 次。

(二)观察子宫收缩

产程中每 1～2h 观察子宫收缩情况并记录，最简单的方法是：助产人员将手放在产妇腹部（子宫底部），了解宫缩强度、持续时间及间隔时间。至少观察 3 次宫缩以上。

(三)观察宫口扩张

临产以后，子宫收缩的不断增强、频繁，胎儿先露部不断下降扩张宫口，初产妇子宫颈会逐渐扩张变薄，宫口扩张。入院时做 1 次阴道检查，在潜伏期时可每 4 小时做 1 次阴道检查。活跃期后可每 2 小时做 1 次阴道检查来确定宫口扩张、胎头下降情况。

(四)检测胎心音

胎心率的变化反映胎儿在宫腔内的情况，正常的胎心率每分钟 120～160 次，基础胎心率可在 2 次子宫收缩之间检查 1min 而判定。胎心率变异性的检查需要在子宫收缩期间及宫缩后 30s 持续检查判定。可以通过胎心外监护来描记宫缩和胎心的变化。

在正常情况下，入院时，立即做入室试验，胎心外监护。在第一产程每小时检查胎心 1 次。在第二产程每 15 分钟检查胎心 1 次。自然或人工破水之后，立即检查胎心。如果胎心率异常或母亲和胎儿有异常情况，应持续监测胎心率变化。

(五)精神安慰及放松法

助产士全程陪护产程，使产妇具有安全感。鼓励丈夫参与分娩给予产妇生理上、心理上、情感上的支持。指导产妇应用自我帮助方法，宫缩间歇时尽可能放松休息，保持情绪松弛和平静。多设想一些可以让自己感到愉快的事情，转移对宫缩的注意力。宫缩间歇时多活动，宫缩时采取自己感觉舒适的体位，利用呼吸放松技巧。利用低声呻吟或叹气进行宣泄、暗示和想象。

（六）促进舒适

1. 下床走动及改变体位　产妇入院后，除非有不能下床的禁忌证，如破水并且胎先露高浮、血压高、用镇静药产程休息等，都应鼓励其在助产人员和丈夫的陪伴下下床走动。

2. 保持床单位清洁　更换床单，随时帮待产妇擦汗，以促进舒适；保持会阴部的清洁与干燥，增进舒适，预防感染。

3. 补充液体及能量　待产过程长，呼吸运动以及大量的排汗，产妇会感到口干舌燥，补充水分或其他含高热量的饮料对保持体力很重要，鼓励产妇多进高热量的流质或半流质饮食。

4. 定期排空膀胱　膀胱充盈会增加子宫收缩时的不适感，会影响胎头的下降，导致产程延长，造成尿潴留。护理人员应每1～2h提醒待产妇排尿1次，排空膀胱。

5. 按摩　利用触觉的刺激帮助产妇放松以及减轻疼痛和不适。按摩减轻疼痛可以在子宫体的下段做轻柔的按摩，也可以在产妇面部或下肢按摩，按摩法对轻中度的疼痛较有效，对于强度很大的疼痛效果不明显。可用揉捏法来减轻产妇颈部、肩膀及背部的不舒适。

（七）呼吸控制

正确的使用呼吸技巧，可以帮助产妇放松，提高产妇对疼痛的阈值，增加其适应子宫收缩的能力，使子宫收缩更有效。

【第二产程的临床表现】

宫口开全后，胎膜多已破裂。未破膜者，常影响胎头下降，应行人工破膜。破膜后，宫缩常暂时停止，产妇略感舒适，随后重现宫缩且较前增强。

（一）子宫收缩逐渐增强

此时宫缩强度及频率都达高峰，每次宫缩持续达60s左右，间歇仅1～2min，阵痛逐渐加剧；疼痛时间延长，间歇期缩短。

（二）产妇感到肛门坠胀及排便感

当胎头下降达盆底时，压迫盆底组织，产妇出现排便感并不自主地向下屏气，此时会阴体变薄，肛门松弛。

（三）胎儿下降及娩出

随着宫缩促使胎头下降，胎头暴露于阴道口。在宫缩时胎头露于阴道口，宫缩间歇时胎头缩回阴道内，此时称为胎头拨露。随着产程进展，露出阴道口的胎头越来越大，当胎头双顶径越过骨盆出口时，胎头不再缩回，此称为胎头着冠（图11-22）。此

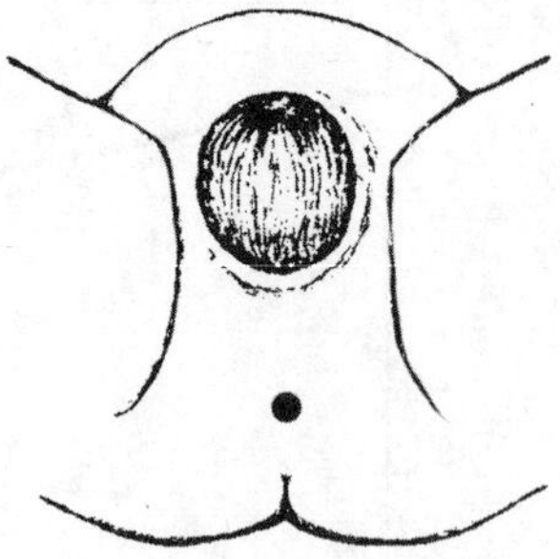

图11-22　胎头着冠

后，会阴极度扩张伸展变薄，胎头进行仰伸，随之胎头复位和外旋转，前肩和后肩相继娩出，胎体很快娩出并伴后羊水排出。压迫骨盆底组织时，产妇有排便感，不自主地向下屏气。

【第二产程的护理】

（一）做好接产准备

待产室和产房最好是同一房间，每个房间只放1张产床，这样做有利于家属进入产房陪产，可保护产妇隐私；保证产妇之间互不干扰。

初产妇子宫颈口开全10cm，经产妇子宫颈口开5～6cm时做好分娩的准备。做好会阴部的清洁与消毒，为产妇清洁和消毒会阴，清洁要遵循由外向内，消毒时由内向外由上向下的原则。

（二）铺产台

接生者穿上刷手衣，戴好口罩、帽子。刷手、戴无菌手套及无菌手术衣接产，按无菌操作技术进行接产。打开辐射暖台，提前预热。铺产台，准备好新生儿复苏器械和药品。

（三）产妇和胎儿监护

在第二产程，助产人员要严密监测产妇状况，严密监测宫缩及胎头下降情况。指导产妇用力的技巧，在子宫强烈收缩时使用腹压，鼓励产妇根据自己的感觉控制用力的长短。产妇憋气时间过长，可能造成母体血氧不足以及胎盘血流减少、胎儿血液酸碱度增高、氧分压减低、二氧化碳分压升高、胎心率异常的发生率增加。每15分钟应听胎心1次，胎心异常时，应缩短听诊间隔时间，也可应用电子胎心监护仪进行持续的监测。

（四）生活护理

第二产程初期，指导帮助产妇采取舒适的体位，如侧卧位、蹲位、跪位，助产士应在产妇身边陪伴，提醒和鼓励产妇在两次宫缩间尽量放松休息保存体力，护理人员与陪伴的家属应给予全面的支持

和指导。为产妇擦汗，喂少量温度适宜的饮料，协助产妇及时排空膀胱，随时告知准产程进展情况。及时赞扬鼓励产妇，增强其信心。新生儿出生后进行母婴皮肤接触，鼓励父母搂抱和抚摸新生儿，注意新生儿保暖，新生儿出现觅食反射时，帮助母亲尽早让新生儿吸吮乳房，促进乳汁分泌。

【第三产程护理】

第三产程为胎儿娩出至胎盘娩出，又称胎盘娩出期，一般需要 5～15min。若超过 30min 胎盘仍未娩出，即诊断为“胎盘滞留”。

(一)胎盘娩出及检查

1. 胎盘剥离征象　胎儿娩出后，常规给予产妇肌内注射或静脉推注缩宫素 10～20U 帮助子宫收缩。子宫下段隆起子宫底上升，有少许阴道出血，脐带下移，表示胎盘已经自子宫壁剥离。用手在耻骨联合上轻压子宫体下段，嘱产妇稍向下用力，助产人员轻轻牵拉脐带，胎盘娩出(图 11-23)。

2. 胎盘检查　胎盘分为胎儿面和母体面，多数情况下，胎盘以胎儿面方式娩出，胎盘娩出后将胎盘平放在操作台上进行检查，要仔细检查胎盘、胎膜是否完整。注意母体面胎盘小叶有无缺损，胎盘边缘有无断裂的血管，注意有无副胎盘，如发现有残留胎盘或胎膜，应给予处理。测量胎盘大小、脐带长度。

(二)会阴检查及会阴裂伤缝合

第三产程后，仔细检查产道有无裂伤，及时缝合。会阴裂伤分度。会阴Ⅰ度裂伤：仅有会阴皮肤、阴道黏膜的撕裂，裂伤未达肌层。会阴Ⅱ度裂伤：裂伤达会阴体肌层，肛提肌及筋膜可有不同程度的裂伤，有时沿阴道后壁两侧沟向上延伸，致使阴道下段后壁呈舌状游离(又称舌状裂伤)，更严重时可达阴道后穹窿部，但未损伤肛门括约肌。会阴Ⅲ度裂伤：会阴部皮肤、黏膜、盆底肌肉及部分或全部肛门括约肌裂伤，甚至包括直肠前壁。

(三)密切观察

要密切观察子宫收缩、血压、脉搏、阴道出血、膀胱充盈程度等。密切观察新生儿的一般情况，每 15 分钟检查 1 次，做好记录。

【第四产程的护理】

胎儿娩出后的 2h 称为第四产程。这一时期母婴容易有异常情况出现。

(一)对产妇的观察

在第四产程，对产妇护理方面包括：每 15 分钟观察 1 次宫底高度、子宫收缩情况，阴道出血，膀胱充盈程度等。每 1 小时测量血压、脉搏 1 次，并及时记录。注意观察膀胱充盈情况，督促和协助排尿。注意产妇主诉。协助产妇取舒适体位休息。帮助产妇更换会阴垫，干净的衣服，撤换湿床单，保暖。产妇感到口渴和饥饿，应提供清淡易消化、饮料和食物，帮助产妇恢复体力。

(二)对新生儿的观察

每 15 分钟观察 1 次脐带、呼吸、活动、皮肤颜色及反应。帮助早吸吮，并观察新生儿吸吮情况。做好记录。

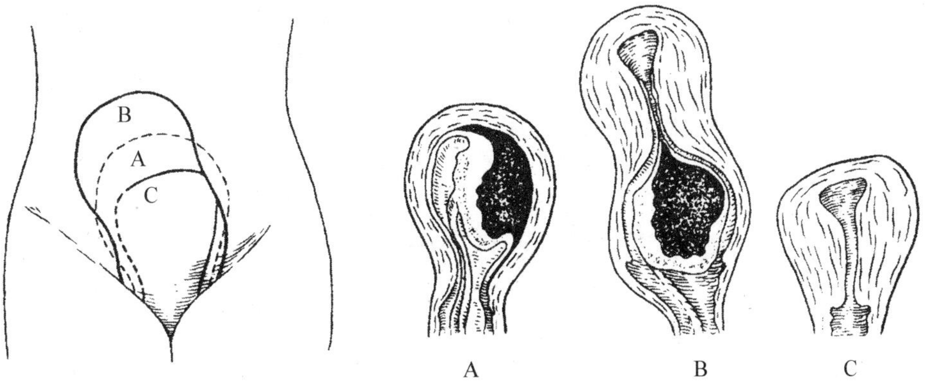

图 11-23　胎盘剥离时子宫的形状

A. 胎盘剥离开始；B. 胎盘降至子宫下段；C. 胎盘娩出后

第六节　分娩镇痛

分娩疼痛是客观事实，分娩疼痛有生理及心理因素。分娩镇痛可提高分娩期母婴安全、缩短产程，减少手术产率，减少产后出血，降低胎儿缺氧及新生儿窒息的发生，支持产妇心理健康。产痛的发生是一个复杂的生理和心理过程，产妇疼痛感受有很大的差异。产痛的原因主要是由于子宫收缩时肌纤维拉长或撕裂，血管受压致缺血缺氧，刺激神经末梢上传到大脑痛觉中枢引起疼痛。其次胎儿通过产道时对产道的压迫造成损伤，牵拉产生疼痛，多数产妇和胎儿能够耐受产痛。如果产妇过度的紧张，焦虑和惊恐，体内致痛物质分泌增加可加重疼痛。紧张－焦虑－疼痛恶性循环，可以互相转化。产科的镇痛不是无痛，而是医务人员采取各种方法减轻产痛，达到产妇觉得可以忍受的程度。

【减轻产痛应具备的要求】

镇痛的方法应该对母亲、胎儿、新生儿无影响；不影响子宫收缩；对产程无负面影响；减痛的方法要起效快，作用可靠；方法简便，产妇要清醒参与配合。

【镇痛方法】

即药物镇痛法和非药物镇痛法。

1. *非药物镇痛法*　世界卫生组织在1996年1月出版的正常分娩监护使用手册中提出鼓励和提倡使用非药物镇痛措施，因为，非药物镇痛方法对母婴没有不良影响。

(1)环境的改变：分娩环境影响产妇的心理状态，如果产妇处于一种紧张喧闹的环境可造成精神紧张，心情烦躁。现代化的产房要求是单人房间，有利于丈夫陪伴分娩、保护产妇隐私、保证休息，保证母婴安全。

房间墙壁粉刷成温馨的颜色，可以悬挂图片，照片等装饰物，使产妇进入房间后感觉温馨的像家一样。产房内设置产床、辐射台、电视、音响、分娩球、分娩椅等设施以保证产妇待产和分娩。

(2)开展健康宣教与产妇交流：开展多种形式健康指导与咨询，增进孕妇与助产士之间的理解和信任，解决她们心中的疑虑，提供心理支持使孕妇有充分的心理准备进入产程。

(3)精神支持：产程中，医务人员开展导乐陪伴分娩，进行心理疏导，及时通报产程进展情况，运用鼓励性语言等做到心理支持。

(4)开展家属陪伴分娩：鼓励丈夫参与分娩非常重要，丈夫可以给妻子提供最好的心理支持，在陪产的过程中，给妻子爱抚和安慰，减少了产妇的孤独感，帮助产妇按摩、擦汗、提醒呼吸的节律等。

(5)鼓励孕妇采取自由体位：为减轻产妇待产过程中的不适，加速产程进展，产妇在待产过程中应多下床走动，根据自己的情况采取站立、走动、摇摆和旋转骨盆、蹲、跪、坐等姿势。尽量保持上身直立的姿势，这样胎头会与宫颈贴的紧密，宫缩时有效地扩张宫颈，促进产程进展。孕妇走动时，其骨盆的轻微摆动有利于胎头在骨盆中转动，孕妇卧床时尽量采取侧卧位，有利于胎头的旋转。

(6)呼吸调节：在待产过程中运用呼吸技巧，可以提高产妇对疼痛的阈值，增加其适应子宫收缩的能力，达到放松的效果。

(7)冷、热敷：冷敷、热敷用来促进临产妇的舒适松弛以减轻疼痛，可以用冷毛巾为其敷前额、面部，用热水袋热敷腰部，但要注意不要伤害皮肤，也可淋浴或泡在浴缸中利用水温和水的浮力减轻疼痛。

(8)其他方法：按摩、聊天、看电视、听音乐、针灸等，对减轻产痛均有帮助。

2. *药物镇痛*　临产时应用药物镇痛，以最小有效剂量为原则。常用的方法有：会阴局部麻醉、阴部神经阻滞、宫颈旁局部麻醉、腰麻、骶管阻滞和腰段硬膜外麻醉。应用腰麻、骶管阻滞、硬膜外麻醉时，应做好上肢静脉输液、供氧及急救物品，以应对意外的抽搐、呼吸抑制及血压降低。

（王立新）

第12章

正常产褥期妇女的护理

从胎盘娩出至产妇全身各器官(除乳腺外)恢复至妊娠前状态，一般为6周，这一时期是产褥期。产褥期，产妇生殖系统发生较大的生理变化，心理和角色也发生了变化，需要一个适应的过程。

第一节　产褥期妇女的身心变化

【生殖系统】

1. 子宫复旧　胎盘娩出后，子宫逐渐恢复到妊娠前的大小和功能的过程称为子宫复旧。分娩结束时，子宫约重1000g，产后6周后恢复到50～60g；子宫高度在脐平以下，以后每天下降1～2cm，约10d后在腹部触及不到子宫。

2. 子宫内膜修复　胎盘剥离后，表层组织因为坏死而剥落，剥落部位的边缘及内膜底层便开始细胞的增生，胎盘剥离部位的修复需要42d形成新的子宫内膜。

3. 子宫颈　产后子宫颈松软，外口如袖管状，紫红色，水肿，厚约1cm。之后宫口张力逐渐恢复，产后1周子宫内口关闭，宫颈管形成。产后4周宫颈形成恢复正常。初产后宫颈两侧不可避免的有轻度裂伤，故子宫颈外口呈横裂状，无法恢复到原来的椭圆形。

4. 排卵和月经的重现　排卵和月经的复潮多发生于产后6～8周，纯母乳喂养婴儿的妇女，排卵和月经的重现时间可延后。

5. 阴道　由于受激素的影响及分娩过程中强力的伸展，阴道皱褶便消失不见。产后阴道逐渐地恢复其形状和弹性，皱褶再度出现完全恢复致孕前的紧张度需要6周时间。分娩过程中处女膜破碎撕裂，产后妇女的处女膜呈现不规则的形状，此称为处女膜痕。

6. 会阴　产后会阴有轻度水肿，2～3d消失。因产时会阴切开、裂伤、伤口水肿或痔疮而引起疼痛，约1周后会阴不适才会渐渐消失。

7. 乳房　乳房的主要变化为分泌乳汁。婴儿出生后与母亲进行皮肤接触，吸吮乳房时，感觉冲动从乳头传到大脑。垂体反应性地分泌泌乳素。下丘脑经神经垂体分泌催产素。泌乳素、催产素经血液循环到达乳房，泌乳素使泌乳细胞分泌乳汁。哺乳约30min后，催乳素在血液中达到高峰，它使乳房为下次哺乳而产奶。催产素使乳腺腺泡周围的肌细胞收缩，使存在腺泡内的乳汁流到乳头处。

【循环系统】

子宫胎盘循环结束后，大量血液从子宫进入产妇的体循环，加之妊娠期潴留在组织中的液体亦进入母体循环中。产后72h内，产妇血容量增加15%～25%，此时心脏负担明显加重，患有心脏病的产妇应注意预防心力衰竭的发生。一般产后2～6周血容量恢复到孕前水平。产褥早期血液仍处于高凝状态，可减少产后出血，容易形成血栓。

【泌尿系统】

孕期潴留在体内的大量液体，在产褥早期主要通过肾脏排出。产后第1周，一般为多尿期。由于分娩过程中膀胱受压，黏膜充血、水肿使膀胱充盈感下降，不习惯卧床排尿以及外阴疼痛使产妇出现一过性尿潴留。

【消化系统】

产后1～2周消化功能逐渐恢复正常。产褥早期胃肠肌张力仍较低，产妇食欲欠佳，喜进汤食。加之产妇活动少，肠蠕动减弱，容易发生便秘。

【产褥期的心理调适】

妊娠和分娩对妇女是一种压力，产妇的生理、心理的改变及新生儿的出生对产妇是一种新的变化，需要调整及适应。

美国心理学家鲁宾于1977年针对产后妇女的行为和态度将产妇的心理调适分为3期，即依赖期、依赖-独立期和独立期。

1. 依赖期　产后1～3d是产妇的依赖期。产妇疲劳，对睡眠需求很强烈，兴奋、喜欢谈论妊娠及分娩的感受，需要医务人员、家人帮助，照顾新生儿及自身的生活护理。在依赖期，丈夫及家人的关心，医务人员的帮助指导极为重要。耐心倾听她们的感受，满足其心理需求。

2. 依赖-独立期　产后3～14d是产妇的依赖-独立期。表现出较为独立的行为，热衷于学习和护理新生儿，主动参与婴儿护理，能独立进行母乳喂养，对自身的产后康复十分关注。

3. 独立期　产后2周至1个月是产妇的独立期。这时新家庭形式已经建立，产妇开始适应哺育孩子、照顾家务及维持夫妻关系的各种角色。

第二节　产褥期妇女的护理

【护理措施】

1. 产后24h内护理　对自然分娩的产妇实施Ⅰ级护理，卧床休息，24h后Ⅱ级护理，鼓励下床活动，促进血液循环、恶露排出、子宫复旧。

2. 生命体征监测　产后产妇血压一般无明显改变，妊娠合并高血压的产妇要严密观察血压的变化。大多数产妇体温在正常范围，如产程长、过度疲劳，产妇会有疲劳热，产后24h之内体温略升高，不超过38℃。不需要任何处理，休息后恢复正常。产后3d左右，乳房血管、淋巴管极度充盈，伴37.8～39℃发热称为泌乳热。按摩乳房、将乳汁吸出、乳腺管通畅后体温恢复正常。

3. 严密观察子宫收缩及阴道出血情况　产后4h内每小时按摩子宫、观察阴道出血。24h内是产后出血多发期，要严密观察及护理。

4. 产后恶露　胎盘娩出后，子宫蜕膜脱落，含有血液及坏死蜕膜等组织经阴道排出称为恶露。根据其颜色及内容物的不同分为血性恶露、浆液性恶露、白色恶露。

(1)血性恶露：其颜色鲜红，出现在产后最初3～4d，内容包含蜕膜碎片、上皮细胞、红细胞、白细胞及偶有的胎粪、胎脂和胎毛。血性恶露的时间过长，表示子宫复旧不良。

(2)浆性恶露：其颜色淡红，出现在产后3～10d，内容包含蜕膜碎片、红细胞、白细胞、细菌、子宫颈黏液。以后逐渐变为白色恶露。

(3)白色恶露：其颜色淡乳黄色，出现在产后10d后，持续3～4周干净，成分包括白细胞、细菌、一些蜕膜细胞、上皮细胞、脂肪、子宫颈黏液和胆固醇。

正常恶露有血腥味，无臭味，总量可达500ml。约3/4的恶露在产后1周内排出，但个体差异很大。日间恶露量较多，夜间较少。若有胎盘、胎膜残留或感染，可使恶露持续时间延长并有臭味，需进一步检查其原因。

5. 会阴护理　保持外阴清洁，每天会阴清洗2次，及时更换会阴垫。外阴肿胀者，用50%硫酸镁、95%乙醇湿热敷。侧切伤口3d后拆线，Ⅰ、Ⅱ度裂伤2d后拆线。

6. 保持排尿通畅　产后多饮水，督促产妇排尿，产后6h不能自排小便者，可热敷下腹部、温水冲洗外阴、按摩膀胱，扶产妇去厕所，肌内注射新斯的明帮助排尿，必要时行导尿术。

7. 饮食　应进高蛋白、高维生素、易消化的食品，少食多餐，多食蔬菜水果防止便秘；食物要清淡。

8. 乳房护理及母乳喂养　产后预防乳房肿胀和乳头皲裂，婴儿出生后立即实施母婴皮肤接触，婴儿早吸吮，早开奶，按需哺乳，可预防乳房肿胀。帮助母亲掌握正确哺乳体位、新生儿掌握正确含接乳头姿势可预防乳头皲裂。

9. 做好健康指导及母乳喂养知识及技巧的宣教　产褥期卫生、新生儿护理知识及操作、母乳喂养的知识及技巧。

第三节　正常新生儿的护理

新生儿：胎龄≥37周至＜42周，出生体重在2500～3999g，从出生至满28d的婴儿。

【正常新生儿的生理特点】

1. 呼吸系统　新生儿出生后，脐循环停止，血中二氧化碳升高刺激呼吸中枢，同时新生儿受到冷、声、光的刺激，产生呼吸运动。新生儿代谢快，需要氧气量多，因此呼吸较快，在每分钟40次左右。新生儿呼吸中枢发育不健全，容易发生呼吸暂停，要注意观察。

2. 循环系统　新生儿出生后，动脉导管关闭，肺循环开始。心率每分钟120～160次。

3. 消化系统　新生儿胃容量小，肠道容量相对较大，蠕动较快能适应较大量流质食物。出生时吞咽功能虽近完善，但因食管无蠕动，胃贲门括约肌不发达，故哺乳后容易发生溢乳。新生儿消化蛋白质的能力较好，母乳喂养是哺育新生儿的最佳选择。

新生儿出生后第1日排出的墨绿色黏稠大便称为胎粪(meconium)。胎粪含黏液、胆汁、肠道分泌物、上皮细胞、胎儿吞咽的胎毛及胎脂等，但不含细菌。哺乳后，粪便渐变为黄色，呈糊状。

4. 泌尿系统　新生儿出生时的肾发育尚不成熟，滤过能力差，排钠的能力也较低。记录第1次排尿的时间(正常在出生后12～24h)，描述尿量、颜色。新生儿排尿的次数是判断纯母乳喂养的婴儿是否吃饱的标准，每天有6次小便证实新生儿得到了充足的乳汁。

5. 免疫系统　新生儿对多种传染病有特异性免疫，从而在出生后6个月内对麻疹、风疹、白喉等有免疫力，但本身的主动免疫力尚未发育完善。所以在日常护理工作中应做好消毒隔离，以预防感染。出生后，母乳喂养、初乳能增强婴儿的免疫力。

【新生儿生理现象】

新生儿在出生后会出现几种特殊的生理现象，这些是暂时的，生理的现象。随着年龄的增长，这些现象都会逐渐地消失，不需要治疗。

1. 生理性黄疸　大部分新生儿在生后2～3d皮肤及黏膜出现黄染，全身情况良好，无其他不适，黄疸在1～2周消退。

(1)新生儿胆红素代谢的特点：新生儿生理性黄疸的发生与新生儿胆红素代谢的特点有关。胆红素产生相对过多，胆红素与白蛋白联结运送的能力不足，肝细胞摄取间接胆红素的能力差，肝脏系统发育不成熟，肠肝循环增加。

(2)生理性黄疸的临床表现：生理性黄疸大多在生后2～3d出现，第4～5日最明显，多在生后10～14d消退，早产儿黄疸程度较重，消退也较迟，可延迟至第3～4周消退。黄疸先见于面、颈，然后可遍及躯干及四肢，一般稍呈黄色，巩膜可有轻度黄染，但手心、足底不黄。除黄疸外，小儿全身健康状况良好，不伴有其他临床症状，无贫血，肝功能正常，不发生核黄疸，大小便颜色正常，血中间接胆红素升高。

(3)实验室检查：正常新生儿脐血胆红素最高约51.3μmol/L(3mg/dl)，在出生后4d左右达高峰，一般不超过171～205μmol/L(10～12mg/dl)，早产儿不超过256.5μmol/L(15mg/dl)，以后逐渐恢复。

(4)生理性黄疸的护理：每天哺乳次数较少的新生儿黄疸较重并消退慢。我们应该鼓励母亲加强早期喂养，增加哺乳次数。及早建立肠道正常菌群，促进胎粪尽早排出，增加大小便次数，帮助胆红素的排出，减少肠壁再吸收胆红素，减少肠肝循环。加强婴儿皮肤的护理，着重是脐部和臀部的护理，防止感染。保持室内适应的温度与湿度，每日开窗进行有效通风，保持空气新鲜。

2. 生理性体重下降　新生儿在出生1周内往往有体重减轻的现象，这是正常的生理现象，是因为新生儿出生后吸吮能力比较弱，进食量少，再加上胎粪、尿液的排出、汗液的分泌，以及由呼吸和皮肤排出一些水分，造成新生儿暂时性的体重下降。一般生后3～4d体重的减轻可累积达出生时体重的6%～9%，不能超过10%，出生后4～5d体重开始回升，7～10d恢复到出生时体重。如果下降太多、回升过慢应寻找原因并给予处理。体重下降程度及恢复速度，与新生儿开始喂奶时间及进入量有关。做到早开奶，按需哺乳。母婴同室的温度应在22～24℃，过热可造成新生儿液体丢失过多。如果出生后10d新生儿仍未恢复到出生时体重，则要寻找原因，是否因为哺乳量不够充足、牛奶冲调浓度不符合标准或有无疾病等。

正常情况下，前半年每月平均增长600～900g，后半年每月平均增长300～500g。4～5个月时体重增至出生时的2倍，1周岁时增至3倍。

3. 新生儿假月经　有些女性新生儿出生后1周内，可出现大阴唇轻度肿胀，阴道流出少量黏液及血性分泌物，称之为假月经，又称为“新生儿月经”。假月经是由于母亲体内雌性激素在孕期经胎盘进入胎儿体内，而出生后突然中断而导致，是新生儿早期的生理现象之一，一般2～3d即消失，不必做任何处理。

【新生儿出生后护理】

(一)新生儿保暖

1. 分娩时新生儿的保暖　分娩室的室温应该在26～28℃。新生儿出生后放在辐射台上保暖。出生后将新生儿放在温暖、干净、干燥的布单上，用干毛巾擦干新生儿的全身和头发。拿掉身下湿布单。鼓励产妇和新生儿尽可能皮肤密切接触，将裸体新生儿放在妈妈胸腹部进行皮肤接触，给新生儿盖上柔软干净的被子。如果产妇有并发症，不能进行皮肤接触，给新生儿穿好衣服，用干净、温暖的被子包裹新生儿，放在婴儿床上，盖上毯子，如果室温低或新生儿小，将新生儿放在辐射台上。

2. 母婴同室新生儿的保暖　保持室温，母婴同室温度在22～24℃为宜。母婴注意保暖，如果室温偏低，加盖被子或进行母婴皮肤密切接触。给产妇讲解新生儿保暖的重要性。医院为新生儿准备好清洁舒适的衣服、被子、毯子。皮肤接触后立即给新生儿穿上衣服，包裹被子，戴上帽子给新生儿保暖。实行24h母婴同室，没有合并症的情况母婴不能分离。每4小时检查1次新生儿，并评价保暖情况，如果新生儿冷，体温不能保持在正常范围内(36.5～37.5℃)应加盖毯子，或让新生儿和产妇睡在一起，拥抱新生儿。半小时后再评价。应在出生6h后给新生儿洗澡。沐浴室温度在26℃以上。沐浴的水温39～41℃为宜。洗澡后立即擦干新生儿，继续保暖。不要给新生儿包裹太紧，使其手脚能自由活动。

(二)新生儿喂养

1. 母乳喂养

(1)母乳喂养的重要性：①母乳喂养对婴儿的重要性，母乳能够提供6个月孩子的同时期生长发育的营养，易于消化、吸收，促进孩子的生长发育。②初乳是孩子的第1次免疫，能减少孩子感染性疾病，特别是危及生命的呼吸系统及肠道系统疾病。母乳里有抗体，母亲体内已有的IgG及乳汁中特异的SIgA、铁蛋白溶菌酶、白细胞及吞噬细胞、淋巴细胞等。③母乳促进孩子胃肠道的发育，提高对母乳营养素的消化、吸收、利用，如生长因子、胃动素、胃泌素、乳糖、双歧因子(促进乳酸杆菌、双歧杆菌等益生菌在肠道的生存)。又如消化酶，乳糖酶、脂肪酶。④母乳促进孩子神经系统发育。母乳含有必需营养素：热能营养素、无机盐、维生素、胆固醇、必需脂肪酸。如牛磺酸、DHA。喂养过程中的良性神经系统刺激，如温度、气味、接触、语言、眼神；能促进婴儿嗅觉、味觉、温度觉、听觉、视觉、触觉的发育。末梢感觉神经传递良性刺激，促进中枢神经系统发育，形成反射弧。促进孩子对外环境的认识及适应。⑤母乳可减少成年后代谢性疾病：母乳喂养儿生后1～2年生长正常，减少成年后肥胖、高血压、高血脂、糖尿病、冠心病的概率。

(2)母乳喂养的方法：母亲要学会如何抱孩子，掌握哺乳体位的4个要点，是母乳喂养成功的重要技巧。①孩子的头及身体应呈一直线；②孩子的脸对着乳房，其鼻子对着乳头；③母亲抱着孩子贴近她自己；④若是新生儿，母亲不只是托其的头及肩部还应托着其的臀部。帮助新生儿掌握正确的含接姿势，是新生儿吸吮到乳汁，防止乳房肿胀、乳头皲裂的关键。母亲用C字形的方法托起乳房，用乳头刺激孩子的口周围，使孩子建立觅食反射，当孩子的口张到足够大时，将乳头及大部分乳晕含在新生儿嘴中。

(3)正确含接姿势的要点：①嘴张得很大；②下唇向外翻；③舌头呈勺状环绕乳晕；④面颊鼓起呈圆形；⑤婴儿口腔上方有更多的乳晕；⑥慢而深地吸吮，有时突然暂停；⑦能看或听到吞咽。

为了保证母亲有乳汁充足，护理人员要帮助母婴进行皮肤接触，早吸吮，早开奶，实行母婴同室，鼓励母亲按需哺乳，不给新生儿其他的辅食及饮料，保证纯母乳喂养。

2. 人工喂养　母亲或新生儿因各种原因不能母乳喂养时，则需要选择母乳代用品喂养婴儿，称为人工喂养。

奶量的确定：世界卫生组织推荐正常新生儿出生当日给予80ml/kg，以后每日增加10～20ml/kg，每日分为8次哺喂，3h哺喂1次(表12-1)。

不同体重新生儿人工喂养的奶量存在着个体差异，因此要监测小儿每日入量；根据小儿具体情况逐渐增加至上述推荐的喂乳量。每次喂乳后需要认真做好奶具的清洁、消毒工作。

表12-1 按体重推算每次喂奶量(ml)参照表

体重(kg)	出生日数							
	当日	1d	2d	3d	4d	5d	6d	7d
1.5～1.9	15	17	19	21	23	25	27	27+
2.0～2.4	20	22	25	27	30	32	35	35+
>5.0	25	28	30	35	35	40+	45+	50+

(三)新生儿皮肤护理

1.新生儿沐浴 沐浴的目的是：清洁皮肤，避免感染，促进舒适。新生儿皮肤比较娇嫩，稍有轻微外力就易引起损伤与感染。而真皮内血管丰富，毛细血管网稠密，皮肤感染后又容易扩散，因此应重视新生儿的皮肤护理。沐浴可以保持皮肤清洁，促进血液循环，活动新生儿肢体，使其感到舒适；同时可观察全身皮肤，及时发现异常情况。

(1)沐浴的准备：工作人员准备着装整洁、洗手、做好解释工作。①物品准备：准备大、小毛巾各1条、新生儿襁褓、婴儿专用皂(或婴儿沐浴液)、清洁衣裤、尿布、脐带布、无菌敷料、婴儿爽身粉、液状石蜡、5%鞣酸软膏、消毒植物油、抗生素眼液、棉球、棉签、海绵垫、软塑料布、婴儿磅秤、沐浴装置(盆浴者备消毒澡盆)。②环境准备：温暖、舒适。调节室温到24～28℃，低温天气时关闭门窗。

(2)浴法操作步骤及要点：①备齐用物，核对新生儿，向母亲解释沐浴的目的，调节水温至38～40℃，可以用手腕试水温。水温不可过高或过低，防止烫伤或着凉。②开包被，护士系上围裙，洗手、戴口罩，将新生儿置于沐浴台上，解开包被，检查婴儿手圈，核对床号、姓名、去掉尿布，测量体重，同时注意观察婴儿哭声、活力、皮肤颜色、脐带情况等。③第1次沐浴的新生儿，用消毒棉签蘸消毒植物油擦去皮肤上的胎脂，注意擦颈、四肢皱褶、腋下、腹股沟、女婴阴唇间隙等处。胎脂结痂者，不要强行擦洗掉，可涂消毒植物油后次日再洗。④清洗脸部，面部不宜涂婴儿香皂。⑤洗头洗身，用浴水湿润头发及全身，用手将婴儿专用皂(或婴儿沐浴液)搓出泡沫，再抹在新生儿身上，依次洗头、颈、上肢、腋下、躯干、腹股沟、臀部及下肢，用浴水冲净。冲洗头部时，须用手掩住新生儿耳孔，防止浴水进入耳内，注意洗净皮肤皱褶处，尤其是男婴的阴囊。⑥用大毛巾擦干新生儿全身，在颈部、腋下和腹股沟等处扑婴儿爽身粉，臀部涂上5%鞣酸软膏，在护理中注意观察耳、眼、鼻有无异常，如有分泌物，可用棉签轻轻拭去，同时预防红臀的发生。⑦穿衣，兜好尿布，检查手圈字迹是否清晰，核对并别上胸卡，将新生儿抱送到母亲面前，告诉其婴儿情况。如寒冷时，可放在远红外线辐射台上穿衣整理。整理用物。

2.新生儿臀部护理

(1)正常新生儿臀部护理：①选用柔软吸水性良好、大小适中的尿布，每次喂奶前排便后及时更换，保持臀部皮肤清洁干燥。②大便后用温水洗净臀部，或用婴儿护肤湿巾从前向后擦拭干净，并涂护臀膏。③保持臀部干燥，尿布必须兜住整个臀部和外阴，经常查看尿布有无污湿，做到及时发现及时更换。④尿布包兜不可过紧、过松，不宜垫橡胶单或塑料布。

(2)新生儿轻度红臀的护理：重要的是采取预防措施，保持臀部清洁、干燥。不可用肥皂清洁臀部，并轻兜尿布。在温暖的季节或室温条件允许时，可仅垫尿布于臀下，使臀部暴露于空气中。患儿臀部暴露在阳光下，每日2～3次，每次10～20min，注意保暖。发生红臀后可以用红外线灯照射，有加速渗出物吸收和抗炎抑菌的作用。

3.新生儿脐带护理

(1)出生时的脐带护理：①用2%～3%碘伏消毒脐带根部及周围皮肤，消毒范围为以脐轮为中心呈放射状向外周消毒，直径5cm。以脐轮为中心向上消毒脐带，长度约为5cm。②再用75%乙醇脱碘2遍，脱碘的范围不超过碘伏消毒的范围，注意要将碘脱干净，以免损伤新生儿皮肤。③在距脐根部1cm处用止血钳夹住，并在止血钳上方剪断脐带，将脐带夹套在或夹在距脐带根部0.5cm处。④用2%～3%碘伏消毒脐带断端，注意药液不可触及新生儿皮肤以免灼伤。⑤以无菌纱布包好，用弹性绷带或脐带纱布包扎固定。

(2)沐浴后的脐部护理：①新生儿沐浴前，拿掉脐部纱布，脐部可以用清水洗。每天沐浴后，用消毒干棉签蘸干脐窝里的水及分泌物，再以棉签蘸乙醇溶液消毒脐带残端、脐轮和脐窝。②保持脐带干燥，不要用脐纱包扎脐带。尿布的上端勿遮挡脐部，避免尿、粪污染脐部。③可用干净的衣物，轻轻盖住脐部。

(3)脐带脱落后的护理：脐带脱落后应继续用乙醇消毒脐部直到不再有分泌物。

(4)注意事项：①观察脐部有无异常分泌物，有无出血、渗血、红肿等异常情况。保持脐敷料干燥，如有潮湿应及时更换敷料。②勤换尿布，尿布的折叠勿盖住脐部，防止尿液污染脐部，尿布潮湿或污染时，应随时给予护理。每日进行脐部护理1次。③脐带脱落前，勿试图将其剥脱。④操作中动作轻柔，注意保暖。

(四)新生儿免疫接种

1. 乙型肝炎疫苗接种

(1)接种目的：通过人工自动免疫，使新生儿体内产生抗体，预防乙型肝炎(简称乙肝)病毒感染。

(2)物品准备：治疗盘1个，内有75%乙醇，1.5%碘伏，棉签，1ml注射器，药物，乙肝疫苗接种卡片。

(3)操作步骤：①将新生儿推至治疗室，严格三查七对。②用1ml注射器抽取10μg乙肝疫苗。③暴露新生儿右上臂外侧三角肌，常规消毒皮肤后进行肌内注射。④整理用物，填写乙肝接种卡片。

(4)注意事项：①生后24h内注射乙肝疫苗。②无论产妇是否感染乙肝病毒均注射10μg。

2. 卡介苗接种

(1)接种目的：通过人工自动免疫产生抗体，预防结核杆菌感染。

(2)物品准备：治疗盘1个，内有75%乙醇，棉签，1ml注射器，卡介苗药及溶液，小铝盒，卡介苗接种卡片。

(3)操作步骤：①将新生儿推至治疗室，严格三查七对。②将卡介苗溶液充分混合，用1ml注射器抽取0.1ml药液。③暴露新生儿左臂三角肌下缘，用75%乙醇消毒皮肤，待干后皮内注射0.1ml药液。④将接种后的用物如注射器，安瓿，棉签放入小铝盒中，写上时间，送供应室高压消毒后再弃之。⑤填写卡介苗接种卡。

(4)注意事项：①卡介苗是活菌苗，应保存在冰箱内(2～8℃)，使用前核对卡介苗品名、剂量、批号和有效期，接种前须先振荡菌苗使之均匀，吸入注射器内也应随时摇匀，如发现有不可摇散的颗粒、药瓶有破漏、瓶签不清楚以及菌苗过期等情况都应废弃。接种时注意记录批号。②安瓿打开后应在1h内用完，不可在阳光下接种，否则影响效果。③严格掌握操作规程，接种用具均须经高压消毒，注射时要用消毒的干针筒及针头，做到一人一针一筒，用毕后先消毒后清洁处理。④卡介苗为低毒性活结核杆菌，多余菌苗应先用75%的乙醇灭活再送高压灭菌，不可乱丢。⑤不可与其他预防接种同时进行，应尽可能间隔1个月，不可在同一胳膊接种。

(五)婴儿抚触

婴儿抚触是经过科学指导的、有技巧的对婴儿的抚摸和按触，通过抚触者的双手对被抚触者的皮肤各部位进行有次序的、有手法技巧的抚摩。

【婴儿抚触的作用】

1. 婴儿抚触是肌肤的接触，促进母婴情感交流，纯母乳喂养率提高。

2. 婴儿抚触不仅能促进宝宝的健康成长，更能增加家人与宝宝的亲情交流。

3. 促进新生儿神经系统的发育，增加小儿应激能力和情商，促进睡眠。

4. 能加快婴儿免疫系统的完善，提高免疫力。促进婴儿生长发育。

5. 抚触可以促进食物吸收、激素分泌(胃泌素、胰岛素)，使奶量摄入增加，从而促进体重增长。

6. 接受抚触的婴儿体重增长是没有接受抚触婴儿的1.47倍，并且抚触后的婴儿觉醒-睡眠节律更好，反应也更灵敏。

7. 抚触应用于产科使剖宫产率下降；硬膜外麻醉的应用降低；缩宫素应用减少；产钳应用减少。

【抚触要点】

1. 出生24h后的新生儿可开始皮肤抚触。一般建议在沐浴后，2次哺乳间进行。每次抚触时间一般为10～15min，每天2次为佳。室温：婴儿抚触时应注意室内温度最好在28℃以上，全裸时，应在可调温的操作台上进行，台面温度36～37℃。

2. 可播放一些柔和的轻音乐，使婴儿保持愉快的心情。

【注意事项】

1. 根据小儿状态决定抚触时间，一般时间为10～15min，饥饿时或进食后1h内不宜进行婴儿抚触。每天1～2次为佳，建议最好在沐浴后进行。

2. 抚触者应洗净双手再把润肤露倒在手中，揉搓双手温暖后，再进行抚触。

3. 婴儿抚触进行到任何阶段，如出现以下反应：哭闹、肌张力提高，神经质活动、兴奋性增加，肤色出现变化等，应暂缓抚触，如持续 1min 以上应完全停止抚触。

4. 抚触全身使小儿皮肤微红，抚触者和小儿需进行语言和情感交流。

5. 住院期间，护士教会母亲抚触，便于母亲回家后继续进行。

6. 注意婴儿个体差异，如健康情况，行为反应，发育阶段等。

【操作步骤】

顺序由头部→胸部→腹部→上肢→下肢→背部→臀部，要求动作要到位，抚触要适当用力，太轻柔的安抚会使婴儿发痒，引起其反感和不适。整套动作要连贯熟练。

动作要求每个部位的动作重复 4～6 次。

1. 头面部

（1）两拇指指腹从眉间向两侧推（图 12-1）。

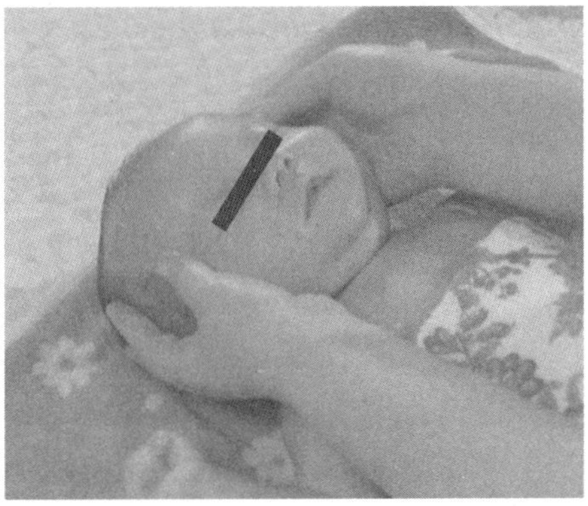

图 12-1

（2）两拇指从下颌部中央向两侧以上滑行，让上下唇形成微笑状（图 12-2）。

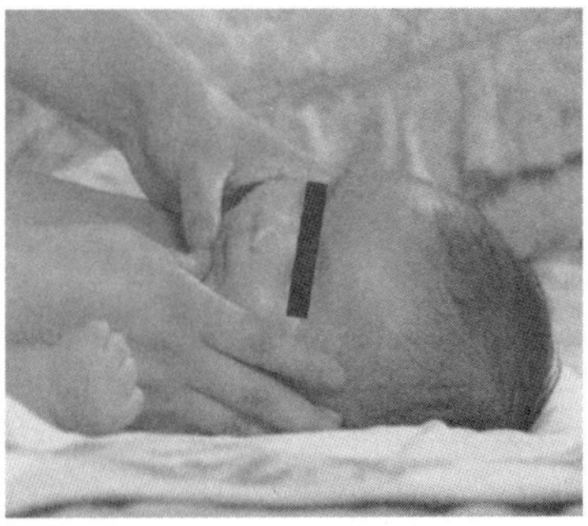

图 12-2

（3）一手托头，用另一手的指腹从前额发际抚向脑后，停在耳后乳突部；换手，同法抚触另半部（图 12-3）。

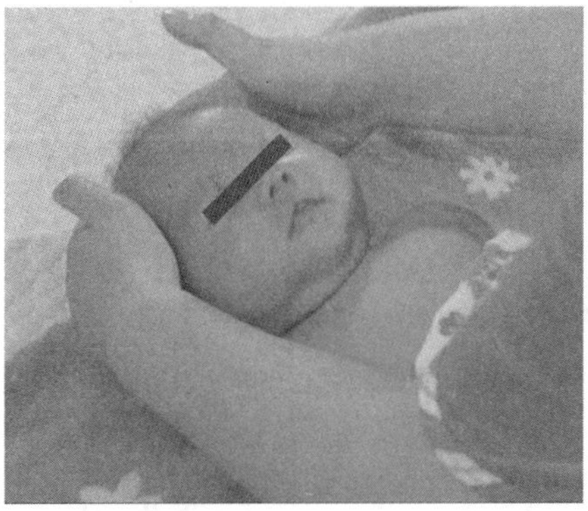

图 12-3

2. 胸部　两手分别从胸部的外下方（两侧肋下缘）向对侧上方交叉推进，至两侧肩部，在胸部划一个大的交叉，避开婴儿的乳腺（图 12-4）。

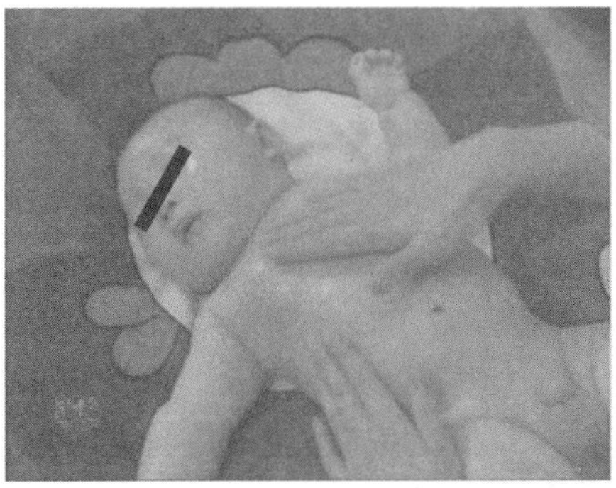

图 12-4

3. 腹部　示、中指依次从婴儿的右下腹至上腹向左下腹移动，呈顺时针方向画半圆，避开婴儿的脐部和膀胱（图 12-5）。

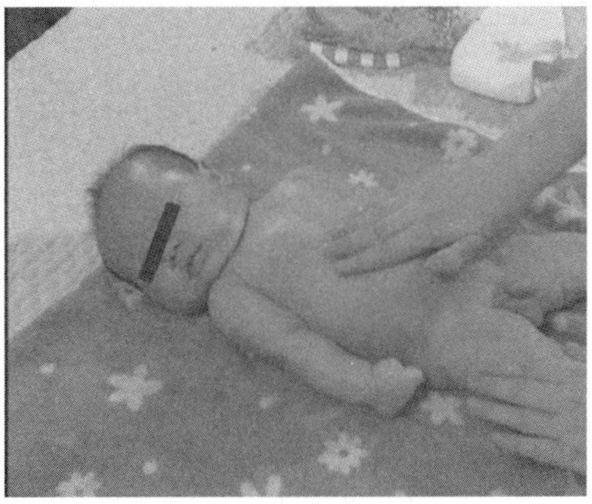

图 12-5

4. 四肢

（1）两手交替抓住婴儿的一侧上肢从上臂至手腕轻轻滑行。

(2)然后在滑行的过程中从近段向远端分段挤捏。

(3)对侧及双下肢做法相同(图 12-6,图 12-7)。

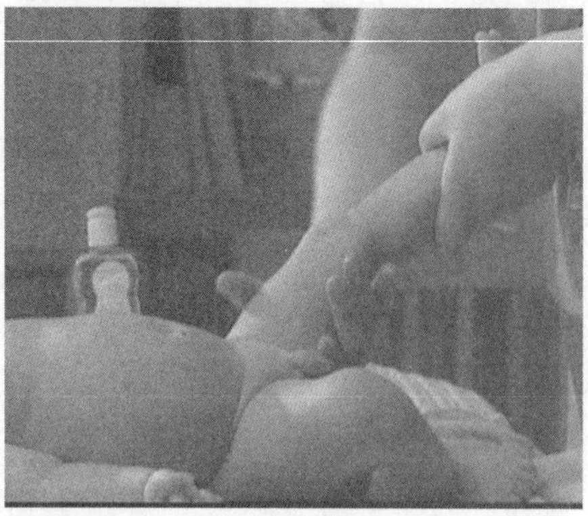

图 12-6

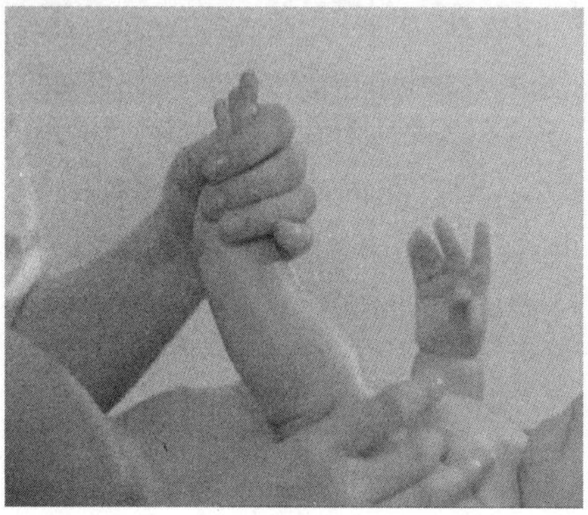

图 12-7

5. 背部　以脊椎为中分线,双手与脊椎成直角,往相反方向重复移动双手,从背部上端开始移向臀部,最后由头顶沿脊椎抚摸至骶部(图 12-8,图 12-9)。

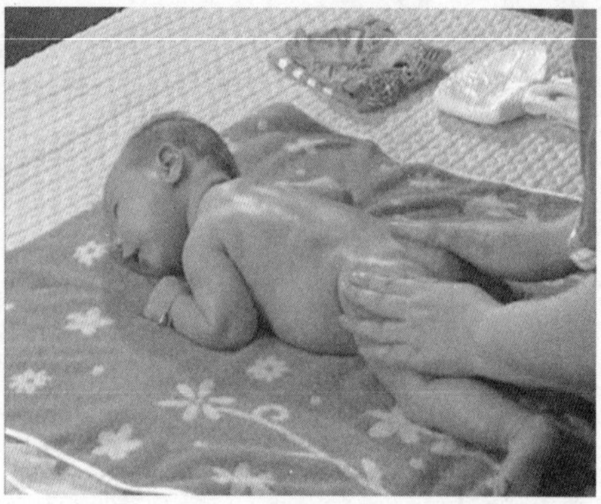

图 12-8

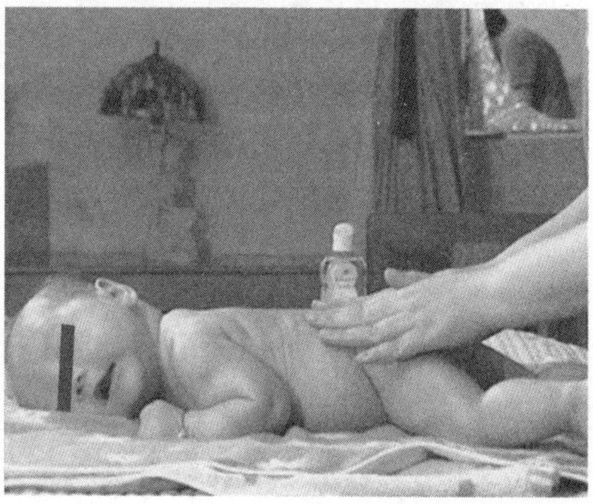

图 12-9

(王立新)

第13章

妊娠时限异常妇女的护理

第一节 自然流产

凡妊娠不足28周、胎儿体重不足1000g而终止者，称为流产(abortion)。妊娠12周前终止者称为早期流产，妊娠12周至不足28周终止者称为晚期流产。流产又分为自然流产和人工流产。自然流产占妊娠总数的10%～15%，其中早期流产占80%以上。

【病因】

1.胚胎因素　染色体异常为主要原因，尤其早期流产，其染色体异常的胚胎占50%～60%。染色体异常包括数目异常和结构异常，数目异常多见。除遗传因素外，感染、药物等因素也可引起染色体异常。

2.母体因素

(1)全身性疾病：严重感染、高热可引起子宫收缩而流产；细菌毒素或病毒如巨细胞病毒、单纯疱疹病毒经胎盘进入胎儿血液循环，导致胎儿死亡而流产；严重贫血或心力衰竭可引发胎儿缺氧而流产；慢性肾炎或高血压可导致胎盘梗死而流产。

(2)生殖器官异常：子宫畸形(子宫发育不良、双子宫、子宫纵隔等)、子宫肌瘤，可影响胚胎着床发育而导致流产。宫颈重度裂伤、宫颈内口松弛可引发胎膜早破而发生晚期流产。

(3)内分泌异常：黄体功能不足、甲状腺功能减退、严重糖尿病血糖未能控制等可导致流产。

(4)免疫因素：孕妇对胎儿免疫耐受降低可导致流产，如母胎血型抗原不合(Rh或A、B、O血型系统等)、抗精子抗体存在、母体抗磷脂抗体过多、封闭抗体不足等。

(5)强烈应激与不良习惯：严重的躯体(腹部手术、直接撞击、性交过频、劳累过度)或心理(过度紧张、焦虑、恐惧、忧伤等)不良刺激及孕妇过量吸烟、酗酒、饮咖啡、吸毒等，均有导致流产的报道。

3.胎盘异常　滋养细胞发育不良或功能不全是胚胎早期死亡的重要原因之一。

4.环境因素　过多接触化学物质(如镉、铅、汞、苯、DDT及尼古丁、乙醇等)、物理因素(如放射性物质、噪声、振动及高温等)及生物因素(致病微生物所致的宫内感染)等可引起流产。

【病理】

孕8周前的早期流产胚胎多先死亡，继而底蜕膜出血并与胚胎绒毛分离，刺激子宫收缩而排出。妊娠物多能完全排出，此时胎盘绒毛发育尚不成熟，与子宫蜕膜联系不牢固，胚胎绒毛易与底蜕膜分离，故出血不多。早期流产时胚胎发育异常，一类是全胚发育异常，即生长结构障碍，包括无胚胎、结节状胚、圆柱状胚和发育阻滞胚；另一类是特殊发育缺陷，以神经管畸形、肢体发育缺陷等最常见。孕8～12周，胎盘虽未完全形成，但胎盘绒毛发育旺盛，与底蜕膜联系较牢固，妊娠产物往往不易完整地从子宫壁剥离而排出，部分组织残留于宫腔内影响子宫收缩，出血较多。孕12周后，胎盘完全形成，流产过程与足月分娩相似，流产时先有腹痛，然后排出胎儿及胎盘。胎儿在宫腔内死亡过久，被血块包围可形成血样胎块引起出血不止，也可因血样胎块的血红蛋白被吸收形成肉样胎块，或纤维化与子宫壁粘连。偶见胎儿因被挤压形成纸样胎儿，或发生钙化形成石胎。

【临床表现】

主要为停经后阴道出血和腹痛。

1.早期流产　开始时绒毛与蜕膜剥离，血窦开放，出现阴道出血，剥离的胚胎和血液刺激子宫收缩，排出胚胎或胎儿，产生阵发性下腹部疼痛。胚胎或胎儿及其附属物完全排除后，子宫收缩，血窦闭合，出血停止。

2.晚期流产　与足月产相似，流产时先有腹痛（阵发性子宫收缩），胎儿娩出后胎盘娩出，出血不多。

【临床类型】

1.先兆流产（threatened abortion）　妊娠 28 周前，出现少量阴道出血，暗红色或血性白带，无妊娠物排出，无腹痛或伴有阵发性下腹痛或腰背痛。妇科检查：宫颈口未开，胎膜未破，子宫大小与停经月份相符，妊娠试验阳性。症状消失后可继续妊娠。若阴道出血量增多或下腹痛加剧，可发展为难免流产。

2.难免流产（inevitable abortion）　流产已不可避免，多由先兆流产发展而来。表现为阴道出血量增多，阵发性腹痛加剧，可发生胎膜破裂，出现阴道流水。妇科检查：宫颈口已扩张，有时可见胚胎组织或胎囊堵塞于宫颈口，子宫大小与停经月份相符或略小。妊娠试验多为阴性。

3.不全流产（incomplete abortion）　难免流产继续发展，部分妊娠物排出宫腔，且部分残留于宫腔内或嵌顿于宫颈口处，或胎儿排出后胎盘滞留宫腔或嵌顿于宫颈口，影响子宫收缩，导致大量出血，甚至引起出血性休克。妇科检查：宫颈口已扩张，有大量血液自宫颈口内流出，有时可发现胎盘组织堵塞于子宫颈口，或部分妊娠物已排出于阴道内。通常子宫小于停经月份。

4.完全流产（complete abortion）　妊娠物已全部排出，阴道出血逐渐停止，腹痛逐渐消失。妇科检查：宫颈口已关闭，子宫接近正常大小。

此外，流产有 3 种特殊情况。

（1）稽留流产（missed abortion）。又称过期流产，指胚胎或胎儿已死亡，但仍滞留于子宫腔内未能自然排出。典型表现为早孕反应消失，有先兆流产症状或无任何症状，子宫不再增大反而缩小。若已到妊娠中期，孕妇腹部不见增大，胎动消失。妇科检查：宫颈口未开，子宫较停经月份小，质地不软，不能闻及胎心。

（2）习惯性流产（habitual abortion）。指连续发生 3 次或以上的自然流产者。近年常用复发性流产（连续 2 次及以上的自然流产）取代习惯性流产。每次流产多发生于同一妊娠月份，其临床经过与一般流产相同。早期流产的常见原因为黄体功能不足、甲状腺功能减退、胚胎染色体异常等。晚期流产的常见原因为子宫畸形或发育不良、宫颈内口松弛、子宫肌瘤等。

（3）流产合并感染（septic abortion）。流产过程中，若阴道出血时间过长、有组织残留于宫腔内或非法堕胎等，有可能引起宫腔内感染，常为厌氧菌及需氧菌混合感染，严重时感染可扩展到盆腔、腹腔乃至全身，并发盆腔炎、腹膜炎、败血症及感染性休克。

【诊断检查】

1.病史　询问有无停经史、反复流产史，早孕反应、阴道出血，有无阴道排液及排液的色、量、气味；有无妊娠物排出；有无腹痛及腹痛的部位、性质和程度等；有无全身性疾病、生殖器官疾病、内分泌功能失调及有无接触有害物质等以了解流产的原因。

2.体格检查　测量体温、脉搏、呼吸、血压及有无贫血和感染征象。妇科检查注意宫颈口是否已扩张，羊膜囊是否膨出，有无妊娠产物堵塞于宫颈口内，子宫大小与停经月份是否相符，有无压痛等。检查双侧附件有无肿块、增厚及压痛。

3.辅助检查

（1）B 超：疑为先兆流产者，根据有无胎囊及其形态、胎动、胎心等，以确定胚胎或胎儿是否存活。不全流产及稽留流产均可借助 B 超协助确诊。

（2）绒毛膜促性腺激素（hCG）测定：多采用放射免疫方法进行血 β-hCG 定量测定，正常妊娠 6～8 周时，其值每日应以 66%的速度增长，若 48h 增长速度＜66%，提示妊娠预后不良。

【治疗原则】

1.先兆流产　卧床休息，减少刺激，必要时给予对胎儿危害小的镇静药；禁止性生活；黄体功能不足者，肌内注射黄体酮 10～20mg，每日或隔日 1 次，也可口服维生素 E 保胎治疗；甲状腺功能减退者可口服小剂量甲状腺片；及时进行 B 超检查，了解胚胎发育情况；重视心理护理，稳定情绪，增强保胎信心。

2.难免流产　一旦确诊，应尽早使胚胎及胎盘组织完全排出，以防止出血和感染。早期流产应及时行刮宫术，对妊娠物应仔细检查，并送病理检查。晚期流产时，子宫较大，出血较多，可用缩宫素 10～20U 加入 5%葡萄糖注射液 500ml 中静脉滴注，促进子宫收缩。当胎儿及胎盘排出后检查是否完全，必要时刮宫以清除宫腔内残留的妊娠物。应给予抗生素预防感染。

3.不全流产　一经确诊,应及早行刮宫术或钳刮术以清除宫腔内残留组织。

4.完全流产　流产症状消失,B超检查证实宫腔内无残留物,若如无感染征象,不需要特殊处理。

5.稽留流产　处理较困难。应及时促使胎儿和胎盘排出。由于胎儿死亡,稽留时间过长,胎盘可释放凝血活酶进入血液循环,母体可发生凝血功能障碍,导致弥散性血管内凝血(disseminated intravascular coagulation,DIC),引起严重出血。所以处理前应做凝血功能检查,并做好输血输液准备。

6.习惯性流产　染色体异常的夫妇应于孕前进行遗传咨询,确定是否可以妊娠。女方通过妇科检查、子宫输卵管造影及宫腔镜检查明确子宫有无畸形与病变,有无宫颈口松弛等。男女双方均应进行详细的必要检查,查出原因,对因治疗。有学者对不明原因的复发流产患者行主动免疫治疗,将丈夫的淋巴细胞在女方前臂内侧或臀部做多点皮内注射,妊娠前注射2～4次,妊娠早期加强免疫1～3次,妊娠成功率达86%以上。

7.流产合并感染　治疗原则为控制感染的同时尽快清除宫内残留物。若合并感染性休克,应积极进行抗休克治疗,病情稳定后再行彻底刮宫。若感染严重或盆腔脓肿形成,应行手术引流,必要时切除子宫。

【护理措施】

(一)先兆流产孕妇的护理

1.卧床休息,禁止性生活,禁用肥皂水灌肠等以减少刺激。

2.遵医嘱给予孕妇对胎儿无害的适量镇静药、孕激素等。

3.观察孕妇的病情变化,如腹痛是否加重、阴道出血量是否增多等。

4.观察孕妇的情绪反应,加强心理护理,从而稳定孕妇情绪,增强其保胎信心。

(二)流产孕妇的护理

1.做好输血、输液及终止妊娠的准备,协助医师完成手术过程,使妊娠产物完全排出。

2.严密监测孕妇的生命体征,并观察其面色、腹痛、阴道出血以及有无休克征象。有凝血功能障碍者应先予以纠正,然后再行引产或手术。

3.给予心理支持,消除孕妇对手术的紧张和恐惧心理。

(三)预防感染

1.监测病人的体温、血象及阴道出血的性质、颜色、气味等。

2.严格执行无菌操作规程,加强会阴部护理。

3.指导孕妇使用消毒会阴垫,保持会阴部清洁。

4.一旦发现感染征象应及时报告医师,遵医嘱进行抗感染处理。

5.嘱患者于流产后1个月返院复查,确定无禁忌证后,方可开始性生活。

(四)协助病人度过悲伤期

病人由于失去胎儿,往往会出现伤心、悲哀等情绪。护士应给予同情和理解,帮助病人及家属接受现实,顺利度过悲伤期。此外,护士还应指导有习惯性流产史的孕妇在下一次妊娠确诊后应卧床休息,加强营养,禁止性生活,补充维生素B、维生素E、维生素C等,治疗期必须超过以往发生流产的妊娠月份。病因明确者,应积极接受对因治疗。如宫颈内口松弛者应在未妊娠前做宫颈内口松弛修补术;如已妊娠,则可在妊娠14～16周时行子宫内口缝合术。

第二节　早　　产

早产(premature delivery)是指妊娠满28周至不足37周(196～258d)分娩者。此时娩出的新生儿称早产儿,出生体重多<2500g,各器官发育尚不健全,孕周越小,体重越轻,预后越差。国内早产发生率为5%～15%,约15%于新生儿期死亡。围生儿死亡中与早产有关者占75%。近年来国外学者建议将早产定义时间上限提前到妊娠20周。

【原因】

1.胎膜早破、绒毛膜羊膜炎最常见,占30%～40%。

2.下生殖道及泌尿道感染,如B族溶血性链球菌、沙眼衣原体、支原体感染、急性肾盂肾炎等。

3.妊娠合并症与并发症,如妊高征、妊娠期肝内胆汁淤积症,妊娠合并心脏病、慢性肾炎、病毒性肝炎、急性肾盂肾炎、急性阑尾炎、严重贫血、重度营养不良等。

4.子宫过度膨胀及胎盘因素，如羊水过多、多胎妊娠、前置胎盘、胎盘早剥、胎盘功能减退等。

5.子宫畸形，如纵隔子宫、双角子宫等。

6.宫颈内口松弛。

7.每日吸烟≥10 支，酗酒。

【临床表现】

主要为子宫收缩，最初不规律宫缩，并常伴有少许阴道出血或血性分泌物，逐渐发展为规则宫缩，与足月临产相似。胎膜早破的发生率较足月临产高。妊娠满 28 周至不足 37 周出现至少 10min 一次的规律宫缩，伴宫颈管缩短，可诊断先兆早产。妊娠满 28 周至不足 37 周出现子宫规律收缩，间隔 5～6min，持续 30s 以上，并伴以宫颈管消退≥75%以及进行性宫口扩张 2cm 以上，可诊断为早产临产。部分患者可伴有少量阴道出血或阴道流液。

【诊断检查】

通过全身检查及产科检查，核实孕周，评估胎儿体重、胎方位等，观察产程进展，确定早产的进程。

【治疗原则】

1.若胎膜未破，胎儿存活、无胎儿窘迫、无严重妊娠合并症及并发症时，通过休息和药物治疗等抑制宫缩，尽量维持妊娠至足月。

2.若胎膜已破，早产已不可避免时，则应尽可能地提高早产儿的存活率。

【护理措施】

1.预防早产　做好孕期保健工作、指导孕妇加强营养，保持心情平静。避免诱发宫缩的活动。高危孕妇必须多左侧卧床休息，慎做肛查和阴道检查，积极治疗合并症，宫颈内口松弛者应于孕 14～16 周或更早些时间做子宫内口缝合术。

2.药物治疗护理　首要治疗是抑制宫缩，同时还要积极控制感染、治疗合并症和并发症。护理人员应明确药物的作用和用法，并能识别药物的不良反应，并对患者做相应的健康教育。常用抑制宫缩的药物有：①β-肾上腺素受体激动药：激动子宫平滑肌细胞膜上 β 受体，抑制宫缩。不良反应为心搏加快、血压下降、血糖增高、血钾降低、恶心、出汗、头痛等。②硫酸镁：镁离子直接作用于肌细胞，使平滑肌松弛，抑制子宫收缩。③钙拮抗药：阻滞钙离子进入肌细胞而抑制宫缩。用药时必须密切注意孕妇血压变化，若合并硫酸镁用药时更应慎重。④前列腺素合成酶抑制药：前列腺素可以刺激子宫收缩和软化宫颈，其抑制药则有减少前列腺素合成的作用，从而抑制宫缩。但此类药物可能导致动脉导管过早关闭而导致胎儿血液循环障碍，因此，临床已较少用。

3.预防新生儿合并症　在保胎过程中，应行胎心监护，教会患者自数胎动。在分娩前按医嘱给孕妇糖皮质激素等促胎肺成熟，避免发生新生儿呼吸窘迫综合征。

4.为分娩做准备　如早产已不可避免，应尽早决定合理分娩的方式，如臀位、横位，估计胎儿成熟度低，而产程又需较长时间者，可选用剖宫产术结束分娩；经阴道分娩者，应考虑尽可能缩短产程。同时，充分做好早产儿保暖和复苏的准备；产程中给孕妇吸氧；新生儿出生后，立即结扎脐带。

5.心理支持　安排时间与孕妇进行开放式讨论，帮助孕妇重建自尊，以良好的心态承担早产儿母亲的角色。

（刘纯艳）

第14章

异位妊娠妇女的护理

受精卵在子宫体腔外着床、发育，称为异位妊娠(ectopic pregnancy)，习称宫外孕(extrauterine pregnancy)。根据发生的部位不同，可分为输卵管妊娠、卵巢妊娠、腹腔妊娠、阔韧带妊娠、宫颈妊娠及子宫残角妊娠等，其中输卵管妊娠最为常见，约占95%。输卵管妊娠因发生部位不同可分为间质部、峡部、壶腹部和伞部妊娠，其中壶腹部妊娠多见，约占78%，其次为峡部，伞部和间质部妊娠少见。

【病因】

1.慢性输卵管炎症　是异位妊娠的主要病因。慢性炎症可引起输卵管黏膜皱褶发生粘连，致使管腔变窄；纤毛的缺损影响了受精卵在输卵管内的正常运行；输卵管周围粘连，输卵管扭曲，管腔狭窄，管壁肌蠕动减弱等，妨碍了受精卵的顺利运行。

2.输卵管发育不良或功能异常　输卵管过长、黏膜纤毛缺乏、肌层发育差、双输卵管、有输卵管副伞等，均可造成输卵管妊娠。输卵管蠕动、纤毛活动及上皮细胞的分泌功能异常，也可影响受精卵正常运行。此外，精神因素也可引起输卵管痉挛和蠕动异常，干扰受精卵运送。

3.输卵管手术史　输卵管绝育史及手术史者，输卵管妊娠的发生率为10%～20%，尤其是腹腔镜下电凝输卵管及硅胶环套术绝育，可因输卵管瘘或再通导致输卵管妊娠。曾因不孕接受输卵管粘连分离术、输卵管成形术者，再妊娠时输卵管妊娠的可能性亦增加。

4.避孕失败　研究表明宫内节育器本身并不增加异位妊娠的发生率，但若宫内节育器避孕失败而受孕时，异位妊娠的概率较大。

5.其他　神经内分泌系统功能失调、受精卵游走、子宫肌瘤或卵巢肿瘤及子宫内膜异位症等均可增加受精卵着床于输卵管的可能性。

【病理】

(一)输卵管妊娠的特点

输卵管管腔狭窄、管壁薄，妊娠时不能形成完好的蜕膜，不利于孕卵的生长发育，常发生以下结局。

1.输卵管妊娠流产(tubal abortion)　多见于妊娠8～12周输卵管壶腹部妊娠。由于输卵管妊娠时管壁形成的蜕膜不完整，发育中的囊胚常向管腔突出，最终突破包膜而出血，囊胚可与管壁分离，若整个囊胚剥离落入管腔并经输卵管逆蠕动排到腹腔，即完全流产，此时出血一般不多。若囊胚剥离不完整，有一部分仍残留于管腔，则为不完全流产，此时滋养细胞继续侵蚀输卵管壁，导致反复出血，形成输卵管血肿或周围血肿，血液不断流出并积聚在子宫直肠陷窝形成盆腔血肿。量多时甚至流入腹腔，出现腹膜刺激症状且发生休克。

2.输卵管妊娠破裂(rupture of tubal pregnancy)　多见于妊娠6周左右输卵管峡部妊娠。当囊胚生长时绒毛侵蚀输卵管壁的肌层及浆膜，最后穿破浆膜，形成输卵管妊娠破裂。输卵管肌层血管丰富，输卵管妊娠破裂所致的出血比输卵管妊娠流产更加严重，短时间内即发生腹腔内大量出血，孕妇随即发生休克。

3.陈旧性宫外孕　输卵管妊娠流产或破裂，若长期反复内出血所形成的盆腔血肿可不消散而逐渐机化变硬，并与周围组织粘连，临床上称为陈旧性宫外孕。

4.继发性腹腔妊娠　输卵管妊娠流产或破裂后，胚胎被排入腹腔或阔韧带内，偶尔有存活者，存活胚胎的绒毛继续从原部位或其他部位获得营养，生长发育形成继发性腹腔妊娠。

(二)子宫的变化

与正常妊娠一样，合体滋养细胞产生的hCG

维持黄体生长，使甾体激素分泌增加，致使月经停止来潮，子宫增大变软，子宫内膜出现蜕膜反应。若胚胎死亡，滋养细胞活力消失，蜕膜从子宫壁剥离而发生阴道出血。有时蜕膜可完整地剥离，随阴道出血排出三角形蜕膜管型；有时呈碎片排出。排出的组织见不到绒毛，组织学检查也无滋养细胞。

【临床表现】

与受精卵的着床部位、有无流产或破裂以及出血量的多少、出血时间的长短等有关。

（一）症状

1.停经　多有6～8周的停经史，20%～30%的患者无停经史。将异位妊娠时出现的不规则阴道出血误认为月经，或因月经仅过期数日而不认为是停经。

2.腹痛　输卵管妊娠患者的主要症状。输卵管妊娠在发生流产或破裂前，因胚胎的增大，常表现为一侧下腹部隐痛或酸胀感。输卵管妊娠流产或破裂时，突感一侧下腹部撕裂样疼痛，常伴有恶心、呕吐。若血液局限于病变区，则疼痛的部位主要在下腹部；若血液积聚于直肠子宫陷凹处，可出现肛门坠胀；如未得到及时处理，血液可由下腹部逐渐流向全腹，疼痛则向全腹扩散，当血液刺激膈肌时，可引起肩胛部及胸部放射性疼痛。

3.阴道出血　胚胎死亡后，常出现不规则阴道出血，色暗红或深褐，量少，一般不超过月经量，少数患者阴道出血量较多，类似月经。阴道出血可伴有蜕膜管型或蜕膜碎片排出，系子宫蜕膜剥离所致，在病灶去除后，阴道出血会自行停止。

4.晕厥与休克　急性腹腔内大量出血以及剧烈腹痛可引起患者晕厥甚至休克。出血量越快、越多，症状出现越迅速越严重，但与阴道出血量不成比例。

5.腹部包块　输卵管妊娠流产或破裂后所形成的血肿时间过长，可因血液凝固与周围器官（子宫、输卵管、卵巢、肠管等）发生粘连而形成包块。

（二）体征

1.生命体征　腹腔内出血量较大时，患者呈贫血貌。可出现面色苍白、脉搏细弱、血压下降等休克表现。体温通常正常，休克时体温略低，腹腔内血液吸收时体温略升高，但不超过38℃。

2.腹部检查　下腹可出现明显压痛、反跳痛，患侧更甚。出血较多时，叩诊有移动性浊音。

3.盆腔检查　阴道内可有少许来自宫腔的血液。未发生流产或破裂者，可发现子宫略大较软，输卵管轻度胀大及压痛。流产或破裂者，阴道后穹窿饱满、有触痛、宫颈举痛明显，如将宫颈轻轻上抬或向左右摇动，可引起剧烈疼痛，这是输卵管妊娠的主要特征之一。

【诊断检查】

1.血β-hCG测定　血β-hCG测定是早期诊断异位妊娠的重要方法。异位妊娠时，患者体内hCG水平较宫内妊娠低，需采用灵敏度高的放射免疫法测定血β-hCG并行定量测定，对保守治疗的效果评价具有重要意义。

2.超声诊断　B超有助于诊断异位妊娠。阴道B超较腹部B超准确性高。异位妊娠的声像特点：宫腔内空虚，宫旁出现低回声区，其内探及胚芽及原始心管搏动，可确诊异位妊娠。但有时可见假妊娠囊（蜕膜管型与血液形成），有时被误诊为宫内妊娠。

3.阴道后穹窿穿刺　是一种简单可靠的诊断方法，适用于疑有腹腔内出血的患者。腹腔内出血最易积聚于直肠子宫陷凹，即使血量不多，也能经阴道后穹窿从上述陷凹处抽出血液。抽出暗红色不凝固血液则为阳性，说明有血腹症存在；抽出不凝固的陈旧血液或小血块，为陈旧性宫外孕；抽不出血液可能无内出血、内出血量少、血肿位置较高或子宫直肠陷凹有粘连，因此穿刺阴性并不能排除输卵管妊娠。

4.腹腔镜检查　目前腹腔镜检查视为异位妊娠诊断的金标准，可以在确诊的情况下起到治疗作用。适用于原因不明的急腹症鉴别及输卵管妊娠尚未破裂或流产的早期。腹腔内大量出血或伴有休克，禁做腹腔镜检查。

5.子宫内膜病理检查　目前很少依靠诊断性刮宫协助诊断，诊刮仅适用于阴道出血量较多的患者，目的在于排除同时合并宫内妊娠流产。将宫腔排出物或刮出物送做病理检查，若切片中见到绒毛，可诊断为宫内妊娠；仅见蜕膜未见绒毛者有助于诊断异位妊娠。

【治疗原则】

1.期待疗法　少数输卵管妊娠可能发生自然流产或被吸收，症状较轻无须手术或药物治疗。

2.药物治疗

（1）化学药物治疗：适用于早期异位妊娠，要求保存生育能力的年轻患者。一般采用全身用药，亦可采用局部用药。全身用药常用甲氨蝶呤，治疗机制为抑制滋养细胞增生，破坏绒毛，使胚胎组织坏死、脱落、吸收。若病情无改善,甚至发生急性腹痛或输卵管破裂症状,应及时进行手术治疗。

(2)中医治疗:中医认为,本病属血瘀少腹、不通则痛的实证,以活血祛瘀、消症为治则,但应严格掌握指征。

3.手术治疗　在积极纠正休克的同时,迅速开腹或经腹腔镜进行病变输卵管切除术或非手术手术。

【护理措施】

(一)接受手术治疗患者的护理

1.护士在严密监测患者生命体征的同时,积极纠正患者休克症状,做好术前准备。对于严重内出血并发休克的患者,护士应立即开放静脉,交叉配血,做好输血输液的准备,以便配合医师积极纠正休克、补充血容量,并按急诊手术要求做好术前准备。

2.加强心理护理,护士术前简洁明了地向患者及家属讲明手术的必要性,并以亲切的态度和切实的行动赢得患者及家属的信任,保持周围环境安静、有序,减少和消除患者的紧张、恐惧心理,协助患者接受手术治疗方案。护士应帮助患者以正常的心态接受此次妊娠失败的现实。

(二)接受非手术治疗患者的护理

1.护士须密切观察患者的一般情况、生命体征,并重视患者的主诉,尤应注意阴道出血量与腹腔内出血量不成比例的情况。护士应协助患者正确留取血标本,以监测治疗效果。

2.患者应卧床休息,避免腹部压力增大。护士需提供相应的生活护理,并指导患者摄取足够的营养,尤其是富含铁的食物,如动物肝脏、鱼肉、豆类、绿叶蔬菜以及黑木耳等。

(三)出院指导

护士应做好妇女的健康保健工作,防止发生盆腔感染。教育患者保持良好的卫生习惯,勤洗浴、勤换衣,性伴侣稳定。发生盆腔炎后须立即彻底治疗。并告诫患者,下次妊娠要及时就医。

(刘纯艳)

第 15 章

妊娠特有疾病妇女的护理

第一节　妊娠期高血压疾病

妊娠期高血压疾病(hypertensive disorder complicating pregnancy)是妊娠期特有的疾病，以高血压、蛋白尿为主要特征。该病严重影响母婴健康，是孕产妇及围生儿死亡的重要原因之一。

【高危因素与病因】

(一)高危因素

初产妇、孕妇年龄过小或大于35岁、子宫张力过高(如羊水过多、双胎妊娠、糖尿病巨大儿等)者、妊娠高血压病史及家族史、慢性高血压、慢性肾炎、糖尿病、肥胖、营养不良、精神过度紧张或因受到刺激、寒冷季节等。

(二)病因

1. *异常滋养层细胞侵入子宫肌层*　研究认为，子痫前期患者胎盘有不完整的滋养层细胞侵入子宫动脉，蜕膜血管与血管内滋养母细胞并存，子宫螺旋动脉发生血管内皮损伤、组成血管壁的原生质不足、肌内膜细胞增殖及脂类聚集的变化，最终发展为动脉粥样硬化，进而导致动脉瘤性扩张和螺旋动脉腔狭窄、闭锁，引起胎盘血流量灌注减少，引发妊娠期高血压疾病一系列症状。

2. *神经内分泌机制*　肾素-血管紧张素-前列腺素系统的平衡失调可能与本病的发生有一定关系。研究证实，妊娠期高血压疾病患者对肾素血管紧张素Ⅱ敏感性增高，从而使血管收缩，血压升高。近年又发现有两种前列腺素类似物，即前列环素(prostacyclin，PGI_2)和血栓素A_2(thromboxane，TXA_2)对妊娠期高血压的发病可能更具有重要意义。PGI_2具有抑制血小板凝集及增强血管扩张的作用；而TXA_2则具有诱发血小板凝集及增强血管收缩作用。正常妊娠时二者处于平衡状态。妊娠期高血压时，PGI_2明显下降，而TXA_2却增高，从而使血管收缩，血压升高，并可引起凝血功能障碍。

3. *免疫机制*　妊娠是成功的自然同种异体移植。正常妊娠的维持有赖于母胎之间免疫平衡的建立和稳定。免疫学观点认为：妊娠期高血压疾病的发生是由于胎盘某些抗原物质免疫反应的变态反应。

4. *遗传因素*　研究发现血管紧张素原基因变异T_{235}的妇女妊娠期高血压疾病的发生率较高。也有发现妇女纯合子基因突变有异常滋养细胞浸润。遗传性血栓形成可能发生子痫前期。

5. *营养缺乏*　已发现低清蛋白血症、钙、镁、锌、硒等缺乏与子痫前期发生发展有关。研究发现妊娠期高血压疾病患者细胞内钙离子升高，血清钙下降，导致血管平滑肌细胞收缩，血压上升。对有高危因素的孕妇自孕20周起每日补钙2g可降低妊娠期高血压疾病的发生率。若自孕16周开始每日补充维生素E 400U和维生素C 100mg可使妊娠期高血压疾病的发生率下降18%。

6. *胰岛素抵抗*　研究发现妊娠期高血压疾病患者存在胰岛素抵抗，高胰岛素血症可导致NO合成下降及脂质代谢紊乱，影响前列腺素E_2的合成，增加外周血管的阻力，升高血压。

【病理生理变化】

全身小血管痉挛是本病的基本病变。由于小血管痉挛，造成管腔狭窄，周围阻力增大，内皮细胞损伤，血管通透性增加，体液和蛋白质渗漏，临床表现为水肿、血压升高、蛋白尿等。因缺血、缺氧，全身各组织器官受到不同程度损害，严重时可导致抽搐、昏迷、脑水肿、脑出血，心肾衰竭，肺水肿，肝细胞坏死，胎盘绒毛退行性变、出血和梗死，胎盘早剥以及凝血功能障碍等，病情危重者可导致母儿死亡。

【分类与临床表现】

见表15-1。

子痫前可有不断加重的重度子痫前期，但子痫也可发生于血压升高不显著、无蛋白尿或水肿的病例。通常产前子痫较多，约25%发生于产后48h。

通常正常妊娠、贫血及低蛋白血症均可发生水肿，妊娠期高血压疾病之水肿无特异性，因此不能作为其诊断标准及分类依据。

血压较基础血压升高30/15mmHg时，然而低于140/90mmHg时，不作为诊断依据，但必须严密观察。

重度子痫前期是妊娠20周后出现高血压、蛋白尿且伴随以下至少一种临床症状或体征者（表15-2）。

表15-1 妊娠期高血压疾病分类及临床表现

分类	临床表现
妊娠期高血压(gestational hypertension)	妊娠期首次出现BP≥140/90mmHg，并于产后12周恢复正常；尿蛋白(－)；少数患者可伴有上腹不适或血小板减少；产后方可确诊
子痫前期(preeclampsia)	
轻度	妊娠20周后出现BP≥140/90mmHg；尿蛋白0.3g/24h或随机尿蛋白(＋)；可伴有上腹不适、头痛等症状
重度	BP≥160/110mmHg；尿蛋白≥2.0g/24h或随机尿蛋白(++)；血清肌酐>106μmol/L，血小板<100×10^9/L；血LDH升高；血清ALT或AST升高；持续头痛或其他脑神经或视觉障碍；持续性上腹不适
子痫(eclampsia)	子痫前期孕妇抽搐而不能用其他原因解释
慢性高血压并发子痫前期高血压(preeclampsia superimposed upon chronic hypertension)	高血压孕妇妊娠20周以前无蛋白尿，若出现蛋白尿≥0.3g/24h；高血压孕妇妊娠20周后突然蛋白尿增加或血压进一步升高或血小板<100×10^9/L
妊娠合并慢性高血压(chronic hypertension complicating pregnancy)	妊娠前或妊娠20周前舒张压≥90mmHg(除外滋养细胞疾病)，妊娠期无明显加重；或妊娠20周后首次诊断高血压并持续到产后12周后

表15-2 重度子痫前期的临床症状和体征

收缩压≥160～180mmHg或舒张压≥110mmHg
24h尿蛋白>5.0g或随机尿蛋白(+++)以上
中枢神经系统功能障碍
精神状态改变和严重头痛(频发，常规镇痛药不缓解)
脑血管意外
视物模糊，眼底点状出血，极少数患者发生皮质性盲
肝细胞功能障碍，肝细胞损伤，血清转氨酶至少升高2倍
上腹部或右上腹部痛等肝包膜肿胀症状，肝被膜下出血或肝破裂
少尿，24h尿量<500ml
肺水肿，心力衰竭
血小板<100×10^9/L
凝血功能障碍
微血管病性溶血(血LDH升高)
胎儿生长受限，羊水过少，胎盘早剥

子痫抽搐进展迅速，前驱症状短暂，表现为抽搐、面部充血、口吐白沫、深昏迷；随之深部肌肉僵硬，很快发展成典型的全身高张性阵挛惊厥、有节律的肌肉收缩和紧张，持续1～1.5min，其间患者无呼吸动作；此后抽搐停止，呼吸恢复，但患者仍昏迷，最后意识恢复，但困惑、易激惹、烦躁。

【诊断检查】

1.病史　患者有本病的高危因素及上述临床表现者，特别应注意有无头痛、视力改变、上腹不适等。

2.高血压　高血压的定义是持续血压升高至收缩压≥140mmHg或舒张压≥90mmHg。舒张压不随患者情绪变化而剧烈变化是妊娠期高血压诊断和评估预后的一个重要指标。若间隔4h或4h以上的2次舒张压≥90mmHg，可诊断为高血压。为确保准确性，袖带应环绕上臂周长至少3/4，否则测量值偏高；若上臂直径超过 30cm，应用加宽袖带。

3.尿蛋白 尿蛋白的定义是指 24h 内尿液中蛋白含量≥0.3g 或相隔 6h 的两次随机尿液蛋白浓度为 30mg/L（定性+）。蛋白尿在 24h 内有明显波动，应留取 24h 尿做定量检查。避免阴道分泌物或羊水污染尿液。

4.水肿 体重迅速增加是多数患者的首发症状，孕妇体重突然增加≥0.9kg/周或 2.7kg/4 周是子痫前期的信号。水肿特点是自踝部逐渐向上延伸的凹陷性水肿，经休息后不缓解。水肿局限于膝下为"+"，延及大腿为"++"，延及外阴及腹壁为"+++"，全身水肿或伴有腹水为"++++"。

5.辅助检查

（1）血液检查：包括全血细胞计数、血红蛋白含量、血细胞比容、血黏度、凝血功能，根据病情轻重可反复检查。

（2）肝肾功能测定：肝细胞功能受损可致 ALT、AST 升高。患者可出现清蛋白缺乏为主的低蛋白血症，白/球蛋白比值倒置。肾功能受损时，血清肌酐、尿素氮、尿酸升高，肌酐升高与病情严重程度相平行。尿酸在慢性高血压患者中升高不明显，因此可用于本病与慢性高血压的鉴别诊断。重度子痫前期与子痫应测定电解质与二氧化碳结合力，以早期发现酸中毒并纠正。

（3）尿液检查：应测尿比重、尿常规，当尿比重≥1.020 时说明尿液浓缩，尿蛋白（+）时尿蛋白含量 300mg/24h，当尿蛋白（++++）时尿蛋白含量 5g/24h。尿蛋白检查在重度子痫前期患者应每日 1 次。

（4）眼底检查：视网膜小动脉的痉挛程度反映全身小血管痉挛之程度，可反映本病的严重程度。通常眼底检查可见视网膜小动脉痉挛、视网膜水肿、絮状渗出或出血，严重时可发生视网膜剥离，出现视物模糊或失明。

（5）其他：根据病情变化，可行心电图、超声心动图、胎儿成熟度、胎盘功能等检查。

【治疗原则】

1.妊娠期高血压

（1）休息：保证充足睡眠，取左侧卧位，休息不少于 10h。左侧卧位可减轻子宫对腹主动脉、下腔静脉的压迫，使回心血量增加，改善子宫胎盘的血供。有研究发现左侧卧位 24h 可使舒张压降低 10mmHg。

（2）镇静：对于精神紧张、焦虑或睡眠欠佳者可给予镇静药。如地西泮 2.5～5mg，每日 3 次，或 5mg 睡前服用。

（3）密切监护母儿状态：应询问孕妇是否出现头痛、视力改变、上腹不适等症状。嘱患者每日监测体重及血压，每 2 日复查尿蛋白。定期监测血液、胎儿发育状况和胎盘功能。血压继续增高，按轻度子痫前期治疗。

（4）间断吸氧：可增加血氧含量，改善全身主要脏器和胎盘的氧供。

（5）饮食：应包括充足的蛋白质、热量，不限盐和液体，但对于全身水肿者适当限制盐的摄入。

2.子痫前期 需住院治疗，防止子痫及并发症的发生。治疗原则为休息、镇静、解痉、降血压、合理扩容及必要时利尿、密切监测母胎状态、适时终止妊娠。

（1）休息：同妊娠期高血压。

（2）镇静：适当镇静可消除患者的焦虑和精神紧张，达到降低血压，缓解症状及预防子痫发作的作用。常用药物有地西泮、冬眠药物及苯巴比妥钠、异戊巴比妥钠、吗啡。

（3）解痉：首选药物为硫酸镁。①作用机制：此药能抑制运动神经末梢释放乙酰胆碱，使骨骼肌松弛；镁离子可以刺激血管内皮细胞合成前列环素，降低机体对血管紧张素Ⅱ的反应，预防并控制子痫发作；同时，镁离子可以提高孕妇和胎儿血红蛋白的亲和力，改善氧代谢。②用药指征：控制子痫抽搐及防止再抽搐；预防重度子痫前期发展成为子痫；子痫前期临产前用药预防抽搐。③用药方案：静脉给药结合肌内注射。静脉给药为首次负荷剂量 25%硫酸镁 20ml 加入 10%葡萄糖注射液 20ml 中，缓慢静脉注入，5～10min 推完；继之 25%硫酸镁 60ml 加入 5%葡萄糖注射液 500ml 中静脉滴注，滴速为 1～2g/h。根据血压情况决定是否加用肌内注射，用法为 25%硫酸镁 20ml 加 2%利多卡因 2ml，臀肌深部注射，每日 1～2 次。每日总量为 25～30g，用药过程中可监测血清镁浓度。

（4）降血压：降血压的目的是为了延长孕周或改变围生期结局。对于血压≥160/110mmHg，或舒张压≥110mmHg 或平均动脉压≥140mmHg 者，以及原发性高血压、妊娠前高血压已用降压药者，须应用降血压药物。降血压药物选择的原则：对胎儿无不良反应，不影响心排血量、肾血浆流量及子宫胎盘灌注量，不致血压急剧下降或下降过低。常用药物有硝苯地平、肼屈嗪、拉贝洛尔、硝普钠、尼莫地平等。

(5)扩容:一般不主张应用,仅用于严重的低蛋白血症、贫血,可选用人血清白蛋白、全血、血浆等。

(6)利尿药物:一般不主张应用,仅用于全身性水肿、急性心力衰竭、肺水肿、血容量过多且伴有潜在性肺水肿者。常用药物有呋塞米、甘露醇等。

(7)适时终止妊娠:终止妊娠是治疗妊娠期高血压疾病的有效措施。

终止妊娠的指征:子痫前期患者经积极治疗24～48h仍无明显好转者;子痫前期患者孕周已超过34周;子痫前期患者孕龄不足34周,胎盘功能减退,胎儿已成熟者;子痫前期患者,孕龄不足34周,胎盘功能减退,胎儿尚未成熟者,可用地塞米松促胎肺成熟后终止妊娠;子痫控制后2h可考虑终止妊娠。

终止妊娠的方式①引产:适用于病情控制后,宫颈条件成熟者。②剖宫产:适用于有产科指征者,宫颈条件不成熟,不能在短时间内经阴道分娩,引产失败,胎盘功能减退,或已有胎儿窘迫征象者。

延长妊娠的指征。①孕龄不足32周经治疗症状好转,无器官功能障碍或胎儿情况恶化。②孕龄32～34周,24h尿蛋白定量<5g;轻度胎儿生长受限、胎儿监测指标良好;羊水轻度过少,彩色多普勒超声测量显示无舒张期脐动脉血反流;重度子痫前期经治疗后血压下降;无症状、仅有实验室检查提示胎儿缺氧经治疗后好转者。

产后子痫多发生于产后24h直至10d内,故产后不应放松子痫的预防。

3.子痫　子痫是妊娠期高血压疾病最严重的阶段,是妊娠期高血压疾病所致母儿死亡的最主要原因,应积极处理。立即左侧卧位减少误吸,开放呼吸道,建立静脉通道。处理原则为控制抽搐、纠正缺氧和酸中毒,控制血压,抽搐控制后终止妊娠。

(1)控制抽搐:25%硫酸镁20ml加入25%葡萄糖注射液20ml中静脉推注(>5min),继之以2～3g/h静脉滴注,维持血药浓度,同时应用有效镇静药物,控制抽搐;20%甘露醇250ml快速静脉滴注降低颅压。

(2)血压过高时给予降血压药。

(3)纠正缺氧和酸中毒:面罩和气囊吸氧,根据二氧化碳结合力及尿素氮值给予适量4%碳酸氢钠纠正酸中毒。

(4)终止妊娠:抽搐控制2h可考虑终止妊娠。对于早发性子痫前期治疗效果较好者,可适当延长孕周,但须严密监护孕妇和胎儿。

【护理措施】

(一)妊娠期高血压疾病的预防

1.加强健康教育　使孕妇及家属了解妊娠期高血压疾病的知识及其对母儿的危害,从而自觉于妊娠早期开始做产前检查,并坚持定期检查。

2.指导孕妇合理饮食　减少脂肪摄入,不过分限制盐和液体摄入,增加蛋白质、维生素以及富含铁、钙、锌等微量元素的摄入,多食新鲜蔬菜和水果。

3.保证休息　孕妇应保证足够的休息和心情愉快,采取左侧卧位以增加胎盘血液供应。

(二)妊娠期高血压疾病患者的护理

1.保证休息　轻度患者可在家休息,适当减轻工作,保证充足睡眠(8～10h/d)。休息和睡眠时左侧卧位以改善子宫胎盘的血液循环。

2.保持心情愉快　可阅读优美的文学作品、听轻音乐,从事一些力所能及的手工艺等活动,使孕妇既不紧张劳累,又不单调郁闷。

3.调整饮食　与孕妇一起设计适宜的食谱,保证足够的蛋白质、水分、纤维素和适量盐的摄入。盐(全身水肿者除外)不必严格限制。

4.加强产前保健　适当增加产前检查次数,加强母儿监测措施,防止发展为重症。同时向孕妇及家属讲解妊娠期高血压疾病相关知识,并督促孕妇每天数胎动,监测体重。

(三)子痫前期患者的护理

1.一般护理

(1)做好心理护理,为孕妇提供与病情有关的信息,解释治疗及护理计划,可减轻孕妇及家属因不了解病情而产生的焦虑,并能在异常情况发生时及时得到处理。

(2)住院治疗,左侧卧位卧床休息。保持病室安静,避免各种刺激。护士应准备好呼叫器、床档、急救车、吸引器、氧气、开口器、产包,以及急救药品,如硫酸镁、葡萄糖酸钙等。

(3)密切注意病情变化,需每天监测尿蛋白、血压、水肿状况,异常时及时与医师联系、尽快处理;注意患者的主诉,如出现头晕、头痛、目眩等自觉症状,则应提高警惕,防止子痫的发生。

(4)注意胎心变化,以及胎动有无改变。

(5)重度患者适当限制食盐入量,每天少于3g。监测体重,记出入量,监测24h尿蛋白定量及肝肾功能变化。

2.用药护理　硫酸镁是目前治疗中、重度妊娠期高血压疾病的首选解痉药物。硫酸镁的用药方法、不良反应以及注意事项如下。

(1)用药方法：可采用肌内注射或静脉用药。①肌内注射，通常于用药2h后，血液浓度达高峰，且体内浓度下降缓慢，作用时间长，但局部刺激性强。注射时应注意使用长针头、深部肌内注射，也可加利多卡因于硫酸镁溶液中，以缓解疼痛刺激，必要时可行局部按摩或热敷，促进肌肉组织对药物的吸收，注射后注意预防注射部位感染。②静脉滴注或推注，可使血中浓度迅速达到有效水平，用药后约1h血浓度可达高峰，可避免肌内注射引起的不适。临床多采用两种方式互补长短，以维持体内有效浓度。

(2)毒性反应：硫酸镁的治疗浓度和中毒浓度相近。正常孕妇血清镁离子浓度为0.75～1mmol/L，治疗有效浓度为2～3.5mmol/L，若血清镁离子浓度超过5 mmol/L即可发生镁中毒。首先表现为膝反射减弱或消失，随着血镁浓度的增加可出现全身肌张力减退、呼吸困难、复视、语言不清，严重者可出现呼吸肌麻痹，甚至呼吸停止、心搏停止。

(3)注意事项：护士在用药前及用药过程中均应监测孕妇血压，同时还应检测膝腱反射必须存在、呼吸不少于16次/分、尿量每小时不少于25ml或每24h不少于600ml，尿少提示肾排泄功能受到抑制，镁离子易积聚中毒；随时准备好10%的葡萄糖酸钙注射液10ml，1g葡萄糖酸钙静脉推注可以逆转轻至中度的呼吸抑制。肾功能不全时应减量或停用硫酸镁；产后24～48h停药。

(四)子痫患者的护理

1.控制抽搐　遵医嘱采取药物控制抽搐，首选药物为硫酸镁，必要时加用镇静药、降血压药等，注意在抽搐时切忌选用硫酸镁注射，因为疼痛刺激可能诱发抽搐。

2.专人护理，防止受伤　发生子痫时，使患者取头低、左侧卧位，以防黏液吸入呼吸道，必要时，用吸引器吸出喉部黏液或呕吐物，以免窒息；立即给氧，用开口器或在患者上、下臼齿之间放置一缠好纱布的压舌板，用舌钳固定舌头以防咬伤或舌后坠；拉起床档，放置枕头于患者与床档之间，以免患者受伤；在患者昏迷或未完全清醒时，禁止给予一切饮食和口服药，防止误入呼吸道而致吸入性肺炎。

3.严密监护　监测生命体征的变化，密切观察尿量，可留置导尿，同时记录出入量，并按医嘱及时做尿常规、血液化学检查、心电图和眼底检查等。另需特别注意观察瞳孔变化、肺部呼吸音、四肢运动情况、腱反射等，以及早发现脑出血、肺水肿、肾功能不全及药物中毒的征兆，观察有无宫缩、胎儿的状况，并判定是否已临产。

4.减少刺激，以免诱发抽搐　将患者安排于单人暗室，避免声、光刺激；限制探视以防干扰其休息；医护动作轻柔，避免因外部刺激而诱发抽搐。

5.做好终止妊娠的准备　子痫发作者往往在发作后自然临产。如经治疗病情得以控制仍未临产者，应在孕妇清醒后24～48h引产，或子痫病人经药物控制后6～12h，需考虑终止妊娠。护士做好终止妊娠的准备。

(五)分娩期的护理

若经阴道分娩，在第一产程中，应密切监测患者的生命体征、尿量、胎心及宫缩情况以及有无自觉症状。尽量缩短第二产程，避免产妇用力。第三产程中须预防产后出血，在胎儿娩出前肩后立即静脉推注缩宫素(禁用麦角新碱)，及时娩出胎盘并按摩宫底，观察血压变化，重视患者主诉。病情较重者于分娩开始即需开放静脉。胎儿娩出后测血压，病情稳定者2h后可送回病房。

(六)产褥期的护理

产后24h至5d仍有发生子痫的可能，故产褥期仍需继续监测血压。产后48h内应至少每4小时测量血压1次，重症患者产后应继续硫酸镁治疗1～2d。使用大量硫酸镁的孕妇，产后易发生子宫收缩乏力，故应密切观察子宫复旧及恶露情况，严防产后出血。

妊娠期高血压疾病的患者很容易产生产后忧郁症，护士应鼓励产妇说出内心的感受，增加家属探视及与新生儿接触的机会，随时为其提供有效的支持。如果此次妊娠失败，要协助患者及其家庭度过哀伤期，增强其再次妊娠的信心。同时应使患者及家属了解其属于高危人群，在下次妊娠时应予以重视并随诊，尽早接受孕期保健指导。

第二节　妊娠期肝内胆汁淤积症

妊娠期肝内胆汁淤积症(ICP)是妊娠中、晚期特有的并发症,临床上以皮肤瘙痒和黄疸为特征,主要危害胎儿。本病具有复发性,本次分娩后可迅速消失,再次妊娠或口服雌激素避孕药时常会复发。ICP 发病率 0.8%～12.0%。

【病因】

目前尚不清楚,可能与女性激素、遗传及环境等因素有关。

1.激素作用　妊娠期胎盘合成雌激素,孕妇体内雌激素水平大幅增加,雌激素可使 Na^{+}-K^{+}-ATP 酶活性下降,能量提供减少,导致胆酸代谢障碍;雌激素使肝细胞膜中胆固醇与磷脂比例上升,流动性降低,影响对胆酸的通透性,使胆汁流出受阻;雌激素作用于肝细胞表面的雌激素受体,改变肝细胞蛋白质合成,导致胆汁回流增加。上述因素综合作用可导致 ICP 的发生。

2.遗传和环境因素　流行病学研究发现,ICP 发病率与季节有关,冬季高于夏季。在母亲或姐妹中有 ICP 病史的妇女中 ICP 的发生率明显增高,其完全外显及母婴垂直传播的特性符合孟德尔优势遗传规律。

3.药物　一些减少胆小管转运胆汁的药物,如肾移植后服用的硫唑嘌呤可引起 ICP。

总之,ICP 可能是多因素引起的,其中遗传因素决定患者的易患性,而非遗传性因素决定 ICP 的严重程度。

【对母儿影响】

1.对孕妇的影响　ICP 患者脂溶性维生素 K 的吸收减少,致使凝血功能异常,导致产后出血,也可发生糖、脂代谢紊乱。

2.对胎婴儿的影响　胆汁酸毒性作用使围生儿发病率和病死率明显升高。还可发生胎膜早破、胎儿宫内窘迫、自发性早产或孕期羊水胎粪污染。此外,尚有胎儿生长受限、不能预测的胎儿突然死亡、新生儿颅内出血、新生儿神经系统后遗症等。

【临床表现】

1.瘙痒　几乎所有患者的首发症状为孕晚期发生无皮肤损伤性的瘙痒,约 80%患者在 30 周后出现,有的更早。瘙痒程度不一,常呈持续性,白昼轻,夜间加剧。一般从手掌和脚掌开始,逐渐向肢体近端延伸甚至可到面部,但极少侵及黏膜。瘙痒症状常在实验室检查异常结果之前,平均约 3 周,于分娩后数小时或数日内迅速消失。

2.其他症状　严重瘙痒可引起失眠和疲劳、恶心、呕吐、食欲缺乏及脂肪痢。

3.体征　四肢皮肤可见抓痕。20%～50%患者在瘙痒发生数日或数周内出现轻度黄疸,部分病例黄疸与瘙痒同时发生者,于分娩后数日内消退,同时伴尿色加深等高胆红素血症表现。

【诊断】

1.血清胆酸测定　胆汁中的胆酸主要是甘胆酸(CG)及牛磺酸,ICP 患者血 CG 浓度在 30 周时突然升高至 2～2.5μmol/L,可达正常水平 100 倍左右,并持续至产后下降,5～8 周恢复正常。血清胆酸升高是 ICP 最主要的特异性实验室证据,在瘙痒症状出现或转氨酶升高前几周血清胆酸就已升高,其水平越高,病情越重,出现瘙痒时间越早。因此测定母血胆酸是早期诊断 ICP 最敏感的方法。

2.肝功能测定　大多数 ICP 患者的门冬氨酸转氨酶(AST)、丙氨酸转氨酶(ALT)轻至中度升高,为正常水平的 2～10 倍,ALT 较 AST 更敏感。部分患者血清胆红素轻、中度升高,其中直接胆红素占 50%以上。

3.病理检查　ICP 患者肝组织活检见肝细胞无明显炎症或变性表现,仅肝小叶中央区胆红素轻度淤积,毛细胆管胆汁淤积及胆栓形成。电镜切片发现毛细胆管扩张合并微绒毛水肿或消失。

【治疗原则】

1.一般处理　适当卧床休息,取左侧卧位以增加胎盘血流量,给予吸氧、高渗葡萄糖、维生素类及能量。定期复检肝功能、血胆酸了解病情。

2.药物治疗　减轻孕妇临床症状,改善胆汁淤积的生化指标和围生儿预后。常用药物有:①腺苷蛋氨酸。为治疗 ICP 的首选药物。该药对雌激素代谢物起灭活作用,防止雌激素升高所引起的胆汁淤积,保护肝脏,改善症状,延缓病情发展。②熊去氧胆酸。抑制肠道对疏水性胆酸重吸收,降低胆酸,改善胎儿环境从而延长胎龄。③地塞米松。可减少胎儿肾上腺脱氢表雄酮的分泌,降低雌激素的产生减轻胆汁淤积。能促进胎肺成熟,避免早产儿发生呼吸窘迫综合征,可使瘙痒症状缓解甚至消失。④苯巴比妥:增加胆汁流量,改善瘙痒症状,但生化参数变化不明显。

3.产科处理

(1)产前监护:从孕34周开始每周行无激惹试验(NST),必要时行胎儿生物物理评分,以便及早发现隐性胎儿缺氧。NST基线胎心率变异消失可作为预测ICP胎儿缺氧的指标。

(2)适时终止妊娠:孕妇出现黄疸,胎龄已达36周;无黄疸、妊娠已足月或胎肺已成熟者;有胎盘功能明显减退或胎儿窘迫者应及时行剖宫产终止妊娠。

【护理措施】

1.心理护理　焦虑是ICP患者首先出现的心理问题。经常性的瘙痒干扰孕妇的睡眠,使之产生焦虑。可以边做好解释工作,告之孕妇此症状一般于产后1周内消失,同时通过药物治疗和配合物理疗法减轻症状,消除孕妇的焦虑心理。此外,诸多孕妇会自责自己饮食不当心,担心是否患肝炎、是否会传染给下一代或亲友等,护士应向患者解释该病是妊娠肝损,无传染性,产后该病自然会缓解,消除不必要自责和自卑,增强其自信心。

2.积极主动的母胎监护　护士应指导孕妇自测胎动情况,及时监测,正确留取血尿标本,了解雌三醇浓度,掌握胎盘变化情况,协助孕妇完成胎儿监护,B超和生物物理五项指标等监测,了解胎儿、胎盘情况。同时注意患者胆酸浓度变化,一旦异常升高变化,迅速的配合医师终止妊娠,防止胎死宫内。对于准备阴道分娩的ICP患者应加强动态观察和持续的母儿监测,一则观察产程进展、破膜情况和羊水颜色变化;二则加强胎心变化监测,防止发生胎儿窘迫,以便及时处理。

3.回乳护理　对于产后需回乳者,应采用大剂量维生素B_6口服或麦芽煎茶饮,配合皮硝外敷乳房1次/日,或根据具体情况增加外敷次数,但禁用苯甲酸雌二醇等雌激素类针剂注射回乳,因应用大剂量的雌激素可造成并加重可逆性胆汁淤积。

(刘纯艳)

第16章

妊娠晚期出血妇女的护理

第一节 前置胎盘

妊娠28周后，胎盘附着于子宫下段，甚至胎盘下缘达到或覆盖宫颈内口处，其位置低于胎儿的先露部，称为前置胎盘(placenta previa)。前置胎盘是妊娠晚期出血最常见原因，是妊娠期的严重并发症。国内报道其发生率为0.24%～1.57%，国外报道为0.5%。前置胎盘中85%～90%为经产妇，尤其是多产妇，其发生率可达5%。

【病因】

目前尚不明确，高龄初产妇(>35岁)、经产妇及多产妇、吸烟或吸毒妇女为高危人群。其病因可能与以下因素有关。

1.子宫内膜病变或损伤　多次刮宫、多产、产褥感染、剖宫产等，引起子宫内膜炎或子宫内膜损伤，使子宫蜕膜血管生长不良，当受精卵植入时，血液供应不足，胎盘为摄取足够的营养而扩大面积，延伸到子宫下段，形成前置胎盘。

2.胎盘异常　多胎妊娠时胎盘面积过大，前置胎盘发生率较单胎妊娠高1倍；胎盘位置正常而副胎盘延伸至子宫下段接近宫颈内口；膜状胎盘大而薄扩展到子宫下段，均可发生前置胎盘。

3.受精卵滋养层发育迟缓　受精卵到达子宫腔后，滋养层尚未发育到可以着床的阶段，继续下移到达子宫下段，并在此处着床而发育成前置胎盘。

【分类】

根据胎盘边缘与子宫颈内口的关系，将前置胎盘分为3类。

1.完全性前置胎盘(complete placenta previa)　又称中央性前置胎盘，胎盘组织完全覆盖宫颈内口。

2.部分性前置胎盘(partial placenta previa)　胎盘组织部分覆盖宫颈内口。

3.边缘性前置胎盘(marginal placenta previa)　胎盘附着于子宫下段，边缘到达宫颈内口，但未覆盖宫颈内口。

胎盘位于子宫下段，胎盘边缘极为接近但未达到宫颈内口，称为低置胎盘。胎盘下缘与宫颈内口的关系可因宫颈管消失、宫口扩张而改变。前置胎盘类型可因诊断时期不同而改变，如临产前为完全性前置胎盘，临产后因宫口扩张而成为部分性前置胎盘。目前临床上规定为依据处理前最后一次检查结果来决定其分类。

【临床表现】

1.症状　妊娠晚期或临产时，发生无诱因、无痛性的反复阴道出血是前置胎盘的典型症状。出血是由于妊娠晚期或临产后子宫下段逐渐伸展，宫颈管消失，宫颈扩张，但附着于子宫下段或宫颈内口的胎盘不能相应地伸展，从而导致前置部分的胎盘自其附着处剥离，血窦破裂出血。初次发生阴道出血的时间、出血量的多少、反复发作的次数与前置胎盘的类型有关。完全性前置胎盘，初次出血的时间早，在妊娠28周左右，称为“警戒性出血”，反复出血的次数频繁，出血量较多，有时一次大量出血可使患者休克。边缘性前置胎盘者，初次出血时间较晚，多于妊娠37～40周或临产后，量较少。部分性前置胎盘的出血量和初次出血时间介于两者之间。

2.体征　患者情况与出血量有关，大量出血呈面色苍白、脉搏增快且微弱、血压下降等休克表现。腹部检查：子宫软，无压痛，大小与停经月份一致。

由于子宫下段有胎盘占据，影响胎先露部入盆，故胎先露高浮，易并发胎位异常。前置胎盘位于子宫下段前壁时，可于耻骨联合上方听到胎盘血管杂音。若已临产，宫缩为阵发性，宫缩间歇期子宫肌肉可以完全放松。

【诊断】

1.*病史及临床表现*　详细询问有无多次人工流产史、剖宫产史及子宫内膜炎等相关因素；妊娠过程中特别是孕28周后，是否出现过无诱因、无痛性、反复阴道出血，对前置胎盘的类型做出初步判断。

2.*B超*　B型超声断层显像可清楚地看到子宫壁、胎先露、宫颈和胎盘的位置，胎盘定位准确率达95%以上，但需注意妊娠周数。许多学者认为，妊娠中期B超检查发现胎盘前置者，不宜判断为前置胎盘，而应称为胎盘前置状态。

3.*产后检查胎盘及胎膜*　对产前出血患者，产后应仔细检查胎盘胎儿面边缘有无血管断裂，可提示有无副胎盘；若胎盘的前置部分母体面有黑紫色陈旧性血块附着，或胎膜破口处距胎盘边缘<7cm，则为部分性前置胎盘。

【治疗原则】

前置胎盘的治疗原则是制止出血、纠正贫血和预防感染。

1.*期待疗法*　在保证孕妇安全的前提下尽可能延长孕周，以提高围生儿存活率。适用于妊娠<34周、胎儿体重<2000g、胎儿存活、阴道出血量不多，一般情况较好的孕妇。

2.*终止妊娠*　适用于：孕妇反复发生多量出血甚至休克者，胎龄达孕36周以上；胎儿肺成熟者；胎龄未达孕36周、出现胎儿窘迫征象或胎心异常者；出血量多危及胎儿；胎儿已死亡或出现难以存活的畸形者。剖宫产术能迅速结束分娩，既能提高胎儿存活率又能迅速减少或制止出血，是处理前置胎盘最有效最安全的方法，也是处理前置胎盘大出血的急救手段。阴道分娩仅适用于边缘性前置胎盘，胎先露为头位、临产后产程进展顺利并估计能在短时间内结束分娩者。完全性前置胎盘必须以剖宫产结束分娩，部分性前置胎以及边缘性前置胎盘的初产妇，近年也倾向于行剖宫产。

【护理措施】

1.*需立即终止妊娠者*　立即安排孕妇去枕侧卧位，开放静脉，配血，做好输血准备。在抢救休克的同时，按腹部手术患者的护理进行术前准备，并做好母儿生命体征监护及抢救准备工作。

2.*接受期待疗法的孕妇的护理*

(1)保证休息，减少刺激：孕妇需绝对卧床休息，以左侧卧位为佳，定时间断吸氧。避免各种刺激。医护人员进行腹部检查时动作要轻柔，禁做阴道检查及肛查。

(2)纠正贫血：除口服硫酸亚铁、输血等措施外，还应加强饮食营养指导，建议孕妇多食高蛋白以及含铁丰富的食物，如动物肝脏、绿叶蔬菜以及豆类等。

(3)监测病情变化：严密观察并记录孕妇生命体征，阴道出血的量、色、时间及一般状况，监测胎儿宫内状态。

(4)预防产后出血和感染：严密观察产妇的生命体征及阴道出血情况；保持会阴部清洁、干燥；胎儿娩出后，及早使用宫缩药，对新生儿严格按照高危儿护理。

(5)加强管理和宣教：指导围孕期妇女避免吸烟、酗酒等不良行为，避免多次刮宫、引产或宫内感染，防止多产。对妊娠期出血，无论量多少均应就医，做到及时诊断，正确处理。

第二节　胎盘早剥

妊娠20周以后或分娩期，正常位置的胎盘在胎儿娩出前部分或全部从子宫壁剥离，称为胎盘早剥(placenta abruption)。胎盘早剥是妊娠晚期严重并发症，其特点为起病急、进展快，若处理不及时，可危及母儿生命。国内报道其发生率为0.46%～2.1%，围生儿病死率为20%～35%，是无胎盘早剥者的15倍。国外为1%～2%。

【病因】

1.*孕妇血管病变*　严重妊娠期高血压疾病、慢性高血压、慢性肾脏疾病或全身血管病变时易发生胎盘早剥。其原因为：底蜕膜螺旋小动脉痉挛或硬化，引起远端毛细血管缺血坏死甚至破裂出血，血液流至底蜕膜层形成血肿，导致胎盘从子宫壁剥离。

2.机械性因素　外伤尤其是腹部直接受到撞击或挤压；脐带过短（<30cm）或脐带因绕颈、绕体相对过短时，分娩过程中胎儿下降牵拉脐带造成胎盘剥离；羊膜穿刺时刺破前壁胎盘附着处，血管破裂出血引起胎盘剥离。

3.子宫静脉压突然升高　妊娠晚期或临产后，如果孕产妇长时间取仰卧位，可发生仰卧位低血压综合征。此时由于巨大的妊娠子宫压迫下腔静脉，回心血量减少，血压下降，而子宫静脉淤血，静脉压升高，导致蜕膜静脉床淤血或破裂，部分或全部胎盘因此而自子宫壁剥离。

4.宫腔内压力骤减　双胎妊娠分娩时，第一胎娩出过速；羊水过多时，人工破膜后羊水流出过快，均使宫腔内压力骤减，子宫骤然收缩，胎盘与子宫壁发生错位剥离。

5.其他　高龄孕妇、吸烟、可卡因滥用、孕妇代谢异常、孕妇有血栓形成倾向、子宫肌瘤、胎盘早剥史等均为胎盘早剥的高危因素。

【病理】

胎盘早剥的主要病理变化是底蜕膜出血并形成血肿，使胎盘自附着处剥离。如果剥离面小，血液很快凝固，临床可无明显症状；如果剥离面大，继续出血，形成胎盘后血肿。胎盘后血肿可使胎盘剥离面不断扩大，出血越来越多，当血液冲开了胎盘边缘及胎膜，沿胎膜与宫壁间经宫颈向外流出，即为显性出血或外出血。如果胎盘边缘仍附着于子宫壁上，或胎膜与子宫壁未剥离，血液不向外流而积聚在胎盘与子宫壁之间，为隐性出血或内出血。当内出血过多时，血液也可冲开胎盘边缘与胎膜，向宫颈口外流出，形成混合性出血。偶尔情况下，出血穿破羊膜流入羊水中，形成血性羊水。

大量内出血时，血液积聚于胎盘与子宫壁之间，局部压力不断增大，使血液向子宫肌层内浸润，引起肌纤维分离、断裂、变性，当血液浸入子宫浆膜层时，子宫表面出现紫蓝色瘀斑，在胎盘附着处更为明显，称为子宫胎盘卒中（uteroplacenta applexy），又称库佛莱尔子宫。

严重的胎盘早剥者，从剥离处的胎盘绒毛和蜕膜中释放大量的组织凝血活酶进入母体循环，激活凝血系统而发生弥散性血管内凝血（DIC），最终导致凝血功能障碍。

【临床表现】

胎盘早剥的临床表现主要为妊娠晚期突然发生的腹痛和阴道出血。根据胎盘剥离面的大小和出血量多少可分为3度。

1.Ⅰ度　多见于分娩期，胎盘剥离面通常不超过胎盘的1/3。主要症状为阴道出血，出血量多，色暗红，无明显腹痛或伴轻微腹痛，贫血体征不显著。腹部检查：子宫软，大小与妊娠月份相符，宫缩有间歇，胎位清，胎心率多正常，若出血量多，胎心可异常。产后检查见胎盘母体面有凝血块及压迹。

2.Ⅱ度　胎盘剥离面为胎盘面积的1/3左右。临床表现为突然发生持续性腹痛、腰酸或腰背痛，疼痛程度与剥离面大小及胎盘后积血量成正比。无阴道出血或仅有少量阴道出血，贫血程度与阴道出血量不相符。腹部检查：子宫大于妊娠周数，宫底随胎盘后血肿的扩大而升高。有压痛，以胎盘附着处最为明显，但若胎盘附着于子宫后壁，则子宫压痛不明显，宫缩有间歇，胎位可扪及，胎儿存活。

3.Ⅲ度　胎盘剥离面超过胎盘面积的1/2，临床表现较Ⅱ度重。患者可出现恶心、呕吐，以及面色苍白、出汗、脉弱及血压下降等休克症状，且休克程度大多与阴道出血量不成正比。腹部检查见子宫硬如板状，子宫多处于高张状态，宫缩间歇期不能放松，胎位扪不清，胎心消失。若患者无凝血功能障碍属$Ⅲ_a$，有凝血功能障碍属$Ⅲ_b$。

【诊断检查】

1.B超　典型声像图显示胎盘与子宫壁之间出现边缘不清的液性低回声区，胎盘异常增厚或胎盘边缘“圆形”裂开。同时可见胎儿的宫内状况（有无胎动和胎心搏动），并可排除前置胎盘。需要注意的是，超声检查阴性结果不能完全排除胎盘早剥。

2.实验室检查　包括全血细胞计数及凝血功能检查。Ⅱ度及Ⅲ度患者应检测肾功能与二氧化碳结合力，并发DIC时应进行筛选试验（血小板计数、凝血酶原时间、纤维蛋白原测定和3P试验），结果可疑者，进一步做纤溶确诊试验（FDP免疫试验、凝血酶时间、优球蛋白溶解时间等）。血纤维蛋白原<250mg/L为异常，<150mg/L对凝血功能障碍者有诊断意义。情况紧急时，可抽取肘静脉血2ml于一干燥试管中，轻叩管壁，7min后若无血块形成或形成易碎的软凝结块，表明凝血功能障碍。

【治疗原则】

纠正休克、及时终止妊娠是处理胎盘早剥的原则。胎盘早剥患者病情危重，常处于休克状态，应在积极补充血容量的基础上及时终止妊娠。终止妊娠的方法应根据早剥的严重程度、胎儿宫内状况及宫口开大情况等决定。

【护理措施】

1.纠正休克。护士应迅速开放静脉，积极补充血容量。同时密切监测胎儿状态。

2.严密观察有无凝血功能障碍或急性肾衰竭等表现。

3.为终止妊娠做准备。

4.预防产后出血。分娩后及时给予宫缩药，并配合按摩子宫，必要时按医嘱做切除子宫的术前准备，同时预防晚期产后出血的发生。

5.在产褥期应注意加强营养，纠正贫血。更换消毒会阴垫，保持会阴清洁，防止感染。根据孕妇身体情况给予母乳喂养指导。死产者及时给予退乳措施。

（刘纯艳）

第 17 章

羊水异常妇女的护理

第一节 羊水过多

妊娠期间羊水量超过 2000ml，称为羊水过多。多数孕妇羊水增多缓慢，在较长时间内形成，称为慢性羊水过多；少数孕妇可在数日内羊水急剧增加，称为急性羊水过多。羊水过多发生率为 0.5%～1%，妊娠合并糖尿病者可达 20%。

【病因】

约 1/3 羊水过多的原因不明，称为特发性羊水过多。2/3 羊水过多可能与胎儿畸形及妊娠合并症、并发症有关。

1.多胎妊娠　多胎妊娠并发羊水过多者是单胎的 10 倍，尤以单卵双胎居多，因为单卵双胎之间血液循环相互沟通，占优势的胎儿循环血量较多，尿量增加，以致羊水增多。

2.胎儿畸形　羊水过多孕妇中约 25%合并胎儿畸形，以中枢神经系统和上消化道畸形最为常见。如无脑儿、脑膨出与脊柱裂胎儿，因脑脊膜裸露，脉络膜组织增殖，渗出液增加，引起羊水过多；严重脑积水胎儿，缺乏中枢吞咽功能，无吞咽反射及缺乏抗利尿激素致尿量增多而引起羊水过多；18-三体、21-三体、13-三体染色体异常的，胎儿可出现吞咽羊水障碍导致羊水过多；食管及十二指肠闭锁时不能吞咽羊水而导致羊水过多。

3.孕妇和胎儿患病　如糖尿病、妊娠期高血压疾病、急性肝炎、孕妇严重贫血、ABO 或 Rh 血型不合、重症胎儿水肿等。

4.胎盘脐带病变　胎盘绒毛血管瘤直径＞1cm 时，15%～30%合并羊水过多。巨大胎盘、脐带帆状附着也可引起羊水过多。

【临床表现】

通常羊水量超过 3000ml 时才出现症状。

1.急性羊水过多　较少见，多发生于妊娠20～24 周，羊水急剧增多，在短时间内子宫极度增大，横膈上抬，出现呼吸困难，不能平卧，甚至出现发绀，孕妇表情痛苦，腹部因张力过大而感到疼痛，食量减少。由于胀大的子宫压迫下腔静脉，影响静脉回流，导致下肢及外阴部水肿、静脉曲张。子宫明显大于妊娠月份，胎位不清，胎心遥远或听不清。

2.慢性羊水过多　约占 98%，多发生于妊娠 28～30 周，羊水可在数周内逐渐增多，多数孕妇能适应，仅感腹部增大较快，临床上无明显不适或仅出现轻微压迫症状，如胸闷、气急，但能忍受。孕妇腹部膨隆大于妊娠月份，腹壁皮肤发亮、变薄，触诊时感到皮肤张力大，有液体震动感，胎位不清，胎心遥远或听不到。

【诊断检查】

1.B 超　是羊水过多的重要辅助检查方法，能了解羊水量和胎儿情况，如无脑儿、脊柱裂、胎儿水肿及双胎等。测量单一最大羊水暗区垂直深度，＞7cm 即可考虑为羊水过多。若用羊水指数法，则＞18cm 为羊水过多。国外资料羊水指数法＞20cm 诊断为羊水过多。

2.甲胎蛋白(AFP)测定　羊水及母血中 AFP 明显增高提示胎儿畸形。胎儿神经管畸形(无脑儿、脊柱裂)、上消化道闭锁等羊水 AFP 值超过正常妊娠平均值 3 个标准差以上；孕妇血清 AFP 值超过正常妊娠平均值 2 个标准差以上。

3.孕妇血糖检查　必要时行葡萄糖耐量试验，以排除妊娠期糖尿病。

4.孕妇血型检查　胎儿水肿应检查孕妇 Rh、

ABO血型，排除母儿血型不合。

5.胎儿染色体检查　需排除胎儿染色体异常时，可做羊水细胞培养，或采集胎儿血培养，做染色体核型分析，了解染色体数目、结构有无异常。

【治疗原则】

1.羊水过多合并胎儿畸形　处理原则为及时终止妊娠。

(1)慢性羊水过多孕妇的一般情况尚好，无明显心肺压迫症状，经腹羊膜腔穿刺放出适量羊水后注入依沙吖啶50～100mg引产。

(2)采用高位破膜器，自宫颈口沿胎膜向上送15～16cm刺破胎膜，使羊水以每小时500ml的速度缓慢流出，以免宫腔内压力骤减引起胎盘早剥。破膜放羊水过程中注意血压、脉搏及阴道出血情况。放羊水后，腹部放置沙袋或加压包扎防止休克。破膜后12h仍无宫缩，需用抗生素并适当应用硫酸普拉酮钠促宫颈成熟，或用缩宫素、前列腺素引产。

(3)先经腹部穿刺放出部分羊水，使压力减低后再做人工破膜，可避免胎盘早剥。

2.羊水过多合并正常胎儿　应根据羊水过多的程度与胎龄而决定处理方法。

(1)症状严重孕妇无法忍受(胎龄不足37周)，应穿刺放羊水，用15～18号腰椎穿刺针行羊膜腔穿刺，以每小时500ml的速度放羊水，一次不超过1500ml，以症状缓解为度。放出羊水过多可引起早产。放羊水应在B型超声监测下进行，防止损伤胎盘及胎儿。严格消毒防止感染，酌情用镇静保胎药以防早产。3～4周后可重复以减低宫腔内压力。

(2)前列腺素抑制药治疗。吲哚美辛(消炎痛)有抑制利尿的作用，用吲哚美辛抑制胎儿排尿治疗羊水过多。具体用量为2.0～2.2mg/(kg·d)，用药时间1～4周，羊水再次增加可重复应用。用药期间，每周做1次B型超声进行监测。妊娠晚期羊水主要由胎尿形成，孕妇服用吲哚美辛后15min即可在胎血中检出。鉴于吲哚美辛有使动脉导管闭合的不良反应，故不宜广泛应用。

(3)妊娠已近37周，在确定胎儿已成熟的情况下，行人工破膜，终止妊娠。

(4)症状较轻可以继续妊娠，注意休息，低盐饮食，酌情用镇静药，严密观察羊水量的变化。

无论选用何种方式放羊水，均应从腹部固定胎儿为纵产式，严密观察宫缩，注意胎盘早剥症状与脐带脱垂的发生，预防产后出血。

【护理措施】

1.一般护理　向孕妇及其家属介绍羊水过多的原因及注意事项。包括指导孕妇摄取低钠饮食，防止便秘。减少增加腹压的活动以防胎膜早破。

2.病情观察　观察孕妇的生命体征，定期测量宫高、腹围和体重。并及时发现并发症。观察胎心、胎动及宫缩，及早发现胎儿宫内窘迫及早产的征象。人工破膜时应密切观察胎心和宫缩，及时发现胎盘早剥和脐带脱垂的征象。产后应密切观察子宫收缩及阴道出血情况，防止产后出血。

3.配合治疗　腹腔穿刺放羊水时应防止速度过快、量过多，一次放羊水量不超过1500ml，放羊水后腹部放置沙袋或加腹带包扎以防血压骤降。腹腔穿刺放羊水注意无菌操作。

第二节　羊水过少

妊娠晚期羊水量少于300ml者，称为羊水过少，发生率为0.4%～4%。羊水过少严重影响围生儿预后，羊水量少于50ml，围生儿死亡率高达88%。

【病因】

羊水过少主要与羊水产生减少或羊水吸收、外漏增加有关。常见原因如下。

1.胎儿畸形　如胎儿先天性肾缺如、肾发育不全、输尿管或尿道狭窄等畸形致尿少或无尿而引起羊水过少。

2.胎盘功能减退　过期妊娠、胎儿生长受限、妊娠期高血压疾病、胎盘退行性病变均能导致胎盘功能减退，胎儿宫内慢性缺氧引起胎儿血液重新分配，为保障胎儿脑和心脏血供，肾流量降低，胎儿尿生成减少导致羊水过少。

3.羊膜病变　有学者认为有些原因不明的羊水过少可能与羊膜本身病变有关。

4.胎膜早破　羊水外漏速度超过羊水生成速度，导致羊水过少。

5.孕妇患病　孕妇脱水、血容量不足时，孕妇血浆渗透压增高能使胎儿血浆渗透压相应增高，尿液形成减少。孕妇服用某些药物(如利尿药、吲哚美辛等)，也能引起羊水过少。

【临床表现】

羊水过少的临床症状多不典型。孕妇于胎动时感到腹痛，胎盘功能减退时常有胎动减少。检查发现腹围、宫高均较同期妊娠者小，子宫敏感性高，轻微刺激可引起宫缩，临产后阵痛剧烈，宫缩多不协调，宫口扩张缓慢，产程延长。若羊水过少发生在妊娠早期，胎膜可与胎体粘连，造成胎儿畸形，甚至肢体短缺。若发生在妊娠中、晚期，子宫 4 周的压力直接作用于胎儿，容易引起肌肉骨骼畸形，如斜颈、曲背、手足畸形。现已证实，妊娠时吸入少量羊水有助于胎肺的膨胀和发育，羊水过少可致肺发育不全。也有学者提出对过期妊娠、胎儿宫内发育迟缓、妊娠期高血压疾病的孕妇，在正式临产前已有胎心变化，应考虑有羊水过少的可能。羊水过少容易发生胎儿窘迫与新生儿窒息，增加围生儿病死率。

【诊断检查】

1. B 超检查　是目前诊断羊水过少的主要方法，包括定性诊断和半定量诊断。B 超下发现羊水量明显减少、羊水和胎儿界面不清、胎儿肢体明显聚集重叠即可以做出羊水过少的定性诊断。定性诊断后通过进一步测量羊水池的深度对羊水过少做出半定量诊断。妊娠 28～40 周期间，B 超测定最大暗区垂直深度(AFV)稳定在 5.1cm±2.0cm 范围，若 AFV≤2cm 为羊水过少，≤1cm 为严重羊水过少。目前多采用羊水指数法(AFI)诊断羊水过少，该方法比 AFV 准确、可靠。AFI≤8cm 时为可疑羊水过少，≤5cm 则诊断为羊水过少。B 超能较早地发现胎儿生长受限，以及胎儿肾缺如、肾发育不全、输尿管或尿道梗阻等畸形。

2. 羊水直接测量　破膜时以羊水少于 300ml 为诊断羊水过少的标准，其性质黏稠、浑浊、暗绿色，另外在羊膜表面可见多个圆形或卵圆形结节，直径 2～4mm，淡灰黄色、不透明，内含复层鳞状上皮细胞及胎脂可支持诊断。本法缺点是不能早期诊断。

3. 胎心电子监护仪检查　羊水过少的主要威胁是脐带及胎盘受压，使胎儿储备力低，NST 呈无反应型，一旦子宫收缩脐带受压加重，出现胎心变异减速和晚期减速。

【治疗原则】

1. 羊水过少合并胎儿畸形，应尽早终止妊娠。多选用经腹羊膜腔穿刺注入依沙吖啶引产。

2.羊水过少合并正常胎儿。

(1)终止妊娠：妊娠已足月，应终止妊娠。合并胎盘功能不良、胎儿窘迫或破膜时羊水少且胎粪严重污染，估计短时间不能结束分娩，应行剖宫产术。

(2)羊膜腔灌注法：妊娠未足月，胎肺不成熟，应增加羊水量期待疗法，延长孕周。具体方法：常规消毒腹部皮肤，在 B 超引导下行羊膜腔穿刺，以每分钟 10～15ml 速度输入 37℃的 0.9%氯化钠注射液 200～300ml。同时，应选用宫缩抑制药预防流产或早产。

【护理措施】

1.一般护理　向孕妇及其家属介绍羊水过少的可能原因。教会孕妇胎动的监测方法和技巧，同时积极预防胎膜早破的发生。

2.病情观察　观察孕妇的生命体征，定期测量宫高、腹围和体重，判断病情进展。根据胎盘功能测定结果、胎动、胎心检测和宫缩变化，及时发现并发症。羊水过少者，严格 B 超监测并注意观察有无胎儿畸形。

3.配合治疗　若合并过期妊娠、胎儿宫内发育迟缓等需及时终止妊娠者，应遵医嘱做好阴道助产或剖宫产的准备。若羊水过少合并胎膜早破或者产程中发现羊水过少，需遵医嘱进行预防性羊水输液者，应注意严格无菌操作。

(刘纯艳)

第18章

胎儿窘迫及新生儿窒息复苏

第一节 胎儿窘迫

胎儿在子宫内因缺氧和酸中毒危及胎儿健康与生命者，称为胎儿窘迫。胎儿窘迫分为急性胎儿宫内窘迫和慢性胎儿宫内窘迫两种。慢性胎儿宫内窘迫多发生在妊娠后期，急性胎儿宫内窘迫多发生在分娩期，临产后往往表现为急性胎儿宫内窘迫。

【病因】

1. *母体因素*　孕妇患有妊娠高血压综合征、重度贫血、心脏病、前置胎盘、胎盘早剥造成出血、急产、子宫收缩过强等。

2. *胎儿因素*　胎儿畸形、先天性心血管疾病。

3. *胎儿附属物因素*　脐带长度异常、缠绕胎体、打结、胎盘功能异常等。

【临床表现】

主要表现为胎动异常、胎心率改变及羊水胎粪污染。

【辅助检查】

胎儿心电监测、超声波检查。

【治疗要点】

嘱产妇左侧卧位，减少子宫对下腔静脉的压迫。吸氧，提高母亲与胎儿间氧气分压差，密切观察、监测胎心变化，宫口开全，胎先露在棘下3cm可阴道助产。如不具备阴道分娩的条件，立即剖宫产结束分娩。做好新生儿复苏的准备。

【护理措施】

1. 持续性胎心监护，严密观察胎心变化。吸氧、左侧卧位。

2. 做好阴道助产、剖宫产的准备。

3. 做好新生儿复苏的准备。

4. 做好产妇及家属的心理护理，减少其紧张情绪，配合治疗及抢救。

第二节 新生儿窒息

新生儿窒息是指胎儿娩出后，有心搏无呼吸或呼吸不规律的缺氧状态。胎儿时期所有供给胎儿的氧气都是通过胎盘从母体的血液传送到胎儿的体内。胎儿肺脏在宫腔内处于扩张状态，但是其肺泡内充满了液体，而不是空气。由于灌注肺脏的小动脉处于明显的收缩状态，只有很少的血液流经肺脏，胎肺并不为胎儿供应氧气或排除二氧化碳。大部分血液通过阻力较低的旁路由动脉导管由肺动脉进入主动脉。

脐带被结扎后，脐动脉和静脉血流中断，从而提高了体循环血压。出生后随着呼吸，氧气进入肺泡中，动脉导管开始收缩，血液流入肺内，并在肺内摄取氧气，引起肺小动脉舒张，肺血流量急剧增加，吸收肺泡内的氧气，富含氧的血液进入新生儿全身组织，婴儿皮肤变得红润。

【病因与发病机制】

新生儿窒息90%以上发生在宫内和产时，产后因素较少。影响母体与胎儿间血液循环、气体交换的因素，均会造成胎儿缺氧，造成胎儿宫内窘迫。血氧浓度降低的任何因素都可引起新生儿窒息发生。

1. 出生过程中新生儿不能强有力地呼吸将肺

内液体排出肺泡或空气受阻不能进入肺内(新生儿气道中有黏液、羊水或体位造成气道不通畅)。

2. 过度失血或心脏收缩力差或因缺氧而致心动过缓导致体循环低血压。

3. 肺动脉持续收缩导致氧气不能输送到身体各组织(肺缺氧导致肺小动脉的持续收缩，造成肺动脉高压，妨碍全身动脉血的氧合)。

【临床表现】

新生儿窒息初期，为保证身体重要器官，如心脏和脑组织的供血、供氧，肠道、肾、肌肉和皮肤内小动脉血管首先收缩，血流减少，致新生儿呈现皮肤苍白、肌张力低等。但是如果窒息持续存在，器官继续缺血、缺氧，新生儿机体进入失代偿状态，导致新生儿皮肤苍白或发绀；心动过缓；呼吸抑制，无呼吸或喘息；肌张力低下；血压下降，全身器官损伤，甚至死亡。

窒息根据新生儿皮肤颜色、呼吸、心率、肌张力及对刺激的反应诊断其严重程度，目前用 Apgar 评分法判定新生儿窒息的程度。生后 1min0～3 分者为重度窒息；4～7 分为轻度窒息；8～10 分为正常新生儿。新生儿出生 5min 后评分仍低于 8 分，应给予充分重视(表 18-1)。

1. *原发性呼吸暂停*　新生儿缺氧的最初表现是呼吸加快，如果缺氧延续，不予纠正，则转为呼吸停止、心率减慢，继而出现原发性呼吸暂停。在此阶段，如能及时给氧，并给予触觉刺激诱发呼吸，大多数新生儿能出现自主呼吸。

2. *继发性呼吸暂停*　如果缺氧持续未予纠正，则新生儿可出现喘息样呼吸(无效呼吸)，心率继续减慢，血压开始下降，呼吸运动越来越弱，最终出现一次深度喘息而进入继发性呼吸暂停。在临床上遇到新生儿窒息时，在初步处理阶段给予触觉刺激后仍未能诱发自主呼吸时，说明新生儿已处于继发性呼吸暂停，应立即开始正压人工呼吸进行复苏。任何延误都可能导致建立自主呼吸的时间延长，从而增加脑损伤和减少复苏成功的机会。

3. *窒息新生儿复苏情况*　窒息新生儿经过复苏大多数能够恢复自主呼吸，皮肤转为红润，少数严重患儿病情进展，可出现休克表现，皮肤颜色发灰或苍白，体温低，四肢冷，呼吸浅或不规则，哭声弱或出现呻吟。有吸入者可吸气凹陷，胸廓隆起，听诊偶可闻及湿啰音，心前区可出现收缩期杂音，四肢松弛，有震颤样和其他惊厥性动作。

表 18-1　阿普加(Apgar)评分表

体征＼分数	0 分	1 分	2 分
心率(次/分)	无	＜100	＞100
呼吸	无	浅慢而不规则	呼吸规律
肌张力	松弛	四肢稍屈曲	四肢自发活动好
反射	无反射	皱眉、低声抽泣	哭声有力
皮肤颜色	发绀或苍白	躯干红、四肢紫	全身皮肤红润

第三节　新生儿窒息复苏

【ABCD 复苏方案】

A：通畅的气道。B：建立呼吸。C：建立正常的循环。D：药物治疗。

复苏方案中的每一步骤对于新生儿复苏都非常重要。要依次进行。在临床上有些医务人员认为新生儿复苏就要依靠药物，实际上，在没有建立通畅的气道让氧气进入新生儿体内之前急于用药是危险的。

1. *物品准备*　备齐新生儿急救物品，使其处于完好状态是复苏成功的第一步。新生儿辐射台、氧气湿化瓶、新生儿复苏气囊、低压吸引器、各种型号的气管插管、吸痰管、新生儿喉镜、胎粪吸引管、听诊器、肾上腺素、生理盐水等；连接好氧气装置，氧流量调节到 5L/min。

2. *评估*　新生儿出生时要进行快速评估：

(1)羊水内有无胎粪污染。

(2)新生儿有无呼吸或哭声。

(3)新生儿肌张力情况。

(4)新生儿是否足月。

【初步复苏】

1. 摆正体位,清理呼吸道。胎儿娩出后,仰卧在辐射台上,可在肩下垫卷好的小毛巾使肩抬高2～3cm,使新生儿颈部轻度仰伸呈“鼻吸气状”,使呼吸道通畅。新生儿出生后应尽快吸净口鼻黏液,以免呼吸时吸入肺内。接生者可以在胎头娩出时,用手将口鼻中的大部分黏液挤出。

2. 迅速擦干全身,重新摆正体位。用毛巾迅速擦干新生儿身上的羊水、血迹,并将湿巾撤掉。重新摆正体位,头部轻度仰伸(鼻吸气位)。

3. 触觉刺激,吸黏液和擦干羊水的本身就是对新生儿的一种轻微的刺激,多数能诱发自主呼吸。若新生儿对上述刺激无反应,还可以轻柔地摩擦新生儿背部或躯体两侧、轻弹或轻拍足底。新生儿大声啼哭,表示呼吸道已通畅。新生儿初步复苏,应在20s内完成。

【正压通气】

1. 新生儿在给予初步处理后,仍然呼吸暂停或喘息样呼吸,心率<100次/分要进行正压通气。自动充气式气囊正压人工呼吸是新生儿复苏中重要、有效的措施。其优点是能立即实施,大多数窒息的新生儿经过正压通气即可好转。

(1)自动充气式气囊:新生儿复苏气囊的容量应为200～750ml,必须能输送90%～100%的氧气。自动充气式气囊由面罩、气囊、储氧器、减压阀组成。

(2)面罩:应备有适用于足月儿及早产儿的不同型号的面罩。使用时可根据新生儿体重及孕周选择。面罩使用时面罩的边缘、应覆盖住新生儿口、鼻和部分下颏。

(3)储氧器:有密闭和开放式两种、均可使用。

2. 复苏气囊的使用。

(1)面罩的安置:操作者位于新生儿的头侧或一侧,这样可以方便操作和直视新生儿胸腹部。新生儿头部轻度仰伸,即“鼻吸气位”使气道通畅。

(2)面罩放置:操作者右手持复苏器,面罩放置时按下颏、口、鼻的顺序放置,解剖形面罩要把尖端放在鼻根上,左手拇、中指呈“C”字形环绕在面罩边缘帮助密封,其余手指注意不要压迫颈部使气道受阻。操作者将面罩紧贴患儿面部形成密闭的空间,但不可过分用力压紧面罩,致使新生儿体位改变和眼部损伤。

(3)加压给氧:面罩放置正确后,即可挤压气囊加压给氧。加压给氧时,要注意观察胸廓有无起伏,若挤压气囊,胸廓随之起伏,说明面罩密闭良好,此时两肺可闻及呼吸音。如果胸廓抬高呈深呼吸状或听到减压阀开启的声音,则说明充气过量,应减少用力,以防发生气胸。如观察到上腹部隆起,是气体进入胃内所致。

(4)速率与压力:气囊正压通气的速率为40～60次/分,施加的压力则需要根据出生体重、肺的顺应性和肺是否扩张3个因素决定。由于正常呼吸的吸气主动有力而短促,约占整个呼吸时间的1/3,而呼气是被动无力而费时较长,约占整个呼吸时间的2/3,故挤压气囊的时间短,放松气囊的时间长,操作者实施气囊正压通气时可大声计数“一(挤压)……二……三(放松)”,在念到“一”时挤压气囊,在念到“二……三”时放松气囊。

(5)评估:气囊面罩正压通气实施30s后,必须对新生儿状况进行评估。评估内容为:呼吸、心率、皮肤颜色,若心率>100次/分,皮肤红润且有自主呼吸,可停止加压给氧,并给予触觉刺激使其大声啼哭。若仍没有自主呼吸或心率<100次/分,则需继续正压人工呼吸。

【胸外心脏按压】

新生儿窒息严重时,心肌缺氧使心肌收缩力下降导致心排血量减少,继而使组织的供血供氧量不足而造成身体重要器官如心、脑、肾、肠等损害。此时实施胸外按压的目的是使心脏被动将血液挤入肺动脉和主动脉,达到促进循环,改善氧合,恢复器官功能的目的。胸外按压必须与人工呼吸有效的配合。

1. 胸外按压的指征　经过30s有效的正压通气后,新生儿心率低于60次/分时,应在实施正压通气的同时实施胸外心脏按压。

2. 胸外按压的方法

(1)胸外按压时体位:胸外按压时新生儿仍需保持头部轻度仰伸“鼻吸气位”。操作者可位于新生儿一侧,站在能接触到新生儿胸部并能正确摆放手的位置,不干扰另一位复苏者的正压通气即可。

(2)按压部位:新生儿心脏位于胸骨下1/3与脊柱之间的胸腔内,所以按压部位在胸骨下1/3处,即两乳头连线下方,避开剑突。

(3)按压深度:按压时垂直向下用力,快速使胸骨下陷,深度为前后胸直径的1/3。

(4)按压手法:有拇指法和双指法两种。

①拇指法。操作者用双手环绕新生儿胸廓,双手拇指端并排或重叠放置胸骨下 1/3 处,其余手指托住新生儿背部,而且拇指第一指关节应弯曲直立,使着力点垂直胸骨。拇指法的优点是操作者不易疲劳,又能较好地控制按压的深度。缺点是新生儿太大或复苏者手较小时较难实施。

②双指法。操作者用一只手的中指和示指或中指和环指,手指并拢指端垂直向下按压胸骨下 1/3处,另一只手放在新生儿背部做支撑。双指法的优点是如同时需脐静脉给药时,能有更大的空间留给其他的操作者,但操作者注意剪短指甲,避免操作时造成新生儿皮肤损伤。

(5)按压频率:按压与放松应有节奏地交替进行,下压的时间短于放松的时间。按压必须和通气配合进行,每按压 3 次,正压通气 1 次。4 个动作为一个周期,耗时 2s,故 1min 要做 30 个周期,共有 120 个动作,其中 90 次胸外按压,30 次正压通气。胸外按压与正压通气的比例为 3∶1。正压通气与胸外按压的操作者应默契配合,胸外按压者大声计数以取得两者的协调,边按压计数边操作:"1、2、3,吸"。当说到"1、2、3"时行 3 次心脏按压,说到"吸"时心脏按压停止,通气者挤压复苏器作正压通气 1 次,如此循环有序进行。所有这些操作都应在新生儿模型上反复练习熟练后再应用于临床。

(6)胸外按压注意事项:掌握好按压的力度和深度是胸外按压的要点,要有足够的压力使胸骨下陷达前后胸直径 1/3 的深度,然后放松,有效的按压应能触摸到动脉的搏动。放松时用力的手指抬起,但不离开胸壁皮肤,否则每次按压都需要重新定位,不仅耗时,而且按压的深度、速率和节律不易控制。

(7)评价:有效的胸外按压和通气实施 30s 后,应对新生儿情况进行评价。当心率已达 60 次/分以上时,胸外按压可以停止,继续正压通气。若心率仍<60 次/分,心脏按压和正压通气应继续实施,同时给予肾上腺素。

【复苏过程中的用药】

1. *用药指征*　经过 30s 正压人工呼吸和心脏按压后,新生儿心率仍然<60 次/分时,应使用肾上腺素。

2. *给药剂量*　经新生儿脐静脉给药剂量是:1∶10 000 肾上腺素溶液 0.1～0.3ml/kg 体重。经新生儿气管导管给药剂量是:1∶10 000 肾上腺素溶液 0.3～0.9ml/kg 体重。给药速度要快。

【扩充血容量】

当新生儿患有胎盘剥离、前置胎盘或脐带失血病史时,新生儿可能会出现低血容量休克。新生儿皮肤苍白,毛细血管充盈延迟及脉搏微弱。心率可能持续性低水平,有效的正压人工呼吸、胸外按压和肾上腺素通常不会改善循环状况,这时应给予扩容治疗。

1. *常用药物*　生理盐水、乳酸林格液、Rh 阴性 O 型红细胞。

2. *剂量*　生理盐水,首次剂量为 10ml/kg 体重。注射后新生儿好转不明显,可重复给药。注射速度要>5～10min。

【复苏后护理】

1. *常规护理*　新生儿出生前没有危险因素,羊水清、足月,出生后只接受了初步复苏步骤就能正常过渡者,可将新生儿放在母亲胸前进行皮肤接触,并继续观察呼吸、活动和肤色。

2. *复苏后护理*　严密观察经过复苏的新生儿,经常评估生命体征,必要时转入新生儿重症监护室进行心肺功能和生命体征的监测及进行进一步治疗。复苏后护理包括:温度控制,生命体征、血氧饱和度、心率、血压等监测。

(王立新)

第19章

双胎与胎儿发育异常

第一节 双 胎

一次妊娠同时有两个胎儿时称为双胎妊娠。我国统计双胎与单胎之比为1∶(66～104)。

【双胎类型及特点】

1. 双卵双胎 约占双胎妊娠的70%。2个卵子分别受精形成两个受精卵，遗传基因不尽相同，性别、血型相同或不同，但指纹、容貌、精神类型等不同。胎盘多为两个，但血液循环各自独立。胎盘胎儿面有两个羊膜腔，中间隔有两层羊膜和绒毛膜。

2. 单卵双胎 由一个卵子受精后分裂而成，约占双胎妊娠的30%。2个胎儿的基因相同，性别、血型一致，容貌相似。每个胎儿均有1根脐带，胎盘和胎囊根据受精卵分裂时间的差异，分为4种：①双羊膜囊双绒毛膜单卵双胎：分裂发生在受精后3d内，形成两个独立的受精卵、两个羊膜囊。2个羊膜囊之间，隔有2层绒毛膜和羊膜，2个胎盘。此种类型约占30%。②双羊膜囊单绒毛膜单卵双胎：分裂发生在受精后4～8d，胚胎发育处于胚泡期，即已分化出滋养细胞，羊膜囊尚未形成。胎盘为一个，2个羊膜囊之间仅隔有2层羊膜。此种类型约占68%。③单羊膜囊单绒毛膜单卵双胎：分裂发生在受精后9～13d，羊膜囊已形成，2个胎儿共存于1个羊膜腔内，共有1个胎盘。此种类型占1%～2%。④联体双胎：受精卵在受精第13日后分裂，此时原始胎盘已形成，机体不能完全分裂成2个，形成不同形式的联体儿，极罕见。

【临床表现】

早孕反应较重，子宫增大快且大于孕周，尤其是妊娠24周后；自诉多处有胎动；下肢水肿、静脉曲张等压迫症状出现早且明显；妊娠晚期常有呼吸困难、极度疲劳和腰背部疼痛。

【辅助检查】

1.产前检查 ①子宫比孕周大，羊水量较多；②孕晚期触及多个小肢体和两胎头；③胎头较小，与子宫大小不成比例；④在不同部位听到两个频率不同的胎心，同时计数1min，胎心率相差10次以上，或2胎心音之间隔有无音区。

2.B超 可早期诊断双胎、畸胎。在孕7～8周见到两个妊娠囊，孕9周可见两个原始心管搏动，孕13周后清楚显示2个胎头光环及各自拥有的脊柱、肢体等。

【治疗原则】

1.妊娠期 及早诊断，增加产前检查次数，监护胎儿生长发育情况及胎位变化；防治早产、妊娠期高血压疾病、妊娠期肝内胆汁淤积症等并发症；注意休息，加强营养，预防贫血。

2.分娩期 观察产程和胎心变化，如发现宫缩乏力或产程延长，应及时处理。第1个胎儿娩出后，立即断脐，助手扶正第2个胎儿的胎位，使其保持纵产式，等待15～20min后，第2个胎儿自然娩出。如等待15min仍无宫缩，可行人工破膜或静脉滴注缩宫素。

3.产褥期 为预防产后出血的发生，第二个胎儿娩出后应立即肌内注射或静脉滴注缩宫素，使其作用维持到产后2h以上。

【护理措施】

(一)一般护理

1.增加产前检查的次数，监测宫高、腹围和体重。

2.注意多休息，妊娠后2～3个月最好卧床休息，取左侧卧位，增加子宫、胎盘的血供，减少早产的概率。

3.加强营养，进食含高蛋白、高维生素及必需脂肪酸的食物，注意补充铁、钙、叶酸等。

(二)心理护理

帮助双胎妊娠的孕妇完成两次角色转变，说明保持心情愉快，积极配合治疗的重要性。

(三)病情观察

加强并发症(妊娠期高血压疾病、羊水过多、前置胎盘、贫血等)的观察，及时发现并处理。

(四)症状护理

双胎妊娠孕妇胃纳差、食欲缺乏，应鼓励少量多餐，并增加铁、叶酸、维生素的供给。腰背部疼痛症状较明显，应注意休息，指导其做骨盆倾斜运动或局部热敷，还要预防静脉曲张的发生。

(五)治疗配合

严密观察产程和胎心率变化，及时发现脐带脱垂或胎盘早剥等并发症。

(六)健康教育

护士应指导孕妇注意休息，加强营养，观察阴道出血量和子宫复旧情况，防止产后出血。并指导产妇正确进行母乳喂养，选择有效的避孕措施。

第二节　胎儿发育异常

【胎儿发育异常及临床表现】

(一)胎儿生长受限(FGR)

胎儿生长受限是指胎儿受各种不利因素影响，未能达到其潜在所应有的生长速率。表现为足月胎儿出生体重<2500g，或胎儿体重低于同孕龄平均体重的2个标准差，或低于同孕龄正常体重的第10百分位数。发病率为3%～10%，我国发病率平均6.39%。胎儿生长受限，围生儿患病率和病死率均高于正常体重儿，对远期体格和智能发育也有一定影响。

1.病因

(1)孕妇因素：最常见，占50%～60%。包括①营养因素：孕妇偏食、妊娠剧吐等，胎儿体重与母体血糖水平呈正相关。②妊娠病理：如妊娠期高血压疾病、多胎妊娠、前置胎盘、胎盘早剥、过期妊娠等。③其他：孕妇年龄、体重、身高、子宫畸形、吸毒、酗酒、接触放射线等。

(2)胎儿因素：基因或染色体异常、代谢紊乱、各种因子缺乏等。

(3)胎盘脐带因素：胎盘病变导致胎盘血流量减少、胎儿血供不足，脐带过长过细、扭转等。

2.分类

(1)内因性匀称型FGR：属原发性FGR，抑制生长的因素在妊娠早期。因胎儿在体重、头围和身长三方面均受限，头围与腹围均小，故称匀称型。

(2)外因性不匀称型FGR：属继发性FGR，多在孕晚期才受到有害因素的影响，如合并妊娠期高血压疾病等所致的慢性胎盘功能不全。

(3)外因性匀称型FGR：为上述两型的混合型。多由双方缺乏营养物质或有害物质影响所致，在整个妊娠期间均产生影响。

(二)巨大胎儿

出生体重达到或超过4000g者，称巨大胎儿，约占出生总数的6.4%。多见于父母身材高大、轻型糖尿病孕妇、经产妇、过期妊娠等。临床表现为子宫增大较快，后期孕妇出现呼吸困难，自觉腹部及肋两侧胀痛等。巨大儿常引起头盆不称、肩性难产、软产道损伤、新生儿产伤等。

(三)胎儿畸形

1.无脑儿　最常见，女胎比男胎多4倍，由于缺少头盖骨，双眼突出，颈短，脑部发育原始，脑髓暴露，不可能存活。分两种类型：一种是脑组织变性坏死突出颅外，另一种是脑组织未发育。B超基本能早期诊断。

2.脊柱裂　属脊椎管部分未完全闭合状态，分3种：①脊椎管缺损，多位于腰骶部，外面有皮肤覆盖，称隐性脊柱裂，脊髓和脊神经多正常，无神经症状。②两个脊椎骨缺损，脊膜可从椎间孔突出，表面可见皮肤包着的囊状物，囊大时可含脊膜、脊髓及神经，称为脊髓脊膜膨出，多有神经症状。③形成脊髓部分的神经管缺失，停留在神经褶和神经沟阶段，称为脊髓裂，同时合并脊柱裂。

3.脑积水　胎头颅腔内、脑室内外有大量脑脊液(500～3000ml)潴留，使头颅体积增大，头周径>50cm，颅缝明显增宽，囟门增大，称为脑积水(hydrocephalus)，发生率约为0.5‰。临床表现为明显头盆不称，跨耻征阳性，不及时处理可致子宫破裂。

4.联体儿　发生率为0.02‰，系单卵双胎在孕早期发育过程中未能分离，或分离不完全所致，多数性别相同。可经B型超声确诊。

【治疗原则】

1. 临产前　定期产前检查，一旦发现为巨大胎儿或胎儿生长受限，应查明原因，积极治疗。畸形儿一经确诊，及时终止妊娠。

2. 临产后　以对产妇和胎儿造成最少的损伤为原则，采用阴道助产或剖宫产术。

【护理措施】

1.有明显头盆不称，胎位异常或确诊为巨大胎儿的产妇，按医嘱做好剖宫产术的术前准备。

2.加强分娩期的监测与护理，减少母儿并发症。孕16周行B超检测胎儿各种径线，作为胎儿生长发育的基线。

3.加强宣教，避免接触有害毒物，禁烟酒，注意FGR的诱发因素，积极防治妊娠合并症及并发症。

4.建立健全三级围生期保健网，定期产检，早发现、早诊断、早治疗。

5.针对产妇及家属的疑问、焦虑与恐惧，护士应给予充分的解释，鼓励产妇与医护人员配合，增强其对分娩的自信心。

（刘纯艳）

第20章

妊娠合并症妇女的护理

第一节　妊娠合并心脏病

妊娠合并心脏病是严重的妊娠合并症。妊娠期、分娩期和产褥期均可使心脏负担加重而诱发心力衰竭，在我国孕产妇死因中高居第2位，占非直接产科死因的第1位。

【妊娠、分娩对心脏病的影响】

（一）妊娠期

妊娠期母体循环血量自孕6周开始逐渐增加，至孕32～34周达到最高峰，较妊娠前增加30%～45%，导致心排血量增加，心率加快，心肌耗氧量加大，心脏负担显著加重。妊娠早期以心排血量增加为主，妊娠4～6个月时增加最多，平均较孕前增加30%～50%。心排血量受孕妇体位影响极大，约5%孕妇可因体位改变使心排血量减少出现不适，如“仰卧位低血压综合征”。妊娠中晚期需要增加心率以适应血容量增多，分娩前1～2个月心率每分钟平均约增加10次。此外，妊娠晚期子宫增大，使膈肌上升，导致心脏向左向上移位，使出入心脏的大血管发生扭曲，机械性地增加心脏负担，更易使心脏病孕妇发生心力衰竭。

（二）分娩期

分娩期为心脏负担最重的时期。在第一产程，子宫收缩能增加周围循环阻力，使血压升高，另外，每次宫缩有250～500ml血液从子宫被挤出进入体循环，每次宫缩时心排血量约增加24%，同时有血压增高、脉压增宽及中心静脉压升高。第二产程时由于产妇用力屏气，腹壁肌及骨骼肌同时收缩，使周围循环阻力及肺循环阻力均增加，同时腹压增加又使内脏血液涌向心脏，所以，第二产程心脏负担最重。第三产程胎儿胎盘娩出后，子宫突然变小，胎盘循环停止，子宫血窦内大量血液突然进入体循环，另外，由于腹压骤降，血液向内脏灌注，造成血流动力学急剧变化。此时，患心脏病的孕妇易发生心力衰竭。

（三）产褥期

产后3d内仍是心脏负担较重的时期。除子宫收缩使一部分血液进入体循环以外，孕期组织间潴留的液体也开始回到体循环，使循环血量暂时性增加，应警惕心力衰竭的发生。

【妊娠合并心脏病的类型及其对妊娠的影响】

（一）先天性心脏病

占妊娠合并心脏病患者的35%～50%，位居第一。无发绀型心脏病如房间隔缺损、室间隔缺损、动脉导管未闭等，除个别症状严重外，一般均能安全度过妊娠、分娩和产褥期。发绀型心脏病如法洛四联症、艾森门格综合征等，对妊娠期血流量增加和血流动力学改变的耐受性极差，妊娠时母亲和胎儿的死亡率可高达30%～50%，若发绀严重，自然流产率可高达80%，所以这类心脏病妇女不宜妊娠，如已妊娠应该尽早终止。经手术治疗后心功能为Ⅰ～Ⅱ级者，可在严密观察下继续妊娠。

（二）风湿性心脏病

1.二尖瓣狭窄　最多见，占风湿性心脏病的2/3～3/4。由于血流从左心房流入左心室受阻，妊娠期血容量增加和心率加快，舒张期左室充盈时间缩短，可发生肺淤血和肺水肿。无明显的血流动力学改变的轻症患者，可在严密的监护下妊娠。二尖瓣狭窄越严重，妊娠的危险性越大，能否妊娠应根据心功能情况慎重考虑。

2.二尖瓣关闭不全　由于妊娠期外周阻力下降，使二尖瓣反流程度减轻，故一般能较好耐受妊娠及分娩。

3.*主动脉瓣狭窄及关闭不全*　妊娠期外周阻力降低可使主动脉反流减轻，一般可以耐受妊娠。主动脉瓣狭窄增加左心射血阻力，严重者应手术矫正后再考虑妊娠。

(三)妊娠期高血压疾病性心脏病

既往无心脏病史和体征的妊娠期高血压疾病孕妇，突然发生以左心衰竭为主的全心衰竭者称妊娠期高血压疾病性心脏病，系因冠状动脉痉挛、心肌缺血、周围小动脉阻力增加、水钠潴留及血黏稠度增加等因素加重了心脏负担而诱发急性心力衰竭。合并中、重度贫血时，更易发生心肌受累。这种心脏病在发生心力衰竭之前，常有干咳，夜间明显，易误认为上呼吸道感染或支气管炎而延误诊疗时机。若诊断及时，经积极治疗，大多数能度过妊娠和分娩期，产后随着病因消除，病情会逐渐缓解。

(四)围生期心肌病

围生期心肌病是发生于妊娠期后3个月至产后6个月内的扩张型心肌病。确切病因不清，可能与病毒感染、免疫、高血压、肥胖、营养不良及遗传因素有关。发生于妊娠晚期占10%，产褥期及产后3个月内最多，约占80%，产后3个月以后占10%。其特征为既往无心血管疾病史的孕妇，出现心肌收缩功能障碍和充血性心力衰竭。主要表现为呼吸困难、心悸、咯血、胸痛、肝大、水肿等心力衰竭的症状，结合胸片、超声心动图、心电图，诊断并不困难。初次心衰经早期治疗后，1/3～1/2患者可完全康复，再次妊娠可能复发。曾患围生期心脏病心力衰竭且遗留心脏扩大者，应避免再次妊娠。

(五)心肌炎

为心肌本身局灶性或弥漫性炎性病变。可发生于妊娠任何阶段，病因主要认为是病毒感染及细菌、真菌、原虫、药物、毒性反应或中毒引起。急慢性心肌炎临床表现差异较大，诊断较困难。主要表现为既往无心瓣膜病、冠心病或先天性心脏病，在病毒感染后1～3周出现发热、咽痛、咳嗽、恶心、呕吐、乏力、心悸、呼吸困难和心前区不适。急性心肌炎病情控制良好者，可在密切监护下继续妊娠。

【妊娠合并心脏病对胎儿的影响】

不宜妊娠的心脏病患者一旦妊娠，或妊娠后心功能恶化者，流产、早产、死胎、胎儿宫内发育迟缓、胎儿窘迫及新生儿窒息的发生率均明显增高。围生儿死亡率是正常妊娠的2～3倍。某些治疗心脏病的药物对胎儿也存在潜在的毒性反应，如地高辛可以通过胎盘到达胎儿体内。多数先天性心脏病为多基因遗传，国外报道，双亲中任何一方患有先天性心脏病，其后代先心病及其他畸形的发生概率较对照组增加5倍，如室间隔缺损、肥厚性心肌病、马方综合征等均具有较高的遗传性。

【心脏病孕妇心功能分级】

纽约心脏病协会(NYHA)依据患者对体力活动的耐受情况将孕妇心功能分为4级。

Ⅰ级：一般体力活动不受限制。

Ⅱ级：一般体力活动稍受限制，活动后心悸、轻度气短，休息时无症状。

Ⅲ级：一般体力活动显著受限制，休息时无不适，轻微日常工作即感不适、心悸、呼吸困难，或既往有心力衰竭史。

Ⅳ级：不能进行任何活动，休息时仍有心悸、呼吸困难等心力衰竭表现。

心功能分级应动态进行，它与决定可否妊娠、分娩时机和分娩方式的选择及判断预后有关。

【妊娠期心力衰竭的临床表现】

(一)早期心力衰竭的临床表现

1.轻微活动后即出现胸闷、心悸、气短。

2.休息时心率每分钟超过110次，呼吸每分钟超过20次。

3.夜间常因胸闷而坐起呼吸，或到窗口呼吸新鲜空气。

4.肺底部出现少量持续性湿啰音，咳嗽后不消失。

(二)典型心力衰竭的临床表现

1.*左心衰竭*　①症状：程度不同的呼吸困难(劳力性呼吸困难，夜间阵发性呼吸困难，端坐呼吸，急性肺水肿)；咳嗽、咳痰、咯血；乏力、疲倦、心慌、头晕；少尿、肾功能损害症状。②体征：肺部湿啰音；心脏体征(除心脏病固有体征外，尚有心脏扩大、肺动脉瓣区第二心音亢进及舒张期奔马律)。

2.*右心衰竭*　以体循环淤血的表现为主。①症状：消化道症状(腹胀、食欲缺乏、上腹部胀痛、恶心、呕吐等)；劳力性呼吸困难。②体征：颈静脉怒张，肝大，下肢水肿，心脏体征(可因右心室显著扩大而出现三尖瓣关闭不全的反流性杂音)。

【诊断】

1.妊娠前有心悸、气短、心力衰竭史，或曾有风湿热病史，体检、X线、心电图检查曾被诊断有器质性心脏病。

2.有劳力性呼吸困难，经常性夜间端坐呼吸、咯血，经常性胸闷胸痛等临床症状。

3.有发绀、杵状指、持续性颈静脉怒张。心脏听诊有舒张期2级以上或粗糙的全收缩期3级以上杂音。有心包摩擦音、舒张期奔马律和交替脉等。

4.心电图有严重心律失常，如心房颤动、心房扑动、三度房室传导阻滞，ST段及T波异常改变等。

5.X线检查显示心脏显著扩大。超声心动图检查心肌肥厚、瓣膜运动异常、心内结构畸形。

【治疗原则】

(一)非孕期

患有心脏病的育龄妇女，孕前应进行医学咨询，由医生根据心脏病的类型和程度，决定患者能否妊娠。对不能妊娠者，应指导患者避孕。

(二)妊娠期

1.决定是否继续妊娠　凡不宜妊娠的心脏病孕妇应在孕12周前行人工流产。若妊娠已超过12周，终止妊娠需进行较复杂的手术，手术的危险性不亚于继续妊娠和分娩，所以应积极治疗心力衰竭，使之度过妊娠期和分娩期为宜。对顽固性心衰病例，为减轻心脏负担，应与内科医师配合，在严密监护下行剖宫取胎术。

2.定期产前检查　能及早发现心力衰竭的早期征象。对可以妊娠者，应加强孕期监护，定期产前检查，严密监护心功能状态和妊娠情况，积极预防、纠正各种妨碍心功能的因素，预防心力衰竭，适时终止妊娠。

3.动态观察心脏功能　定期进行超声心动图检查，测定心脏射血分数、每分心排血量、心脏排血指数及室壁运动状态，判断随妊娠进展的心功能变化。

4.心力衰竭的治疗　与未孕者基本相同。但应用强心药时应注意，孕妇血液稀释、血容量增加及肾小球滤过率增强，同样剂量的药物在孕妇血中浓度相对偏低。同时孕妇对洋地黄类药物耐受性较差，需注意其不良反应。妊娠晚期发生心力衰竭，原则是待心力衰竭控制后再行产科处理，应放宽剖宫产指征。如为严重心力衰竭，经内科各种措施均未能奏效，继续发展将导致母儿死亡时，也可以边控制心力衰竭边紧急剖宫产，取出胎儿，减轻心脏负担，以挽救孕产妇及胎儿的生命。

(三)分娩期

对心功能Ⅰ～Ⅱ级，胎儿不大，胎位正常，宫颈条件良好者，可考虑在严密监护下经阴道分娩。在分娩过程中，注意各产程的处理，预防心力衰竭的发生。凡胎儿偏大，产道条件不佳及心功能Ⅲ～Ⅳ级者，均应择期行剖宫产结束妊娠。手术时以选择连续硬膜外阻滞麻醉为好，麻醉药中不应加肾上腺素，麻醉平面不宜过高，为防止仰卧位低血压综合征，可采取左侧卧位15°，上半身抬高30°。术中、术后应严格限制液体输入量。不宜再妊娠者，最好同时行输卵管结扎术。

(四)产褥期

产后3d尤其是产后24h内仍是发生心力衰竭的危险时期，产妇必须充分休息并密切监护。应用广谱抗生素预防感染，直至产后1周左右，无感染征象时停药。心功能Ⅲ级以上者不宜哺乳。不宜再妊娠者，可在产后1周行绝育术。

【护理问题】

1. 组织灌注量改变　与胎盘血液灌注改变有关。

2. 心排血量减少　与产后腹压下降，回心血量减少有关。

3. 有感染的危险　与宫腔内操作、产道损伤及机体抵抗力降低有关。

4. 有胎儿受损的危险　与血氧含量不足致胎儿发育迟缓、胎儿宫内窘迫有关。

5. 焦虑　与担心新生儿健康及照顾新生儿能力受限有关。

【护理措施】

1.非孕期　根据心脏病的种类、病情、心功能及是否手术矫治等具体情况，决定是否适宜妊娠。对不宜妊娠者，指导患者采取有效措施严格避孕。

2.妊娠期

(1)加强孕期保健，定期产前检查或家庭访视。重点评估心功能及胎儿宫内情况。若心功能在Ⅲ级或以上，有心力衰竭者，均应立即入院治疗。心功能Ⅰ～Ⅱ级者，应在妊娠36～38周入院待产。

(2)预防心力衰竭，保证孕妇每天至少10h的睡眠且中午宜休息2h，休息时采取左侧卧位或半卧位。提供良好的支持系统。注意营养的摄取，指导孕妇应摄入高热量、高维生素、低盐低脂饮食且富含多种微量元素如铁、锌、钙等，少量多餐，多食蔬菜和水果。妊娠16周后，每日食盐量不超过4～5g。

(3)预防及治疗诱发心力衰竭的各种因素，如贫血、心律失常、妊娠高血压综合征、各种感染、尤其是上呼吸道感染等。

(4)指导孕妇及家属掌握妊娠合并心脏病的相关知识。及时为家人提供信息。

3.急性心力衰竭的紧急处理 患者取坐位,双腿下垂;立即高流量加压吸氧,可用50%的乙醇湿化;按医嘱用药,如吗啡、快速利尿药、血管扩张药(硝普钠、硝酸甘油、酚妥拉明)、强心药、氨茶碱等。另外,一定情况下可用四肢轮流三肢结扎法。

4.分娩期

(1)严密观察产程进展,防止心力衰竭的发生。左侧卧位,上半身抬高。观察子宫收缩,胎头下降及胎儿宫内情况,正确识别早期心力衰竭的症状及体征。第一产程,每15min测血压、脉搏、呼吸、心率各1次,每30min测胎心率1次。第二产程每10min测1次上述指标,或持续监护。给予吸氧。观察用药后反应。严格无菌操作,给予抗生素治疗持续至产后1周。

(2)缩短第二产程,减少产妇体力消耗。

(3)预防产后出血。胎儿娩出后,立即在产妇腹部放置沙袋,持续24h。为防止产后出血过多,可静脉或肌内注射缩宫素(禁用麦角新碱)。遵医嘱输血、输液,仔细调整滴速。

(4)给予生理及情感支持,降低产妇及家属焦虑。

5.产褥期

(1)产后72h严密监测生命体征,产妇应半卧位或左侧卧位,保证充足休息,必要时镇静,在心功能允许时,鼓励早期下床适度活动。

(2)心功能Ⅰ～Ⅱ级的产妇可以母乳喂养;Ⅲ级或以上者,应及时回乳。指导摄取清淡饮食,防止便秘。保持外阴部清洁。产后预防性使用抗生素及协助恢复心功能的药物。

(3)促进亲子关系建立,避免产后抑郁发生。

(4)不宜再妊娠者在产后1周做绝育术,未做绝育术者应严格避孕。

(5)详细制订出院计划。

第二节 妊娠合并糖尿病

妊娠合并糖尿病有两种情况:一种为妊娠前已有糖尿病的妊娠患者(即糖尿病合并妊娠),另一种为妊娠期首次出现或发现的妊娠期糖尿病(GDM)。糖尿病孕妇中80%以上为GDM,糖尿病合并妊娠者不足20%。GDM的发病率世界各国报道差异较大,为1%～14%,我国为1%～5%,产后大多数可以恢复,但33.3%的病例于产后5～10年转为糖尿病,所以要定期随访。

【妊娠对糖尿病的影响】

妊娠可以使隐性糖尿病显性化,使原来无糖尿病者发生GDM,使原有糖尿病的患者病情加重。妊娠期血容量增加、血液稀释,胰岛素相对不足。随着妊娠的进展,抗胰岛素样物质(如胎盘生乳素、雌激素、孕激素等)增加,使母体对胰岛素的需要量较非孕时增加近1倍。孕期肾小球滤过率增加和肾小管对糖的再吸收减少,造成肾排糖阈降低,导致20%～30%的正常孕妇发生妊娠期糖尿病。在分娩期,产妇体力消耗较大,进食减少,若不及时减少胰岛素用量,容易发生低血糖。随着胎盘排出,胎盘分泌的抗胰岛素物质会迅速消失,所以胎盘娩出后,应立即减少胰岛素用量,否则易出现低血糖休克。

【糖尿病对妊娠的影响】

(一)对孕妇的影响

1.高血糖可使胚胎发育异常甚至死亡,流产发病率高,可达15%～30%,糖尿病患者宜在血糖控制正常后再妊娠。

2.妊娠期高血压疾病发生率高,为正常孕妇的2～4倍,GDM并发妊娠高血压疾病可能与存在严重胰岛素抵抗状态及高胰岛素血症有关。糖尿病孕妇因糖尿病导致广泛血管病变,使小血管内皮细胞增厚及管腔变窄,组织供血不足。糖尿病合并肾血管病变时,妊娠期高血压疾病的发病率可高达50%。糖尿病孕妇一旦并发高血压,病情较难控制,对母儿极不利。

3.感染是糖尿病的主要并发症。糖尿病时白细胞有多种功能缺陷,趋化性、吞噬作用、杀菌作用均显著降低,未能很好控制血糖的孕妇易发生感染。感染亦可增加糖尿病代谢紊乱,甚至诱发酮症酸中毒等急性并发症。与妊娠期糖尿病有关的感染有:外阴阴道假丝酵母菌病、肾盂肾炎、无症状菌尿症、产褥感染及乳腺炎等。

4.羊水过多的发生率较非糖尿病孕妇高10倍左右。原因可能与羊水中含糖量过高,刺激羊膜分泌有关,也可能与胎儿高糖、高渗性利尿致胎儿尿量增多有关。

5.因巨大儿发生率明显增高,难产、产道损伤、手术产概率增高,产程延长易发生产后出血。

6.易发生糖尿病酮症酸中毒。糖尿病酮症酸中毒对母儿危害大，不仅是糖尿病孕妇死亡的主要原因，发生在孕早期还有致畸作用，发生在妊娠中晚期易导致胎儿窘迫及胎死宫内。

7.GDM 孕妇再次妊娠时，复发率高达 33%～69%。远期患糖尿病概率增加，17%～63%将发展为 2 型糖尿病。心血管系统疾病的发生率也高。

(二)对胎儿及新生儿的影响

1.巨大儿发生率可高达 25%～42%。其原因为孕妇血糖高，血糖可通过胎盘，而胰岛素不能通过胎盘，使胎儿长期处于高血糖状态，刺激胎儿胰岛 B 细胞增生，产生大量胰岛素，活化氨基酸转移系统，促进蛋白、脂肪合成和抑制脂肪脂解作用，导致躯干过度发育。GDM 孕妇过胖或体重指数过大是发生巨大儿的重要危险因素。

2.胎儿畸形率高于正常孕妇，严重畸形发生率为正常妊娠的 7～10 倍，与早孕时血糖过高或治疗糖尿病的药物有关。以神经系统和心血管系统的畸形最常见。

3.胎儿生长受限发生率为 21%，妊娠早期高血糖有抑制胚胎发育的作用，导致孕早期胚胎发育落后。糖尿病合并微血管病变者，胎盘血管常出现异常，影响胎儿发育。

4.早产发生率为 10%～25%。原因有羊水过多、妊娠期高血压疾病、胎儿窘迫以及其他严重并发症，常需提前终止妊娠。

5.死胎及新生儿死亡率高。糖尿病常伴有严重的血管病变或产科并发症，影响胎盘血供，引起死胎、死产。新生儿主要由于母体血糖供应中断而高胰岛素血症仍存在，如不及时补充糖，易发生低血糖，严重可导致新生儿死亡。另外，高胰岛素血症具有拮抗糖皮质激素促进肺泡Ⅱ型细胞表面活性物质合成及释放的作用，使胎儿肺表面活性物质产生及分泌减少，胎儿肺成熟延迟，导致新生儿呼吸窘迫综合征发生率增加，增加了新生儿的死亡率。

【诊断】

1.病史　具有糖尿病高危因素，包括糖尿病家族史、年龄>30 岁、肥胖、巨大儿分娩史、无原因反复流产史、死胎、死产、足月新生儿呼吸窘迫综合征分娩史、胎儿畸形史等。

2.临床表现　妊娠期有三多症状(多饮、多食、多尿)，或外阴阴道假丝酵母菌感染反复发作，孕妇体重>90kg，本次妊娠并发羊水过多或巨大胎儿者，应警惕合并糖尿病的可能。

3.实验室检查

(1)空腹血糖测定：妊娠期 2 次或以上空腹血糖≥5.8mmol/L 者可诊断为糖尿病。

(2)糖筛查：一般孕妇宜在 24～28 周进行糖筛查，有症状者或以前有不良孕产史的孕妇应在孕早期进行。糖筛查的方法：将 50g 葡萄糖溶于 200ml 温水中，5min 内服完，从开始服糖水时计时，1h 抽静脉血测血糖值，若≥7.8mmol/L，为 50g 糖筛查试验阳性，应检查空腹血糖，空腹血糖异常可诊断为糖尿病，空腹血糖正常者再行口服葡萄糖耐量试验(OGTT)。

(3)OGTT：我国多采用 75g 糖耐量试验。指空腹 12h 后，口服葡萄糖 75g，测空腹血糖及服糖后 1h、2h、3h 4 个时点的血糖值，正常值为 5.6mmol/L、10.3mmol/L、8.6mmol/L、6.7mmol/L。有 2 项或以上超过正常值者，可诊断为妊娠期糖尿病。仅 1 项高于正常值，诊断为糖耐量异常。

(4)其他：包括眼底检查、肾功能检查、尿糖、尿酮体的监测等。

【妊娠合并糖尿病的分期】

目前普遍使用 White 分类法，根据糖尿病的发病年龄、病程、是否存在血管合并症等进行分类，有助于估计病情的严重程度及预后。

A 级：妊娠期出现或发现的糖尿病。

A_1级：经控制饮食，空腹血糖<5.8mmol/L，餐后 2h 血糖<6.7mmol/L。

A_2级：经控制饮食，空腹血糖≥5.8mmol/L，餐后 2h 血糖≥6.7mmol/L。

B 级：显性糖尿病，20 岁以后发病，病程<10 年。

C 级：发病年龄 10～19 岁，或病程 10～19 年。

D 级：10 岁以前发病，或病程≥20 年，或合并单纯性视网膜病变。

F 级：糖尿病肾病。

R 级：眼底有增生性视网膜病变或玻璃体出血。

H 级：冠状动脉粥样硬化性心脏病。

T 级：有肾移植史。

【治疗原则】

一般认为 D、F、R 级糖尿病患者不宜妊娠，应采取避孕措施，若已妊娠者应及早人工终止。器质性病变较轻，血糖控制良好者，可在积极治疗、密切监护下继续妊娠。

1.饮食控制是治疗糖尿病的基础。

2.药物治疗应根据孕妇血糖情况，用胰岛素进行血糖调节。

3.定期产前检查，除一般产前检查及血糖监测外，还需进行肾功能监测、眼底检查、血压监测、宫高和腹围监测。胎儿监护，包括胎儿生长发育情况、胎儿成熟度、胎儿-胎盘功能等监测。

4.适时终止妊娠。

【护理问题】

1. *营养失调* 少于或多于机体需要量与摄入量低于或超过新陈代谢的需要量有关。

2. *焦虑* 与担心自身情况和胎儿预后有关。

3. *有胎儿受伤的危险* 与胎盘功能受损、组织缺氧有关。

4. *有感染的危险* 与糖尿病患者白细胞功能缺陷有关。

5. *知识缺乏* 与不了解血糖检测、胎儿诊断性检查及胰岛素注射方法有关。

【护理措施】

1.*非孕期* 指导糖尿病妇女在妊娠前寻求咨询。多数严重的糖尿病患者不宜妊娠；对于器质性病变较轻者，指导控制血糖水平在正常范围内后再妊娠。

2.*妊娠期*

(1)指导孕妇正确控制血糖，使其掌握注射胰岛素的正确过程。预防各种感染，缓解心理压力。

(2)孕期监测血糖变化，并进行肾功能监测及眼底检查。

(3)通过B超、胎儿超声心动图、胎动计数、胎心监护、胎盘功能测定等了解胎儿健康状况。

(4)控制孕妇饮食，提倡多食绿叶蔬菜、豆类、粗谷物、低糖水果等，并坚持低盐饮食。

(5)适度运动。

(6)孕妇不宜口服降糖药物，而胰岛素是其主要的治疗药物。

(7)提供心理支持，维护孕妇自尊。

3.*分娩期* 在控制血糖，确保母儿安全的情况下，尽量推迟终止妊娠的时间，可等待至近预产期(38～39周)。妊娠合并糖尿病本身不是剖宫产指征，如有胎位异常、巨大儿、病情严重需终止妊娠时，常选择剖宫产。若胎儿发育正常，宫颈条件较好，则适宜经阴道分娩。阴道分娩时，应严密监测血糖、尿糖和尿酮体。鼓励产妇左侧卧位。密切监护胎儿状况。产程时间不超过12h。

无论新生儿体重大小均按早产儿提供护理。在新生儿娩出30min后定时滴服25%葡萄糖液防止低血糖，同时预防低血钙、高胆红素血症及呼吸窘迫综合征的发生。多数新生儿在出生后6h内血糖值可恢复正常。糖尿病产妇，即使接受胰岛素治疗，哺乳也不会对新生儿产生不良影响。

4.*产褥期* 分娩后24h内胰岛素减至原用量的1/2，48h减少到原用量的1/3，产后需重新评估胰岛素的需要量。预防产褥感染，鼓励母乳喂养。指导产妇定期接受产科和内科复查。

第三节 妊娠合并贫血

贫血是妊娠期较常见的合并症，属高危妊娠范畴。妊娠期间，血容量增加，且血浆的增加比红细胞增加相对要多，因此血液被稀释，产生生理性贫血。贫血在妊娠各期对母儿均可造成一定危害，是孕产妇死亡的重要原因之一。缺铁性贫血最常见。

一、缺铁性贫血

缺铁性贫血(iron deficiency anemia)是妊娠期最常见的贫血，占妊娠期贫血95%。由于胎儿生长发育及妊娠期血容量增加，对铁的需要量增加，尤其妊娠后半期，孕妇对铁摄入不足或吸收不良，均可引起贫血。

【病因】

妊娠期铁的需要量增加是孕妇缺铁的主要原因。孕期需铁约1000mg，每日需铁至少4mg，但早孕常因胃肠功能失调致恶心、呕吐、食欲缺乏或腹泻而影响铁的摄入和吸收。每日饮食中含铁10～15mg，吸收利用率仅为10%，即1～1.5mg，妊娠后半期铁的最大吸收率可达40%，仍不能满足需求，若不给予铁剂治疗，容易耗尽体内储存铁造成贫血。

【妊娠合并缺铁性贫血对妊娠的影响】

1. *对孕妇的影响* 贫血孕妇的抵抗力低下，对分娩、手术和麻醉的耐受能力也很差，即使是轻度或中度贫血，孕妇在妊娠和分娩期间的风险也会增加。世界卫生组织的资料表明，贫血使全世界每年约50万名孕产妇死亡。如重度贫血可因心肌缺氧导致贫血性心脏病；胎盘缺氧易发生妊娠期高血压疾病或妊娠期高血压疾病性心脏病；严重贫血对失血耐受性降低，易发生失血性休克；由于贫血降低产妇抵抗力，易并发产褥感染。

2. 对胎儿的影响　孕妇骨髓和胎儿在竞争摄取孕妇血清铁的过程中，胎儿组织占优势。而铁通过胎盘由母亲运至胎儿是单向运输，不能逆向转运。因此，一般情况下，胎儿缺铁程度不会太严重。但当孕妇患重症贫血时，经过胎盘供氧和营养物质不足以补充胎儿生长所需，容易造成胎儿生长受限、胎儿窘迫、早产或死胎。

【诊断】

1. 病史　既往有月经过多等慢性失血性疾病史；有长期偏食、孕早期呕吐、胃肠功能失常导致的营养不良病史等。

2. 临床表现　妊娠合并缺铁性贫血的早期或轻症患者常无特殊症状称隐匿期缺铁，此时可仅有疲倦、乏力、脱发、指甲异常、舌炎等，铁储备下降，而血红蛋白及红细胞可正常。贫血严重时可有典型症状，如面色苍白、水肿、乏力、头晕耳鸣、心慌气短、食欲缺乏、腹胀腹泻，甚或伴有腹水等。

3. 实验室检查　①血象。外周血涂片为小红细胞低血红蛋白性贫血。②血清铁浓度。能灵敏反映缺铁状况，正常成年妇女血清铁为 7～27μmol/L。若孕妇血清铁＜6.5μmol/L，可诊断为缺铁性贫血。③骨髓象。红系造血呈轻度或中度增生活跃，以中、晚幼红细胞增生为主，骨髓铁染色可见细胞内外铁均减少，尤以细胞外铁减少明显。

【治疗】

1. 补充铁质　口服铁剂治疗为主。硫酸亚铁 0.3g，每日 3 次，同时服用维生素 C 0.3g 和 10%稀盐酸 0.5～2ml 促进铁的吸收。也可选用 10%枸橼酸铁铵 10～20ml，每日 3 次口服。口服铁剂治疗应尽早开始，单纯缺铁性贫血经治疗 2 周后，血细胞比容及血红蛋白浓度升高，并继续上升，可于 4～6 周逐渐恢复正常。严重贫血 7～10d 后网织红细胞可上升 6%～8%，说明治疗有效，若 3 周后，仍不见网织红细胞或血红蛋白上升，应确定诊断是否正确，查明原因并予以纠正。注射铁剂疗效不一定快，主要优点在于能短期内补铁，但偶可引起致命性变态反应，应严格掌握，肌内注射时局部疼痛明显或有恶心、呕吐、头晕、腹泻时，应停止注射。

2. 输血　多数缺铁性贫血孕妇经补充铁剂后血象很快改善，不需输血。当血红蛋白＜60g、接近预产期或短期内需行剖宫产术者，应少量多次输血，速度宜慢，并应预防输血反应。

3. 产时及产后处理　中、重度贫血产妇于临产后应配血备用。分娩时应尽量减少出血，防止产程延长、产妇疲乏及产后出血，必要时可阴道助产以缩短第二产程。积极预防产后出血，当胎儿前肩娩出后，肌内注射或静脉注射缩宫素 10～20U。如无禁忌证，胎盘娩出后可肌内注射或静脉注射麦角新碱 0.2mg，同时用缩宫素 20U 加入 5%葡萄糖注射液中静脉滴注，持续至少 2h。出血多时应及早输血。产程中严格无菌操作，产时及产后应用广谱抗生素预防感染。

【预防】

一般从怀孕 12～16 周开始到哺乳期应补充铁剂，剂量、途径与贫血程度相关。维生素 C、稀盐酸有利于铁的吸收，应同时补充。如补铁后改善不明显可加入氨基酸，可通过食物中增加蛋白质及新鲜蔬菜的方法进行补充。注意饮食多样化，有助于各类营养物质的吸收利用。有些影响铁吸收和加剧铁消耗的因素应及时纠正，如胃肠系统疾病及慢性感染、血液丢失等。另外有一些生活的细节应当注意，如铁锅炒菜有利于铁吸收；服铁剂时禁忌饮浓茶；抗酸药物影响铁剂效果，应避免服用。

二、巨幼细胞贫血

巨幼红细胞性贫血（megaloblastic anemia）是由叶酸或维生素 B_{12} 缺乏引起 DNA 合成障碍所致贫血。外周血呈大细胞正血红蛋白性贫血。其发病率国外报道为 0.5%～2.6%，国内报道为 0.7%。

【病因】

妊娠期本病 95%是叶酸缺乏，少数因缺乏维生素 B_{12} 而发病。引起叶酸或维生素 B_{12} 缺乏的原因有：来源缺乏或吸收不良；妊娠期需要量增加；叶酸排泄增多。

【巨幼细胞贫血对妊娠的影响】

重度贫血时，贫血性心脏病、妊娠期高血压疾病、胎盘早剥、早产、产褥感染等疾病的发病率明显增多。叶酸缺乏可致胎儿神经管缺陷等多种畸形，已被许多研究证实。胎儿宫内生长受限、死胎等的发生率也明显增多。

【诊断】

1. 临床表现

(1)贫血：多发生于妊娠中、晚期，起病较急，贫血多为中、重度。表现为头晕、心慌、气短、皮肤黏膜苍白等。

(2)消化道症状:食欲缺乏、恶心、呕吐、腹胀、腹泻、厌食、舌炎、舌乳头萎缩等。

(3)周围神经炎症状:手足麻木、针刺、冰冷等感觉异常以及行走困难。

(4)其他:低热、水肿、脾大、表情淡漠者也较常见。

2. 实验室检查 外周血象为大细胞性贫血;骨髓象显示红细胞系统呈巨幼细胞增生,不同成熟期的巨幼细胞系列占骨髓细胞总数的30%~50%,核染色质疏松,可见核分裂;叶酸和维生素 B_{12} 值,血清叶酸<6.8nmol/L,红细胞叶酸<227nmol/L提示叶酸缺乏。血清维生素 B_{12}<90pg,提示维生素 B_{12} 缺乏。维生素 B_{12} 缺乏常有神经系统症状,而叶酸缺乏无神经系统症状。

【防治】

1. 加强孕期营养指导,改变不良饮食习惯,多食新鲜蔬菜、水果、瓜豆类、肉类、动物肝及肾等食物。对有高危因素的孕妇,应从妊娠3个月开始,每日口服叶酸0.5~1mg,连续服用8~12周。

2. 补充叶酸,确诊为巨幼细胞贫血的孕妇,应每日口服叶酸15mg,或每日肌内注射叶酸10~30mg,直至症状消失、贫血纠正。

3. 维生素 B_{12} 100~200μg 肌内注射,每日1次,2周后改为每周2次,直至血红蛋白值恢复正常。

4. 血红蛋白<60g/L时,应少量间断输新鲜血或红细胞悬液。

5. 分娩时避免产程延长,预防产后出血,预防感染。

三、再生障碍性贫血

再生障碍性贫血(aplastic anemia),简称再障,是因骨髓造血干细胞数量减少和质的缺陷导致造血障碍,引起外周全血细胞减少为主要表现的一组综合征。国内报道,妊娠合并再障占分娩总数的0.3‰~0.8‰。

【再障与妊娠的相互影响】

目前认为妊娠不是再障的原因,但妊娠可能使原有病情加重。孕妇血液相对稀释,使贫血加重,易发生贫血性心脏病,甚至造成心力衰竭。由于血小板数量减少和质的异常,以及血管壁脆性及通透性增加,可引起鼻、胃肠道黏膜出血。由于外周血粒细胞、单核细胞及丙种球蛋白减少、淋巴组织萎缩,使孕妇防御功能低下,易引起感染。再障孕妇易发生妊娠期高血压疾病,使病情进一步加重。分娩后宫腔内胎盘剥离创面易发生感染,甚至引起败血症。颅内出血、心力衰竭及严重呼吸道、泌尿道感染或败血症常是再障孕产妇的重要死因。

一般认为,孕期血红蛋白>60g/L对胎儿影响不大。分娩后能存活的新生儿一般血象正常,极少发生再障。孕期血红蛋白≤60g/L对胎儿不利,可导致流产、早产、胎儿生长受限、死胎及死产。

【诊断】

主要表现为进行性贫血、皮肤及内脏出血及反复感染。可分为急性型和慢性型,孕妇以慢性型居多。贫血呈正细胞型、全血细胞减少。骨髓象见多部位增生减低或严重减低,有核细胞甚少,幼粒细胞、幼红细胞、巨核细胞均减少,淋巴细胞相对较高。

【治疗】

1. 妊娠期 再障患者在病情未缓解之前应避孕,若已妊娠,在妊娠早期应做好输血准备同时行人工流产。妊娠中、晚期,因终止妊娠有较大危险,应加强支持治疗,在严密监护下妊娠直至足月分娩;注意休息,增加营养,间断吸氧,少量、间断、多次输新鲜血,提高全血细胞,使血红蛋白>60g/L;有明显出血倾向者给予肾上腺皮质激素或蛋白合成激素治疗;选用对胎儿无影响的广谱抗生素预防感染。

2. 分娩期 尽量经阴道分娩,缩短第二产程,防止用力过度造成脑等重要脏器出血或胎儿颅内出血。可适当助产,但要防止产伤。产后仔细检查软产道,认真缝合伤口,防止产道血肿形成。有产科手术指征者,行剖宫产术时一并将子宫切除为宜,以免引起产后出血及产褥感染。

3. 产褥期 继续支持疗法,应用宫缩药加强宫缩,预防产后出血,广谱抗生素预防感染。

四、妊娠合并贫血的护理措施

【护理问题】

1. 营养失调 低于机体需要量,与含铁食物摄入不足影响血红蛋白合成有关。

2. 活动无耐力 与贫血所致的组织缺氧有关。

3. 便秘 与每日服用铁剂有关。

4. 有胎儿受损的危险 与孕妇贫血使胎盘供氧不足造成胎儿发育不良有关。

5. 潜在的并发症　是感染，与贫血抵抗力低下，感染机会增加有关。

6. 知识缺乏　与孕期不了解服用铁剂的重要性有关。

【护理措施】

(一)预防

妊娠前积极治疗慢性失血性疾病，改变长期偏食等不良饮食习惯，适度增加营养，必要时补充铁剂，以增加铁的储备。

(二)妊娠期

建议孕妇摄取高铁、高蛋白质及高维生素 C 食物，纠正偏食、挑食等不良习惯。多食富含铁的食物，如瘦肉、家禽、动物肝脏及绿叶蔬菜等。铁剂的补充应首选口服制剂，补充铁剂的同时服维生素 C 及稀盐酸可促进铁的吸收。指导饭后或餐中服用铁剂，并告诉孕妇服用铁剂后出现黑色粪的道理。对于妊娠末期重度缺铁性贫血或口服铁剂胃肠道反应较重者，可采用深部肌内注射法补充铁剂。血红蛋白在 7g/L 以下者应全休，以减轻机体对氧的消耗，避免因头晕而发生意外。妊娠期应加强产前检查和母儿监护措施，并积极预防各种感染。

(三)分娩期

临产前给止血药维生素 K 等并备新鲜血。严密观察产程，为减少孕妇体力消耗，第二产程酌情给予阴道助产。预防产后出血。胎儿前肩娩出时，遵医嘱给予宫缩药。同时为产妇提供心理支持及预防感染。

(四)产褥期

密切观察子宫收缩及阴道出血，继续应用抗生素预防和控制感染，补充铁剂，纠正贫血。指导母乳喂养，对于因重度贫血不宜哺乳者，详细讲解原因。采取正确的回乳方法，如口服生麦芽冲剂或芒硝外敷乳房。提供家庭支持，增加休息和营养，避免疲劳。

第四节　妊娠合并急性病毒性肝炎

病毒性肝炎在孕妇中较常见，是肝病和黄疸的最常见原因，国内报道，孕妇病毒性肝炎的发病率约为非孕妇的 6 倍，而重症肝炎的发病率为非孕妇的 66 倍，占孕产妇间接死因的第 2 位。病原体主要有甲、乙、丙、丁、戊型 5 种肝炎病毒，其中以乙型病毒性肝炎最为常见。

【妊娠期肝脏的生理变化】

妊娠期肝组织结构无明显改变，大小形态亦无改变，肝血流量不增多，肝糖原稍有增加。孕晚期肝功能检查：因血液稀释，约 50%孕妇的血清总蛋白值低于 60g/L。白蛋白降低，球蛋白轻度升高，白蛋白与球蛋白的比例下降。球蛋白增多系网状内皮系统功能亢进所致。血清丙氨酸转氨酶(ALT)和门冬氨酸转氨酶(AST)多在正常范围内，少数在妊娠晚期略有升高。碱性磷酸酶(ALP)升高，可能主要来自胎盘。血浆纤维蛋白原及部分凝血因子增加，凝血酶原时间正常。妊娠期雌激素水平升高，部分孕妇出现“肝掌”“蜘蛛痣”，并随妊娠进展加重，分娩后 4～6 周消失。

【妊娠对病毒性肝炎的影响】

妊娠加重肝脏负担，使孕妇易感染病毒性肝炎，也易使原有的肝炎病情加重，主要与以下因素有关：①妊娠期新陈代谢率增高，营养物质消耗增多，肝内糖原储备降低，不利于疾病恢复；②妊娠期产生的大量雌激素需要在肝内灭活而且妨碍肝对脂肪的转运和胆汁的排泄；③胎儿代谢产物需在母体肝内解毒；④并发妊娠期高血压疾病时常使肝脏受损，易发生急性肝坏死；⑤分娩时体力消耗、缺氧、酸性代谢产物增加，加重肝脏损害。

【病毒性肝炎对妊娠的影响】

(一)对母体的影响

妊娠早期合并病毒性肝炎，可使妊娠反应加重、流产、胎儿畸形发生率约高 2 倍。发生于妊娠晚期，则妊娠期高血压疾病的发病率明显增高，可能与肝炎时醛固酮的灭活能力下降有关。分娩时，因肝功能受损，凝血因子合成障碍，产后出血的发生率增高。若为重症肝炎，常并发 DIC，直接威胁母婴的生命。有资料报道病毒性肝炎孕妇的死亡率为 18.3%，明显高于非孕妇。

(二)对胎儿及新生儿的影响

妊娠早期患病毒性肝炎，胎儿畸形发生率增加。流产、早产、死胎、死产和新生儿死亡率也显著增高。有资料报道，肝功能异常的孕产妇，其围生儿死亡率可高达 46‰。

(三)母婴传播

其传播情况因病毒类型不同而有所不同。

1. 甲型肝炎病毒(hepatitis A virus，HAV)　由甲型肝炎病毒(HAV)引起，经粪-口途径传播，不会通过胎盘或其他途径传给胎儿。但妊娠晚期患甲型肝炎，在分娩过程中接触母体血液或粪便可使新生儿感染。

2.乙型肝炎病毒(hepatitis B virus，HBV) 母婴传播是 HBV 传播的主要途径之一，其方式有以下几种。

(1)宫内传播：病毒通过胎盘传播给胎儿，近年研究资料证明，HBV 宫内感染率为 9.1%～36.7%。影响宫内传播的因素有：①妊娠后期患急性肝炎易传播给胎儿；②HBeAg 阳性者母婴宫内传播的危险性大；③羊水中存在 HBsAg 时，其新生儿感染率高。

(2)产时传播：是 HBV 母婴传播的主要途径，占 40%～60%。分娩时新生儿吞咽含 HBsAg 的母血、羊水、阴道分泌物，或在分娩过程中子宫收缩使胎盘绒毛破裂，母血进入胎儿血液循环而使胎儿感染。只要有 10^{-8} ml 母血进入胎儿体内即可使胎儿感染。

(3)产后传播：与接触母亲唾液及母乳喂养有关。当母血 HBsAg、HBeAg、抗 HBc 均阳性时，母乳 HBV-DNA 出现率为 100%。

3.丙型肝炎病毒(hepatitis C virus，HCV) 属 RNA 病毒，已证实存在母婴传播，晚期妊娠患丙型肝炎时约 2/3 发生母婴传播，受感染者约 1/3 将来发展为慢性肝病。

4.丁型肝炎病毒(hepatitis D virus，HDV) 是一种缺陷性负链 RNA 病毒。必须同时有 HBV 感染，随 HBV 引起肝炎。传播途径与 HBV 相同。母婴间传播少见。

5.戊型肝炎病毒(hepatitis E virus，HEV) 为 RNA 病毒，传播途径及临床表现与甲型肝炎类似，但孕妇较易感染且易发展为重症肝炎，死亡率较高。目前已有母婴传播的病例报道。

6.输血传播病毒引起的肝炎 也称己型肝炎，主要经输血传播。

7.庚型肝炎(HGV) 可发生母婴传播，但有人认为，HGV 母婴传播虽较常见，但婴儿感染 HGV 后并不导致肝功能紊乱。慢性乙、丙型肝炎患者易发生 HGV 感染。

【临床表现】

(一)症状

常出现消化系统症状，如食欲缺乏、恶心、呕吐、腹胀、肝区痛等，不能用妊娠反应或其他原因加以解释；继而出现乏力、畏寒、发热，部分患者有皮肤黄染、尿色深黄。

(二)体征

可触及肝大，肝区有叩击痛。妊娠晚期受增大子宫影响肝脏极少被触及，如能触及应考虑为异常。

【诊断检查】

血清 ALT 增高。病原学检查，相应肝炎病毒血清学抗原抗体检测出现阳性。血清总胆红素在 17μmol/L(1mg/dl)以上，尿胆红素检测阳性。

【治疗原则】

(一)妊娠期病毒性肝炎的处理

治疗与非孕患者相同。主要措施包括：①注意休息，加强营养，给予高维生素、高蛋白、足量糖类、低脂肪饮食；②积极保肝治疗，避免应用可能损害肝脏的药物；③注意预防感染，产时严格消毒，并用广谱抗生素，以防感染诱发肝性脑病；④有黄疸者应立即住院，按重症肝炎处理。

(二)重症肝炎的处理要点

1.保护肝脏 高血糖素-胰岛素-葡萄糖联合应用，能改善氨基酸及氨的异常代谢，有防止肝细胞坏死和促进肝细胞再生的作用。人血白蛋白静脉滴注能促进肝细胞再生。新鲜血浆输入能促进肝细胞再生和补充凝血因子。

2.预防及治疗肝性脑病 限制蛋白质摄入，每日应＜0.5g/kg，增加糖类，使每日热量维持在 7431.2kJ(1 800kcal)以上。保持大便通畅，以减少氨及毒素的吸收。口服新霉素抑制大肠埃希菌，减少游离氨及其他毒素的形成。应用保肝药物。六合氨基酸可调整血清氨基酸比值，促使肝性脑病苏醒。谷氨酸钠(钾)能降低血氨，可改善脑功能。

3.预防及治疗 DIC 进行凝血功能检查，有异常时补充凝血因子，如输新鲜血、凝血酶原复合物、纤维蛋白原、抗凝血酶Ⅲ和维生素 K 等。伴 DIC 者可在凝血功能监测下，酌情应用肝素治疗。产前 4h 至产后 12h 内不宜应用肝素，以免发生产后出血。

4.预防肾衰竭 避免应用损害肾脏的药物，有肾功能异常者给予保肾治疗。

(三)产科处理

1.妊娠期 妊娠早期患急性肝炎如为轻症，应积极治疗，可继续妊娠。慢性活动性肝炎，妊娠后对母儿威胁较大，应经适当治疗后终止妊娠。妊娠中、晚期，应尽量避免手术、药物对肝脏的影响，加强胎儿监护，防治妊娠期高血压疾病。

2.分娩期　分娩前准备新鲜血液，宫口开全后可行胎头吸引术助产，以缩短第二产程。防止产道损伤和胎盘残留。胎肩娩出后立即静脉注入缩宫素以减少产后出血。对重症肝炎，经积极控制 24h 后应迅速终止妊娠。因母儿耐受能力较差，过度的体力消耗可加重肝脏负担，宜选择剖宫产。

3.产褥期　选用对肝脏损害较小的广谱抗生素预防感染，可用头孢素或氨苄西林等。注意监测肝功能，予以对症治疗。对产后哺乳问题尚有争议，现主张 HBeAg 阳性产妇和初乳中 HBV-DNA 阳性者不宜哺乳，其他情况下在新生儿接受免疫预防后可以哺乳。

【护理问题】

1. 营养失调　低于机体需要量，与摄入不足和呕吐有关。

2. 知识缺乏　与不了解肝炎的感染途径、对妊娠的影响及防治措施有关。

3. 预感性悲哀　与肝炎对母儿造成的严重危害有关。

4. 潜在并发症　产后出血，与重度肝炎造成凝血功能障碍有关。

【护理措施】

1.加强卫生宣教，普及防病知识。重视围婚期保健，提倡生殖健康。已患肝炎的育龄妇女应避孕。患急性肝炎应于痊愈后半年，最好 2 年后在医师指导下妊娠。

2.妊娠合并轻型肝炎者的护理与非孕期肝炎病人相同，更需注意增加休息，避免体力劳动。加强营养，增加优质蛋白、高维生素、富含糖类、低脂肪食物的摄入。保持大便通畅。定期产前检查，防止交叉感染。阻断乙型肝炎的母婴传播，孕妇于妊娠 28 周起每 4 周肌内注射 1 次乙型肝炎免疫球蛋白(HBIG)200U，直至分娩。

3.妊娠合并重症肝炎者需保护肝脏，积极防治肝性脑病。保持大便通畅，并严禁肥皂水灌肠。严密观察有无性格改变，行为异常，扑翼样震颤等肝性脑病的前驱症状。并严密监测生命体征，记出入量。注意观察有无出血倾向。预防产后出血，产前 4h 及产后 12h 内不宜使用肝素治疗。

4.分娩期密切观察产程进展，避免各种不良刺激，防止并发症发生。并监测凝血功能。于临产前 1 周开始服用维生素 K、维生素 C，临产后备新鲜血。阴道助产缩短第二产程，严格执行操作程序。胎儿娩出后，正确应用缩宫素、止血药，预防产后出血。严格执行消毒隔离制度，应用广谱抗生素预防其他感染性疾病的发生。

5.产褥期观察子宫收缩及阴道出血，加强基础护理，并继续遵医嘱给予对肝脏损害较小的抗生素预防感染。指导母乳喂养时注意，目前认为如乳汁中 HBV-DNA 阳性不宜哺乳，母血 HBsAg、HBeAg 及抗-HBc 三项阳性及后二项阳性产妇均不宜哺乳。对新生儿接受免疫，母亲为携带者(仅 HBsAg 阳性)，建议母乳喂养。对不宜哺乳者，应回乳，注意不宜使用雌激素。新生儿出生后 6h 和 1 个月时各肌内注射 1ml 的 HBIG，出生后 24h 内、生后 1 个月、6 个月分别注射乙型肝炎疫苗。继续保肝治疗，加强休息和营养，指导避孕措施。

（刘纯艳）

第21章

异常分娩妇女的护理

第一节　产力异常

分娩能否顺利进行的4个主要因素是产力、产道、胎儿及产妇的精神心理状态。这些因素在分娩过程中相互影响，其中任何1个或1个以上的因素发生异常，或这些因素之间不能相互适应而使分娩过程受阻，称为异常分娩，俗称难产(dystocia)。产力包括子宫收缩力、腹肌和膈肌收缩力以及肛提肌收缩力，其中以子宫收缩力为主，子宫收缩力贯穿于分娩全过程。在分娩过程中，子宫收缩的节律性、对称性及极性不正常或强度、频率有改变，称为子宫收缩力异常。子宫收缩力异常临床上分为子宫收缩乏力和子宫收缩过强两类。每类又分为协调性子宫收缩和不协调性子宫收缩。

一、子宫收缩乏力

【病因】

子宫收缩乏力的原因是综合性的，常见有以下因素。

1.产道与胎儿因素　由于胎儿先露部下降受阻，不能紧贴子宫下段及子宫颈部，不能刺激子宫阴道神经丛引起有力的反射性子宫收缩，是导致继发性子宫收缩乏力的最常见原因。

2.精神因素　多见于初产妇，尤其是35岁以上的高龄初产妇，恐惧心理及精神过度紧张，干扰了中枢神经系统的正常功能而影响子宫收缩。

3.子宫因素　子宫肌纤维过度伸展(如双胎、羊水过多、巨大胎儿等)使子宫肌纤维失去正常收缩能力；经产妇使子宫肌纤维变性、结缔组织增生影响子宫收缩；子宫肌瘤、子宫发育不良、子宫畸形(如双角子宫)等均能引起宫缩乏力。

4.内分泌失调　临产后，产妇体内雌激素、催产素、前列腺素、乙酰胆碱等分泌不足，孕激素下降缓慢，子宫对乙酰胆碱的敏感性降低等，均可影响子宫肌兴奋阈，致使子宫收缩乏力。电解质(钾、钠、钙、镁)异常尤其子宫平滑肌细胞内钙离子浓度降低也影响子宫肌纤维收缩的能力。

5.药物影响　临产后使用大剂量镇静药与镇痛药，如吗啡、哌替啶、氯丙嗪、硫酸镁、巴比妥等可使宫缩受到抑制。

6.其他　营养不良、贫血和一些慢性疾病所致体质虚弱者，临产后进食与睡眠不足、过多的体力消耗、产妇过度疲劳、膀胱直肠充盈、前置胎盘影响先露下降等均可使宫缩乏力。

【临床表现】

1.协调性子宫收缩乏力　子宫收缩具有正常的节律性、对称性和极性，但收缩力弱，宫腔压力低，$<$15mmHg，持续时间短，间歇期长且不规律，宫缩$<$2次/10分。在收缩的高峰期，子宫体不隆起和变硬，用手指压宫底部肌壁仍可出现凹陷，此种宫缩乏力多属继发性宫缩乏力，产程开始子宫收缩正常，于第一产程活跃期后期或第二产程时宫缩减弱，常见于中骨盆与骨盆出口平面狭窄，持续性枕横位或枕后位等头。此种宫缩乏力对胎儿影响不大。

2.不协调性子宫收缩乏力　多见于初产妇，其特点为子宫收缩的极性倒置，宫缩的兴奋点不是起自两侧子宫角部，而是来自子宫下段的一处或多处冲动，子宫收缩波由下向上扩散，收缩波小而不规律，频率高，节律不协调。宫腔内压力达20mmHg，宫缩时宫底部不强，而是中段或下段强，宫缩间歇期子宫壁不能完全松弛，这种宫缩不能使宫口如期扩张和先露部如期下降，属无效宫缩。此种宫缩乏力多属原发性宫缩乏力，故需与假临产鉴别。鉴别方法是给予强镇静药哌替啶100mg肌内注射。能使宫缩停止者为假临产，不能使宫缩停止者为原发性宫缩乏力。此种宫缩容易使产妇自觉宫缩强，持续腹痛，拒按，精神紧张，烦躁不安，体力消耗，产程延长或停滞，严重者出现脱水、电解质失常、肠胀气、尿潴留。由于胎儿-胎盘循环障碍，可出现胎儿宫内窘迫。

3.产程曲线异常　产程进展的标志是宫口扩张和胎先露部下降。宫缩乏力导致产程曲线异常有8种。

(1)潜伏期延长：从临产规律宫缩开始至宫口开大3cm为潜伏期。初产妇潜伏期正常约需8h，最大时限16h，超过16h为潜伏期延长。

(2)活跃期延长：从宫口开大3cm开始至宫口开全为活跃期。初产妇活跃期正常约需4h，最大时限8h，超过8h为活跃期延长。

(3)活跃期停滞：进入活跃期后，宫口不再扩张达2h以上。

(4)第二产程延长：第二产程初产妇超过2h，经产妇超过1h尚未分娩。

(5)第二产程停滞：第二产程达1h胎头下降无进展。

(6)胎头下降延缓：活跃期晚期至宫口扩张9～10cm，胎头下降速度初产妇每小时<1cm，经产妇每小时<2cm。

(7)胎头下降停滞：活跃期晚期胎头停留在原处不下降达1h以上。

(8)滞产：总产程超过24h。

【对母儿影响】

1.对产妇的影响

(1)体力损耗：由于产程延长，产妇休息不好、进食少，重者引起脱水、酸中毒、低钾血症；产妇精神疲惫及体力消耗可出现肠胀气、尿潴留等，加重子宫收缩乏力。

(2)产伤：由于第二产程延长，膀胱被压迫于胎先露部(特别是胎头)与耻骨联合之间，可导致组织缺血、水肿、坏死脱落以致形成膀胱阴道瘘或尿道阴道瘘。

(3)产后出血：子宫收缩乏力影响胎盘剥离、娩出和子宫壁的血窦关闭，容易引起产后出血。

(4)产后感染：产程进展慢、滞产、多次肛查或阴道检查、胎膜早破、产后出血等均增加产后感染的概率。

2.对胎儿的影响　由于产程延长、子宫收缩不协调而致胎盘血液循环受阻，供氧不足；或因胎膜早破脐带受压或脐带脱垂易发生胎儿窘迫，新生儿窒息或死亡；因产程延长，导致手术干预概率增多，产伤增加，新生儿颅内出血发病率和病死率增加。

【治疗原则】

(一)协调性子宫收缩乏力

一旦出现协调性宫缩乏力，首先应寻找原因，检查有无头盆不称与胎位异常，阴道检查了解宫颈扩张和先露部下降情况。若发现有头盆不称，估计不能经阴道分娩者，应及时行剖宫产术。若判断无头盆不称和胎位异常，估计能经阴道分娩者，应采取加强宫缩的措施。

1. 第一产程

(1)一般处理：消除紧张恐惧心理，鼓励多进食，适当的休息与睡眠。不能进食者每日液体摄入量应不少于2500ml，可将维生素C 1～2g加入5%～10%的葡萄糖液500～1000ml静脉滴注。对酸中毒者补充适量5%碳酸氢钠。低钾血症时应给予氯化钾缓慢静脉滴注。补充钙剂可提高子宫肌球蛋白及腺苷酶活性，增加间隙连接蛋白数量，增强子宫收缩。自然排尿困难者，先行诱导法，无效时及时导尿。破膜12h以上应给予抗生素预防感染。

(2)加强子宫收缩：①人工破膜。宫颈扩张3cm或以上，无头盆不称，胎头已衔接者，可行人工破膜。破膜后先露下降紧贴子宫下段和宫颈内口，引起反射性宫缩，加速宫口扩张。现有学者主张胎头未衔接、无明显头盆不称者也可行人工破膜，认为破膜后可促进胎头下降入盆。破膜前必须检查有无脐带先露，破膜应在宫缩间歇、下次宫缩将开始时进行。破膜后术者手指应停留在阴道内，经过1～2次宫缩待胎头入盆后，术者再将手指取出。②缩宫素静脉滴注。适用于协调性宫缩乏力、宫口扩张3cm、胎心良好、胎位正常、头盆相称者。先用5%葡萄糖液500ml静脉滴注，调节为8～10滴/分，然后加入缩宫素2.5～5U，摇匀，每隔15min观察一次子宫收缩、胎心、血压和脉搏，并予记录。如子宫收缩不强，可逐渐加快滴速，一般不宜超过每分钟40滴，以子宫收缩达到持续40～60s，间隔2～4min为好。评估宫缩强度的方法有3种：触诊子宫；电子监护；应用Montevideo单位(MU)表示宫缩强度，具体是将压力导管置于羊水中测子宫收缩强度 mmHg×10min 宫缩次数，比如 10min 有 3 次宫缩，每次压力为 50mmHg，就等于 150MU。一般临产时子宫收缩强度为 80～120MU，活跃期宫缩强度为 200～250MU，应用缩宫素促进宫缩时必须达到 250～300MU 时，才能引起有效宫缩。若 10min 内宫缩超过 5 次、宫缩持续 1min 以上或听胎心率有变化，应立即停滴。外源性缩宫素在母体血中的半衰期为 1～6min，故停药后能迅速好转，必要时加用镇静药。若发现血压升高，应减慢滴注速度。由于缩宫素有抗利尿作用，水的重吸收增加，可出现尿少，需警惕水中毒的发生。③地西泮静脉推注。地西泮能使宫颈平滑肌松弛，软化宫颈，促进宫口扩张，适用于宫口扩张缓慢及宫颈水肿时。常用剂量为 10mg，间隔 4～6h 可重复使用，与缩宫素联合应用效果更佳。

2. *第二产程*　出现子宫收缩乏力时，在无头盆不称的前提下，也应加强子宫收缩，给予缩宫素静脉滴注，促进产程进展。若胎头双顶径已通过坐骨棘平面，等待自然分娩，或行会阴后-侧切开以胎头吸引术或产钳术助产；若胎头仍未衔接或伴有胎儿窘迫征象，应行剖宫产术。

3. *第三产程*　为预防产后出血，于胎儿前肩娩出时静脉推注麦角新碱 0.2mg 或静脉推注缩宫素 10U，并同时给予缩宫素 10～20U 静脉滴注，使宫缩增强，促使胎盘剥离与娩出及子宫血窦关闭。凡破膜时间超过 12h，总产程超过 24h，肛查或阴道助产操作多者，应用抗生素预防感染。

（二）不协调性子宫收缩乏力

原则是恢复子宫收缩的生理极性和对称性，给予适当的镇静药哌替啶 100mg 或吗啡 10～15mg 肌内注射或地西泮 10mg 静脉推注，确保产妇充分休息，醒后不协调性宫缩多能恢复为协调性宫缩，产程得以顺利进展。如经上述处理无效，有胎儿窘迫或头盆不称，均应行剖宫产术。若不协调性子宫收缩已被控制，而子宫收缩力仍弱，可按协调性子宫收缩乏力处理，但在子宫收缩恢复其协调性之前，严禁应用缩宫素。

【护理措施】

（一）协调性子宫收缩乏力者

明显头盆不称不能从阴道分娩者，应积极做剖宫产的术前准备。估计可经阴道分娩者做好以下护理。

1. *第一产程的护理*

（1）改善全身情况：①保证休息，关心和安慰产妇、消除精神紧张与恐惧心理。对产程时间长，产妇过度疲劳或烦躁不安者遵医嘱可给予镇静药，使其休息后体力、子宫收缩力得以恢复。②补充营养、水分、电解质，鼓励产妇多进易消化、高热量饮食，对入量不足者需补充液体。③保持膀胱和直肠的空虚状态。初产妇宫颈口开大不足 3cm、胎膜未破者，可给予温肥皂水灌肠，以促进肠蠕动，排除粪便与积气，刺激子宫收缩。自然排尿有困难者可先行诱导法，无效时应予导尿，因排空膀胱能增宽产道。经上述处理后，子宫收缩力可加强。

（2）加强子宫收缩：如经上述护理措施后仍子宫收缩乏力，且能排除头盆不称、胎位异常和骨盆狭窄，无胎儿窘迫，产妇无剖宫产史，则按医嘱加强子宫收缩。在用缩宫素静脉滴注时，必须专人监护，随时调节剂量、浓度和滴速，以免发生子宫破裂或胎儿窘迫。

（3）剖宫产术的准备：如经上述处理产程仍无进展，或出现胎儿宫内窘迫，产妇体力衰竭等，立即行剖宫产的术前准备。

2. *第二产程的护理*　应做好阴道助产和抢救新生儿的准备，密切观察胎心、宫缩与胎先露下降情况。

3. *第三产程的护理*　与医师继续合作，预防产后出血及感染。密切观察子宫收缩、阴道出血情况及生命体征的各项指标。注意产后及时保暖及饮用一些高热量饮品，利于产妇体力恢复。

（二）不协调性宫缩乏力者

医护人员要关心患者，指导产妇宫缩时做深呼吸、腹部按摩及放松技巧，减轻疼痛。陪伴不协调性宫缩乏力的产妇，稳定其情绪。多数产妇均能恢复为协调性宫缩。若宫缩仍不协调或伴胎儿窘迫、头盆不称等，应及时通知医师，并做好剖宫产术和抢救新生儿的准备。

二、子宫收缩过强

【病因】

1.急产几乎都发生于经产妇，其主要原因是软产道阻力小。

2.缩宫素应用不当，如引产时剂量过大、误注子宫收缩药或个体对缩宫素过于敏感，分娩发生梗阻或胎盘早剥血液浸润肌层，均可导致强直性子宫收缩。

3.产妇的精神过度紧张、产程延长、极度疲劳、胎膜早破及粗暴地、多次宫腔内操作等，均可引起子宫壁某部肌肉呈痉挛性不协调性宫缩过强。

【临床表现】

子宫收缩过强有两种类型，临床表现也各异。

1.协调性子宫收缩过强　子宫收缩的节律性、对称性和极性均正常，仅子宫收缩力过强(宫腔压力大于50mmHg)、过频(10min内有5次或以上的宫缩且持续达60s或更长)，若此时产道无阻力，宫颈口在短时间内迅速开全，分娩会在短时间内结束。宫口扩张速度＞5cm/h(初产妇)或10cm/h(经产妇)，总产程＜3h结束分娩，称为急产。经产妇多见。急产产妇往往有痛苦面容，大声叫喊。若伴头盆不称、胎位异常或瘢痕子宫，有可能出现病理缩复环或发生子宫破裂。

2.不协调性子宫收缩过强　有两种表现。

(1)强直性子宫收缩：通常不是子宫肌组织功能异常，几乎均由外界因素异常造成，例如临产后由于不适当地应用缩宫素，或对缩宫素敏感，以及胎盘早剥血液浸润子宫肌层等，使子宫强力收缩，宫缩间歇期短或无间歇，均可引起宫颈口以上部分的子宫肌层出现强直性痉挛性收缩。产妇烦躁不安、持续腹痛、拒按。胎方位触诊不清，胎心音听不清。有时可在脐下或平脐处见一环状凹陷，即病理性缩复环。肉眼血尿等先兆子宫破裂的征象。

(2)子宫痉挛性狭窄环：子宫壁某部肌肉呈痉挛性不协调性子宫收缩所形成的环状狭窄，持续不放松，称子宫痉挛性狭窄环。狭窄环发生在宫颈、宫体的任何部位，多在子宫上下段交界处，也可在胎体某一狭窄部，以胎颈、胎腰处多见。产妇出现持续性腹痛、烦躁、宫颈扩张缓慢、胎先露下降停滞、胎心律不规则。此环特点是不随宫缩上升，阴道检查可触及狭窄环。

【对母儿的影响】

1.对母体的影响　子宫收缩过强、过频，产程过快，可致初产妇宫颈、阴道以及会阴撕裂伤，若有梗阻则可发生子宫破裂危及母体生命，接产时来不及消毒可致产褥感染。产后子宫肌纤维缩复不良易发生胎盘滞留或产后出血。子宫痉挛性狭窄环虽不是病理性缩复环，但因产程延长，产妇极度痛苦、疲劳无力也容易致产妇衰竭，手术产概率增大。

2.对胎儿的影响　宫缩过强、过频影响子宫胎盘的血液循环，胎儿在子宫内缺氧，易发生胎儿窘迫、新生儿窒息，甚至胎死宫内。胎儿娩出过快，胎头在产道内受到的压力突然解除可致新生儿颅内出血。如果来不及消毒即分娩，新生儿易发生感染。若坠地可致骨折、外伤等。

【治疗原则】

1.凡有急产史的产妇，在预产期前1～2周不宜外出，宜提前住院待产。

2.产兆开始即应做好接生及抢救新生儿窒息的准备。胎儿娩出时嘱产妇勿向下屏气。产后仔细检查宫颈、阴道、外阴，如有撕裂应及时缝合，并给予抗生素预防感染。

3.如发生早产，新生儿应肌内注射维生素K_1 10mg预防颅内出血，并尽早肌内注射破伤风抗毒素1500U和抗生素预防感染。

4.强直性子宫收缩，应及时给予宫缩抑制药，如25%硫酸镁20ml加入5%葡萄糖20ml缓慢静脉推注，或肾上腺素1mg加入5%葡萄糖250ml内静脉滴注。如属梗阻性原因，应立即行剖宫产术。

5.子宫痉挛性狭窄环，首先寻找原因，及时给予纠正。停止一切刺激，如禁止阴道内操作、停用缩宫素等。如无胎儿窘迫征象，可给予镇静药，如哌替啶100mg或吗啡10mg肌内注射，一般可消除异常宫缩。当子宫收缩恢复正常时，可行阴道助产或等待自然分娩。如经上述处理不能缓解，宫口未开全，胎先露部高，或伴有胎儿窘迫征象，均应行剖宫产术。

【护理措施】

1.预防宫缩过强对母儿的损伤　密切观察孕妇状况，嘱其勿远离病房，一旦发生产兆，卧床休息，最好左侧卧位；需排大小便时，先查宫口大小及胎先露的下降情况，以防分娩在厕所内造成意外伤害；有产兆后提供缓解疼痛、减轻焦虑的支持性措施；鼓励产妇做深呼吸，提供背部按摩，嘱其不要向下屏气，以减慢分娩过程；与产妇交谈分散其注意力，向其说明产程进展及胎儿状况，以减轻产妇的焦虑与紧张。

2.密切观察宫缩与产程进展　常规监测宫缩、胎心及母体生命体征变化；观察产程进展，发现异常及时通知医师；对急产者，提早做好接生及抢救新生儿准备。

3.分娩期及新生儿的处理　分娩时尽可能做会阴侧切术，以防会阴撕裂，如有撕裂伤，应及时发现并予缝合。新生儿按医嘱给维生素K_1肌内注射，预防颅内出血。

4.做好产后护理　除观察宫体复旧、会阴伤口、阴道出血、生命体征等情况外，应向产妇进行健康教育及出院指导。新生儿如出现意外，需协助产妇及家属顺利度过哀伤期，并提供出院后的避孕指导。

第二节　产道异常

产道异常包括骨产道（骨盆腔）异常及软产道（子宫下段、宫颈、阴道、外阴）异常，产道异常可使胎儿娩出受阻，临床上以骨产道异常多见。

【骨产道异常】

骨盆径线过短或形态异常，致使骨盆腔小于胎先露可通过的限度，阻碍胎先露下降，影响产程顺利进展，称狭窄骨盆。狭窄骨盆可以为一个径线过短或多个径线过短，也可以一个平面狭窄或多个平面狭窄，当一个径线狭窄时，要观察同一平面其他径线的大小，再结合整个骨盆腔大小与形态进行综合分析，做出正确判断。狭窄骨盆的分类如下。

1.骨盆入口平面狭窄　分3级：Ⅰ级为临界性狭窄，骶耻外径18cm，入口前后径10cm，绝大多数可经阴道自然分娩；Ⅱ级为相对性狭窄，骶耻外径16.5～17.5cm，入口前后径8.5～9.5cm，须经试产后才能决定是否可以经阴道分娩；Ⅲ级为绝对性狭窄，骶耻外径≤16.0cm，入口前后径≤8cm，必须以剖宫产结束分娩。扁平骨盆常见有两种类型。

（1）单纯扁平骨盆（simple flat pelvis）：骨盆入口呈横扁圆形，骶岬向前下突出，使骨盆入口前后径缩短而横径正常。

（2）佝偻病性扁平骨盆：骨盆入口呈横的肾形，骶岬向前突，骨盆入口前后径短。骶骨变直向后翘。尾骨呈钩状突向骨盆出口平面。

2.中骨盆及骨盆出口平面狭窄　分3级：Ⅰ级为临界性狭窄，坐骨棘间径10cm，坐骨结节间径7.5cm；Ⅱ级为相对性狭窄，坐骨棘间径8.5～9.5cm，坐骨结节间径6.0～7.0cm；Ⅲ级为绝对性狭窄，坐骨棘间径≤8.0cm，坐骨结节间径≤5.5cm。我国妇女常见以下两种类型。

（1）漏斗骨盆（funnel shaped pelvis）：骨盆入口平面各径线正常，两侧骨盆壁向内倾斜，状似漏斗。其特点是中骨盆及出口平面明显狭窄，坐骨棘间径＜10cm，坐骨结节间径＜8cm，耻骨弓角度＜90°。坐骨结节间径与出口后矢状径之和＜15cm，常见于男型骨盆。

（2）横径狭窄骨盆（transversely contracted pelvis）：与类人猿型骨盆类似。骨盆入口、中骨盆及骨盆出口的横径均缩短，前后径稍长，坐骨切迹宽。测量骶耻外径值正常，但髂棘间径及髂嵴间径均缩短。临产后先露入盆不困难，但胎头下降至中骨盆和出口平面时，常不能顺利转为枕前位，形成持续性枕横位或枕后位，产程进入活跃晚期及第二产程后进展缓慢，甚至停滞。

3.骨盆3个平面狭窄　骨盆外型属女性骨盆，但骨盆每个平面的径线均小于正常值2cm或更多，称均小骨盆（generally contracted pelvis）。多见于身材矮小、体形匀称的妇女。

4.畸形骨盆　骨盆失去正常形态称畸形骨盆。仅介绍下列两种。

（1）骨软化症骨盆（osteomalacic pelvis）：现已罕见。系因缺钙、磷、维生素D以及紫外线照射不足，使成年人期骨质矿化障碍，被类骨组织代替，骨质脱钙、疏松、软化。由于受躯干重力及两股骨向内上方挤压，使骶岬突向前，耻骨联合向前突出，骨盆入口平面呈凹三角形，粗隆间径及坐骨结节间径明显缩短，严重者阴道不能容纳2指。一般不能经阴道分娩。

（2）偏斜骨盆（obliquely contracted pelvis）：系一侧髂翼与髋骨发育不良所致骶髂关节固定，以及下肢和髋关节疾病，引起骨盆一侧斜径缩短的偏斜骨盆。

【软产道异常】

软产道包括子宫下段、宫颈、阴道及外阴。软产道异常所致的难产少见，容易被忽视。应在妊娠早期了解软产道有无异常。

（一）外阴异常

1.会阴坚韧　多见于初产妇，尤其35岁以上高龄初产妇更多见。由于组织坚韧，缺乏弹性，会阴伸展性差，使阴道口狭窄，在第二产程常出现胎先露部下降受阻，且可于胎头娩出时造成会阴严重裂伤。分娩时，应预防性会阴后-侧切开。

2.外阴水肿　妊娠期高血压疾病、重度贫血、心脏病及慢性肾炎孕妇在全身水肿的同时，可有重度外阴水肿，分娩时妨碍胎先露部下降，造成组织损伤、感染和愈合不良等。在临产前，可局部应用50%硫酸镁液湿敷；临产后，仍有严重水肿者，可在严格消毒下进行多点针刺皮肤放液。分娩时，可做会阴后-侧切开。若瘢痕过大，扩张困难者，应行剖宫产术。

(二)阴道异常

1.阴道横膈　横膈较坚韧，多位于阴道上、中段。在横膈中央或稍偏一侧常有一小孔，易被误认为宫颈外口。若仔细检查，在小孔上方可触及逐渐开大的宫口边缘，而该小孔的直径并不变大。阴道横膈影响胎先露部下降，当横膈被撑薄，此时可在直视下自小孔处将膈做X形切开。待分娩结束再切除剩余的膈，用可吸收线间断或连续锁边缝合残端。若横膈高而坚厚，阻碍胎先露部下降，则需行剖宫产术结束分娩。

2.阴道纵隔　阴道纵隔若伴有双子宫、双宫颈，位于一侧子宫内的胎儿下降，通过该侧阴道分娩时，纵隔被推向对侧，分娩多无阻碍。当阴道纵隔发生于单宫颈时，有时纵隔位于胎先露部的前方，胎先露部继续下降，若隔膜较薄可因先露扩张和压迫自行断裂，隔膜过厚可影响胎儿娩出。阴道瘢痕性狭窄轻者因妊娠后组织变软，不影响分娩。若瘢痕广泛、部位高者可影响先露下降。此外阴道尖锐湿疣于妊娠期生长迅速，患者于分娩时容易发生阴道裂伤、血肿及感染。

3.阴道囊肿和肿瘤　阴道壁囊肿较大时，阻碍胎先露部下降，此时可行囊肿穿刺抽出其内容物，待产后再选择时机进行处理。阴道内肿瘤阻碍胎先露部下降而又不能经阴道切除者，均应行剖宫产术，原有病变待产后再行处理。

(三)宫颈异常

1.宫颈外口黏合　多在分娩受阻时发现。当宫颈管已消失而宫口却不扩张，仍为一很小的孔，通常用手指稍加压力分离黏合的小孔，宫口即可在短时间内开全。但有时为使宫口开大，需行宫颈切开术。

2.宫颈水肿　多见于扁平骨盆、持续性枕后位或滞产，宫口未开全过早使用腹压，致使宫颈前唇长时间被压于胎头与耻骨联合之间，血液回流受阻引起水肿，影响宫颈扩张。轻者可抬高产妇臀部，减轻胎头对宫颈的压力，也可于宫颈两侧各注入0.5%利多卡因5～10ml或地西泮10mg静脉推注，待宫口近开全，用手将水肿的宫颈前唇上推，使其逐渐越过胎头，即可经阴道分娩。若经上述处理无明显效果，宫口不继续扩张，可行剖宫产术。

3.宫颈坚韧　常见于高龄初产妇，宫颈缺乏弹性或精神过度紧张使宫颈挛缩，宫颈不易扩张。此时可静脉推注地西泮10mg。也可于宫颈两侧各注入0.5%利多卡因5～10ml，若不见缓解，应行剖宫产术。

4.宫颈瘢痕　宫颈锥形切除术后、宫颈裂伤修补术后感染、宫颈深部电烙术后等所致的宫颈瘢痕，虽于妊娠后软化，若宫缩很强，宫口仍不扩张，不宜久等，应行剖宫产术。

5.宫颈癌　此时宫颈硬而脆，缺乏伸展性，临产后影响宫口扩张，若经阴道分娩，有发生大出血、裂伤、感染及癌扩散等危险，故不应经阴道分娩，应行剖宫产术，术后放疗。若为早期浸润癌，可先行剖宫产术，随即行广泛性子宫切除术及盆腔淋巴结清扫术。

6.宫颈肌瘤　生长在子宫下段及宫颈部位的较大肌瘤，占据盆腔或阻塞于骨盆入口时，影响胎先露部进入骨盆入口，应行剖宫产术。若肌瘤在骨盆入口以上而胎头已入盆，肌瘤不阻塞产道则可经阴道分娩，肌瘤待产后再行处理。

7.子宫下段异常　随着剖宫产率的增加，剖宫产术后并发症也随之升高，子宫下段切口感染，瘢痕较大，血管闭塞，血供障碍，子宫下段组织硬韧，遇到梗阻性难产可发生子宫下段破裂。分娩时要严密观察有无病理缩复环出现及血尿等，有异常及时处理。

【诊断检查】

1.病史　询问孕妇有无佝偻病、脊髓灰质炎、脊柱和髋关节结核以及外伤史。若为经产妇，应了解有无难产史及新生儿有无产伤等。

2.一般检查　观察产妇的体型、步态有无跛足，有无脊柱及髋关节畸形，米氏菱形窝是否对称，有无尖腹及悬垂腹等体征。身高＜145cm者，应警惕均小骨盆。

3.腹部检查

(1)腹部形态：注意观察腹型，尺测耻上子宫长度及腹围，B型超声观察胎先露与骨盆的关系，还须测量胎头双顶径、胸径、腹径、股骨长度，预测胎儿体重，判断能否顺利通过骨产道。

(2)胎位异常：骨盆入口狭窄往往因头盆不称，胎头不易入盆导致胎位异常，如臀先露、肩先露。中骨盆狭窄影响已入盆的胎头内旋转，导致持续性枕横位、枕后位。

(3)估计头盆关系：正常情况下，部分初孕妇在预产期前2周，经产妇于临产后，胎头应入盆。若已临产，胎头仍未入盆，则应充分估计头盆关系。

检查头盆是否相称的具体方法：孕妇排空膀胱，仰卧，两腿伸直。检查者将手放在耻骨联合上方，将浮动的胎头向骨盆腔方向推压。若胎头低于耻骨联合平面，表示胎头可以入盆，头盆相称，称为跨耻征阴性；若胎头与耻骨联合在同一平面，表示可疑头盆不称，称为跨耻征可疑阳性；若胎头高于耻骨联合平面，表示头盆明显不称，称为跨耻征阳性。对出现跨耻征阳性的孕妇，应让其取两腿屈曲半卧位，再次检查胎头跨耻征，若转为阴性，提示为骨盆倾斜度异常，而不是头盆不称。

4.骨盆测量

(1)骨盆外测量：骨盆外测量的结果，可以间接反映出真骨盆的大小。骨盆外测量各径线＜正常值 2cm 或以上为均小骨盆；骶耻外径＜18cm 为扁平骨盆。坐骨结节间径＜8cm，耻骨弓角度＜90°，为漏斗型骨盆。骨盆两侧斜径(以一侧髂前上棘至对侧髂后上棘间的距离)及同侧直径(从髂前上棘至同侧髂后上棘间的距离)，两者相差＞1cm 为偏斜骨盆。

(2)骨盆内测量：骨盆外侧量发现异常，应进行骨盆内测量。对角径＜11.5cm，骶岬突出为骨盆入口平面狭窄，属扁平骨盆。中骨盆平面狭窄及骨盆出口平面狭窄往往同时存在。应测量骶骨前面弯度、坐骨棘间径、坐骨切迹宽度(即骶棘韧带宽度)。若坐骨棘间径＜10cm，坐骨切迹宽度＜2 横指，为中骨盆平面狭窄。若坐骨结节间径＜8cm，应测量出口后矢状径及检查骶尾关节活动度，估计骨盆出口平面的狭窄程度。若坐骨结节间径与出口后矢状径之和＜15cm，为骨盆出口平面狭窄。

5.B 型超声检查　观察胎先露与骨盆的关系，测量胎头双顶径、胸径、腹径、股骨长度，预测胎儿体重，判断能否顺利通过骨产道。

【对母儿的影响】

1.对母体的影响　若为骨盆入口平面狭窄，影响胎先露部衔接，容易发生胎位异常，引起继发性子宫收缩乏力，导致产程延长或停滞。若中骨盆平面狭窄，影响胎头内旋转，容易发生持续性枕横位或枕后位。胎头长时间嵌顿于产道内，压迫软组织引起局部缺血、水肿、坏死、脱落，于产后形成生殖道瘘；胎膜早破及手术助产增加感染概率。严重梗阻性难产若不及时处理，可导致先兆子宫破裂，甚至子宫破裂，危及产妇生命。

2.对胎儿的影响　头盆不相称容易发生胎膜早破、脐带脱垂，导致胎儿窘迫，甚至胎儿死亡；产程延长，胎头受压，缺血缺氧容易发生颅内出血；产道狭窄，手术助产概率增大，易发生新生儿产伤及感染。

【治疗原则】

(一)骨产道异常

明确狭窄骨盆的类别和程度，了解胎位、胎儿大小、胎心、宫缩强弱、宫颈扩张程度、破膜与否，结合年龄、产次、既往分娩史，综合判断，选择合理的分娩方式。

1.轻度头盆不称　在严密监护下可以试产，试产过程一般不用镇静、镇痛药，少肛查，禁灌肠。密切观察胎儿情况及产程进展。勤听胎心音，破膜后立即听胎心音，观察羊水性状，必要时行阴道检查，了解产程进展，有无脐带脱垂。若胎头未衔接，胎位异常已破膜的产妇应抬高床尾。试产 2～4h，胎头仍未入盆，并伴胎儿窘迫者，则应停止试产，及时行剖宫产术结束分娩。

2.中骨盆狭窄　主要影响胎头俯屈，使内旋转受阻，易发生持续性枕横位或枕后位。若宫口已开全，胎头双顶径达坐骨棘水平或更低，可用胎头吸引、产钳等阴道助产术，并做好抢救新生儿的准备；若胎头未达坐骨棘水平，或出现胎儿窘迫征象，应行剖宫产术结束分娩。

3.骨盆出口狭窄　出口平面是产道最低部位，应在临产前对胎儿大小、头盆关系作充分估计，决定分娩方式，出口平面狭窄者不宜试产。若出口横径与后矢状径之和＞15cm，多数可经阴道分娩；两者之和为 13～15cm 者，多数需阴道助产；两径之和＜13cm，足月胎儿不易经阴道分娩，应行剖宫产术结束分娩。

4.胎儿娩出　胎儿娩出后，及时注射宫缩药，使用抗生素预防产后出血和感染。

(二)软产道异常

对软产道异常应根据局部组织的病变程度及对阴道分娩的影响，选择局部手术治疗处理，或行剖宫产术结束分娩。

【护理措施】

(一)产程处理过程的护理

1.有明显头盆不称、不能从阴道分娩者，按医嘱做好剖宫产术的术前准备与护理。

2.对轻度头盆不称的试产者其护理要点如下。

(1)专人守护，保证良好的产力。关心产妇饮食、营养、水分、休息。必要时按医嘱补充水、电解质、维生素 C。

(2)密切观察胎心、羊水变换及产程进展情况，发现异常及时通知医师并做好剖宫产的术前准备。

(3)注意子宫破裂的先兆，用手放在孕妇腹部或用胎儿电子监护仪监测子宫收缩及胎心率变化，发现异常时，立即停止试产，及时通知医师及早处理，预防子宫破裂。

3.中骨盆或骨盆出口狭窄者，护士必须配合医师做好阴道助产的术前准备或按医嘱做好剖宫产的术前准备。

(二)心理护理

向产妇及家属讲清楚阴道分娩的可能性及优点，增强其自信心；认真解答产妇及家属的疑问，使其了解目前产程进展的状况；向产妇及家属讲明产道异常对母儿的影响，解除对未知的焦虑，建立对医护人员的信任感，以取得良好的合作。

(三)预防产后出血和感染

按医嘱使用宫缩药、抗生素。保持外阴清洁，每天冲(擦)洗会阴 2 次，使用消毒会阴垫。胎先露长时间压迫阴道或出现血尿时，应及时留置导尿管 8～12d，必须保证导尿管通畅，定期更换，防止感染。

(四)新生儿护理

胎头在产道压迫时间过长或经手术助产的新生儿，应按产伤处理，严密观察颅内出血或其他损伤的症状。

第三节 胎位异常

胎位异常(abnormal fetal position)包括胎头位置异常、臀先露及肩先露，是造成难产的常见因素。

一、持续性枕后位、枕横位

在分娩过程中，胎头以枕后位或枕横位衔接。在下降过程中，胎头枕部因强有力宫缩绝大多数能向前转 135°或 90°，转成枕前位自然分娩。仅有 5%～10%胎头枕骨持续不能转向前方，直至分娩后期仍位于母体骨盆后方或侧方，致使分娩发生困难者，称持续性枕后位。国外报道发病率为 5%左右。

【病因】

1.骨盆异常　常发生于男型骨盆或类人猿型骨盆。这两类骨盆的特点是骨盆入口平面前半部较狭窄，不适合胎头枕部衔接，后半部较宽，胎头容易以枕后位或枕横位衔接。这类骨盆常伴有中骨盆平面及骨盆出口平面狭窄，影响胎头在中骨盆平面向前旋转，为适应骨盆形态而成为持续性枕后位或持续性枕横位。由于扁平骨盆前后径短小，均小骨盆各径线均小，而骨盆入口横径最长，胎头常以枕横位入盆，由于骨盆偏小，胎头旋转困难，胎头便持续在枕横位。

2.胎头俯屈不良　若以枕后位衔接，胎儿脊柱与母体脊柱接近，不利于胎头俯屈，胎头前囟成为胎头下降的最低部位，而最低点又常转向骨盆前方，当前囟转至前方或侧方时，胎头枕部转至后方或侧方，形成持续性枕后位或持续性枕横位。

3.子宫收缩乏力　影响胎头下降、俯屈及内旋转，容易造成持续性枕后位或枕横位。

4.头盆不称　头盆不称使内旋转受阻，而呈持续性枕后位或枕横位。

5.其他　前壁胎盘、膀胱充盈、子宫下段宫颈肌瘤均可影响胎头内旋转，形成持续性枕横位或枕后位。

【诊断】

1.临床表现　临产后胎头衔接较晚及俯屈不良，由于枕后位的胎先露部不易紧贴子宫下段及宫颈内口，常导致协调性宫缩乏力及宫口扩张缓慢。因枕骨持续位于骨盆后方压迫直肠，产妇自觉肛门坠胀及排便感，致使宫口尚未开全时过早使用腹压，容易导致宫颈前唇水肿和产妇疲劳，影响产程进展。持续性枕后位常致活跃期晚期及第二产程延长。若在阴道口虽已见到胎发，历经多次宫缩时屏气却不见胎头继续顺利下降时，可能是持续性枕后位。

2.腹部检查　在宫底部触及胎臀，胎背偏向母体后方或侧方，在对侧明显触及胎儿肢体。若胎头已衔接，有时可在胎儿肢体侧耻骨联合上方扪到胎儿颏部。胎心在脐下一侧偏外方听得最响亮，枕后位时因胎背伸直，前胸贴近母体腹壁，胎心在胎儿肢体侧的胎胸部位也能听到。

3.肛门检查或阴道检查　若为枕后位，感到盆腔后部空虚，查明胎头矢状缝位于骨盆斜径上。前囟在骨盆右前方，后囟(枕部)在骨盆左后方则为枕左后位，反之为枕右后位。查明胎头矢状缝位于骨盆横径上，后囟在骨盆左侧方，则为枕左横位，反之为枕右横位。当出现胎头水肿、颅骨重叠、囟门触不清时，需行阴道检查，借助胎儿耳郭及耳屏位置及方向判定胎位，若耳郭朝向骨盆后方，诊断为枕后位；若耳郭朝向骨盆侧方，诊断为枕横位。

4.B型超声检查　根据胎头颜面及枕部位置，能准确探清胎头位置以明确诊断。

【分娩机制】

胎头多以枕横位或枕后位衔接，在分娩过程中，若不能转成枕前位时，其分娩机制如下。

1.枕左(右)后位　胎头枕部到达中骨盆向后行45°内旋转，使矢状缝与骨盆前后径一致。胎儿枕部朝向骶骨呈正枕后位。其分娩方式如下。

(1)胎头俯屈较好：胎头继续下降，前囟先露抵达耻骨联合下时，以前囟为支点，胎头继续俯屈使顶部及枕部自会阴前缘娩出。继之胎头仰伸，相继由耻骨联合下娩出额、鼻、口、颏。此种分娩方式为枕后位经阴道助娩最常见的方式。

(2)胎头俯屈不良：当鼻根出现在耻骨联合下缘时，以鼻根为支点，胎头先俯屈，从会阴前缘娩出前囟、顶部及枕部，然后胎头仰伸，便鼻、口、颏部相继由耻骨联合下娩出。因胎头以较大的枕额周径旋转，胎儿娩出更加困难，多需手术助产。

2.枕横位　部分枕横位于下降过程中无内旋转动作，或枕后位的胎头枕部仅向前旋转45°。成为持续性枕横位。持续性枕横位虽能经阴道分娩，但多数需用手或行胎头吸引术将胎头转成枕前位娩出。

【对母儿影响】

1.对产妇的影响　胎位异常导致继发性宫缩乏力，使产程延长，常需手术助产，容易发生软产道损伤，增加产后出血及感染概率。若胎头长时间压迫软产道，可发生缺血坏死脱落，形成生殖道瘘。

2.对胎儿的影响　第二产程延长和手术助产机会增多，常出现胎儿窘迫和新生儿窒息，使围生儿病死率增高。

【治疗】

持续性枕后位、枕横位在骨盆无异常、胎儿不大时，可以试产。试产时应严密观察产程，注意胎头下降、宫口扩张程度、宫缩强弱及胎心有无改变。

1.第一产程

(1)潜伏期：需保证产妇充分营养与休息。若有情绪紧张，睡眠不好可给予哌替啶或地西泮。让产妇朝向胎背的对侧方向侧卧，以利胎头枕部转向前方。若宫缩欠佳，应尽早静脉滴注缩宫素。

(2)活跃期：宫口开大3～4cm产程停滞，除外头盆不称可行人工破膜，若产力欠佳，静脉滴注缩宫素。若宫口开大每小时1cm以上，伴胎先露部下降，多能经阴道分娩。在试产过程中，出现胎儿窘迫征象，应行剖宫产术结束分娩。若经过上述处理效果不佳，每小时宫口开大<1cm或无进展时，则应剖宫产结束分娩。宫口开全之前，嘱产妇不要过早屏气用力，以免引起宫颈前唇水肿，影响产程进展。

2.第二产程　若第二产程进展缓慢，初产妇已近2h，经产妇已近1h，应行阴道检查。当胎头双顶径已达坐骨棘平面或更低时，可先行徒手将胎头枕部转向前方，使矢状缝与骨盆出口前后径一致，或自然分娩，或阴道助产(低位产钳术或胎头吸引术)。若转成枕前位有困难时，也可向后转成正枕后位，再以产钳助产。若以枕后位娩出时，需做较大的会阴后-斜切开，以免造成会阴裂伤。若胎头位置较高，疑有头盆不称，需行剖宫产术，中位产钳禁止使用。

3.第三产程　因产程延长，容易发生产后宫缩乏力，胎盘娩出后应立即静脉注射或肌内注射子宫收缩药，以防发生产后出血。有软产道裂伤者，应及时修补。新生儿应重点监护。凡行手术助产及有软产道裂伤者，产后应给予抗生素预防感染。

二、胎头高直位

胎头以不屈不仰姿势衔接于骨盆入口，其矢状缝与骨盆入口前后径相一致，称胎头高直位。发病率国内文献报道为1.08%，国外资料报道为0.6%～1.6%。胎头枕骨向前靠近耻骨联合者称胎头高直前位，又称枕耻位；胎头枕骨向后靠近骶岬者称胎头高直后位，又称枕骶位。胎头高直位对母儿危害较大，应妥善处理。

【病因】

胎头高直位的病因尚不清楚，可能与下述因素有关。

1.头盆不称，骨盆入口平面狭窄，胎头大，腹壁松弛，胎膜早破，均可使胎头矢状缝有可能被固定在骨盆前后径上，形成胎头高直位。

2.腹壁松弛及腹直肌分离，胎背易朝母体前方，胎头高浮，当宫缩时易形成胎头高直位。

3.胎膜突然破裂，羊水迅速流出，宫缩时胎头矢状缝易固定于骨盆入口前后径上，形成胎头高直位。

【诊断】

1.临床表现　由于临产后胎头不俯屈，进入骨盆入口的胎头径线增大，胎头迟迟不衔接，使胎头不下降或下降缓慢，宫口扩张也缓慢，致使产程延长，常感耻骨联合部位疼痛。

2.腹部检查　胎头高直前位时，胎背靠近腹前壁，不易触及胎儿肢体，胎心位置稍高在近腹中线听得最清楚。胎头高直后位时，胎儿肢体靠近腹前壁，有时在耻骨联合上方可清楚触及胎儿下颏。

3.阴道检查　因胎头位置高，肛查不易查清，此时应做阴道检查。发现胎头矢状缝与骨盆入口前后径一致，后囟在耻骨联合后，前囟在骶骨前，为胎头高直前位，反之为胎头高直后位。

4.B 型超声检查　可探清胎头双顶径与骨盆入口横径一致，胎头矢状缝与骨盆入口前后径一致。

【分娩机制】

胎头高直前位临产后，胎头极度俯屈，以胎头枕骨在耻骨联合后方为支点，使胎头顶部、额部及颏部沿骶岬下滑入盆衔接、下降，双顶径达坐骨棘平面以下时，以枕前位经阴道分娩。若胎头高直前位胎头无法入盆，需行剖宫产术结束分娩。高直后位临产后，胎背与母体腰骶部贴近，妨碍胎头俯屈及下降，使胎头处于高浮状态迟迟不能入盆，即使入盆下降至盆底也难以向前旋转 180°，故以枕前位娩出的可能性极小。

【治疗】

胎头高直前位时，若骨盆正常、胎儿不大、产力强，应给予充分试产机会，加强宫缩促使胎头俯屈，胎头转为枕前位可经阴道分娩或阴道助产，若试产失败再行剖宫产术结束分娩。胎头高直后位因很难经阴道分娩，一经确诊应行剖宫产术。

三、面　先　露

胎头以面部为先露时称为面先露，多于临产后发现。面先露以颏骨为指示点，有颏左前、颏左横、颏左后、颏右前、颏右横、颏右后 6 种胎位，以颏左前及颏右后位较多见。我国 15 所医院统计发病率为 0.80‰～2.70‰，国外资料为 0.17‰～0.2‰。经产妇多于初产妇。

【病因】

1.骨盆狭窄　有可能阻碍胎头俯屈的因素均可能导致面先露。胎头衔接受阻，阻碍胎头俯屈，导致胎头极度仰伸。

2.头盆不称　临产后胎头衔接受阻，造成胎头极度仰伸。

3.腹壁松弛　经产妇悬垂腹时胎背向前反曲，胎儿颈椎及胸椎仰伸形成面先露。

4.脐带异常　脐带过短或脐带绕颈，使胎头俯屈困难。

5.畸形　无脑儿因无顶骨，可自然形成面先露。先天性甲状腺肿，胎头俯屈困难，也可导致面先露。

【诊断】

1.腹部检查　因胎头极度仰伸，入盆受阻，胎体伸直，宫底位置较高。颏前位时，在孕妇腹前壁容易扪及胎儿肢体，胎心由胸部传出，故在胎儿肢体侧的下腹部听得清楚。颏后位时，于耻骨联合上方可触及胎儿枕骨隆突与胎背之间有明显凹沟，胎心较遥远而弱。

2.肛门检查及阴道检查　可触到高低不平、软硬不均的颜面部，若宫口开大时可触及胎儿口、鼻、颧骨及眼眶，并依据颏部所在位置确定其胎位。

3.B 型超声检查　可以明确面先露并能探清胎位。

【分娩机制】

面先露分娩机制包括：仰伸、下降、内旋转及外旋转。颏前位时，胎头以仰伸姿势衔接、下降，胎儿面部达骨盆底时，胎头极度仰伸，颏部为最低点，故转向前方，胎头继续下降并极度仰伸，颏部因位置最低而转向前方，当颏部自耻骨弓下娩出后，极度仰伸的胎颈前面处于产道小弯（耻骨联合），胎头俯屈时，胎头后部能够适应产道大弯，使口、鼻、眼、额、前囟及枕部自会阴前缘相继娩出，但产程明显延长。颏后位时，胎儿面部达骨盆底后，多数能经内旋转 135°后以颏前位娩出。少数因内旋转受阻，成为持续性颏后位，胎颈已极度伸展，不能适应产道大弯，故足月活胎不能经阴道自然娩出，须行剖宫产结束分娩。

【对母儿影响】

1.对产妇的影响　颏前位时，因胎儿颜面部不能紧贴子宫下段及宫颈内口，常引起宫缩乏力，致使产程延长；颜面部骨质不能变形，容易发生会阴裂伤。颏后位时，导致梗阻性难产，若不及时处理，造成子宫破裂，危及产妇生命。

2.对胎儿的影响　胎儿面部受压变形，颜面皮肤发绀、肿胀，尤以口唇为著，影响吸吮，严重时可发生会厌水肿影响吞咽。新生儿于生后保持仰伸姿势达数日之久，需加强护理。

【治疗】

颏前位时，若无头盆不称，产力良好，有可能自然分娩；若出现继发性宫缩乏力，第二产程延长，可用产钳助娩，但会阴后-斜切开要足够大。若有头盆不称或出现胎儿窘迫征象，应行剖宫产术。持续性颏后位时，难以经阴道分娩，应行剖宫产术结束分娩。若胎儿畸形，无论颏前位或颏后位，均应在宫口开全后行穿颅术结束分娩。

四、臀先露

臀先露是最常见的异常胎位，占妊娠足月分娩总数的3%～4%。多见于经产妇。因胎头比胎臀大，分娩时后出胎头无明显变形，往往娩出困难，加之脐带脱垂较多见，使围生儿死亡率增高，是枕先露的3～8倍。臀先露以骶骨为指示点，有骶左前、骶左横、骶左后、骶右前、骶右横、骶右后6种胎位。

【病因】

妊娠30周以前，臀先露较多见，妊娠30周以后多能自然转成头先露。临产后持续为臀先露的原因尚不十分明确，可能的因素有以下几种。

1.胎儿在宫腔内活动范围过大　羊水过多、经产妇腹壁松弛以及早产儿羊水相对偏多，胎儿易在宫腔内自由活动形成臀先露。

2.胎儿在宫腔内活动范围受限　子宫畸形（如单角子宫、双角子宫等）、胎儿畸形（如无脑儿、脑积水等）、双胎妊娠及羊水过少等，容易发生臀先露。胎盘附着在宫底宫角部易发生臀先露，占73%，而头先露仅占5%。

3. 胎头衔接受阻　狭窄骨盆、前置胎盘、肿瘤阻塞骨盆腔及巨大胎儿等，也易发生臀先露。

【临床分类】　根据胎儿两下肢所取的姿势分为以下3类。

1.单臀先露或腿直臀先露　胎儿双髋关节屈曲，双膝关节直伸，以臀部为先露。最多见。

2.完全臀先露或混合臀先露　胎儿双髋关节及双膝关节均屈曲，有如盘膝坐，以臀部和双足为先露。较多见。

3.不完全臀先露　以一足或双足、一膝或双膝，或一足一膝为先露。膝先露是暂时的，产程开始后转为足先露。较少见。

【诊断】

1.临床表现　孕妇常感肋下有圆而硬的胎头。由于胎臀不能紧贴子宫下段及宫颈内口，常导致宫缩乏力，宫口扩张缓慢，致使产程延长。

2.腹部检查　子宫呈纵椭圆形，胎体纵轴与母体纵轴一致。在宫底部可触到圆而硬、按压时有浮球感的胎头；若未衔接，在耻骨联合上方触到不规则、软而宽的胎臀，胎心在脐左（或右）上方听得最清楚。衔接后，胎臀位于耻骨联合之下，胎心听诊以脐下最明显。

3.肛门检查及阴道检查　肛门检查时，触及软而不规则的胎臀或触到胎足、胎膝。若胎臀位置高，肛查不能确定时，需行阴道检查。阴道检查时，了解宫口扩张程度及有无脐带脱垂。若胎膜已破，能直接触到胎臀、外生殖器及肛门，此时应注意与颜面相鉴别。若为胎臀，可触及肛门与两坐骨结节连在一条直线上，手指放入肛门内有环状括约肌收缩感，取出手指可见有胎粪。若为颜面，口与两颧骨突出点呈三角形，手指放入口内可触及牙龈和弓状的下颌骨。若触及胎足时，应与胎手相鉴别。

4.B型超声检查　能准确探清臀先露类型以及胎儿大小、胎头姿势等。

【分娩机制】

以骶右前位为例加以阐述。

1.胎臀娩出　临产后，胎臀以粗隆间径衔接于骨盆入口右斜径，骶骨位于右前方。胎臀逐渐下降，前髋下降稍快故位置较低，抵达骨盆底遇到阻力后，前髋向母体右侧行45°内旋转，使前髋位于耻骨联合后方，此时粗隆间径与母体骨盆出口前后径一致。胎臀继续下降，胎体稍侧屈以适应产道弯曲度，后髋先从会阴前缘娩出，随即胎体稍伸直，使前髋从耻骨弓下娩出。继之双腿双足娩出。当胎臀及两下肢娩出后，胎体行外旋转，使胎背转向前方或右前方。

2.胎肩娩出　当胎体行外旋转的同时，胎儿双肩径衔接于骨盆入口右斜径或横径，并沿此径线逐渐下降，当双肩达骨盆底时，前肩向右旋转45°。转至耻骨弓下，使双肩径与骨盆出口前后径一致，同时胎体侧屈使后肩及后上肢从会阴前缘娩出，继之前肩及前上肢从耻骨弓下娩出。

3.胎头娩出　当胎肩通过会阴时，胎头矢状缝衔接于骨盆入口左斜径或横径，并沿此径线逐渐下降，同时胎头俯屈。当枕骨达骨盆底时，胎头向母体左前方旋转45°，使枕骨朝向耻骨联合。胎头继续下降，当枕骨下凹到达耻骨弓下时，以此处为支点，胎头继续俯屈，使颏、面及额部相继自会阴前缘娩出，随后枕部自耻骨弓下娩出。

【对母儿影响】

1.对产妇的影响　胎臀形状不规则，不能紧贴子宫下段及宫颈内口，容易发生胎膜早破或继发性宫缩乏力，使产后出血与产褥感染的概率增大，若宫口未开全而强行牵拉，容易造成宫颈撕裂甚至延及子宫下段。

2.对胎儿及新生儿的影响　胎臀高低不平，对前羊膜囊压力不均匀，常致胎膜早破，发生脐带脱垂是头先露的 10 倍，脐带受压可致胎儿窘迫甚至死亡；胎膜早破，使早产儿及低体重儿增多。后出胎头牵出困难，常发生新生儿窒息、臂丛神经损伤及颅内出血，颅内出血的发病率是头先露的 10 倍。臀先露导致围生儿的发病率与死亡率均增高。

【治疗】

1.妊娠期　于妊娠 30 周前，臀先露多能自行转为头先露。若妊娠 30 周后仍为臀先露应予矫正。常用的矫正方法有以下几种。

(1)让孕妇排空膀胱，松解裤带，做胸膝卧位姿势，每日 2 次，每次 15min，连做 1 周后复查。这种姿势可使胎臀退出盆腔，借助胎儿重心改变，使胎头与胎背所形成的弧形顺着宫底弧面滑动而完成胎位矫正。

(2)激光照射或艾灸至阴穴，近年多用激光照射两侧至阴穴，也可用艾条灸，每日 1 次，每次 15～20min，5 次为 1 个疗程。

(3)应用上述矫正方法无效者，于妊娠 32～34 周时，可行外转胎位术，因有发生胎盘早剥、脐带缠绕等严重并发症的可能，应用时要慎重，术前半小时口服沙丁胺醇 4.8mg。行外转胎位术时，最好在 B 型超声监测下进行。孕妇平卧，两下肢屈曲稍外展，露出腹壁。查清胎位，听胎心率。操作步骤包括松动胎先露部、转胎。动作应轻柔，间断进行。若术中或术后发现胎动频繁而剧烈或胎心率异常，应停止转动并退回原胎位观察半小时。

2.分娩期　应根据产妇年龄、胎产次、骨盆类型、胎儿大小、胎儿是否存活、臀先露类型以及有无合并症，于临产初期作出正确判断，决定分娩方式。

(1)择期剖宫产的指征：狭窄骨盆、软产道异常、胎儿体重＞3500g、胎儿窘迫、高龄初产、有难产史、不完全臀先露等，均应行剖宫产术结束分娩。

(2)决定经阴道分娩的处理

第一产程：产妇应侧卧，不宜站立走动。少做肛查，不灌肠，尽量避免胎膜破裂。一旦破膜，应立即听胎心。若胎心变慢或变快，应行肛查，必要时行阴道检查，了解有无脐带脱垂。若有脐带脱垂，胎心尚好，宫口未开全，为抢救胎儿，需立即行剖宫产术。若无脐带脱垂，可严密观察胎心及产程进展。若出现协调性宫缩乏力，应设法加强宫缩。当宫口开大 4～5cm 时，胎足即可经宫口脱出至阴道。为了使宫颈和阴道充分扩张，消毒外阴之后，使用“堵”外阴方法。当宫缩时，用无菌巾以手掌堵住阴道口，让胎臀下降，避免胎足先下降，待宫口及阴道充分扩张后才让胎臀娩出。此法有利于后出胎头的顺利娩出。在“堵”的过程中，应每隔 10～15min 听胎心 1 次，并注意宫口是否开全。宫口已开全再堵易引起胎儿窘迫或子宫破裂。宫口近开全时，要做好接产和抢救新生儿窒息的准备。

第二产程：接产前，应导尿排空膀胱。初产妇应做会阴后-斜切开术。有 3 种分娩方式①自然分娩：胎儿自然娩出，不做任何牵拉。极少见，仅见于经产妇、胎儿小、宫缩强、骨盆腔宽大者。②臀助产术：当胎臀自然娩出至脐部后，胎肩及后出胎头由接产者协助娩出。脐部娩出后，一般应在 2～3min 娩出胎头，最长不能超过 8min。后出胎头娩出有主张用单叶产钳，效果佳。③臀牵引术：胎儿全部由接产者牵拉娩出，此种手术对胎儿损伤大，一般情况下应禁止使用。

第三产程：产程延长易并发子宫收缩乏力性出血。胎盘娩出后，应肌内注射缩宫素或麦角新碱，防止产后出血。行手术操作及有软产道损伤者，应及时检查并缝合，给予抗生素预防感染。

五、肩　先　露

胎体纵轴与母体纵轴相垂直为横产式。胎体横卧于骨盆入口之上，先露部为肩，称肩先露，占妊娠足月分娩总数的 0.25%，是对母儿最不利的胎位。除死胎及早产儿胎体可折叠娩出外，足月活胎不可能经阴道娩出。若不及时处理，容易造成子宫破裂，威胁母儿生命。根据胎头在母体左或右侧和胎儿肩胛朝向母体前或后方，有肩左前、肩左后、肩右前、肩右后 4 种胎位。发生原因与臀先露类同。

【诊断】

1.临床表现　胎先露部胎肩不能紧贴子宫下段及宫颈内口，缺乏直接刺激，容易发生宫缩乏力。胎肩对宫颈压力不均，容易发生胎膜早破。破膜后羊水迅速外流，胎儿上肢或脐带容易脱出，导致胎儿窘迫甚至死亡。随着宫缩不断加强、胎肩及胸廓一部分被挤入盆腔内，胎体折叠弯曲，胎颈被拉长，上肢脱出于阴道口外，胎头和胎臀仍被阻于骨盆入口上方，形成忽略性肩先露。子宫收缩继续增强，子宫上段越来越厚，子宫下段被动扩张越来越薄，由于子宫上下段肌壁厚薄相差悬殊，形成环状凹陷，并随宫缩逐渐升高，甚至可以高达脐上，形成病理缩复环，是子宫破裂的先兆，若不及时处理，将发生子宫破裂。

2.腹部检查　子宫呈横椭圆形，子宫长度低于妊娠周数，子宫横径宽。宫底部及耻骨联合上方较空虚，在母体腹部一侧触到胎头，另侧触到胎臀。肩前位时，胎背朝向母体腹壁，触之宽大平坦；肩后位时，胎儿肢体朝向母体腹壁，触及不规则的小肢体。胎心在脐周两侧最清楚。根据腹部检查多能确定胎位。

3.肛门检查或阴道检查　胎膜未破者，因胎先露部浮动于骨盆入口上方，肛查不易触及胎先露部。若胎膜已破、宫口已扩张者，阴道检查可触到肩胛骨或肩峰、肋骨及腋窝。腋窝尖端指向胎儿头端，据此可决定胎头在母体左或右侧。肩胛骨朝向母体前或后方，可决定肩前位或肩后位。例如胎头在母体右侧，肩胛骨朝向后方，则为肩右后位。胎手若已脱出于阴道口外，可用握手法鉴别是胎儿左手或右手，因检查者只能与胎儿同侧的手相握。例如肩右前位时左手脱出，检查者用左手与胎儿左手相握，余类推。

4.B超　能准确探清肩先露，并能确定具体胎位。

【治疗】

1.妊娠期　妊娠后期发现肩先露应及时矫正。可采用胸膝卧位、激光照射（或艾灸）至阴穴。上述矫正方法无效，应试行外转胎位术转成头先露，并包扎腹部以固定胎头。若行外转胎位术失败，应提前住院决定分娩方式。

2.分娩期　根据胎产次、胎儿大小、胎儿是否存活、宫口扩张程度、胎膜是否破裂、有无并发症等，决定分娩方式。

(1)足月活胎，伴有产科指征（如狭窄骨盆、前置胎盘、有难产史等），应于临产前行择期剖宫产术结束分娩。

(2)初产妇、足月活胎，临产后应行剖宫产术。

(3)经产妇、足月活胎，也可行剖宫产。若宫口开大5cm以上，破膜不久，羊水未流尽，可在乙醚深麻醉下行内转胎位术，转成臀先露，待宫口开全助产娩出。若双胎妊娠第二胎儿为肩先露，可行内转胎位术。

(4)出现先兆子宫破裂或子宫破裂征象，无论胎儿死活，均应立即行剖宫产术。术中若发现宫腔感染严重，应将子宫一并切除。

(5)胎儿已死，无先兆子宫破裂征象，若宫口近开全，在全身麻醉下行断头术或碎胎术。术后应常规检查子宫下段、宫颈及阴道有无裂伤。若有裂伤应及时缝合。注意产后出血，给予抗生素预防感染。

六、复合先露

胎先露部伴有肢体同时进入骨盆入口，称复合先露。临床以一手或一前臂沿胎头脱出最常见，多发生于早产者，发病率为0.80‰～1.66‰。

【病因】

胎先露部不能完全充填骨盆入口或在胎先露部周围有空隙均可发生。以经产妇腹壁松弛者、临产后胎头高浮、骨盆狭窄、胎膜早破、早产、双胎妊娠及羊水过多等为常见原因。

【临床经过及对母儿影响】

仅胎手露于胎头旁，或胎足露于胎臀旁者，多能顺利经阴道分娩。只有在破膜后，上臂完全脱出则能阻碍分娩。下肢和胎头同时入盆，直伸的下肢也能阻碍胎头下降，若不及时处理可致梗阻性难产，威胁母儿生命。胎儿可因脐带脱垂死亡，也可因产程延长、缺氧造成胎儿窘迫，甚至死亡等。

【诊断】

当产程进展缓慢时，行阴道检查发现胎先露部旁有肢体即可明确诊断。常见胎头与胎手同时入盆。诊断时应注意和臀先露及肩先露相鉴别。

【治疗】

发现复合先露，首先应查清有无头盆不称。若无头盆不称，让产妇向脱出肢体的对侧侧卧，肢体常可自然缩回。脱出肢体与胎头已入盆，待宫口近开全或开全后上推肢体，将其回纳，然后经腹部下压胎头，使胎头下降，以产钳助娩。若头盆不称明显或伴有胎儿窘迫征象，应尽早行剖宫产术。

七、胎位异常的护理措施

胎位异常应加强分娩期的监测与护理，减少母儿并发症。护理措施如下。

1.有明显头盆不称，胎位异常或确诊为巨大胎儿的产妇，按医嘱做好剖宫产术的术前准备。

2.选择阴道分娩的产妇应做好如下护理。

(1)鼓励待产妇进食,保持产妇良好的营养状况,必要时给予补液,维持电解质平衡;指导产妇合理用力,避免体力消耗。枕后位者,嘱产妇不要过早屏气用力,以防宫颈水肿及疲乏。

(2)防止胎膜早破。产妇在待产过程中应少活动,尽量少做肛查,禁灌肠。一旦胎膜早破,立即观察胎心,抬高床尾,如胎心有改变,及时报告医师,并立即行肛查或阴道检查,及早发现脐带脱垂情况。

(3)协助医师做好阴道助产及新生儿抢救的物品准备,必要时为缩短第二产程可行阴道助产。新生儿出生后应仔细检查有无受伤。第三产程应仔细检查胎盘,胎膜的完整性及母体产道的损伤情况。按医嘱及时应用宫缩药与抗生素,预防产后出血与感染。

3.心理护理。针对产妇及家属的疑问、焦虑与恐惧,护士在执行医嘱及护理照顾时,应给予充分的解释。将评估产妇及胎儿状况及时告诉产妇及家属。提供使产妇在分娩过程中有舒适感的措施,如松弛身心、抚摸腹部等持续的关照。鼓励产妇更好地与医护配合,以增强其对分娩的自信心,安全度过分娩期。

(刘纯艳)

第22章

分娩期并发症妇女的护理

第一节 产后出血

产后出血是指胎儿娩出后的24h内阴道出血量超过500ml。一般多发生在产后2h内。产后出血的发病率占分娩总数的2%～3%，严重危及产妇的健康及生命，应重视产后出血的防治与护理工作，以降低产后出血的发病率及孕产妇的病死率。

【病因】

1. *子宫收缩乏力* 是产后出血最常见的原因。产妇精神极度紧张，对分娩过度恐惧，临产后过多使用镇静药、麻醉药或子宫收缩抑制药，合并慢性全身性疾病，体质虚弱；产程延长、难产、产时宫缩乏力等全身因素造成。也可因多胎妊娠、羊水过多、前置胎盘、胎盘早剥、子宫肌瘤等局部因素造成。

2. *胎盘因素* 胎盘滞留、胎盘粘连或植入、胎盘胎膜残留。

3. *软产道损伤* 外阴、阴道及宫颈裂伤，产道血肿。

4. *凝血机制障碍* 羊水栓塞、胎盘早剥及死胎均可并发DIC。妊娠合并血液系统疾病。

【临床表现】

1. 阴道出血量过多，宫缩乏力出血表现为间歇性，宫缩差时出血增多，宫缩好时出血减少，有时阴道出血量不多，但按压宫底有大量血液和血块自阴道流出。若出血量多、出血速度快，产妇可迅速出现休克症状。

2. 软产道损伤出血表现为阴道持续性出血，色鲜红，可自凝。

3. 凝血机制障碍出血表现为胎盘娩出后子宫大量出血或少量持续不断出血，血液不凝，伴有伤口处和全身不同部位的出血。

【实验室检查】

血常规及凝血功能检查：根据病史，出血特点及血小板计数等凝血功能检测可作出诊断。

【治疗要点】

产后出血的处理原则为针对原因，迅速止血，补充血容量纠正休克及防治感染。

开放静脉、输液、备血，监测生命体征。迅速寻找原因对症处理。

1. *子宫收缩乏力* 加强宫缩是最迅速有效的止血方法。

(1)药物：促使子宫收缩的药物，缩宫素、麦角新碱、卡孕栓1mg直肠或阴道内给药、米索前列醇0.4～0.6mg含服或直肠、阴道给药、15-甲基前列腺素F2α(欣母沛)250μg直接行子宫体、宫颈、肌内注射。

(2)按摩子宫或压迫法：经腹壁按摩子宫、双手压迫子宫。

(3)手术止血：经上述治疗无效，可考虑手术止血，按具体情况选用下列手术止血的方法。①宫腔大纱布条填塞，此纱布条于术后24～48h取出。②结扎子宫动脉上行支，必要时结扎双侧髂内动脉及卵巢动脉子宫支。③有条件行髂内动脉栓塞术。④子宫次全(或全)切除术。

(4)应注意纠正血容量及补充凝血物质。

2. *胎盘滞留或残留*

(1)胎盘滞留：应迅速在消毒情况下将剥离胎盘取出。

(2)胎盘残留：如用手剥离有困难时，可用有齿卵圆钳及大号钝刮匙，如能在B超指引下钳刮，则效果将更好，取出物应做病理检查。

(3)植入性胎盘：应及时做好子宫切除的准备。

3. 软产道损伤　及时进行出血点的缝扎止血及裂伤的缝合。

4. 凝血功能障碍　首先排除子宫收缩乏力、胎盘因素、软产道损伤引起的出血，明确诊断后积极输血。

【护理问题】

1. 组织灌注改变　与产后出血有关。

2. 有感染的危险　与产后出血造成抵抗力降低，侵入性临床操作有关。

3. 焦虑　与担心自身健康及婴儿喂养问题有关。

4. 自我照顾能力缺失　与产后出血使产妇活动受限需卧床时间延长，产后失血性贫血及体质极度虚弱有关。

【护理措施】

根据出血程度，临床上对产后出血有预防性处理和治疗性处理。

（一）预防产后出血

1.妊娠期

（1）加强孕期保健，定期接受产前检查，及时治疗高危妊娠或早孕时终止妊娠。产前检查应做好血液检验，了解每一位孕妇的血型及凝血功能，贫血的孕妇较易发生产后出血，故产前贫血应及时治疗。孕妇若发生胎盘早剥与胎死宫内时，应检查血中的纤维蛋白原，备好新鲜血液、凝血酶原复合物或浓缩血浆，以备急需。

（2）对高危妊娠者，如妊娠期高血压疾病、肝炎、贫血、血液病、多胎妊娠、羊水过多等高危孕妇应提前入院。

2.分娩期

（1）第一产程：密切观察产程进展，防止产程延长，保证产妇基本需要，避免产妇衰竭状态，鼓励丈夫及其他家人陪伴，必要时给予镇静药以保证产妇的休息。

（2）第二产程：严格执行无菌技术；指导产妇正确使用腹压；适时适度做会阴侧切；胎头、胎肩娩出要慢；胎肩娩出后立即肌内注射或静脉滴注缩宫素，以加强子宫收缩，减少出血。

（3）第三产程：及时娩出胎盘和测量出血量。妥善处理第三产程：胎盘未剥离前不可过早牵拉脐带或按摩、挤压子宫，待胎盘剥离征象出现后，及时协助胎盘娩出，并仔细检查胎盘、胎膜是否完整，并进行测量。若不完整，采取手取胎盘或产后刮宫清理干净。若发生产道裂伤，及时缝合；需要纱布压迫止血时，应使用尾纱（纱布一端带有一段布条），避免遗漏在阴道内，取出尾纱时应注意观察阴道出血情况。

3.产后期

（1）产后 2h 内，产妇仍需留在产房观察，因为 80％的产后出血是发生在这一时间。要密切观察产妇的子宫收缩、阴道出血及会阴伤口情况。定时测量产妇的血压、脉搏、体温、呼吸。

（2）督促产妇 4～6h 排空膀胱，以免影响子宫收缩至产后出血。

（3）早期哺乳，可刺激子宫收缩，减少阴道出血量。

（4）对可能发生产后出血的高危产妇，注意保持静脉通道通畅，充分做好输血和急救的准备，并做好产妇的保暖。

（二）针对原因止血，纠正失血性休克，控制感染

1. 产后子宫收缩乏力所致大出血　可以通过使用宫缩药、按摩子宫、宫腔内填塞纱布条或结扎血管等方法达到止血的目的。

（1）按摩子宫。第一种方法：用一手置于产妇腹部，触摸子宫底部，拇指在子宫前壁，其余 4 指在子宫后壁，均匀而有节律地按摩子宫，促使子宫收缩，是最常用的方法（图 22-1）；第二种方法：一手在产妇耻骨联合上缘按压下腹中部，将子宫向上托起，另一手握住宫体，使其高出盆腔，在子宫底部进行有节律地按摩子宫，同时间断地用力挤压子宫，使积存在子宫腔内的血块及时排出（图 22-2）；第三种方法：一手在子宫体部按摩子宫体后壁，另一手握拳置于阴道前穹窿挤压子宫前壁，两手相对紧压子宫并做按摩，不仅可刺激子宫收缩，还可压迫子宫内血窦，减少出血（图 22-3）。

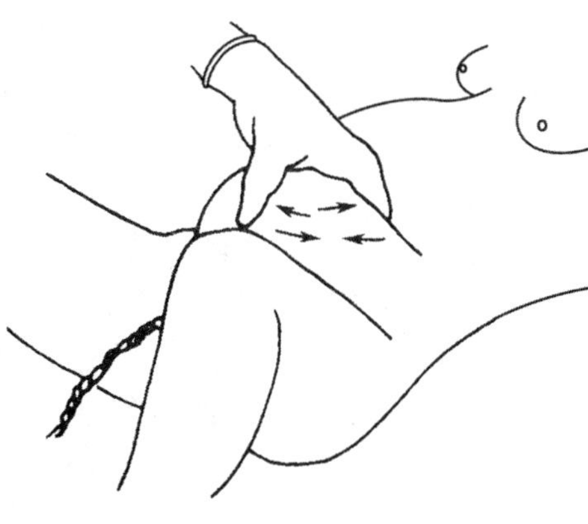

图 22-1　单手按摩子宫法

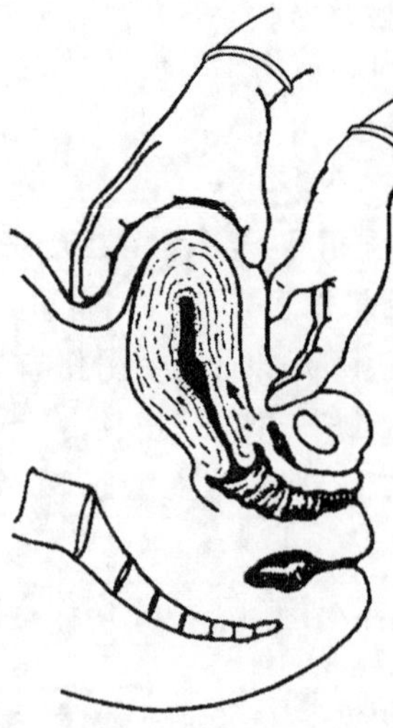
图 22-2 双手按摩子宫法

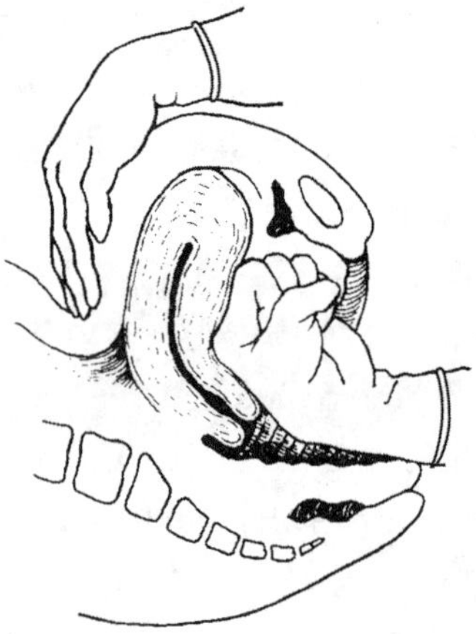
图 22-3 腹部-阴道双手按摩子宫法

(2)应用宫缩药。可根据产妇情况采用肌内注射缩宫素 10U 或麦角新碱 0.2～0.4mg,或静脉滴注宫缩药,也可宫体直接注射麦角新碱 0.2mg,以促进宫缩,减少出血(心脏病、高血压患者禁用麦角新碱)。应用后效果不佳者,按医嘱可采用地诺前列酮 0.5～1mg 经腹壁直接注入子宫肌层,使子宫发生收缩而止血。

(3)填塞宫腔。应用无菌纱布条填塞宫腔,有明显局部止血作用。适用于子宫全部松弛无力,虽经按摩及宫缩药等治疗仍无效者。方法为助手在腹部固定宫底,术者手持卵圆钳将无菌脱脂纱布条送入宫腔内,自宫底由内向外紧填于宫腔内。24h 后取出纱布条,取出前应先肌内注射宫缩药。宫腔填塞纱布条后应密切观察生命体征及宫底高度和大小,警惕因纱布条填塞不紧,宫腔内继续出血、积血,而阴道不出血的止血假象。由于宫腔内填塞纱布条可增加感染的机会,只有在缺乏输血条件,病情危急时考虑使用。

(4)结扎盆腔血管止血:主要用于子宫收缩乏力、前置胎盘等所致的严重产后出血的产妇,可采用结扎子宫动脉或结扎髂内动脉的方法,必要时行子宫次全切除术。

2.胎盘因素导致的大出血　要及时将胎盘取出,并做好必要的刮宫的准备。若为胎盘碎片残留,则以手探查子宫腔、取出凝血块及胎盘、胎膜碎片。如胎盘粘连面积过大或胎盘植入,无法自然剥离,应手术切除子宫,以控制出血。一般胎盘剥离后,血 hCG 值会下降,若还可测得 hCG,则表示胎盘剥离不全。

3.软产道撕裂伤造成的大出血　止血的有效措施是及时准确地修复缝合。若为阴道血肿,若面积不大,触痛症状较轻可以局部冷敷止血,24h 后用热敷帮助消除血块;若面积较大,触痛明显,应切开引流,把血块清除干净,结扎出血点,重新缝合。

4.失血性休克的护理　持续监测产妇的生命体征,特别是血压和脉搏,观察皮肤、黏膜、口唇、指甲是否苍白,若血红蛋白≤50g/L,会有发绀现象。产后 2h 内,每 15 分钟观察子宫收缩、阴道出血 1 次,有条件者可应用心电监护仪持续监测生命体征。若急产、胎儿过大、伤口缝合不全、子宫过度膨大(如双胎、羊水过多),产后应密切观察患者的全身情况,监测血压、脉搏、宫缩强度、宫底高度、恶露量及颜色、气味等。

5.留置导尿管并监测尿量　监测每小时尿量、尿比重,尿量每小时<30ml 为休克症状。

6.密切观察阴道出血量、颜色、气味　产后 2h,宫底高度在脐下二指,产后 12h 宫底可上升。产后 2h 内,若子宫底位置在脐上,表示子宫收缩差。

7.督促产妇翻身、活动　产后尽早下床活动,以促进恶露排出,保持子宫收缩良好。

8.产后排尿　膀胱充盈时,影响子宫收缩,产后胎儿娩出,腹压改变,若膀胱充盈麻痹,造成产妇尿潴留,宫底升高引起产后出血。因此必须督促产妇产后 4～6h 排尿,必要时导尿。

第二节 子宫破裂

子宫破裂是指妊娠晚期或分娩过程中子宫体部或子宫下段发生的破裂。是直接威胁产妇及胎儿生命的产科严重并发症。根据发生原因分为自发性破裂和损伤性破裂;根据发生部位分为子宫体部破裂和子宫下段破裂;根据破裂程度分为完全性破裂和不完全性破裂。加强产前检查与提高产科质量可使子宫破裂的发生率明显下降,故子宫破裂的发生率是衡量产科质量的标准之一。

【病因】

1.子宫手术史(瘢痕子宫) 是较常见的原因。

2.胎先露部下降受阻 骨盆狭窄,头盆不称,软产道阻塞,胎位异常(忽略性肩先露),胎儿异常(脑积水、联体儿)。

3.缩宫素使用不当 缩宫素使用指征及剂量掌握不当。

4.产科手术创伤 若宫口未开全行产钳术、胎头吸引术、臀牵引术或臀助产术,内转胎位术操作不慎、毁胎术或穿颅术等。

【临床表现】

子宫破裂可发生在妊娠晚期和分娩期,多见于分娩过程中。通常子宫破裂是一个渐进的过程,多数可分为先兆子宫破裂和子宫破裂两个阶段。典型的临床表现为病理缩复环、子宫压痛及血尿。

1.先兆子宫破裂 产妇表现为烦躁不安,呼吸、心率加快,下腹剧痛难忍;膀胱受压充血,出现排尿困难、血尿。胎心率改变或听不清。

2.子宫破裂

(1)完全性子宫破裂:子宫肌壁全层破裂,宫腔与腹腔相通,称完全性子宫破裂。子宫破裂常发生于瞬间,产妇突感腹部撕裂剧烈疼痛子宫收缩骤然停止,腹痛可暂时缓解。即出现面色苍白,出冷汗,脉搏细数,呼吸急促,血压下降等休克征象。体检:全腹有压痛和反跳痛,可在腹壁下清楚扪及胎体,胎动和胎心消失。

(2)不完全性子宫破裂:子宫破裂肌层部分或全部断裂,浆膜层尚未穿破,宫腔与腹腔未相通,胎儿及附属物仍在宫腔内,称不完全性子宫破裂。在不全破裂处有明显压痛,不完全破裂累及子宫动脉,可导致急性大出血。

【实验室检查】

1. 胎心监护 胎心率加快>160 次/分,胎心音消失提示子宫破裂。

2. 血常规、尿常规检查 血常规检查血红蛋白下降,白细胞计数增加;尿常规检查肉眼可见血尿或镜下血尿。

3.B 型超声 可见胎盘后血肿,胎儿在宫腔内。

【治疗要点】

1.先兆子宫破裂 立即采取措施抑制子宫收缩,吸氧,立即备血的同时,尽快行剖宫产术,防止子宫破裂。

2.子宫破裂 一旦确诊,无论胎儿是否存活,均应在积极抢救休克的同时,尽快手术治疗。手术前后应给予大量广谱抗生素预防感染。

【护理问题】

1. 疼痛 与宫缩过强、子宫破裂有关。

2. 组织灌注量的改变 与大量出血有关。

3. 有感染的危险 与出血量大造成贫血、机体抵抗力下降有关。

4. 恐惧 与大量出血造成休克及濒死有关。

5. 预感性悲哀 与胎儿可能夭折有关。

6. 潜在的并发症——胎儿宫内窘迫 与宫缩强直供血不足致缺氧有关。

【护理措施】

(一)预防子宫破裂

1.建立健全三级保健网,加强产前检查。

2.有子宫破裂高危因素者,应在预产期前 1～2 周入院待产。

3.严格掌握缩宫药的应用指征和方法。应用缩宫素引产,需将缩宫素稀释后小剂量静脉缓慢滴注,根据宫缩、产程进展和胎儿情况逐步调整滴速,以防子宫收缩过强,导致子宫破裂。剖宫产史者不用缩宫素引产或加强宫缩。

(二)先兆子宫破裂患者的护理

1.提高观察产程的能力,注意胎心的变化。

2.在待产时,仔细观察子宫收缩,若发现产妇下腹部压痛或腹部出现病理性缩复环时,立即报告医师并停止缩宫素引产和一切操作,同时测量产妇的生命体征,按医嘱给予抑制宫缩,吸氧及做好剖宫产的术前准备。

(三)子宫破裂患者的护理

1.迅速给予输液、输血，短时间内补足血容量；同时补充电解质及碱性药物，纠正酸中毒；积极进行抗休克处理。

2.术中、术后按医嘱应用大剂量抗生素预防感染。

3.严密观察并记录生命体征、出入量；急查血红蛋白，评估失血量以指导治疗护理方案。

(四)提供心理支持

1.向产妇及家属做好解释工作。

2.对胎儿已死亡的产妇，认真倾听产妇诉说内心的感受，帮助产妇尽快调整情绪，接受现实，以适应现实生活。

3.给予生活上的帮助和陪伴。

(王立新)

第 23 章

异常产褥期妇女的护理

第一节　产褥感染

产褥感染是产时或产后病原体侵入生殖器官，在产褥期引起生殖器局部或全身感染性病变。产后 24h 到产后 10d 内体温有 2 次超过 38℃称为产褥病率，多见原因为产褥感染、上呼吸道感染、泌尿系统感染、乳腺炎等。

【病因】

病原体可来自产妇生殖系统或其他部位原来存在者，也可因早破水，手术操作而带入生殖系统。产妇身体抵抗力下降，产妇生殖道防御功能下降是诱因。

【临床表现】

1.发热　产后 24h 后发热，要仔细检查原因，努力寻找感染病灶，可做血常规、尿常规、X 线胸片、血、尿及宫颈分泌物培养，白细胞增高、中性粒细胞增高，C 反应蛋白阳性。

2.会阴伤口感染　局部红肿、压痛、有分泌物或化脓，全身反应轻，可有低热。

3.子宫内膜炎　多在产后 3～5d 发病，可有发热、无力，白细胞增高等全身症状，恶露多，且有臭味，色粉红、浑浊；如为致病力低的菌种感染，恶露量少、无味，但体温高达 39℃以上，为致病力高的菌种感染。子宫体缩复差，有压痛。炎症可扩散到子宫肌层。

4.盆腔结缔组织炎　子宫内膜炎治疗不及时或未控制，向宫旁组织扩散，产后 7d 左右全身症状更为明显，寒战，高热，白细胞升高，宫旁一侧或双侧有明显压痛或包块形成，B 超可协助诊断。

5.盆腔腹膜炎　除上述盆腔结缔组织炎症状外，全身症状更为明显，出现盆腔腹膜刺激症状，肠胀气，排尿困难，下腹剧痛、压痛、反跳痛明显。

6.弥漫性腹膜炎　全身痛，可有肠麻痹，全腹压痛反跳痛，感染中毒症状明显。可致周围循环衰竭。

7.败血症或中毒性休克　稽留热，体温高达 40℃，甚至出现休克。血培养阳性。

8.血栓性静脉炎　症状多发生在产后 1～2 周，寒战、高热，病变之静脉肿、硬、触之为硬索状物，有压痛，而且局部血液回流障碍，多见髂静脉，股静脉、腘静脉，患肢肿胀压痛，严重至“股白肿”。如栓子脱落，可有转移病灶，如腹膜炎、肺炎、肺脓肿、肾周围脓肿等。

【辅助检查】

1. 血常规　白细胞计数增高。

2. 阴道与子宫颈拭子　阳性，血液细菌培养有致病菌。

3. B 型超声　检查子宫及盆腔组织，了解感染部位及病变情况。

【治疗要点】

1.病因治疗　针对病原菌选用抗生素。革兰阴性杆菌，多用氨苄西林、头孢菌素、甲硝唑等。革兰阳性球菌，多用青霉素、红霉素。厌氧菌感染可用甲硝唑。常为混合感染，故可选用广谱抗生素或两种及以上抗生素合用。病情急、重可通过静脉给药，缓轻者，可肌内注射或口服。如复方阿莫西林（安灭菌）可用 48g/d，或头孢曲松（罗氏芬）2g/d，或甲硝唑（灭滴灵）0.5～1g/d。治疗用抗生素要足量，足疗程。如有效，体温正常，症状消失后继续 3～7d。如 72h 无效，再考虑改药，忌不断换药，造成耐药菌种，血栓静脉炎可用低分子肝素5 000U每日皮下注射 5d。

2. 支持疗法

(1)物理降温,半卧位,以利引流及病灶局限。

(2)高热量、高蛋白、高维生素饮食。若饮食不好,要静脉补充能量及大量维生素 C,纠正贫血,维持水电解质平衡等。

(3)病情重,可少量分次输血或血浆,以增加抵抗力。也可在广谱抗生素基础上加用泼尼松或地塞米松,停药时先停激素,后停用抗菌药。

(4)外科处理。如宫腔有残留物或积脓,可在抗生素控制感染后清理宫腔;腹腔或盆腔脓肿时,应经腹或经阴道引流,无法控制的败血症时,行子宫切除等。

【护理问题】

1. 体温过高　与产褥感染有关。

2. 舒适的改变　与产褥感染、高热有关。

3. 疼痛　与感染部位炎性浸润有关。

4. 焦虑　与担心自身健康和婴儿喂养有关。

【护理措施】

(一)一般护理

保持病室的安静、清洁、空气新鲜,每日通风,并注意保暖。保持床单位及衣物、用物洁净。保证产妇获得充足休息和睡眠;给予高蛋白、高热量、高维生素易消化饮食;鼓励产妇多饮水,保证足够的液体摄入,必要时可静脉输液补充体液。对患者出现高热、疼痛、呕吐时按症状进行护理,解除或减轻患者的不适。做好心理护理,解除产妇及家属的疑虑,提供母婴接触的机会,减轻产妇的焦虑。

(二)病情观察

评估产妇的全身情况,是否有发热、寒战、恶心、呕吐、全身乏力、腹胀、腹痛等症状。同时评估产妇有无下肢持续性疼痛,局部静脉压痛及下肢水肿等。并做好生命体征,恶露的颜色、性状与气味,子宫复旧情况,腹部体征及会阴伤口情况的记录。

(三)治疗配合

根据医嘱进行支持治疗,纠正贫血和水、电解质失常,增加蛋白质、维生素的摄入。根据细菌培养和药敏试验结果选择抗生素,注意需氧菌与厌氧菌及耐药菌株的问题。感染严重者,首选广谱高效抗生素等综合治疗,按医嘱必要时短期加用肾上腺糖皮质激素,以提高机体应激能力。注意抗生素使用的间隔时间,维持血液中有效浓度。做好脓肿引流术、清宫术、阴道后穹窿穿刺术等的术前准备及护理。配合医师清除宫腔残留物,包括对盆腔脓肿要切开排脓或穿刺引流等。对血栓性静脉炎患者,按医嘱可加用肝素,并口服双香豆素,也可用活血化瘀中药及溶栓类药物。严重病例有感染性休克或肾衰竭者应积极配合抢救。

(四)预防生殖道感染和并发症

工作人员、家属、患者均要注意手的清洁。待产或分娩时工作人员严格执行无菌操作技术,分娩时避免过多的阴道检查,以减少伤口感染。单独特殊处理被污染的物品如衣物、床单等。做好健康教育与出院指导,鼓励和帮助产妇做好会阴部护理,及时更换会阴垫,外阴伤口每天 2 次用 1∶5000 高锰酸钾温水溶液擦洗,如伤口有红肿可用红外线照射会阴部进行伤口理疗。指导患者采取半卧位或抬高床头,促进恶露流出,炎症局限,防止感染扩散。

(五)产后生殖道感染的健康教育和心理护理

由于产妇的伤口愈合不良或全身感染症状严重,影响正常的哺喂新生儿,甚至造成母婴分离,护士应向产妇讲解感染等并发症的症状、诊断、检查与治疗,以减少焦虑情绪,使其配合各项治疗与护理措施,做好治疗、休息、饮食、活动、用药的健康指导,提供产妇有效的自我护理及新生儿护理,有问题及时报告医师,告知产妇产后检查的时间和咨询电话。

第二节　晚期产后出血

分娩 24h 后到产后 42d 内,大量子宫出血称为晚期产后出血。

【病因】

常因胎盘胎膜残留;子宫复旧不全所致。宫产子宫伤口裂开,止血不彻底;感染坏死引起出血;也可见于滋养叶细胞肿瘤出血。

【临床表现】

1.产后血性恶露持续时间长,间或有鲜血或大出血。胎盘附着部位复旧不全,引起出血好发在产后 1～4 周,胎盘胎膜残留多在产后 10d 内。

2.子宫复旧不好,宫口松弛,有时可触及残留之组织物堵塞宫口外。

3. 有剖宫产子宫伤口感染、坏死常在术后10～28d发生，出血间断反复发生，大量活跃性阴道出血，可引起休克。

【辅助检查】

1. B超协助检查子宫复旧、宫腔残留物及子宫剖宫产切口愈合情况。

2. 血常规：了解感染与贫血情况。

【治疗要点】

1.查明出血原因。

2.出血量不多时，可用药物治疗，益母草、产复康、生化汤等口服，配用抗生素及止血药物。

3.出血多或B超提示宫腔有残留物，则应在输血或输液下行刮宫术，清理宫腔，刮出组织送病理检查，可明确诊断；剖宫产术后出血，B超未提示有残留物则不必刮宫，可用抗生素及宫缩药，卧床休息，非手术治疗；如反复出血，或造成出血休克则需子宫切除。有条件时可做介入治疗。

4. 纠正贫血，加强营养，抗感染。

【护理措施】

1. *病情观察*　密切观察生命体征，血压、脉搏、面色、出血量，注意有无休克发生。同时注意观察恶露的性状、量、气味，子宫复旧等，出血时应保留会阴垫。

2. *配合抢救*　大出血出现休克时，应积极配合医师抢救，输血、输液、补充血容量，保留静脉通道。

3. *预防感染*　产妇在出血期间，应保持床单位的清洁干燥，严格会阴护理，遵医嘱使用抗生素。同时注意产妇的体温及血象变化。

4. *心理护理*　产妇因出血时间长、量大，心情烦乱和恐慌，护士应多关心产妇、解释相关治疗和护理问题，缓解产妇压力。

5. *加强生活护理*　因产妇身体虚弱，生活上应给予更多关照，帮助并协助产妇日常生活起居，满足基本生理需求。

6. *健康教育*　指导产妇学会自我检查子宫复旧的方法，观察恶露的变化。有贫血的产妇应根据自己的体力适量活动。加强营养，补充含铁的食物，注意休息。观察体温的变化，预防感染发生。加强母乳喂养，促进子宫复旧。

（王立新）

第24章

生殖系统炎症妇女的护理

第一节　概　　述

女性生殖系统炎症是指子宫、卵巢、输卵管、盆腔腹膜、盆腔结缔组织以及外阴、阴道、宫颈的炎症，防止外界微生物污染。

【女性生殖系统解剖生理特点】

1. 两侧大阴唇自然合拢，遮掩尿道口、阴道口，防止外界微生物污染。

2. 在盆底肌的作用下阴道口闭合，阴道前、后壁紧贴，可以防止外界的污染。

3. 阴道具有自净作用，阴道上皮在雌激素的作用下增生变厚，增加了对病原体的抵抗力；阴道上皮内含有丰富的糖原，在阴道杆菌的作用下糖原分解为乳酸，维持正常的阴道酸性环境 pH≤4.5(pH3.8～4.4)，使适应弱碱环境中繁殖的病原体受到抑制。

4. 宫颈黏膜为柱状上皮细胞，黏膜层中的腺体分泌的碱性黏液形成黏液栓将宫颈管与外界隔开。

5.宫颈阴道部为鳞状上皮细胞，它们具有较强的抗感染能力。

6.输卵管的蠕动以及输卵管黏膜上皮细胞的纤毛向子宫腔方向摆动，对阻止病原体的侵入有一定的作用。

7.育龄期妇女子宫内膜周期性脱落，可及时消除子宫腔内的感染。此外，子宫内膜分泌液也含有乳铁蛋白、溶菌酶，可抑制细菌侵入子宫内膜。

【引起生殖系统炎症的病原体】

1. 需氧菌　大肠埃希菌、乙型溶血型链球菌、淋病奈瑟菌(简称淋菌)、阴道噬酸杆菌等。

2. 厌氧菌　脆弱类杆菌、消化链球菌属、消化球菌属、放线菌属等。

3. 原虫　如阴道毛滴虫。

4. 真菌　如白色念珠菌。

5. 病毒　如人乳头瘤病毒。

6. 螺旋体　如梅毒螺旋体。

7. 衣原体　如沙眼衣原体。

8. 支原体　为条件致病菌是阴道正常菌群的一种。

【临床表现】

1. 症状

(1)下生殖道感染：外阴、阴道瘙痒，白带增多且性状改变，有特殊的味道或不规则阴道出血。

(2)上生殖道感染：不规则阴道出血、腰骶部疼痛、盆腔部下坠痛，严重者可出现恶心、呕吐、腹胀、腹泻等腹膜炎的症状。

2. 体征　不同部位的炎症可出现下列不同的体征。

(1)外阴：局部充血、肿胀、糜烂、溃疡、皮肤增厚、粗糙；有抓痕、压痛；阴蒂、大小阴唇、肛门周围、尿道口、阴道口等部位有无乳头状疣，丘疹或斑疹。

(2)阴道：阴道黏膜炎性改变；阴道分泌物增多且呈泡沫状或豆渣样白带。

(3)宫颈：宫颈举痛、宫颈充血、水肿、糜烂、肥大、息肉、裂伤、外翻、宫颈腺体囊肿等。

(4)子宫：宫体有压痛，反跳痛等。

(5)附件：宫旁一侧或两侧压痛且有片状增厚。

【辅助检查】

1. 阴道分泌物检查　在阴道分泌物中寻找病原体，必要时做细菌培养。

2. 宫颈脱落细胞学检查

(1)已婚妇女每年1次宫颈癌筛查。

(2)宫颈及宫颈管炎症需除外恶变者。

3. 分段诊刮术　对除月经以外的非正常阴道出血者，应做该项检查与子宫恶性肿瘤相鉴别。

4. 阴道镜检查

(1)宫颈细胞学检查异常者。

(2)有临床异常症状者，如血性白带；接触性出血等。

(3)有临床可疑体征者，如宫颈表面不光滑，有溃疡、糜烂、突起、血管粗大等。

(4)外阴、阴道、宫颈有人乳头瘤病毒(HPV)感染者。

(5)外阴、阴道、宫颈癌前病变和癌治疗后追踪随访者。

5. 聚合酶链反应(PCR)　此方法灵敏度高，特异性强，是检测和确诊人乳头瘤病毒感染、淋病奈瑟菌感染的主要方法。

6. 局部活体检查　可明确诊断。

7. 腹腔镜　直接观察子宫、输卵管浆膜面，可以在病变处取活体组织检查或取腹腔液做细菌培养。

8. 超声波检查　用于了解子宫及附件情况。

【治疗要点】

1. 病因治疗　寻找病因，针对病因给予治疗，找出病原体选用相应的抗生素。

2. 局部治疗　热敷、坐浴、冲洗、放药。

3. 物理治疗　微波、冷冻、激光。

4. 手术治疗　宫颈锥形切除术等。

【护理问题】

1. 焦虑　与疾病本身及治疗效果不佳有关。

2. 睡眠形态紊乱　与局部瘙痒不适或住院环境改变等有关。

3. 组织完整性受损　与局部组织破溃有关。

【护理措施】

(一)一般护理

1. 急性炎症期　注意休息，避免过度劳累。

2. 饮食指导　进食高蛋白，高维生素饮食；避免进食辛辣等刺激性的食物。

3. 心理护理　及时沟通，消除患者恐惧和焦虑，做好心理护理疏导。

4. 预防为主　提高个人卫生意识，经常更换内裤，保持外阴清洁干燥，减少疾病的发生。

(二)疾病护理

1. 正确执行医嘱，保护患者隐私，协助患者完成治疗。

2. 加强巡视，注意病情观察并做好记录。

3. 指导患者正确用药，改正陋习，促进舒适、缓解症状。

4. 注意观察患者用药后的反应。

5. 为需要接受手术治疗的患者提供手术前后的常规护理。

(三)健康教育

1. 讲解生殖系统炎症发病的原因和预防复发的相关知识。

2. 教育患者养成良好的卫生习惯，保证女性生殖器官不受病原体侵害。

3. 指导患者定期体检，做到早发现、早治疗。

4. 教会患者正确用药的方法及注意事项，保证疗程和疗效。

第二节　外阴部炎症

一、外　阴　炎

外阴炎主要指外阴部的皮肤与黏膜的炎症。

【病因与发病机制】

1. 体液的长期刺激，局部潮湿。

2. 内衣过紧，经期使用卫生巾造成会阴部通透性差。

【临床表现】

1. 症状　外阴瘙痒、疼痛、红肿、烧灼感，严重者可出现外阴溃疡。

2. 体征　外阴部充血、肿胀、糜烂，有抓痕，重者溃疡或湿疹；慢性患者外阴皮肤或黏膜增厚、粗糙、皲裂。

【辅助检查】

1. 阴道分泌物检查。在阴道分泌物中寻找病原体，必要时做细菌培养。

2. 必要时检查血糖，以及除外蛲虫病。

【治疗要点】

1. 病因治疗　消除局部刺激来源。

2. 局部治疗　使用 1∶5000 高锰酸钾液坐浴，有溃疡者局部可涂抹抗生素软膏。

【护理措施】

(一)一般护理

1. 针对病因指导患者消除刺激的来源。

2. 患病期间减少辛辣食物的摄入。

3. 局部不使用刺激性的药物或清洗液清洗，避免搔抓。

(二)疾病护理

1. 治疗指导。教会患者坐浴方法及注意事项。

(1)局部使用1∶5000高锰酸钾溶液坐浴，水温在40℃左右，每次15～30min，每日2～3次。若有溃疡可用抗生素软膏涂抹。

(2)坐浴时应将会阴部浸没于药液中。

(3)月经期间禁止坐浴。

2. 指导患者做好外阴部的护理，减少局部摩擦和混合感染的发生。

(三)健康教育

1.讲解引起外阴炎症的原因及预防护理的相关知识。

2.指导患者保持外阴清洁、干燥，注意经期、孕期、产褥期卫生。

3.指导患者纠正不正确的饮食及生活习惯。

二、前庭大腺炎

前庭大腺炎是前庭大腺的炎症，包括前庭大腺脓肿和前庭大腺囊肿。

【病因及发病机制】

1. *病原体*　常为葡萄球菌、大肠埃希菌、链球菌、肠球菌、淋病奈瑟菌及厌氧菌的混合感染。

2. *急性炎症发作时*　细菌先侵犯腺管，管口因炎症肿胀阻塞，渗出物不能外流，积存而形成脓肿。

3. *急性炎症消退后*　腺管口粘连闭塞，分泌物不能排出，脓液逐渐转为清液而形成前庭大腺囊肿。

【临床表现】

1. *症状*　炎症多为一侧，局部皮肤红肿、疼痛、灼热感、行走不便，可出现发热等全身症状。

2. *体征*　局部皮肤红肿、发热、压痛明显，当脓肿形成时，表面皮肤发红、变薄、可触及波动感、周围组织水肿。

【治疗要点】

1. *急性期*　卧床休息，给予抗生素治疗，局部使用1∶5000高锰酸钾液坐浴或热敷。

2. *手术治疗*　脓肿形成后切开引流并行前庭大腺造口术。

【护理措施】

(一)一般护理

1. 急性期嘱卧床休息，减少局部压迫和摩擦。

2. 指导患者做好会阴部的护理，保持外阴部干燥、清洁。

(二)疾病护理

1. 教会患者坐浴的方法及注意事项。

2. 按医嘱给予抗生素及镇痛药。

3. 注意体温变化，协助医师进行检查、治疗。

4. 切开术后，局部用引流条引流，引流条需每日更换，保持外阴清洁。

(三)健康教育

1.讲解引起前庭大腺炎的原因及预防护理的相关知识。

2.指导患者保持外阴清洁、干燥。

3.指导患者做好外阴部的护理减少局部压迫和摩擦。

4.教育患者遵医嘱合理使用抗生素，避免阴道炎的发生。

第三节　阴道炎症

一、滴虫阴道炎

滴虫阴道炎是由阴道毛滴虫引起的常见的阴道炎症，属性传播疾病。

【病因及发病机制】

滴虫呈梨形，后端尖，为多核白细胞的2～3倍大，虫体顶端有5根鞭毛，体部有波动膜，后端有轴柱凸出。活的滴虫透明无色，呈水滴状，诸鞭毛随波动膜的波动而摆动。适宜滴虫生长的温度为25～40℃、pH为5.2～6.6的潮湿环境。滴虫的生活史简单，只有滋养体而无包囊期，滋养体生活力较强，能在3～5℃生存21d，46℃生存20～60min，在半干燥环境中约生存10h；在普通肥皂水中也能生存45～120min。在pH为5.0以下或7.5以上的环境中则不生长。滴虫阴道炎患者的阴道pH一般在5～6.6，多数＞6.0。月经前后阴道pH发生变化，经后接近中性，故隐藏在腺体及阴道皱襞中的滴虫于月经前后常得以繁殖，引起炎症的发作。它能消耗或吞噬阴道上皮细胞内的糖原，阻碍乳酸生成。滴虫不仅寄生于阴道，还常侵入尿道或尿道旁腺，甚至膀胱、肾盂以及男性的包皮皱褶、尿道或前列腺中。

【传染方式】

1. 经性交直接传播。

2. 经公共浴池、浴盆、浴巾、游泳池、坐式便器、衣物等间接传播。

3. 医源性传播：通过污染的器械及敷料传播。

【临床表现】

1. *潜伏期*　为 4～28d。25%～50%患者感染初期无症状，其中 1/3 将在 6 个月内出现症状。

2. *症状*　稀薄的泡沫状白带增多及外阴瘙痒，可伴有烧灼感，疼痛和性交痛，如伴尿道感染时，有尿频、尿急、尿痛或血尿。

3. *体征*　阴道黏膜充血；严重者有散状出血斑点；白带呈灰白色、黄白色或黄绿色脓性泡沫状。

【辅助检查】

1. *生理盐水悬滴法*　低倍显微镜下找寻滴虫，阳性率可达 60%～70%。

2. *培养法*　可疑者但悬滴法多次未找到滴虫时，可送培养，阳性率可达 98%左右。

3. *聚合酶链反应(PCR)*　该方法较培养法简单，且敏感性、特异性与培养法相似。

【治疗要点】

1. *全身用药*　口服甲硝唑，治愈率为 90%～95%。

2. *局部用药*　甲硝唑泡腾片阴道放药，单独局部用药疗效较差，其治愈率≤50%。

3. *性伴侣治疗*　性伴侣需要同时治疗，治疗期间禁止性交。

【护理措施】

(一)一般护理

1. 保持外阴阴道卫生，避免不洁的性生活。

2. 饮食指导。治疗期间避免进食辛辣等刺激性的食物。

3. 教会患者自我护理的方法，保持外阴清洁干燥，避免交叉感染。

(二)疾病护理

1. 治疗期间勤换内裤，避免性生活。

2. 指导患者注意局部用药前、后手的卫生，减少感染的概率。

3. 指导阴道用药的患者在放药前，用酸性溶液灌洗阴道后再采取下蹲位将药片送入阴道后穹窿部。

4. 指导患者配偶同时进行治疗，如：口服甲硝唑或替硝唑 2g 顿服。并告知患者服药期间及停药 24h 内禁酒。

5. 因甲硝唑可透过胎盘到达胎儿体内，故孕 20 周前禁用此药。

6. 哺乳期全身用药，因甲硝唑可通过乳汁排泄，服药期间及服药后 24h 内不宜哺乳。

7. 及时发现用药后的不良反应，并报告医师停药。

【健康教育】

1. 指导患者配合检查，讲解滴虫的特性，提高滴虫检出率。

2. 告之患者治愈的标准及随访要求是：滴虫性阴道炎易于月经期后复发，应在月经干净后复查，连续 3 次滴虫检查阴性者为治愈。

3. 教育患者养成良好的卫生习惯，避免无保护性交，减少疾病的发生。

二、外阴阴道假丝酵母菌病(VVC)

外阴阴道假丝酵母菌病是假丝酵母菌在一定条件下侵犯人体组织引起阴道、外阴的炎症。

【病因及发病机制】

引起 VVC 的病原体 80%～90%为白假丝酵母菌，10%～20%为光滑假丝酵母菌，近平滑假丝酵母菌等。假丝酵母菌是一种条件致病菌。它适宜在温度为 25～40℃、酸性、潮湿环境中生长。当机体抵抗力下降，阴道内糖原增加，阴道 pH 下降或性激素水平增高时，均可引起假丝酵母菌的生长繁殖。常见于妊娠、糖尿病患者及大量接受雌激素或大量应用免疫抑制药治疗者。VVC 可通过自身传染；性交直接传染；接触被污染的衣物间接传染。

【传染途径】

1. *内源性传染*　VVC 主要通过自身传染。

2. *性交直接传染*　少部分患者可通过性交直接传染。

3. *接触性传染*　接触被污染的衣物间接传染。

【临床表现】

1. *症状*　外阴瘙痒，灼痛，可伴有尿频、尿痛及性交痛，部分患者阴道分泌物增多。外阴瘙痒的程度居各种阴道炎症之首。VVC 患者的白带呈豆渣样。

2. *体征*　外阴有抓痕，黏膜有白色膜状物，急性期可见糜烂及浅表溃疡。

【辅助检查】

1. 悬滴法　将阴道分泌物涂片滴入10% KOH镜下找芽孢和假菌丝，阳性率为70%～80%。

2. 革兰染色法　阳性率为80%。

3. 培养法　阳性率很高，多用于难治性VVC或复发性VVC患者的检查。

【治疗要点】

1. 消除诱因　积极治疗糖尿病，及时停用广谱抗生素、雌激素、皮质类固醇激素。

2. 局部用药　2%～4%碳酸氢钠溶液坐浴或冲洗阴道并阴道上药。

3. 全身用药　适用于未婚无性生活女性；外出不方便局部用药或月经来潮者。

4. 性伴侣的治疗　对于难治性VVC、复发性VVC患者或性伴侣有真菌性龟头炎者应给予该项治疗。

【护理措施】

(一)一般护理

1. 温水清洗外阴，避免使用刺激性洗液。

2. 保持外阴清洁干燥，非月经期不使用卫生护垫，选择使用棉制且通透性好的内裤。

3. 饮食指导：患病期间避免进食辛辣等刺激性的食物。

(二)疾病护理

1. 基本同滴虫性阴道炎，强调坚持用药，按时复查。

2. 妊娠期合并感染者，为避免胎儿感染，应坚持局部治疗。

3. 患者治疗同时性伴侣也应进行假丝酵母菌的检查和治疗以免重复感染。

4. 注意糖尿病患者的血糖变化，消除病因减少刺激。

【健康教育】

1. 向患者讲解引起VVC发生的因素及疾病治疗护理的相关知识。

2. 为妊娠患病妇女讲解坚持治疗的意义，消除顾虑配合治疗。

3. 教育患者养成良好的卫生习惯，平日切勿进行阴道冲洗。

4. 教育患者避免长期使用或滥用抗生素。

5. 告之患者随访要求是：VVC容易在月经前复发，经过治疗后应在月经前复查阴道分泌物。

三、细菌性阴道病(BV)

细菌性阴道病是生育年龄妇女最常见的阴道感染，它的自然病史表现为自愈性或复发性。未予治疗，部分BV患者可自愈。BV不是性传播疾病，无性经历女性也可发生BV。

【病因及发病机制】

细菌性阴道病为阴道内菌群失调所致的一种混合感染，当阴道内的优势菌乳酸杆菌减少，其他细菌如加德纳菌、各种厌氧菌等大量繁殖，破坏了正常阴道菌群之间的相互平衡时将引起阴道疾病。

【临床表现】

1. 症状　10%～40%患者无任何症状，有症状者主诉白带增多并有难闻的臭味或鱼腥味。可有轻度外阴瘙痒或烧灼感。

2. 体征　白带为均匀一致的量较多的稀薄白带，阴道黏膜无红肿或充血等炎症表现。

【辅助检查】

1. 氨试验　将阴道分泌物涂抹在玻片上，滴1～2滴KOH产生烂鱼样腥臭味即为阳性。

2. 线索细胞检查　将阴道分泌物涂抹在玻片上，滴1滴生理盐水混合后，高倍显微镜下寻找线索细胞，当线索细胞>20%时为阳性。

3. 阴道pH检查　pH在4.7～5.7。

【治疗要点】

无症状者可不予治疗。

1. 全身用药　口服甲硝唑连续7d。

2. 局部用药　甲硝唑置于阴道内，连续7d。

3. 性伴侣治疗　对于反复发作或难治性BV患者方给予性伴侣治疗。

4. 妊娠妇女的治疗　因本病在妊娠期有合并上生殖道感染的可能，故对于有无症状的孕妇都应给予治疗。口服甲硝唑连续7d。

【护理措施】

(一)一般护理

1. 注意性卫生避免过频或无保护的性生活。

2. 孕期注意个人卫生，保持外阴阴道卫生。

3. 教会患者自我护理的方法，保持外阴清洁干燥，避免交叉感染。

(二)疾病护理

同滴虫阴道炎。

【健康教育】

1. 向患者讲解BV发生的原因及疾病治疗护理的相关知识。

2. 为妊娠患病妇女讲解治疗的必要性，消除顾虑配合治疗。

3. 教育患者养成良好的卫生习惯，平日切勿进行阴道冲洗。

4. 教育患者洁身自好，避免不洁的性行为。

四、老年性阴道炎

老年性阴道炎常见于自然绝经及卵巢去势后妇女。

【病因及发病机制】

绝经后妇女卵巢功能减退，雌激素水平降低，阴道黏膜萎缩变薄，乳酸杆菌减少，阴道 pH 上升，局部抵抗力下降，引起致病菌的侵入和繁殖，而引发阴道炎症。

【临床表现】

1. *症状*　阴道分泌物增多，白带呈稀薄淡黄色或血性白带，外阴瘙痒，灼热感。

2. *体征*　检查见阴道呈老年性改变；上皮萎缩；皱襞消失；上皮平滑；菲薄；阴道黏膜充血；常有小出血点。

【实验室检查】

1. *阴道分泌物检查*　显微镜下可见大量白细胞及基底层细胞，无滴虫及假丝酵母菌。

2. *宫颈防癌涂片检查*　与子宫恶性肿瘤相鉴别。

3.*局部活组织检查*　阴道溃疡者与阴道癌相鉴别。

【治疗要点】

原则：增加阴道抵抗力，抑制细菌的生长繁殖。

1. *增加阴道酸度*　1%乳酸或 0.1%～0.5%醋酸液冲洗阴道每日 1 次。

2. *局部用药*　甲硝唑 200mg 阴道内放药，共用 7～10d。

3. *雌激素替代疗法*　乳癌及子宫内膜癌者禁用。

【护理措施】

(一)一般护理

1. 注意个人卫生，常换内裤，保持会阴部清洁干燥。

2. 加强锻炼，增强机体抵抗力。

3. 不用过热或有刺激性的清洗液清洗外阴。

(二)疾病护理

基本同滴虫阴道炎护理常规，由于老年人阴道放药有一些困难，应将放药的方法告之家属或护士按医嘱给药。

【健康教育】

1. 教育患者养成良好的卫生习惯，尽量避免使用盆浴，必要时专人专盆。

2. 指导患者便后擦拭应遵循从前到后的顺序，防止粪便污染外阴。

3. 教育患者注意性生活卫生，必要时可用润滑剂以减少对阴道的损伤。

五、婴幼儿外阴阴道炎

婴幼儿阴道炎是由大肠埃希菌及葡萄球菌、链球菌、淋病奈瑟菌、滴虫等病原体通过患病母亲或保育员的手、衣物、浴盆、毛巾等引起的炎症，多与外阴炎同时存在。常见于 5 岁以下幼女。

【病因及发病机制】

婴幼儿外阴未发育，不能遮盖尿道口及阴道前庭，加之缺乏雌激素阴道上皮较薄细菌极易侵入；阴道 pH 呈中性适合病原菌的生长和繁殖；婴幼儿卫生习惯不良，大便污染、外阴不洁、外阴损伤或蛲虫感染，阴道异物等都会引起炎症。

【临床表现】

1. 外阴痛痒，患儿烦躁不安、哭闹不止或手抓外阴部。

2. 分泌物增多，外阴、阴蒂、尿道口、阴道口黏膜充血、水肿有脓性分泌物自阴道口流出。

【实验室检查】

1. *阴道分泌物检查*　找滴虫或假丝酵母菌。

2. *阴道分泌物涂片染色*　做病原学检查。

3. *阴道分泌物培养*　细菌培养。

【治疗要点】

1. 针对病原体选择相应的口服抗生素治疗。

2. 局部用 0.5%～1%乳酸液通过小号导尿管做阴道冲洗。

3. 如有异物，可在麻醉下取出。

【护理措施】

(一)一般护理

1. 保持外阴清洁、干燥，减少摩擦。

2. 避免穿开裆裤，减少污染机会。

3. 养成良好的卫生习惯，便后清洗外阴。

4. 防止交叉感染，专盆专用。

(二)疾病护理

1. 指导家长对患儿外阴护理。

2. 指导家长用药的方法。

【健康教育】

1. 教育家长及时治疗所患疾病，防止将病原体传染给孩子。

2. 教会家长对所用物品及双手进行消毒。

第四节　子宫颈炎

子宫颈炎包括宫颈阴道部及宫颈管黏膜炎症，是妇科最常见的疾病，约有50%的已婚妇女患过此病，临床有急性和慢性两种，急性子宫颈炎症常与急性子宫内膜炎或急性阴道炎同时发生，临床上以慢性宫颈炎为常见。

【病因及发病机制】

(一)急性宫颈炎病因及发病机制

常见病因是由淋病奈瑟菌，沙眼衣原体引起的感染。它们均感染宫颈柱状上皮，可累及宫颈黏膜的腺体，并沿着黏膜表面扩散或致浅层感染。以宫颈病变最为明显，淋病奈瑟菌同时还会侵袭尿道上皮、尿道旁腺及前庭大腺；其他病原体如链球菌、葡萄球菌和肠球菌等可直接侵入宫颈间质深部，通过宫颈淋巴管引起急性盆腔结缔组织炎，常见于感染性流产和产褥感染。

(二)慢性宫颈炎病因及发病机制

此病的病原体主要为葡萄球菌、链球菌、大肠埃希菌及厌氧菌，近年来淋病奈瑟菌及沙眼衣原体也已成为常见的病原体。慢性宫颈炎是最常见的妇科疾病，多由急性宫颈炎治疗不彻底转变而来，多见于流产、分娩或手术损伤宫颈后，病原体侵入而引起感染。此外局部卫生不良或雌激素缺乏以及局部抵抗力差，也会引起慢性宫颈炎。

【临床表现】

(一)急性宫颈炎临床表现

大量脓性白带；腰酸；下腹坠痛；尿频；尿急；体温升高；检查见宫颈充血；肿大；有脓性白带从宫口流出。

(二)慢性宫颈炎临床表现

1. 症状　白带增多；腰骶部疼痛；盆腔部下坠痛或者不孕；尿路刺激症状。

2. 体征　妇科检查可见宫颈糜烂；肥大；有时质较硬；有时可见息肉；裂伤；外翻及宫颈腺囊肿。

(三)宫颈糜烂分度和分型

根据糜烂面积大小分为3度。

1. 轻度　糜烂面积小于整个宫颈面积的1/3。

2. 中度　糜烂面积占整个宫颈面积的1/3～2/3。

3. 重度　糜烂面积占整个宫颈面积2/3以上。

根据宫颈糜烂的深浅程度分为：单纯型、颗粒型和乳突型。

【辅助检查】

1. 阴道分泌物悬滴法　显微镜下找滴虫及多形核白细胞。

2. 宫颈分泌物涂片检查　行革兰染色查找淋病奈瑟菌，此法女性患者的检出率低。

3. 培养法　阳性率较高，同时可做药敏试验。

4. 聚合酶链反应(PCR)　此方法灵敏度高，特异性强，是检测和确诊淋病奈瑟菌感染的主要方法。

5. 宫颈脱落细胞学检查

(1)已婚妇女每年1次宫颈癌筛查。

(2)宫颈及宫颈管炎症需除外恶变者。

【治疗要点】

(一)急性宫颈炎的治疗

针对病原给予全身抗生素治疗，治疗期间禁止性生活。

(二)慢性宫颈炎的治疗：以局部治疗为主

1. 物理治疗　激光、冷冻、微波。

2. 药物治疗　局部上药。

3. 手术治疗　宫颈锥切术。

【护理问题】

1. 舒适的改变　与腰骶部疼痛及下坠感有关。

2. 焦虑　与月经间期和接触性出血有关。

3. 排尿形态改变　与炎症刺激有关。

4. 知识缺乏　与缺乏疾病相关知识有关。

【护理措施】

1. 急性宫颈炎的护理措施

(1)做好生活护理，保证患者充分休息。

(2)及时更换内衣物，保持外阴及阴道清洁。

(3)给予高蛋白、高维生素饮食。

(4)密切观察病情变化及时给予心理上的关怀。

(5)积极治疗急性宫颈炎、预防慢性宫颈炎。

(6)遵医嘱针对病原给予全身抗生素治疗，不用局部治疗避免因炎症扩散而引起急性盆腔炎。注意观察病情变化及用药后反应。体温增高者给予物理降温。

2. 慢性宫颈炎的护理措施

(1)注意个人卫生,保持局部清洁干燥。

(2)指导育龄妇女如何采取避孕措施,减少人工流产的发生。

(3)指导患者注意局部用药前、后手的卫生,减少感染发生。

(4)教会患者正确的阴道放药方法,使药物送达准确位置。

(5)手术及物理治疗术前后护理。术前:月经干净 3～7d,无同房史,无急性生殖器炎症,宫颈防癌涂片正常者方可治疗;做好心理疏导消除患者恐惧心理。术后:保持外阴清洁,每日清洗外阴 2 次;嘱患者于手术后次日晨将阴道内尾纱取出;术后 10d 左右为局部脱痂期,应避免剧烈活动及搬运重物以免引起出血量过多;禁同房和盆浴 2 个月,并于术后 2 周、4 周、2 个月复查。

【健康教育】

1. 教育患者养成良好的卫生习惯,避免不洁的及无保护的性生活。

2. 评估患者对宫颈炎病因、注意事项的了解程度。

3. 有针对性地对患者进行健康指导。

4. 指导患者局部用药,提高慢性宫颈炎的治疗效果。

5. 指导妇女定期体检,及时发现宫颈病变并给予治疗。

6. 采取预防措施,避免分娩时或器械损伤宫颈。

第五节　盆　腔　炎

盆腔炎是女性内生殖器及其周围结缔组织、盆腔腹膜发生的炎症。盆腔炎多发生在性活跃期及未绝经的妇女。炎症可局限 1 个部位也可累及多个部位。分为急性和慢性 2 类。急性盆腔炎治疗不及时可引起弥漫性腹膜炎、败血症、感染性休克。甚至危及生命。慢性盆腔炎可反复发作,久治不愈,导致不孕、异位妊娠、慢性盆腔痛,严重影响患者的身心健康和生活质量。

【病因及发病机制】

导致盆腔炎的病原体有两个来源,一个是来自原寄生在阴道的菌群,另一个是来自外界的病原体。当机体抵抗力下降、内分泌失调或组织损伤,性交等外来因素,破坏了阴道正常的生态平衡时,寄生在阴道的菌群上行,成为致病菌引起感染。急性盆腔炎常见于产后感染、宫腔内手术操作后感染、性生活不洁或过频、经期不注意卫生、邻近器官炎症蔓延等。慢性盆腔炎常见于急性盆腔炎治疗不彻底或机体抵抗力低下病程迁延不愈以及慢性输卵管、卵巢、盆腔组织的炎症而形成的瘢痕粘连、盆腔充血。

【感染途径】

1.沿着生殖道黏膜上行蔓延　是非妊娠期和非产褥期盆腔炎的主要感染途径,淋病奈瑟菌及葡萄球菌常沿此途径扩散。

2.经淋巴系统蔓延　是产褥感染,产后感染及宫内节育器放置后感染的主要途径,厌氧菌、大肠埃希菌、链球菌多沿此途径蔓延。

3.经血传播　病原体首先侵入身体其他系统,然后在经血液循环感染生殖器官,它为结核菌的主要感染途径。

4.直接蔓延　腹腔内的其他脏器感染后,直接蔓延到内生殖器,如阑尾炎可直接感染右输卵管引起输卵管炎。

【临床表现】

(一)急性盆腔炎临床表现

1. 症状　下腹痛伴发热,严重者可出现高热,寒战等,消化系统症状(腹膜炎时),膀胱刺激症状或直肠刺激症状。

2. 体征　患者呈急性病容,体温升高,心率加快下腹有压痛、反跳痛、宫颈充血有举痛、子宫体增大,有压痛,活动受限,双侧附件压痛明显。

(二)慢性盆腔炎临床表现

1. 症状　下腹坠痛、腰骶部酸痛、月经前后加重;月经量增多,可伴有不孕。

2. 体征　子宫及双侧附件有轻度压痛、子宫一侧或双侧有增厚,压痛,宫骶韧带增粗、变硬、有触痛。

【辅助检查】

1. 宫颈或阴道分泌物检查　有淋病奈瑟菌或(和)结核菌感染。

2. 血液检查　血沉增快,白细胞增高,C 反应蛋白增高。

3. 影像学检查　有盆腔或输卵管积液、输卵管卵巢肿物。

【治疗要点】

1. 支持疗法　卧床休息、取半坐卧位以利于浓液积聚于直肠子宫陷凹，给予高热量、高蛋白、高维生素流食，高热者给予物理降温。

2.抗生素药物治疗　及时正确的抗生素治疗可清除病原菌，改善症状及体征。减少后遗症。

3.手术治疗　主要用于治疗抗生素控制不满意的输卵管卵巢脓肿或盆腔脓肿。手术方式可选择开腹手术或腹腔镜手术。手术范围的原则以切除病灶为主，但应根据病变范围、患者年龄、一般情况等全面考虑。

4.中药治疗　主要应用活血化瘀、清热解毒药物。

5.物理治疗　改善局部血液循环，促进炎症的吸收和消退。

【护理问题】

1. 高热　与脓肿形成有关。

2. 舒适的改变　与腰骶部疼痛及下坠感有关。

3. 焦虑　与病程长，治疗效果不明显有关。

【护理措施】

1.急性宫颈炎的护理措施

(1)做好生活护理，保证患者充分休息。避免着凉。

(2)给予高蛋白、高热量、高维生素、易消化的饮食。

(3)勤更换衣裤，保持内衣清洁干燥。

(4)注意患者病情变化，及时给予心理支持。

(5)严格执行无菌操作，防止医源性感染。

(6)患病期间协助患者保持半坐卧位，以促进浓液局限，减少炎症扩散。

(7)遵医嘱静脉给予足量抗生素，注意观察输液反应，及时发现电解质紊乱及酸碱平衡失调状况。

(8)对高热患者给予物理降温，注意观察体温变化及不适。

(9)观察患者疼痛的改变，及早发现病情恶化给予积极处理。

(10)对腹胀严重的患者给予胃肠减压，注意保持减压管通畅。

(11)预防炎症扩散，禁止阴道冲洗，尽量避免阴道检查。

(12)为需要手术的患者做好术前准备、术后护理。

2.慢性盆腔炎的护理措施

(1)为患者提供心理支持，减轻患者心理压力，增强战胜疾病的细心。

(2)指导患者遵医嘱用药，不中途停药，确保疗效。

(3)减轻患者不适，遵医嘱给予镇静、镇痛药，注意观察用药后反应。

(4)为需手术治疗的患者提供手术前后护理。

【健康教育】

1. 教育患者保持良好的卫生习惯，注意劳逸结合，增强机体抵抗力，预防慢性盆腔炎急性发作。

2. 做好经期、孕期、产褥期的卫生教育及性卫生指导，避免不洁的性生活，控制性传播疾病，禁止经期性行为。

3. 为患者讲解盆腔炎发病原因及预防复发的相关知识。

4. 做好心理疏导减轻患者心理压力，取得患者的配合。

5. 指导患者连续彻底用药，防止转为慢性盆腔炎。

（苏世萍　刘春华）

第25章

性传播疾病妇女的护理

第一节　尖锐湿疣

尖锐湿疣是由人乳头瘤病毒(HPV)感染引起的鳞状上皮增生性疣状病变。属性传播疾病。近年来发病率呈上升趋势。此病常与多重性传播疾病如滴虫、淋病、外阴阴道假丝酵母菌病等并存。

【病因及发病机制】

尖锐湿疣是由人乳头瘤病毒(HPV)感染引起的鳞状上皮增生性疣状病变。HPV约有100多个型别,其中30多个型别与生殖道感染及生殖道恶性肿瘤有关。生殖道尖锐湿疣主要与低危型HPV6、HPV11有关。HPV可通过性交损伤的皮肤黏膜到达基底层细胞,其DNA游离于宿主染色体外,随细胞分化,复制大量病毒,使表皮增生、变厚。过早性交、多个性伴侣、性激素水平过高、免疫功能低下、吸烟等是HPV感染的高危因素。

【传播途径】

1. 性交直接传播　为主要的传播途径。

2. 间接传播　主要通过污染的物品传播。

3. 母婴传播　通过母亲软产道感染。

【临床表现】

1. 潜伏期　0.5～8个月,平均3个月。

2. 好发部位　舟状窝附近、大小阴唇、肛门周围、阴道前庭、尿道口、阴道和宫颈。

3. 症状　临床症状不明显,部分患者有外阴瘙痒、烧灼痛或性交后疼痛。

4. 体征　初为微小散在的乳头状疣,病灶逐渐增大、增多,互相融合成鸡冠状或菜花状表面凹凸不平,疣体常呈白色、粉红色或污灰色,质脆,表面可有溃疡或感染。

5. 对妊娠、分娩及胎儿的影响

(1)尖锐湿疣病灶易寄生细菌,上行感染可导致绒毛膜、羊膜、胎盘炎或导致会阴伤口感染。

(2)个别病例病毒可通过胎盘、羊水、血液及分泌物使胎儿感染,出现畸胎或死胎。

(3)新生儿感染该病毒后可引起幼儿喉乳头瘤。

(4)阴道内疣的疣体过大,可因损伤而大出血。

【辅助检查】

1. 细胞学检查　细胞学涂片可见挖空细胞。该项检查特异性高但敏感性低。

2. 醋酸发白试验　局部涂抹3%～5%的醋酸液,3～5min感染组织变白即为阳性。

3. 阴道镜检查　有助于发现亚临床病变,尤其对宫颈病变颇有帮助。辅以醋酸试验可提高阳性率。

4. 病理检查　主要表现为鳞状上皮增生。

5. 核酸检查　PCR及核酸DNA探针杂交。该方法简便、快速、敏感性高、特异性强。

【治疗要点】

目前尚无根除HPV方法,治疗仅为去除外生疣体,改善症状和体征。

1. 局部药物治疗　消除疣体。

2. 物理或手术治疗　适合于任何部位的病灶物理治疗有微波、激光、冷冻。对数目多、面积广及对其他治疗失败的尖锐湿疣可用微波刀或手术切除。

3. 干扰素治疗　干扰素有抗病毒及调节免疫的作用,适用于病情严重或反复发作的患者。

4. 剖宫产　孕妇若病灶过大影响阴道分娩者,可行剖宫产手术。

【护理问题】

1. 焦虑　与疾病本身及担心治疗效果有关。

2. 组织完整性受损 与病变组织破溃，湿疹等改变有关。

【护理措施】

(一)一般护理

1. 尊重患者，了解患者的心理状况，减轻患者思想负担。

2. 保持外阴清洁，每日清洗外阴。

3. 内裤及毛巾进行煮沸消毒，防止交叉感染。

4. 保护患者隐私，做好心理疏导，提高患者的复诊率。

(二)疾病护理

1. 指导患者治疗后用药及伤口的护理，促进伤口愈合。

2. 手术治疗时应严格执行无菌操作，防止感染。

3. 手术后每日清洗外阴，按时涂药，定期随访。

4. 患病孕妇的护理，由于分娩后病灶有可能消退，故孕期可暂不处理。

【健康教育】

1. 尊重患者，解除患者的思想顾虑，使患者及早接受治疗。

2. 教育患者保持外阴清洁卫生，避免混乱的性关系。

3. 指导患者对污染的衣被进行消毒防止交叉感染。

4. 教育患者坚持工具避孕，防止与性伴侣相互传播。

5. 讲解尖锐湿疣的发病机制、疾病转归及预防措施，以消除患者恐惧心理，积极配合治疗。

第二节 淋 病

淋病是由淋病奈瑟菌(简称淋菌)引起的感染，它是以侵袭泌尿、生殖系统黏膜的柱状上皮和移行上皮为特点的性传播疾病。近年其发病率在我国性传播疾病居榜首。

【病因及发病机制】

淋菌对柱状上皮和移行上皮有特殊的亲和力，淋菌在上皮细胞内大量繁殖，引起细胞损伤崩解，同时淋菌的脂多糖内毒素与体内补体协同作用，共同引起局部反应，形成脓液。女性感染淋菌后首先侵犯宫颈管、尿道、尿道旁腺和前庭大腺，然后沿生殖道黏膜上行感染，引起子宫内膜炎、输卵管炎、盆腔腹膜炎等任何年龄均可发生，以20～30岁居多。淋菌喜潮湿，怕干燥，最适宜的培养温度为35～36℃，在潮湿的环境中可生存10～17h，完全干燥情况下1～2h死亡。一般消毒剂或肥皂均能使其迅速灭活。

【临床表现】

潜伏期1～10d，平均3～5d，约60%的患者无临床症状，但仍然具有很强的传染性。按病理过程分为急性和慢性两种。

1. 急性淋病的临床表现 首先表现为宫颈黏膜炎、急性尿道炎、前庭大腺炎。继而病情发展至上生殖道。

(1)宫颈黏膜炎：阴道分泌物增多，外阴烧灼感或外阴瘙痒，偶有下腹痛。体检发现宫颈充血、水肿、糜烂、宫颈口有脓性分泌物排出，触及宫颈易出现出血及触痛。

(2)急性尿道炎：尿频、尿急、尿痛，排尿时尿道口有烧灼感。检查可见尿道口红肿、触痛，挤压尿道或尿道旁腺有脓性分泌物流出。

(3)前庭大腺炎：腺体开口处红肿、触痛、溢脓，当腺口阻塞时可形成前庭大腺脓肿。

(4)上生殖道感染：患者主要表现为发热、寒战、恶心、呕吐、下腹部疼痛等。

2. 慢性淋病的临床表现 慢性尿道炎、尿道旁腺炎、前庭大腺炎、慢性宫颈炎、慢性输卵管炎、输卵管积水等。此期阴道分泌物中可无淋菌，但可长期潜伏在尿道旁腺、前庭大腺或宫颈黏膜腺体中引起反复急性发作。

3. 妊娠期感染淋菌 可引起不良后果，妊娠早期感染可导致感染性流产与流产后感染。妊娠晚期易发生胎膜早破，羊膜腔感染综合征引起滞产，分娩后产妇抵抗力下降，可出现播散性淋病；胎儿感染淋菌易发生胎儿窘迫，胎儿宫内发育迟缓，甚至死胎、死产。

【实验室检查】

1. 分泌物涂片检查 宫颈管分泌物涂片并行革兰染色。

2. 淋病奈瑟菌培养 阳性率为80%～90.5%同时可做药物敏感试验。

3. 核酸检测 PCR技术检测淋病奈瑟菌DNA片段，此方法特异性及敏感性高。

【治疗要点】

以及时、足量、规范应用抗生素为治疗原则。急性期以药物治疗为主,性伴侣同时治疗。慢性淋病需采用综合治疗方案,如:对症疗法、支持疗法、物理疗法及手术治疗等。

【护理问题】

1. 焦虑　与疾病本身及担心预后有关。

2. 舒适的改变　与尿道刺激征、下腹部不适等症状有关。

3. 知识缺乏　缺乏疾病相关知识。

【护理措施】

(一)一般护理

1. 做好患者的心理护理,向患者讲解有关疾病的常识,解除患者思想顾虑,积极配合治疗。

2. 做好生活护理,急性患者绝对卧床休息。

3. 做好严密的床旁隔离,对患者接触过的物品严格消毒灭菌,防止交叉感染。

(二)疾病护理

1. 急性期积极治疗,指导患者及时、足量、规范用药,确保疗效。

2. 指导患者患病期间禁止性生活防止播散性淋病的发生。

3. 患病孕妇的护理。孕早期常规筛查淋菌,争取早发现、早治疗。

4. 做好淋病孕妇分娩后新生儿的护理,特别是新生儿眼部护理。

【健康教育】

1. 告知患者治愈的标准:①临床症状和体征全部消失;②治疗结束后 4~7d 取宫颈管分泌物涂片及复查淋病奈瑟菌培养为阴性。每月复查 1 次,连续 3 次阴性则确定治愈。

2. 教育患者治疗期间严禁性交,并指导患者治愈后按时随访。

3. 教会患者自行消毒的方法,如内衣裤、毛巾、浴盆应用煮沸消毒 5~10min,患者接触的物品可用消毒液浸泡消毒。

4. 告知患者急性期及时、彻底治疗的重要性和必要性,防止病情恶化。

第三节　梅　　毒

梅毒是由梅毒螺旋体(又称苍白密螺旋体)引起的慢性全身性的性传播疾病。苍白密螺旋体在体外干燥条件下不易生存,一般消毒剂和肥皂即可将它杀灭。

【病因及发病机制】

梅毒可累及全身各器官,产生各种症状和体征,并可通过胎盘传染给胎儿,导致流产、早产、死产及先天梅毒。梅毒螺旋体在体外干燥条件下不易生存,一般消毒剂和肥皂即可将它杀灭。其耐寒力强,4℃存活 3d。90%的梅毒患者是通过性交经皮肤、黏膜破损处被传染的,潜伏期平均为 6~8 周。未经治疗的患者在感染后 1 年内最具传染性,随着病程的延长,传染性越来越小,病程超过 4 年者基本无传染性。但孕妇仍可通过胎盘感染给胎儿。孕妇软产道有梅毒病灶时,新生儿也可以通过软产道而被感染。偶有经过哺乳、输血、衣物等间接传播。

【临床表现】

潜伏期平均为 6~8 周。

1. 早期梅毒

(1)硬性下疳(Ⅰ期梅毒):大小阴唇内侧或子宫颈可见圆形或椭圆形硬结,表面糜烂,有浆液性分泌物,内有大量梅毒螺旋体,具有很强的传染性。

(2)丘疹斑、脓疱等皮疹(Ⅱ期梅毒):此期梅毒螺旋体侵入到血液及淋巴液中引起全身发疹,外阴丘疹形成小圆形糜烂面。Ⅱ期梅毒晚期,外阴及肛门周围出现扁平疣,其表面湿润有黏液分泌物,内有大量梅毒螺旋体,传染性很强。

2. 晚期梅毒(Ⅲ期梅毒)　病变累及多个系统的组织和器官,形成神经系统梅毒、梅毒瘤、马鞍鼻等。

3. 潜伏期梅毒　无临床表现,只有血清梅毒检查阳性。1 年内为早期潜伏梅毒,1 年以上者为晚期潜伏梅毒。

【实验室检查】

1. 涂片检查　取病损处分泌物涂片,经银染色法染色后镜检。

2. 梅毒血清学检查　梅素螺旋体进入机体后产生两种抗体,非特异的抗心脂质抗体和抗梅毒螺旋体特异抗体。可进行非螺旋体抗原试验及血清螺旋体抗原试验。

3. 脑脊液检查　此检查用于怀疑神经梅毒者。神经梅毒患者脑脊液中淋巴细胞$\geqslant 10\times 16^{6}/L$,蛋白质$>500mg/L$,为阳性。

【治疗要点】

1. *药物治疗*　以青霉素治疗为主,用药应尽早、足量、规范。

2. *性伴侣治疗*　应用同法进行检查、治疗。

3. *其他*　治疗期间应禁止性生活。

【护理问题】

1. *焦虑*　与担心疾病预后有关。

2. *知识缺乏*　缺乏与疾病相关的治疗、预防及护理知识。

3. *组织完整性受损*　与疾病引起外阴局部组织糜烂有关。

【护理措施】

(一)一般护理

1. 尊重患者,讲解有关疾病的常识,帮助患者建立治愈的细心。

2. 严格执行消毒隔离制度,对患者污染的用物进行严格终末消毒,防止交叉感染。

3. 做好染病孕妇的心理护理,及早接受正规、足量治疗。

(二)疾病护理

1. 注意观察患者用药后的反应,积极预防过敏反应。

2. 孕妇治疗时禁止使用四环素类药物。

3. 复查如发现血清学复发或症状复发时应及时治疗。

【健康教育】

1. 教育患者治疗期间禁止无保护性生活,性伴侣应同时接受检查和治疗。

2. 告知患者治疗后随访的时间,第1年每3个月复查1次,以后每半年复查1次,连续2～3年。

(苏世萍　刘春华)

第26章

月经失调妇女的护理

女性内分泌疾病是女性常见的疾病，主要是由于下丘脑-垂体-卵巢内分泌轴异常所引起。临床常见的有性早熟、经前期综合征、功能性子宫出血、痛经、多囊卵巢综合征、高催乳激素血症以及绝经期综合征。临床主要表现为月经周期或经期长短、出血量的异常或某些其他异常的症状。

第一节　功能失调性子宫出血

功能失调性子宫出血(dysfunctional uterine bleeding，DUB)简称功血，是由于下丘脑-垂体-卵巢轴功能失调而并非器质性病变引起的异常子宫出血。按发病机制可分为无排卵性功血和排卵性功血两大类。前者占70%～80%，多见于青春期及绝经过渡期妇女。后者占20%～30%，多见于育龄妇女。

【病因与发病机制】

(一)无排卵性功能失调性子宫出血

无排卵性功能失调性子宫出血是由于机体受到内部和外部各种异常因素，诸如精神过度紧张、情绪变化、环境气候改变、营养不良、贫血、代谢紊乱、甲状腺功能、肾上腺功能变异等疾病影响时，通过中枢神经系统引起下丘脑-垂体-卵巢轴功能调节异常，从而导致月经失调。无排卵性功血主要包括青春期功血和绝经过渡期功血，育龄期少见。其发病机制各不相同。

1. *青春期功血*　青春期无排卵功血的主要原因是下丘脑-垂体对雌激素的正反馈反应异常。同时青春期功血患者下丘脑-垂体-卵巢轴尚未成熟，未能建立稳定的周期性调控机制，如果此时受到机体内部和外界等诸多因素的应激刺激或肥胖等遗传因素的影响，就可能引起功血。

2. *绝经过渡期功血*　绝经过渡期无排卵功血的主要原因是，卵巢功能逐渐减退，卵泡逐渐耗尽，剩余卵泡对垂体促性腺激素的反应性减低，雌激素分泌量波动，不能形成排卵前高峰，排卵停止。

3. *育龄期功血*　可因某种内外环境刺激，如劳累、应激、流产、手术或疾病等引起短暂阶段的无排卵性功血。亦可因肥胖、多囊卵巢综合征、高催乳素血症等长期存在的因素引起持续无排卵性功血。

4. *其他因素*　无排卵性功血还与子宫内膜出血的自限性机制缺陷有关，如子宫内膜组织脆性增加、子宫内膜脱落不全、血管结构与功能异常、凝血与纤溶异常、血管舒缩因子异常等。

(二)排卵性功能失调性子宫出血

排卵型功能失调性子宫出血较无排卵性功能失调性子宫出血少见，多发生于生育期妇女，患者有排卵，但黄体功能异常。常见两种类型。

1. *黄体功能不足*(luteal phase defect，LPD)　黄体功能健全发育的前提是足够水平的促卵泡激素(FSH)和黄体生成素(LH)，LH/FSH比值以及卵巢对LH的良好反应，而黄体功能不全的因素主要有卵泡发育不良，LH排卵高峰分泌不足，LH排卵峰后低脉冲缺陷。

2. *子宫内膜不规则脱落*　又称黄体萎缩不良，是由于下丘脑-垂体-卵巢轴调节功能紊乱或溶黄体机制异常引起黄体萎缩不全，内膜持续受孕激素影响，使子宫内膜不能如期完全脱落。

【临床表现】

(一)无排卵性功能失调性子宫出血

临床上最主要的症状是子宫不规则出血。出血间隔长短不一，短者几日，长者数月，常误诊为闭经;出血量多少不一,出血量少者只是点滴出血,多者大量出血,不能自止,导致贫血或休克。出血期间一般无腹痛或其他不适。体征:贫血貌,盆腔检查子宫大小正常。

(二)排卵性功能失调性子宫出血

1. 黄体功能不足者表现为月经周期缩短,月经频发。有时月经周期虽在正常范围内,但是卵泡期延长,黄体期缩短,故不孕或早孕期流产发生率高。

2. 子宫内膜不规则脱落者,表现为月经周期正常,但经期延长,多达 9～10d,且出血量多,后几日常常表现为少量淋漓不断出血。

【辅助检查】

1. *诊断性刮宫*　诊断性刮宫简称诊刮,其一方面能刮取内膜组织送病理检查,以明确诊断;另一方面将内膜全部刮净后达到止血的目的,有治疗的作用。为了确定排卵或黄体功能,应在经前期或月经来潮 6h 内刮宫;若怀疑子宫内膜脱落不全,则应在月经来潮第 5～6 天刮宫;不规则出血者可随时刮宫。

2. *基础体温测定*　基础体温测定是观察排卵的最简易的方法。基础体温呈单项型,提示无排卵。基础体温呈双相型,排卵后体温上升缓慢且幅度低,升高时间短,提示黄体功能不全。基础体温呈双相型,但下降缓慢,提示子宫内膜不规则脱落。

3. *超声检查*　可了解子宫大小、形态,宫腔内有无赘生物,子宫内膜厚度等。

4. *阴道脱落细胞涂片检查*　月经前见底层细胞增生,表层细胞出现角化,整个上皮的厚度增加,提示无排卵性功血。如见到脱落的阴道上皮细胞为中层或角化前细胞,但缺乏典型的细胞堆集和皱褶,提示黄体功能不足。

5. *激素测定*　可通过血、尿标本测定体内的性激素和神经内分泌激素,了解下丘脑-垂体-卵巢轴的功能。

6. *宫腔镜检查*　宫腔镜下可见到子宫内膜情况,在直视下选择病变区域进行活检,比盲目地刮取内膜的诊断方法价值更高。

7. *宫颈黏液结晶检查*　经前检查出现羊齿植物叶状结晶提示无排卵。

【治疗要点】

(一)无排卵性功能失调性子宫出血

1. *一般治疗*　轻度贫血者补充铁剂、维生素 C 和蛋白质,严重贫血者需输血。出血时间长者给予抗生素预防感染。同时加强营养,避免过度劳累和剧烈活动。

2. *药物治疗*　青春期及生育期无排卵性功血以止血、调整周期、促排卵为主;绝经过渡期功血以止血、调整周期、减少经量、防止子宫内膜病变为治疗原则。

3. *手术治疗*

(1)刮宫术:适用于急性大出血或存在子宫内膜癌高危因素的功血患者。

(2)子宫内膜切除术:适用于经量多的绝经过渡期功血和经激素治疗无效且无生育要求的生育期功血或对实施子宫切除术有禁忌证的患者。

(3)子宫切除术:适用于药物治疗效果不佳,年龄 40 岁以上,病理诊断为子宫内膜复杂性增生甚至伴有不典型增生者,由患者和家属知情选择。

(二)排卵性功能失调性子宫出血

1. *黄体功能不足*　治疗原则为促进卵泡发育,刺激黄体功能及黄体功能替代。分别应用枸橼酸克罗米酚、hCG 和黄体酮。CC 可促进卵泡发育,诱发排卵,促使正常黄体形成。hCG 以促进及支持黄体功能。黄体酮补充黄体分泌孕酮的不足,用药后使月经周期正常,出血量减少。

2. *子宫内膜不规则脱落*　治疗原则为调节下丘脑-垂体-卵巢轴的反馈功能,使黄体及时萎缩,常用药物有孕激素和 hCG。孕激素作用是调节下丘脑-垂体-卵巢轴的反馈功能,使黄体及时萎缩,内膜及时完整脱落。hCG 有促进黄体功能的作用。

【护理措施】

(一)基础护理

1. *一般资料评估*　询问病史、了解年龄、月经史、婚育史、避孕措施、精神创伤史等。

2. *身体评估*　了解功血患者的临床表现。

3. *心理社会评估*　评估患者的心理顾虑、焦虑程度等。

4. *心理护理*　患者因月经过多或合并经期延长,导致头晕、心慌、全身无力等一系列重度贫血的症状,甚至出现失血性休克,影响患者正常生活,使之出现恐惧不安的心理状态,从而影响了患者的工作、学习和正常生长发育。护士可通过心理支持,帮助其消除恐惧心理,树立战胜疾病的信心,使其能较好地配合治疗。

(二)疾病护理

1. 疾病护理

(1)维持正常血容量:观察记录生命体征,出血量,遵医嘱执行治疗方案(配血,输血,止血),注意输血反应。

(2)补充营养,注意休息:纠正贫血,补充铁剂、维生素 C、蛋白质等。

2. 专科护理　指导患者严格遵医嘱使用性激素。治疗一般分止血、调整周期、诱发排卵 3 个阶段。由于应用性激素治疗时,要求严格、疗程较长,服药时间要准确,因此护士要做好药物指导,督促患者按时按量,不停服、漏服,按规定减量。维持量服用时间,按停药后发生撤退性出血的时间,与病人上一次行经时间相应考虑,注意服药期间的不良反应,治疗期间出现阴道出血要及时就诊。

3. 预防感染　监测感染征象,观察体温,脉搏,腹痛及血常规结果等,及时发现并报告医师处理。做好会阴护理,合理使用抗生素。

4. 讲解疾病相关知识　使患者及家属了解疾病知识,积极配合治疗。

5. 观察阴道情况　出血量,出血持续时间、颜色,腰痛的部位、性质。保留会阴垫以备检查。重度贫血患者或出血增多者,遵医嘱及时测量出血量,监护生命体征变化,观察全身情况的变化,有异常情况及时处理。

6. 健康教育

(1)术前后指导:急性大出血的患者可行刮宫术,术前对患者讲解手术的安全性与必要性,以提高患者对手术的认知。术后嘱患者卧床休息,观察阴道出血,记录患者的生命体征。

(2)饮食指导:给予健康补血的食物,高蛋白、高维生素、高热量及含矿物质铁和钙的饮食,如奶制品、蛋、禽类、动物肝脏、菠菜、豆类食物等,以纠正贫血,改善体质。

(3)个人卫生指导:注意经期卫生,防止上行感染,指导患者勤换内裤及月经垫,每日用温水冲洗外阴部,严禁坐浴,保持外阴清洁,防止感染。

(4)活动指导:保证患者充分休息,体位变换时注意防止发生直立低血压;出血较多的患者要绝对卧床休息,以减少盆腔充血。

(5)出院指导:指导患者出院后遵医嘱服药,注意个人卫生,并告之复诊时间。

第二节　闭　　经

闭经是妇科疾病中的常见症状,并非一种独立疾病,根据月经是否来潮,将闭经分为原发性和继发性两类。年龄超过 16 岁(有地域性差异),第二性征已发育,或年龄超过 14 岁,第二性征尚未发育,且无月经来潮者称为原发性闭经,约占 5%;以往曾建立正常月经,但以后因某种病理性原因而月经停止 6 个月以上者,或按自身原来月经周期计算停经 3 个周期以上者称为继发性闭经,占 95%。根据闭经发生的原因分为生理性闭经和病理性闭经两类,病理性闭经按病变部位可分为 4 种:①中枢神经-下丘脑性闭经。②卵巢性闭经。③垂体性闭经。④子宫性闭经;按促性腺激素水平又可分为高促性腺激素闭经和低促性腺激素闭经;按闭经严重程度,可将闭经分为Ⅰ度闭经和Ⅱ度闭经。闭经的病因复杂,影响身心健康,应确定病变部位和疾病种类,对因治疗。青春期前、妊娠期、哺乳期及绝经后的月经不来潮均属生理性闭经,不属本节范畴。

【病因及发病机制】

原发性闭经较少见,往往由于遗传学原因或先天性发育缺陷引起,如米勒管发育不全综合征、雄激素不敏感综合征、对抗性卵巢综合征、低促性腺激素性腺功能减退和高促性腺激素性腺功能减退。继发性闭经发生率明显高于原发性闭经,经常是由继发的器官功能障碍或肿瘤引起,本节按照下丘脑-垂体-卵巢-子宫轴解剖部位介绍闭经的相关病因

(一)下丘脑性闭经

下丘脑性闭经是最常见的一类闭经,其病因最复杂。包括精神应激性、体重下降、神经性厌食、过度运动、药物等引起的下丘脑分泌垂体促性腺素释放激素(GnRH)功能失调或抑制;另外,还有先天性疾病或脑发育畸形及肿瘤引起的下丘脑 GnRH 分泌缺陷。

1. 精神应激性　精神打击、环境改变、过度劳累、情感变化等强烈的精神因素可引发机体应激反应,使促肾上腺皮质激素释放激素(CRH)和皮质素的分泌增加,扰乱内分泌的调节功能而发生闭经。闭经多为一时性,通常很快自行恢复,也有持续时间较长者。

2. 下丘脑多巴胺分泌下降　引起垂体催乳素病理性分泌增加，对生殖轴产生抑制。

3. 神经性厌食　是一种精神神经内分泌紊乱性疾病。病因尚不清楚，起病于强烈惧怕肥胖而有意节制饮食，体重骤然下降导致促性腺激素低下。当体重下降到正常体重的15%以上时即可发生闭经。多发生于25岁以下年轻女性，病死率高达9%。

4. 运动性闭经　竞争性的体育运动以及强运动和其他形式的训练，引发闭经称运动性闭经。原因是多方面的。初潮发生和月经的维持有赖于一定比例(17%～20%)的机体脂肪，若运动员机体肌肉/脂肪比率增加或总体脂肪减少，而脂肪是合成甾体激素的原料，故可使月经异常。另外，运动加剧后GnRH释放受到抑制而引起闭经。

5. 嗅觉缺失综合征　是一组以低促性腺素、低性激素为主，伴有嗅觉减退或缺失的症候群。临床表现为原发性闭经，性发育缺如，伴嗅觉减退或丧失。

6. 药物性闭经　除垂体腺瘤可引起闭经溢乳综合征外，长期应用某些药物如吩噻嗪及其衍生物(奋乃静、氯丙嗪)、利舍平以及甾体类避孕药，也可出现继发性闭经和异常乳汁分泌，其机制是药物抑制了下丘脑分泌GnRH或通过抑制下丘脑多巴胺使垂体分泌催乳素增加。药物性闭经常常是可逆的，一般在停药后3～6个月月经自然恢复。如未恢复月经者，应注意排除其他疾病。

7. 颅咽管瘤　是垂体、下丘脑性闭经的罕见原因，瘤体增大压迫下丘脑和垂体柄时，可引起闭经、生殖器官萎缩、肥胖、颅压增高、视力障碍等症状，称为肥胖生殖无能营养不良症。

(二)垂体性闭经

指垂体病变使促性腺激素降低引起的闭经。有先天性和获得性两大类，先天性很少见。常见的获得性垂体病变有垂体肿瘤、空蝶鞍综合征、希恩综合征。

(三)卵巢性闭经

指卵巢功能异常，不能对促性腺激素发生反应并合成性激素，造成卵巢性激素水平低落，子宫内膜不发生周期性变化而导致闭经。如：特纳综合征、单纯性腺发育不全、卵巢早衰及多囊卵巢综合征等。

(四)子宫性闭经

由先天性子宫畸形或获得性子宫内膜破坏所致闭经。闭经的原因在子宫。如先天性无子宫缺陷、Asherman综合征、子宫内膜结核等。

(五)先天性下生殖道发育异常

包括无孔处女膜、阴道下1/3段缺如，均可引起经血引流障碍而发生闭经。

(六)其他内分泌功能异常

肾上腺、甲状腺、胰腺等功能异常也可引起闭经。常见的疾病为甲状腺功能减退或亢进、肾上腺皮质功能亢进、肾上腺皮质肿瘤、糖尿病等均可通过下丘脑影响垂体功能而造成闭经。

【辅助检查】

育龄妇女首先应查尿或血hCG除外妊娠。

(一)评估雌激素水平以确定闭经程度

1. 宫颈评分法　根据宫颈黏液量、拉丝度、结晶及宫颈口开张程度评分，每项3分，共12分。

2. 阴道上皮脱落细胞检查　根据阴道上皮脱落细胞中伊红染色或角化细胞所占比例了解雌激素影响程度。

3. 孕激素试验　可用黄体酮肌内注射或甲羟孕酮口服。

(二)雌激素试验

如病史及妇科检查已排除子宫性闭经及下生殖道发育异常，此步骤可省略。

(三)激素测定

主要有催乳素(PRL)测定、促性腺激素测定、垂体兴奋试验。

(四)其他激素测定

肥胖或临床上存在多毛、痤疮等高雄激素体征时须测定胰岛素、雄激素和17羟孕酮。

(五)基础体温测定

了解卵巢排卵功能。

(六)子宫内膜活检

了解子宫内膜有无增生性病变。

(七)子宫输卵管造影

了解有无子宫腔病变和宫腔粘连。

(八)染色体检查

对怀疑有先天畸形者需做染色体核型分析及分带检查。

【治疗要点】

明确病因，对因治疗并根据患者有无生育要求制订具体治疗方案。

(一)全身治疗

1. 疏导神经精神应激引起的精神心理，以消除患者精神紧张、焦虑及应激状态。

2. 低体重或节制饮食消瘦至闭经者应调整饮食，加强营养，恢复标准体重。

3. 运动性闭经者应适当减少运动量及训练强度，必须维持运动强度的，应供给足够营养及纠正激素失衡。

（二）内分泌药物治疗

根据闭经的病因极其病理生理机制，采用天然激素及其类似物或其拮抗药，补充机体激素不足或拮抗其过多，以恢复自身的平衡而达到治疗目的。主要有抑制垂体催乳素过多分泌治疗、诱发排卵药物治疗、雌孕激素替代治疗。

（三）手术治疗

闭经若由器质性病变引起，应针对病因治疗。如宫颈-宫腔粘连者可行宫腔镜宫颈-宫腔粘连分离后放置避孕环。先天性畸形如处女膜闭锁、阴道横膈或阴道闭锁均可手术切开或成形术，使经血畅流。结核性子宫内膜炎者应积极接受抗结核治疗。卵巢或垂体肿瘤者应按所制订的相应治疗方案。

（四）辅助生育

辅助生育是指采用超促排卵法即采用促性腺激素刺激多卵泡发育后直接从卵巢取卵的所有技术，包括体外受精、配子输卵管内移植术、合子输卵管内移植术、胚胎输卵管移植术。

【护理评估】

1. 一般资料评估　回顾患者婴幼儿期生长发育过程，有无先天性缺陷或其他疾病。询问家族中有无相同疾病者。详细询问月经史，包括初潮年龄、第二性征发育情况、月经周期、经期、经量、有无痛经，了解闭经前月经情况。已婚妇女询问其生育史及产后并发症。此外特别注意询问闭经期限及伴随症状，发病前有无引起闭经的诱因如精神因素、环境改变、体重增减、剧烈运动、各种疾病及用药影响等。

2.身体评估　评估患者营养情况、全身发育状况，测量身高、体重、智力情况、躯干和四肢的比例，五官生长特征，检查有无多毛，患者第二性征发育情况，如音调、乳房发育、阴毛及腋毛情况、骨盆及是否具有女性体态，并挤双乳观察有无乳汁分泌。

3.心理社会评估　评估患者的心理顾虑、焦虑程度，了解患者及家属的压力原因及对治疗的信心。

【护理问题】

1. 自我形象紊乱　与较长时间的闭经有关。

2. 功能障碍性悲哀　与治疗效果反复，亲人不理解有关。

3. 营养失调　与不合理的节食有关。

【护理措施】

1. 心理护理　注意观察患者精神状态，闭经对患者的自我概念有较大的影响，患者担心闭经对自己的健康、性生活和生育能力的影响。病程过长及反复治疗效果不佳时会加重患者和家属的心理压力，表现为情绪低落，对治疗和护理丧失信心，反过来又会加重闭经。因此，要加强心理护理，多做解释工作，消除患者思想顾虑，保持心情舒畅，使患者配合治疗。

2. 疾病护理

（1）对症护理：劳逸结合，注意休息，不可过于劳累，加重病情。加强营养，多食鱼、肉、蛋、奶类食品，多食新鲜蔬菜。加强体育锻炼，增强体质。

（2）专科护理：指导合理用药，说明性激素的作用、不良反应、剂量、具体用药方法、时间等问题。鼓励患者加强锻炼，供给足够的营养，保持标准体重，增强体质。行宫腔镜检查、腹腔镜检查、阴道成形术者，按各种手术术前后护理常规给予护理措施。

（3）健康教育：加强身体锻炼，合理摄取营养。指导基础体温测定方法。向患者讲解引起闭经原因多，诊断周期长，因此，要耐心地按时按规定接受有关检查，获取正确检查结果，才能有满意的治疗。

第三节　痛　　经

痛经是指月经期发生在下腹部的一种痉挛性的疼痛，为妇科最常见的症状之一，可在行经前后或月经期出现下腹疼痛坠胀、腰酸或合并头痛、乏力、头晕、恶心等其他不适，影响生活和工作。常发生在年轻女性，其发生率约为50%，其中15%的严重痛经限制了患者的日常活动。痛经分原发性和继发性两类，原发性痛经是无盆腔器质性病变的痛经患者，又称功能性痛经，多发生初潮的几年内；继发性痛经通常是器质性盆腔疾病的后果，又称器质性痛经，如子宫内膜异位症、生殖道畸形、盆腔炎或宫颈狭窄等引起的痛经。本节只讨论原发性痛经。

【病因及发病机制】

原发性痛经多见于青少年期，病因和病理生理并未完全明了，其疼痛与子宫肌肉活动增强所导致的子宫张力增加和过度痉挛性收缩有关。主要有以下几种解释。

(一)前列腺素合成与释放异常

许多研究表明，子宫合成和释放前列腺素增加，是原发性痛经的主要原因。其中 $PGF_{2\alpha}$ 使子宫肌层及小血管过强收缩，甚至痉挛而出现痛经，因此原发性痛经仅发生在有排卵的月经期。$PGF_{2\alpha}$ 进入血液循环引起胃肠道、泌尿道等处的平滑肌收缩，从而引发相应的全身症状。

(二)子宫收缩异常

正常月经周期子宫的基础张力小，收缩协调，痛经时，子宫平滑肌不协调收缩，子宫张力升高，造成子宫血流量减少，供血不足，导致厌氧代谢物积蓄，刺激C类疼痛神经元，发生痛经。

(三)血管加压素及缩宫素的作用

月经期妇女体内血管加压素的水平升高造成子宫过度收缩及缺血，引发痛经。

(四)精神、神经因素

内在或外来的应激可使机体痛阈降低，精神紧张、焦虑、恐惧、寒冷刺激、经期剧烈运动以及生化代谢产物均可通过中枢神经系统刺激盆腔疼痛纤维。

(五)遗传因素

女儿与母亲发生痛经有相关关系。

(六)其他因素

白细胞介素被认为会增加子宫纤维对疼痛的敏感性；垂体后叶加压素可能导致子宫肌层的高敏感性，减少子宫血流，引发痛经。

【临床表现】

原发性痛经经常发生在年轻女性，初潮后6～12个月开始，30岁后发生率下降。患者于月经来潮前数小时即感疼痛，经期疼痛逐步或迅速加剧，持续数小时至2～3d，疼痛多数位于下腹中线或放射至腰骶部、外阴与肛门，少数人的疼痛可放射至大腿内侧。疼痛的性质以胀坠痛为主，重者呈痉挛性。可伴随恶心、呕吐、腹泻、头晕、乏力等症状，严重时面色发白、四肢厥冷、出冷汗。妇科检查无异常发现，偶有触及子宫过度前倾、前屈或过度的后倾、后屈位。

【治疗要点】

主要目的是缓解疼痛及其伴随症状。

(一)一般治疗

应重视精神心理治疗，阐明月经期轻度不适是生理反应。必要时给予镇痛、镇静、解痉治疗。低脂的素食和鱼油可以减少一些妇女的痛经。

(二)药物治疗

1. *抑制排卵药物* 适用于要求避孕的患者，其原理可能是通过抑制下丘脑-垂体-卵巢轴，抑制排卵，从而预防痛经。约有50%的原发性痛经可完全缓解，90%明显减轻。

2. *前列腺素合成酶抑制药* 适用于不要求避孕或对口服避孕药效果不好的原发性痛经患者。其原理是通过阻断环氧化酶通路抑制PG合成，达到治疗痛经的效果。有效率为60%～90%。

3. *钙拮抗药* 可干扰钙离子通过细胞膜，并阻止钙离子由细胞释放，从而抑制子宫收缩。

(三)手术治疗

1. *宫颈管扩张术* 适用于已婚宫颈管狭窄的患者。

2. *骶前神经切断术* 对于顽固性痛经患者，最后可选骶前神经切断术，33%的痛经可减轻。

【护理评估】

1. *一般资料评估* 了解患者的年龄、月经史与婚育史，询问与诱发痛经相关的因素，疼痛与月经的关系，疼痛发生的时间、部位、性质及程度，是否服用镇痛药缓解疼痛，用药量及持续时间，疼痛时伴随的症状以及自觉最能缓解疼痛的方法和体位。

2. *身心评估* 一般妇女对痛经不适都能耐受，但对此不适的反应因人而异，个性不同的人对事物的看法不同，痛阈和耐痛阈也有差异，而且对痛的表达方式或行为反应也不相同。情绪不稳定与神经质的人，对事物可能有过强的，偏激的反应，对月经期出现的轻微下腹部不适应强烈，缺乏足够的认识，夸大疼痛、紧张、焦虑和抑郁。较长时间的焦虑和身体上的不适，刺激内分泌轴，通过肾上腺皮质释放皮质激素，垂体后叶分泌加压素、催产素增多，引起子宫过度收缩，局部缺血，疼痛加重。痛经患者不仅收缩压力高于正常妇女，而且收缩后不能完全松弛，造成痛经-消极情绪反应的恶性循环。

【护理问题】

1. *疼痛* 与痛经有关。

2. *恐惧* 与长期痛经造成的精神紧张有关。

【护理措施】

1. 心理护理　关心并理解患者的不适和恐惧心理，阐明月经期可能有一些生理反应如小腹坠胀和轻度腰酸，讲解有关痛经的生理知识，疼痛不能忍受时提供非麻醉性镇痛治疗。

2. 对症护理　可进行腹部热敷和进食热的饮料如热汤或热茶。遵医嘱给予镇痛药物，必要时，还可配合中医中药治疗。

3. 专科护理　应用生物反馈法：增加患者的自我控制感，使身体放松，以解除痛经。纠正不良的饮食习惯，按时吃早餐，不吃冷饮、零食，少吃有刺激性的食物特别是经期尤为重要。注意保暖，患者在经期应保持身体暖和，可以多喝热水，也可在腹部放置热水袋。这样会加速体内的血液循环并松弛肌肉，尤其是可使痉挛、充血的骨盆部位得到放松，从而收到缓解痛经的效果。可服用镇痛药，痛经患者在疼痛发作时可对症处理，可服用阿司匹林及对乙酰氨基酚来缓解疼痛。适当进行体育锻炼女性在月经期间可进行适宜的运动，同时应注意缩短运动的时间，在运动时应放慢速度、减少重动量，一般以不感到特别劳累为宜。

4. 健康教育

(1)饮食指导：注意经期的营养应以清淡、易消化的食物为主，应尽量少食多餐，多吃蔬菜、水果、鸡肉、鱼肉等食物，避免食用辣椒、生葱、生蒜、胡椒、烈性酒等生冷、刺激性食物。

(2)避免摄入咖啡因：咖啡因可使女性神经紧张、加重痛经的症状。患有痛经的女性应尽量少食含有咖啡因的食物，如咖啡、茶、巧克力等。

(3)经期避免过劳：经期避免参加过重体力劳动和剧烈的体育活动。

(4)注意经期卫生：保持外阴部清洁，预防感染。注意保暖，避免受凉。保证足够的睡眠，生活有规律，可消除恐惧焦虑和各种心理负担。

第四节　经前期综合征

经前期综合征(PMS)是指在月经前，周期性发生的影响妇女日常生活和工作、涉及躯体精神及行为的症候群，月经来潮后，症状自然消失。伴有严重情绪不稳定的经前期综合征称为经前焦虑性障碍。80％的 PMS 发生在生育年龄的妇女，发病率为 2.5％～5％。

【病因及发病机制】

PMS 的病因尚不清楚，推测与环境压力、个人的精神心理特征、中枢神经递质与卵巢类固醇激素的相互作用以及前列腺素水平的变化有关。

1. 脑神经递质学说　研究发现，一些与应激反应及控制情感有关的神经递质如 5-羟色胺、阿片肽、单胺类等在月经周期中对性激素的变化敏感。

2. 卵巢激素学说　PMS 症状与月经周期黄体期孕酮的撤退变化相平行，因而认为中、晚黄体期，孕酮水平的下降或雌/孕激素比值的改变可能诱发 PMS。但近年的研究并未发现 PMS 患者卵巢激素的产生与代谢存在异常。

3. 精神社会因素　临床上 PMS 患者对安慰剂的治愈反应高达 30％～50％，接受精神心理治疗者也有较好疗效，表明患者精神心理因素与 PMS 的发生有关。

4. 前列腺素作用　前列腺素可影响钠潴留、精神行为、体温调节及许多 PMS 的有关症状，前列腺素合成抑制药能改善 PMS 躯体症状，但对精神症状的影响尚不肯定。

5. 维生素 B_6 缺乏　维生素 B_6 是合成多巴胺和 5-羟色胺的辅酶，对减轻抑郁症状有效。

【临床表现】

典型 PMS 症状出现于经前 1～2 周，逐渐加重，至月经前 2～3d 最为严重，月经来潮后迅速减轻直至消失，有周期性和自止性的特点。多见于 25～45 岁妇女，主要表现为周期性出现的易怒、抑郁和疲劳，伴有腹部胀满、四肢水肿、乳房触痛。主要症状有三方面。

1. 精神症状　可有焦虑型和抑郁型两种类型，表现为：易怒、焦虑、抑郁、情绪不稳定、疲乏以及饮食、睡眠、性欲改变。

2. 生理症状　主要表现为：头痛、乳房胀痛、腹部胀满、肢体水肿、体重增加、运动协调功能减退。

3. 行为改变　主要表现为：思想不集中，工作效率低，意外事故倾向，易有犯罪行为或自杀意图。

【治疗要点】

先采用心理疏导及饮食治疗，若无效可给予药物治疗。

1. 心理疏导　帮助患者调整心理状态，保持良好的精神状态，认识疾病并建立勇气及自信心，可以缓解一部分人的病情。

2. 饮食治疗　选择高糖类低蛋白饮食，限制盐及咖啡的摄入量，补充维生素E、维生素B_6和微量元素镁。

3. 药物治疗　以解除症状为主，如利尿、镇静、镇痛等。常用药物有镇静药（艾司唑仑）、抗抑郁药（氟西汀）、利尿药（螺内酯）、激素（孕激素）、溴隐亭及维生素B_6。

【护理评估】

1. 一般资料评估　询问患者既往生理、心理方面的疾病史，既往妇科、产科等病史，排除精神痛及心、肝、肾等疾病引起的水肿。

2. 身体评估　了解患者经前是否有乳房胀痛不适、水肿、体重增加、腹胀、疲劳、腰背疼痛、头痛等经前期综合征的症状。

3. 心理社会评估　PMS的发生、发展与心理社会因素有着密切联系，经历较多负性心理应激和较少的社会支持，PMS妇女心理健康状况较差，并存在着一定的人格缺陷，即情绪不稳定、不良个性和适应不良性应付方式。

【护理问题】

1. 焦虑　与对疾病的担心有关。

2. 体液过多　与体内激素失调有关。

【护理措施】

1. 心理护理　月经期的疼痛或羞耻感使得一些妇女对月经出血异常反感，由此产生的恐惧、担心、害怕心理，又增加了她们对经前主诉和适应不良性逃避习性的易感性。这是由于这些妇女把月经看成是一种持久的反复发作的不良事件有关。实际上，PMS患者的多数症状是其固有心理特征的表现，是她们不能有效地适应环境和控制自我的表现。

2. 疾病护理

(1)心理指导：配合医师指导患者进行应付技巧训练、生物反馈、放松训练及合理化情绪疗法等。采取积极的社会心理干预措施，有效开展PMS妇女心理咨询及其干预，提高PMS妇女生活及其生存质量，心理健康。

(2)饮食指导：减少盐、糖、酒精和咖啡因的摄入，增加糖类的摄入。在黄体后期给予糖类与低蛋白质饮食，可改善抑郁、紧张、易怒、悲伤、全身乏力、敏感及迟钝症状。

(3)活动指导：进行有氧运动，例如舞蹈、慢跑、游泳等。有氧运动可致内啡肽增高，可能改善情绪症状。

(4)药物指导：遵医嘱指导患者正确使用药物。

3. 健康教育　向患者和家属讲解可能造成经前期综合征的原因、识别诱发因素和目前处理措施，指导患者记录月经周期，帮助患者获得家人的支持，增加女性自我控制的能力。

第五节　围绝经期综合征

围绝经期是指妇女自生殖年龄过渡到无生殖年龄的生命阶段，包括从出现与绝经有关的内分泌、生物学和临床特征起，至最后1次月经后1年。绝经综合征（MPS）是指妇女绝经前后出现性激素波动或减少所致的一系列躯体及心理症状。是每一个妇女生命进程中必然发生的生理过程。

绝经可分为自然绝经和人工绝经两种。自然绝经是由于卵巢卵泡活动的丧失引起月经永久停止，无明显病理或其他生理原因。实践中将40岁或以后自然绝经归为生理性，40岁以前月经自动停止为过早绝经，视为病理性。人工绝经是指手术切除双侧卵巢（切除或保留子宫）或因其他方法停止卵巢功能（如化学治疗或放射治疗）。单独切除子宫而保留一侧或双侧卵巢者，不作为人工绝经，判断绝经，主要根据临床表现和激素的测定。人工绝经较自然绝经更易发生围绝经期综合征。

【病因及发病机制】

绝经年龄的早晚与卵泡的储备数量、卵泡消耗量、营养、地区、环境、吸烟等因素有关，而与教育程度、体形、初潮年龄、妊娠次数、末次妊娠年龄、长期服用避孕药等因素无关。

1. 内分泌因素　卵巢功能减退，血中雌-孕激素水平降低，使正常的下丘脑-垂体-卵巢轴之间平衡失调，影响了自主神经中枢及其支配下的各脏器功能，从而出现一系列自主神经功能失调的症状。在卵巢切除或放疗后雌激素急剧下降，症状更为明显，而雌激素补充后可迅速改善。

2. 神经递质　血β-内啡肽及其自身抗体含量明显降低，引起神经内分泌调节功能紊乱。神经递质5-羟色胺（5-HT）水平异常，与情绪变化密切相关。

3. 种族、遗传因素　个体人格特征、神经类型，以及职业、文化水平均与绝经期综合征的发病及症状严重程度可能有关。围绝经期综合征患者大多神经类型不稳定，且有精神压抑或精神上受过较强烈刺激的病史。另外，经常从事体力劳动的人发生围绝经期综合征的较少，即使发生症状也较轻，消退较快。

【临床表现】

约 2/3 的围绝经期妇女出现临床症状。

1. 月经紊乱　月经周期改变是围绝经期出现最早的临床症状，多数妇女经历不同类型和时期的月经改变后，逐渐进入闭经，而少数妇女可能突然绝经。月经改变的形式取决于卵巢功能的变化。

2. 血管舒缩症状　主要表现为潮热、出汗，是围绝经期最常见且典型的症状。约 3/4 的自然绝经或人工绝经妇女可出现。患者感到起自胸部的，向颈及面部扩散的阵阵上涌的热浪，同时上述部位皮肤有弥散性或片状发红，伴有出汗，汗后又有畏寒。持续时间短者 30s，长则 5min，一般潮红与潮热同时出现，多在凌晨乍醒时、黄昏或夜间，活动进食、穿衣、盖被过多等热量增加的情况下或情绪激动时容易发作，影响情绪、工作、睡眠，患者感到异常痛苦。此种血管舒缩症状可历时 1 年，有时长达 5 年或更长。自然绝经者潮热发生率超过 50%，人工绝经者发生率更高。

3. 精神神经症状　焦虑、抑郁、多疑、缺乏自信、注意力难以集中、烦躁易怒、恐怖感均可发生于围绝经期女性。围绝经期是抑郁症高发的一个时期，卵巢激素低落是造成这一现象的主要原因，社会经济状况、家庭生活和自身健康状况也对这些心理症状产生了重要影响。

4. 心血管系统症状　一些绝经后妇女血压升高或血压波动；心悸时心率不快，心律失常，常为期前收缩，心电图表现为房性期前收缩，或伴有轻度供血不足的表现。绝经后妇女冠心病发生率及心肌梗死的病死率也随年龄增长而增加。

5. 泌尿生殖系统症状　主要表现为泌尿生殖道萎缩，外阴瘙痒、阴道干燥疼痛、性交困难，子宫脱垂；膀胱、直肠膨出；排尿困难，尿急，压力性尿失禁，反复发作的尿路感染。

6. 骨质疏松　妇女从围绝经期开始，骨质吸收速度大于骨质生成，促使骨质丢失而骨质疏松。骨质疏松出现在绝经后 9～13 年，约 1/4 的绝经后妇女患有骨质疏松。患者主诉为不同程度、不同部位的骨骼和关节疼痛，常伴有腰腿乏力、下肢抽筋，翻身、行走、弯腰、下蹲等活动受到限制或困难。骨质疏松严重时，反复发生骨折，甚至轻微外力即可导致骨折，出现剧烈骨痛和肢体活动受限。

7. 皮肤和毛发的变化　皮肤皱纹增多，毛发脱落，面部和手臂色素沉着；上皮菲薄，皮肤干燥、瘙痒，易受损伤。

8. 视力下降　绝经后视力下降，眼睛干、红、反复出现干性眼炎。

9. 老年性痴呆　一种神经退行性疾病，表现在脑功能逐渐衰退，造成记忆力受损并严重影响日常生活。

【辅助检查】

1. 促卵泡激素（FSH）测定、LH、E_2　绝经过渡期 FSH＞10U/L，提示卵巢储备功能下降，FSH＞40U/L 提示卵巢功能衰竭。

2. B 型超声检查　排除子宫、卵巢肿瘤，了解子宫内膜厚度。

3. 影像学检查　测定骨密度等，确诊有无骨质疏松。

4. 子宫内膜病理检查　除外子宫内膜肿瘤。

【治疗要点】

2/3 的围绝经期妇女出现症候群，但由于精神状态、生活环境各不相同，其轻重差异很大，有些妇女不需任何治疗，有些只需要一般性治疗，就能使症状消失，少数妇女需要激素替代治疗才能控制症状。

（一）一般治疗

围绝经期精神症状可因神经类型不稳定或精神状态不健全而加剧，故应进行心理治疗。心理治疗是围绝经期治疗的重要组成部分，它使围绝经期妇女了解围绝经期是自然的生理过程，以积极的心态适应这一变化。必要时可辅助使用适量的镇静药以助睡眠，谷维素调节自主神经功能，治疗潮热症状。为预防骨质疏松，应坚持体育锻炼，增加日晒时间，饮食注意摄取足量蛋白质及含钙丰富食物，并补充钙剂。

（二）激素替代治疗（HRT）

绝经综合征主要是卵巢功能衰退，雌激素减少引起，HRT 是为解决这一问题而采取的临床医疗措施。在有适应证，无禁忌证的情况下科学、合理、规范的用药并定期监测。

1. 适应证

（1）绝经相关症状。

(2)泌尿生殖道萎缩的问题。

(3)低骨量及绝经后骨质疏松症。

2. 禁忌证

(1)已知或怀疑妊娠。

(2)原因不明的阴道出血或子宫内膜增生。

(3)已知或怀疑患有乳腺癌。

(4)已知或怀疑患有与性激素相关的恶性肿瘤。

(5)6个月内患有活动性静脉或动脉血栓栓塞性疾病。

(6)严重肝肾功能障碍。

(7)血卟啉症、耳硬化症、系统性红斑狼疮。

(8)与孕激素相关的脑膜瘤。

3. 用药时机　在卵巢功能开始减退及出现相关症状后即可应用。

4. 药物种类

(1)雌激素:如雌二醇、戊酸雌二醇、雌三醇等。

(2)孕激素:如炔诺酮、安宫黄体酮等。

(3)雌、孕、雄激素复方药物:如利维爱等。

5. 用药途径　有经肠道和非肠道两种,各有优缺点,可根据病情及患者意愿选用。

【护理评估】

1. 一般资料评估　详细询问并记录病史,包括月经史、生育史、肝病、高血压、其他内分泌腺体疾病等。了解患者的年龄职业和文化程度等;了解患者的家庭状况,如患者在家庭中的地位、家庭成员关系及经济收入等。

2. 身体评估　进行全身状况的体格检查,包括精神状态、贫血程度、出血倾向、高血压程度及症状、肺部及泌尿系统检查,皮肤、毛发改变,乳房萎缩、下垂等。

3. 心理评估　患者的心态千差万别,复杂多变,通过观察了解患者病情,掌握患者的心理需要,满足其合理部分,对不合理部分予以正确引导。

【护理问题】

1. 自我形象紊乱　与围绝经期综合征的症状有关。

2. 有感染的危险　与围绝经期内分泌及局部组织结构改变,抵抗力下降有关。

3. 焦虑　与内分泌改变引起的精神神经症状有关。

【护理措施】

1. 心理护理　提供精神心理支持,解除患者的思想顾虑。向患者讲解清楚更年期是一个生理现象,更年期综合征是一过性的病理现象,经过一段时期,通过神经内分泌的自我调节,达到新的平衡,症状就会消失。应与患者建立良好的护患关系,倾听她们的诉说,并给予充分的理解和支持。同时向周围人特别是家属讲解更年期综合征的有关知识,对患者出现的不良情绪应予谅解,避免冲突,帮助患者安全度过更年期。

2. 疾病护理

(1)血管舒缩失调症状的护理:鼓励患者参加有益身心健康的活动,以转移注意力、消除心理症状。提醒患者衣被冷暖要适度,发热出汗时不可过度地减少衣服,适当进食冷饮,症状消失后要立即增加衣被。病室宜清静,空气要新鲜,光线勿过强。饮食在避免辛辣油腻刺激、不易消化的前提下,提倡增加食物的花样品种,强调食物的色、香、味,以增进患者食欲,顺从患者的心意。

(2)泌尿生殖系统症状的护理:注意个人卫生,保持皮肤、阴部清洁,温水洗浴,内裤勤换洗并于阳光下暴晒。鼓励患者多饮水以冲洗尿道,减轻炎症反应,症状严重者应卧床休息。此外,应保持和谐的性生活,注意避孕。饮食应富于营养易于消化,勿食生冷隔餐饭菜及辛辣刺激食物。

(3)心血管系统症状的护理:合理安排工作,劳逸结合;清淡饮食,少食高脂、高糖食物,绝对禁烟忌酒,以保护心血管的功能。

(4)皮肤症状的护理:避免皮肤冻伤、烧伤;外出行动小心谨慎,以免造成创伤难愈合;常食新鲜易消化的蔬菜、瓜果,多进含钙、蛋白质、维生素丰富的食物。

(5)保证充足睡眠:指导患者注意安排好工作、生活与休息,睡眠时间要充足。对于心悸、失眠者应保持周围环境的安静舒适,光线柔和,避免声、光、寒冷等刺激,睡前避免喝浓茶、咖啡,看紧张、刺激的小说或电视等。

(6)指导正确用药:近年来,国内外多项研究成果表明补充雌激素类药物治疗是针对病因的预防性措施。因此应让患者了解雌激素替补治疗的机制、药物剂量,用药途径及不良反应,告诫患者严格按医嘱用药。并定期随访指导用药。调整用药量以适合个体的最佳用药量,防止不良反应的发生。

(7)注意补充营养:饮食上注意荤素搭配、粗细搭配,多食蔬菜和水果。由于更年期妇女易发生骨质疏松,应给予蛋白质饮食,如豆类、鱼、牛奶、瘦肉等,必要时补充钙剂,应让其到户外活动。晒太阳等，以补充骨钙的丢失。

（8）积极参加体育活动：指导患者参加适当的体育活动，如跑步、打太极拳、打羽毛球、散步等，并选择适合自己的运动方式。研究表明适度的运动可减轻思想压力，消除紧张情绪。也可以听音乐，跳舞等分散注意力，以缓解身体的不适。

（9）情绪疗法：可培养患者做各种适合自己的工作，从而取得心理平衡。

（江京萍　刘春华）

第27章

妊娠滋养细胞疾病妇女的护理

妊娠滋养细胞疾病是一组来源于胎盘滋养细胞的疾病。根据组织学可分为葡萄胎、侵蚀性葡萄胎、绒毛膜癌和极少见的胎盘部位滋养细胞肿瘤。

第一节　葡　萄　胎

葡萄胎是因妊娠后胎盘绒毛滋养细胞增生、间质水肿，而形成大小不一的水泡，水泡相互间有细蒂相连成串，形似葡萄而得名。葡萄胎可分为完全性葡萄胎和部分性葡萄胎。

葡萄胎可发生在生育期任何年龄的妇女，其病变局限于子宫腔内，不侵入肌层，也不发生远处转移，是一种良性滋养细胞疾病。其病理特点为滋养细胞呈不同程度的增生，同时绒毛间质水肿；间质内血管消失，但部分性葡萄胎的绒毛血管不一定完全消失。病变的绒毛失去吸收营养的作用，致使胚胎早期死亡。由于部分性葡萄胎患者尚存部分正常绒毛，胚胎可能存活。

【病因】

葡萄胎的发病原因尚不完全清楚。目前认为可能与种族、营养状况、社会经济因素、病毒感染、卵巢功能失调、细胞遗传异常及免疫功能等有关。

【临床表现】

1. 病史　100%的患者有停经史，停经时间为4～37周，平均为12周。

2. 症状

(1)停经后阴道出血：是最常见的症状。多数患者在停经8～12周发生不规则阴道出血，开始量少，呈咖啡色黏液状或暗红色血样，以后出血量逐渐增多，时出时停。若葡萄胎组织从蜕膜剥离，可发生阴道大量出血，导致休克，甚至死亡。阴道出血时间长、未及时有效治疗的患者可导致贫血及继发感染。

(2)子宫异常增大、变软：由于葡萄胎的迅速增长以及宫腔内出血，子宫体积一般增长较快，约有50%以上的患者子宫大于相应月份的正常妊娠子宫，且质地极软。1/3的患者子宫大小与停经月份相符。少数患者子宫小于停经月份，其原因可能与水泡退行性变、停止发展有关。

(3)卵巢黄素化囊肿：由于大量hCG刺激卵巢卵泡内膜细胞发生黄素化而形成囊肿，称卵巢黄素化囊肿。常为双侧，也可是单侧，囊肿大小不等，表面光滑，活动度好，切面为多房，囊壁薄，囊液清。其一般不产生症状，偶因急性扭转而致急腹症。黄素化囊肿在葡萄胎清除后，随着hCG水平下降，于2～4个月自然消失。

(4)妊娠呕吐及妊娠高血压综合征：由于增生的滋养细胞产生大量hCG，因此患者呕吐往往比正常妊娠严重且持续时间长。发生严重呕吐且未能及时纠正时，可导致水电解质平衡紊乱。又因患者子宫增长速度较快，子宫内张力大，患者在妊娠早、中期即可出现妊娠高血压综合征，葡萄胎患者在孕24周前即可出现高血压、水肿、蛋白尿，而且症状严重，容易发展为先兆子痫。

(5)腹痛：由于子宫急速扩张而引起下腹阵发性疼痛，其常发生在阴道出血前，疼痛一般不剧烈，可耐受。但如是黄素化囊肿急性扭转则为急腹痛。

【辅助检查】

1. 人绒毛膜促性腺激素(hCG)测定　葡萄胎患者由于滋养细胞增生，产生大量hCG，血清中hCG滴度高于相应孕周的正常值，而且在停经8～10周以后，随着子宫增大仍继续持续上升。但少数葡萄胎患者，特别是部分性葡萄胎患者血清中 hCG 水平升高不明显。

2. *超声检查*　B 型超声是诊断葡萄胎的重要辅助手段。完全性葡萄胎典型的超声影像学表现为子宫明显大于相应孕周，无妊娠囊或胎心搏动，宫腔内充满不均质密集状或短条状回声，呈“落雪状”，若有较大的水泡则形成大小不等的回声区，呈“蜂窝状”。常可见两侧或一侧卵巢囊肿。部分性葡萄胎宫腔内可见由水泡状胎块所引起的超声图像的改变及胎儿或羊膜腔，胎儿常合并畸形。

【治疗方法】

1. *清除宫腔内容物*　葡萄胎的诊断一经确定后，应立即给予清除。清宫前应做好全身检查，注意有无休克、子痫前期、甲状腺功能亢进、水电解质紊乱及贫血等。必要时要先对症处理，稳定病情后再行清宫术。清除葡萄胎时应注意预防出血过多、穿孔及感染，并应尽可能减少以后恶变的概率。

2. *预防性化疗*　葡萄胎患者是否进行预防性化疗尚存在争议，建议对有高危因素的患者给予预防性化疗，其余的患者则进行严密的随诊。高危因素包括：①年龄＞40 岁；②葡萄胎排出前 β-hCG 值异常升高（＞100 000U/L）；③葡萄胎清除后，hCG 下降曲线不呈进行性下降，而是降至一定水平后即持续不降或始终处于较高值；④子宫明显大于停经月份；⑤黄素化囊肿直径＞6cm；⑥第二次清宫仍有滋养细胞高度增生；⑦无条件随访者。预防性化疗一般选用单药化疗，如氟尿嘧啶（5-FU）、放线菌素 D（KSM）、甲氨蝶呤（MTX）等。

3. *卵巢黄素化囊肿的处理*　因黄素化囊肿在葡萄胎排出后可自行消退，一般不需处理。若发生急性扭转，可在 B 超下或腹腔镜下进行穿刺吸出囊液，如囊肿发生坏死，则需做患侧附件切除术。

4. *子宫切除术*　单纯切除子宫只能去除病变侵入局部组织的危险，不能防止转移的发生。对于年龄超过 40 岁，无生育要求的患者可行全子宫切除术，保留附件；子宫小于妊娠 14 周可直接进行子宫切除术，若子宫超过孕 14 周大小，应考虑吸出葡萄胎组织后再行子宫切除术。

【护理评估】

1. *病史*　采集个人既往史、家族病史，特别是有无滋养细胞疾病史。个人的月经史、生育史。

2. *身心状况*　此次妊娠的反应情况，有无恶心、呕吐，呕吐的程度。有无阴道出血，阴道出血量、性状、时间，是否有水泡状物排出。患者有无妊娠高血压综合征症状。有无腹部的不适感或阵发性隐痛。评估患者及家属的心理状况，有无焦虑或恐惧等情绪表现。

【护理问题】

1. *潜在的并发症*　出血：与葡萄胎清宫前后随时有可能大出血有关。

2. *自理能力缺陷*　与长期的阴道出血、化疗及手术。

3. *有感染的危险*　与长期的阴道出血、化疗或手术，机体抵抗力降低有关。

4. *知识缺乏*　缺乏疾病及其防护知识。

5. *恐惧*　与不了解病情及将要接受的清宫手术有关。

6. *自尊紊乱*　与对分娩的期望得不到满足及对将来妊娠担心有关。

【护理措施】

1. *心理护理*　详细评估患者对疾病的心理冲突程度及对接受治疗的心理准备，鼓励其表达不良情绪，并认真倾听。向患者讲解有关疾病的知识及清宫手术的过程，以解除顾虑和恐惧，增强信心。

2.*病情观察*　密切观察腹痛及阴道出血情况，检查阴道排出物内有无水泡状组织并保留会阴纸垫，以评估出血量及出血性质。出血过多时，密切观察血压、脉搏、呼吸等。

3.*预防感染*　患者阴道出血期间，保持局部的清洁干燥，每日冲洗会阴 1 次，监测体温，及时发现感染征兆。

4.*生活护理*　患者卧床期间，护士应经常巡视，做好生活护理，满足患者的基本生活需要。

5.*清宫术的护理*　葡萄胎一经诊断应立即行清宫术，为防止术中大出血，术前建立有效的静脉通路。备血，准备好抢救措施。术前协助患者排空膀胱。术中严密观察患者一般情况，注意有无面色苍白，出冷汗，口唇发绀的表现，及时测量血压、脉搏，防止出血性休克发生。术后注意观察阴道出血及腹痛情况。

6.*预防性化疗的护理*　部分患者需要进行预防性化疗，按妇科肿瘤化疗患者护理。

7.*健康及随访指导*

（1）避孕：葡萄胎后应避孕 1 年，至少半年，以免再次妊娠与恶变鉴别困难，并且患者机体的康复也需要时间。避孕方法宜选用阴茎套及阴道隔膜。

（2）随诊：葡萄胎患者随访非常重要，定期随访可以早期发现滋养细胞肿瘤并及时处理。随访内容包括：①血 hCG 的变化，葡萄胎清宫后应每周 1 次，直至连续 3 次正常，然后每月 1 次，至少 6 次。此后每半年 1 次，共 2 年。②月经情况，应注意有无不规则阴道出血，有无咳嗽、咯血及其他转移症状，并做妇科检查，必要时进行 B 型超声和影像学检查。

第二节 恶性滋养细胞肿瘤

恶性滋养细胞肿瘤包括侵蚀性葡萄胎和绒癌，其 60%继发于葡萄胎，30%继发于流产，10%继发于足月妊娠或异位妊娠。恶性滋养细胞肿瘤发生在葡萄胎排空半年以内的多数为侵蚀性葡萄胎；而 1 年以上者多数为绒癌；半年至 1 年者，侵蚀性葡萄胎和绒癌均有可能，但一般来说时间间隔越长，绒癌的可能性越大。继发于流产、足月妊娠、异位妊娠后者组织学诊断多为绒癌。

侵蚀性葡萄胎是指葡萄胎组织侵入子宫肌层引起组织破坏，其恶性程度一般不高，多数仅造成局部侵犯，仅有 4%的患者并发远处转移，一般预后较好。

绒癌是一种高度恶性的滋养细胞肿瘤，早期就可以通过血液转移至全身各个组织器官，并引起出血坏死。在化疗药物问世以前，其死亡率高达 90%以上。由于现代诊疗技术及化疗药物的发展，绒癌患者的预后已经得到极大的改善。

【病理改变】

侵蚀性葡萄胎大体检查可见子宫肌壁内有大小不等、深浅不一的水泡状组织，宫腔内原发病灶可有可无。当侵蚀性葡萄胎接近子宫浆膜层时，子宫表面可见紫蓝色结节。病变较深时可穿透子宫浆膜层或阔韧带。镜下可见侵入肌层的水泡状组织的形态和葡萄胎相似，可见绒毛结构和滋养细胞增生和分化不良，但绒毛结构也可退化，仅见绒毛阴影。

绒癌多数原发于子宫，肿瘤常位于子宫肌层内，也可突向宫腔或穿破浆膜，单个或多个，大小不等，与周围组织分界不清，质地软而脆，伴出血坏死。镜下特点为细胞滋养细胞和合体滋养细胞不形成绒毛或水泡状结构，成片高度增生，排列紊乱，并广泛侵入子宫肌层和破坏血管，造成出血坏死。肿瘤中不含间质和自身血管，瘤细胞靠侵蚀母体血管而获取营养物质。

【临床分期】

滋养细胞肿瘤的临床分期对于病情监测、指导治疗及估计预后有非常重要的作用。目前国内主要应用 FIGO 妇科肿瘤委员会于 2000 年审定的临床分期。

Ⅰ期：病变局限于子宫；

Ⅱ期：病变扩散，但仍局限于生殖器官（附件、阴道、阔韧带）；

Ⅲ期：病变转移至肺，有或无生殖系统病变；

Ⅳ期：所有其他转移（脑、肝、肠、肾等处）。

【临床表现】

1. *病史* 侵蚀性葡萄胎基本上继发于葡萄胎清除术后 6 个月以内。

2. *阴道出血* 为侵蚀性葡萄胎最常见的症状。多发生在葡萄胎排出后，阴道不规则出血，量多少不定。阴道出血可以在葡萄胎排出后持续不断，或断续出现，亦可先有几次正常月经，再发生阴道出血。合并有阴道转移结节，破溃时可发生反复大出血。

3. *腹痛* 一般无腹痛，但当子宫病灶穿破浆膜层时可引起急性腹痛及腹腔内出血症状。若子宫病灶坏死继发感染时也可引起腹痛及脓性白带。

4. *黄素化囊肿* 由于 hCG 的持续作用，患者黄素化囊肿持续存在。当黄素化囊肿发生急性扭转时患者可出现急性腹痛。

5. *假孕症状* 由于肿瘤分泌的 hCG 及雌、孕激素的作用，患者可出现假孕症状。如，乳房增大，外阴、宫颈着色。

6. *转移灶表现* 转移灶表现大多是绒癌，特别是继发于流产、足月妊娠、异位妊娠后的绒癌，其转移发生早而且广泛。滋养细胞肿瘤是通过血行转移的，最常见的转移部位是肺，其次是阴道、盆腔、肝和脑等。由于滋养细胞生长特点之一是破坏血管，所以各转移部位症状的共同特点是局部出血。

(1)肺转移：表现为胸痛、咳嗽、咯血及呼吸困难。

(2)阴道转移：阴道转移病灶常位于阴道前壁，呈紫蓝色结节，破溃时引起不规则阴道出血，甚至大出血。大量出血患者可在较短时间内出现出血性休克。

(3)肝转移：一般情况下肝转移的患者同时伴

有肺转移，患者表现为上腹部或肝区疼痛，若病灶有穿破肝包膜可出现腹腔内出血的表现，导致死亡。

(4)脑转移：脑转移的患者按病情进展分为 3 期：第 1 期为瘤栓期，患者表现为一过性脑缺血症状，如突然跌倒、暂时性失语、失明等。第 2 期为脑瘤期，即瘤组织继续增生侵入脑组织形成脑瘤，表现为头痛、喷射性呕吐、偏瘫、抽搐直至昏迷。第 3 期为脑疝期，因脑瘤增大及周围组织出血、水肿，造成颅内压进一步增高，脑疝形成，压迫呼吸中枢，最终死亡。

【辅助检查】

1. 人绒毛膜促性腺激素(hCG)测定　对于葡萄胎后滋养细胞肿瘤的患者 hCG 水平是诊断及治疗监测的重要依据。一般认为，葡萄胎清除后 9 周以上，或流产、足月产、异位妊娠后 4 周以上，hCG 应降至正常范围。如 hCG 仍持续高水平，或曾一度降至正常水平后又迅速升高，即考虑发生妊娠滋养细胞肿瘤。

2. B 型超声检查　超声检查常可以发现广泛的肌层内肿瘤血管浸润及低阻性血流频谱。超声检查有助于早期确定滋养细胞疾病的性质。

3. X 线胸片　是诊断肺转移的重要检查方法。肺转移典型表现为棉球状或团块状阴影。转移灶以右侧肺及中下部较多见。

4. CT 和磁共振检查　CT 对发现肺部较小病灶和脑、肝等部位的转移灶有较高的诊断价值。磁共振主要用于脑转移和盆腔转移病灶的诊断。

5. 组织学诊断　在子宫肌层内或子宫外转移灶内若见到绒毛或退化的绒毛阴影，则诊断为侵蚀性葡萄胎；若仅见到成片的滋养细胞浸润及坏死出血，未见绒毛结构者，则诊断为绒癌。

【治疗方法】

滋养细胞肿瘤的治疗原则以化疗为主，手术和放疗为辅。

1. 化学治疗　目前可应用于滋养细胞肿瘤的化疗药物很多，常用的一线化疗药物有：氟尿嘧啶、放线菌素-D、依托泊苷、甲氨蝶呤、环磷酰胺、异环磷酰胺、长春新碱等。化疗方案要根据患者全面情况，如病情、分期、骨髓功能、肝肾功能等制订。低危患者应用单药化疗，高危患者需选用联合化疗。

2. 手术治疗　手术为主要的辅助治疗方法。其对控制大出血、消除耐药病灶和缩短化疗疗程等方面有一定作用。

患者病变在子宫或肺、化疗疗程较多但效果差者，可考虑手术治疗。肺转移可行肺叶切除术，病变在子宫者可行子宫切除术，生育期妇女应保留卵巢。年轻患者需要保留生育功能的可行病灶挖除术。

3. 放射治疗　目前应用较少，主要用于肝、脑转移和肺部耐药病灶的治疗。

第三节　滋养细胞肿瘤转移患者的护理

滋养细胞疾病的患者一般病情重且变化快，护士应对患者进行全面的评估，同时要重视对患者心理状态的观察，及时给予适宜的帮助和护理，使患者能够早日康复。

一、恶性滋养细胞肿瘤病肺转移的护理

【护理评估】

1. 病史　了解患者的婚育情况，月经周期、末次月经的时间、有无葡萄胎病史等。

2. 身心状况　了解患者阴道出血时间、量、颜色等，评估一般情况、呼吸情况，有无呼吸困难、咯血、胸闷等症状；了解患者患病后的心理状态。

【护理问题】

1. 潜在的并发症——出血　与肺部转移病灶可能破溃出血有关。

2. 有感染的危险　与肺转移可并发肺部感染有关。

【护理措施】

1. 密切观察病情　护士应密切观察患者有无咳嗽、咯血、胸闷、胸痛等症状，遵医嘱给予镇静药物以减轻症状。

2. 吸氧　呼吸困难的患者可间断给予吸氧，取半坐卧位，有利于呼吸及痰液排出。

3. 血胸的护理　患者出现血胸时需保持安静，避免剧烈活动；出血多、症状重的患者应遵医嘱进行胸腔穿刺，穿刺时应严格无菌操作，防止胸腔感染，同时注意观察患者的脉搏、呼吸的变化。当肺部转移病灶破溃大出血时，立即将患者置于头高脚低位，头偏向一侧，以利于引流，同时通知医师，及时清除口腔及呼吸道的血块，保持呼吸道通畅，

建立静脉通路，配合医生抢救。

4. 化疗　患者按化疗护理常规护理。

二、滋养细胞肿瘤阴道转移的护理

恶性滋养细胞肿瘤阴道转移瘤多发生在阴道前壁，尤多见于尿道下，瘤体数目不一，大小不等，多位于黏膜下，呈紫蓝色，破溃后引起大出血，容易发生感染。由于阴道黏膜静脉丛血流丰富且无瓣膜，出血往往是大量、活跃，可致休克，甚至危及生命。如能及时采取有效的治疗，转移结节可完全消失。因此，护士要严密观察精心护理，防止转移结节破溃出血，一旦发现出血应能立即采取抢救措施。

【护理评估】

评估患者阴道转移结节的大小、位置、有无破溃出血、近期治疗和用药情况、一般情况、心理状况。

【护理问题】

1. 潜在的并发症——出血　与阴道转移结节随时有大出血的可能有关。

2. 有感染的危险　与阴道出血有关。

3. 生活自理能力受限　与卧床、静脉输液有关。

4. 知识缺乏　缺乏疾病相关知识及保健知识。

【护理措施】

1. 预防出血

(1)阴道转移患者应尽早开始应用化疗，以便结节尽快消失。

(2)阴道转移结节未破溃的患者应以卧床休息为主，活动时勿用力过猛过重，以免因摩擦引起结节破溃出血。

(3)减少一切增加腹压的因素，如患者出现恶心、呕吐、咳嗽时应及时给予有效的处理，同时保持大便通畅，必要时给予缓泻药。

(4)注意饮食。保证热量及蛋白质的需要，同时要粗细搭配及维生素的供给。

(5)做好大出血抢救的药物及物品的准备。备好无菌填塞包及止血药，止血药物应装入喷雾器内备用。

(6)避免不必要的阴道检查及盆腔检查。如必须检查要先做指检，动作要轻柔，防止碰破结节引起出血。阴道转移的患者严禁行阴道冲洗。

(7)加强巡视，严密观察病情变化。

2. 大出血的抢救

(1)护士必须具备大出血抢救的基本知识，操作熟练。当发现患者有阴道大出血时及时通知医生，以最快的速度建立静脉通路、备好抢救物品及药品，积极进行抢救。

(2)滋养细胞阴道转移结节大出血时，立即将患者移至治疗室并用双拳压迫腹主动脉以达到紧急止血的目的，同时请其他人员通知医师，配血，配合医师进行阴道填塞。当患者出血多、病情危急时，抢救可在床边进行。

(3)阴道填塞过程中，护士要严密观察患者血压、脉搏、呼吸及面色的变化，定时测量血压，必要时应用心电监护仪，以随时了解病情变化，防止发生出血性休克。

3. 阴道填塞后护理

(1)心理护理：患者发生阴道出血后多表现为紧张、焦虑并担心再次出血，此时要多与患者交谈，了解患者的心理状况及需要，及时解除患者的心理负担，使其能积极配合治疗。

(2)加强生活护理：填塞后的患者需绝对卧床休息，做好患者生活护理，满足其基本生活需要。

(3)饮食护理：阴道填塞后患者可根据病情给予相应的饮食，但要注意保持大便通畅，必要时可应用缓泻药或用1%肥皂水低压灌肠，以减少增加腹压因素，避免再次出血。

(4)加强巡视：必要时每15分钟巡视1次，严密观察填塞纱条有无渗血，如出现较多渗血，及时通知医生并保留会阴垫，以估计出血量。

(5)留置尿管的护理：阴道填塞期间为防止纱条脱落和小便污染填塞纱条，要置保留尿管，操作时注意无菌操作防止感染，每日更换尿袋，保持尿管通畅。

(6)保持外阴清洁：每日用消毒剂或无菌生理盐水擦洗外阴，大便后亦应擦洗，切忌冲洗外阴。

(7)观察体温的变化：每日测3～4次体温，体温升高时要警惕感染发生，必要时遵医嘱使用抗生素。

(8)更换阴道填塞纱条：阴道填塞纱条应每24小时更换1次。第1次填塞之纱条亦不应超过36h，以免填塞时间过长发生感染。更换纱条应在抢救措施准备好的情况下进行。

三、滋养细胞肿瘤脑转移的护理

滋养细胞肿瘤脑转移瘤是由于肺内瘤细胞向

上沿颈内动脉或脊椎动脉进入脑血管而形成的。脑转移患者病情变化快，因此，护士要随时观察病情变化，特别是早期症状的观察是非常重要的，以便抓住治疗抢救时机，以挽救患者生命。

【护理评估】

评估患者的生命体征，特别注意患者的意识、瞳孔及血压，肢体活动情况，有无偏瘫；评估患者的语言能力、听力、视力等。有无一过性症状、有无喷射性呕吐等，注意相关的辅助检查如：脑脊液的蛋白测定、hCG 测定等。心理状况的评估。

【护理问题】

1. *头痛*　与颅内压升高有关。

2. *有皮肤完整性受损的危险*　与脑转移引起偏瘫、昏迷使局部皮肤长期受压有关。

3. *生活自理能力受限*　与卧床、昏迷、静脉输液有关。

4. *有受伤的危险*　与脑转移引起意识障碍有关。

【护理措施】

1. *病室环境*　脑转移患者应置于单间并有专人护理，病室内保持空气新鲜，暗化光线，防止强光引起患者烦躁、紧张、头痛而加重病情。抽搐的患者应安置床档，防止发生意外。

2. *病情观察*　绒癌脑转移是病情已进入晚期，患者可出现因瘤栓引起的一过性症状，如猝然摔倒，一过性肢体失灵，失语，失明等约数分钟或数小时可恢复。亦可因瘤体压迫致颅压增高，或瘤体破裂引起颅内出血，出现剧烈头痛、喷射性呕吐、偏瘫、抽搐、昏迷等，以上症状往往来势凶猛，护士应随时观察病情变化，认真倾听患者的主诉，以便能及时发现病情变化及时进行抢救。

3. *生活护理*　做好生活护理，满足患者的基本生活需要，保持口腔卫生，协助其每日用生理盐水漱口。

4. *皮肤护理*　保持皮肤的清洁干燥及床单位的清洁无污物，偏瘫、昏迷的患者要定时翻身，防止压疮的发生。

5. *严格准确记录出入量*　认真书写病情记录及准确记录出入量，注意患者每天的总入量应限制在 2000～3000ml，以防止加重脑水肿，同时应尽量控制脑转移患者钠的摄入量。应用脱水药物时，应根据药物的特性掌握好输入速度，以保证良好的药效。

6. *脑转移抽搐的护理*　脑瘤期的患者，由于肿瘤压迫，患者可突然出现抽搐，当抽搐发生时应立即用开口器，以防舌咬伤，同时通知医生进行抢救。保持呼吸道通畅，定时吸痰，有假牙的患者取下假牙防止吞服。抽搐后，患者常有恶心，呕吐，此时为防止患者吸入呕吐物，应使其去枕平卧，头偏向一侧。大小便失禁者给予保留尿管长期开放。昏迷患者要定时翻身叩背，并做好口腔及皮肤护理，防止肺部并发症及压疮的发生。

7. *腰穿的护理*　绒癌脑转移患者进行腰穿目的是：①测定颅内压及脑积液生化及 hCG 的变化。②注入化疗药物达到治疗目的。可以说腰穿是诊断和治疗的重要手段之一。因此做好腰穿患者的护理是非常重要的。

腰穿前护士协助患者摆好体位，患者去枕侧卧，背部与床边同齐，低头手抱双膝，腰部尽量后凸，使腰椎间隙增宽，便于操作。腰穿一般选择第 3 或第 4 腰椎间隙。在治疗过程中，要严格无菌操作，防止感染。护士要观察患者的呼吸，脉搏，瞳孔及意识的变化。如有异常发现应停止操作，进行抢救。操作时应注意放脑脊液的速度不可过快，防止形成脑疝。留取脑脊液标本时，1 次不可超过 6ml。腰穿后患者宜头低脚高位 6h，平卧 24h，以便达到较好的治疗目的，亦可防止低颅压性头痛。腰穿前疑有颅内压升高或体温升高的患者暂不行腰穿，控制体温及降低颅压后再进行。

第四节　妇科恶性肿瘤化疗患者的护理

【化疗药物的种类】

妇科肿瘤患者常用的化疗药物包括：烷化剂、抗代谢药物、抗肿瘤植物药、抗肿瘤抗生素等。

【作用机制】

主要有：影响去氧核糖核酸（DNA）的合成；直接干扰核糖核酸（RNA）的复制；干扰转录；抑制信使 RNA（mRNA）的合成；阻止纺锤丝的形成；阻止蛋白质的合成。

【化疗不良反应】

临床上常见的化疗不良反应包括：造血功能障

碍（骨髓抑制）；消化道反应；皮肤、黏膜的损伤及肝、肾功能的损伤等。

【化疗护理】

1. 化疗前准备

（1）护士应熟练掌握化疗的基础知识。应严格执行无菌技术原则和三查七对制度。做好化疗防护工作。同时做好患者的心理护理。

（2）准确测量患者体重。

2. 化疗中的护理　根据医嘱正确溶解和稀释药物，并做到现配现用。注意保护血管，提高成功率。加强巡视，保证化疗药物准确、按时输入。

3. 化疗不良反应的护理

（1）造血系统反应的护理：①白细胞减少的护理。保持环境的清洁，病室每日定时通风。注意病情的观察，应随时注意患者的血象变化。给予营养支持，指导患者增加蛋白质、维生素类食物的摄入。保持口腔的清洁，每日要清洁外阴，注意保暖，避免感冒。在进行治疗的过程中应严格遵守无菌技术原则，预防感染发生。必要时遵医嘱给予抗生素、升白细胞药物，并注意观察用药后的反应。②血小板降低的护理。应随时注意患者的血象变化。根据病情，适当限制患者的活动，防止活动时发生意外。嘱患者用软毛刷刷牙，防止牙龈出血。鼓励患者改掉不良习惯，如抠鼻、咬指甲等。忌食辛辣、坚硬粗糙的食物，防止因过强的刺激造成消化道出血。多喝水、吃新鲜水果及蔬菜，避免患者出现便秘。同时，在进行各种治疗操作时应动作轻柔。

（2）消化道不良反应的护理：①食欲缺乏、恶心、呕吐的护理。给予心理疏导，减轻患者心理压力。鼓励患者多进食清淡、易消化的食物，可少食多餐。患者出现恶心、呕吐时，及时清理呕吐物，且协助患者漱口，更换污染衣被。详细记录患者的呕吐量。遵医嘱给予镇静、止吐药物，必要时给予静脉营养输注。②口腔溃疡的护理。保持口腔清洁，用盐水、硼酸水漱口。患者若已发生口腔溃疡，护士应依溃疡程度给予口腔护理。患者进食前用0.03%的丁卡因喷口腔及咽部止痛。鼓励患者多咀嚼，多说话，以利唾液（内含溶菌酶）的分泌。饮食应以较清凉、质软、无刺激性食物为主，急性期的患者应以流食少渣为主。③腹痛、腹泻的护理。详细记录患者每天的大便次数，并观察其量、性状及颜色。在化疗的过程中患者出现腹泻，应立即停止化疗药的使用。做好饮食指导。对疑似假膜性肠炎的患者，要及时进行床边隔离。

（3）皮肤、黏膜损害的护理：保护血管，防止药物外渗。在输注化疗药物，特别是对血管刺激性强的化疗药物时，出现外渗现象，应立即停止用药。局部采取封闭治疗。

（4）脱发的护理：护士应帮助患者正确面对自身形象的改变。协助患者选择假发、围巾、帽子等装饰物，以增进患者的自尊。

（5）肾功能损害的护理：在化疗的过程中应通过静脉给予大量液体，保证尿量。详细记录24h出入量。注意观察患者有无泌尿系统症状，发现问题及时通知医师。遵医嘱及时给予解救药。

（刘绍金）

第 28 章

生殖系统肿瘤妇女的护理

第一节 外 阴 癌

外阴恶性肿瘤（也称外阴癌）多见于 60 岁以上的妇女，其发病率占女性生殖道恶性肿瘤的 3%～5%。外阴恶性肿瘤有各种类型，以鳞状上皮癌最为多见，占外阴恶性肿瘤的 80%～90%，其他还有恶性黑色素瘤，基底细胞癌及前庭大腺癌等。

【病因】

外阴癌的病因目前尚不清楚，可能与以下因素有关。

1. 人乳头瘤病毒（HPV）与外阴癌及其癌前病变具有密切关系，其中以 HPV118、HPV31 等感染较多见。

2. 单纯疱疹病毒Ⅱ型和巨细胞病毒等与外阴癌的发生有关。

3. 慢性外阴营养不良是外阴癌的高危因素，其发展为外阴癌的危险性为 5%～10%。

4. 性病包括淋巴结肉芽肿、湿疣及梅毒等与外阴癌的发病有关。

【临床表现】

1. *症状* 外阴瘙痒是最常见症状，且持续时间较长，或同时患有外阴硬化性萎缩性苔藓或外阴增生性营养障碍。外阴癌还常伴有不同形态的肿物，如结节状、菜花状、溃疡状，如伴有感染则分泌物增多有臭味，并有疼痛或出血。

2.*体征* 癌灶可生长在外阴任何部位，大阴唇最多见，其次是小阴唇、阴蒂、会阴、尿道口、肛周等。早期局部表现为丘疹、结节或小溃疡；晚期可见不规则肿块，若病灶已转移，可在双侧或一侧腹股沟处扪及到增大、质硬、固定的淋巴结。

【临床分期】

外阴癌的临床分期，目前采用的是国际妇产科联盟（FIGO，2000 年）的临床分期法（表 28-1）。

表 28-1 外阴癌临床分期

FIGO 分期	肿瘤范围
0 期	原位癌（上皮内癌，浸润前癌）
Ⅰ期	病灶≤2cm，肿瘤局限于外阴和（或）会阴
$Ⅰ_A$	病灶≤2cm 伴间质浸润≤1cm
$Ⅰ_B$	病灶≤2cm 伴间质浸润>1cm
Ⅱ期	肿瘤局限于外阴和（或）会阴，肿瘤直径>2cm
Ⅲ期	肿瘤浸润尿道下段和（或）阴道，或肛门和（或）单侧区域淋巴结转移
$Ⅳ_A$	肿瘤浸润膀胱黏膜和（或）直肠黏膜，或尿道上段黏膜；或固定于骨盆
$Ⅳ_B$	任何远处转移，包括盆腔淋巴结转移

【转移途径】

外阴癌的转移途径多见直接浸润和淋巴转移，晚期可经血行转移。

1. *直接浸润* 肿瘤可以沿阴道黏膜蔓延累及阴道、尿道、肛门，进一步发展可以累及尿道的上段及膀胱，甚至直肠黏膜。

2. *淋巴转移* 外阴淋巴管丰富，早期多沿同侧淋巴管转移，然后到达腹股沟浅淋巴结，再通过腹股沟深淋巴结扩散到盆腔淋巴结，最后通过腹主动脉旁淋巴结扩散出去。

3. *血行转移* 晚期经血行播散，多见肺、骨等。

【辅助检查】

1. *细胞学检查* 病灶部位做细胞学涂片或印片。

2. *病理组织学检查* 外阴肿物进行活体组织

的检查。

3. 其他　B型超声检查、CT、MRI、膀胱镜、直肠镜检有助诊断。

【治疗方法】

外阴癌以手术治疗为主。对于早期的外阴癌患者应进行个体化治疗，即在不影响预后的前提下，尽量缩小手术范围，减少手术创伤和并发症，尽量保留外阴的生理结构，提高患者的生活质量。对于晚期患者应采用综合治疗的方法，手术治疗的同时辅以放疗、化疗，利用各种治疗的优势，最大限度地减少患者的痛苦，提高治疗效果，改善生活质量。

1. 手术治疗

(1) 0期：采用单纯浅表外阴切除术。

(2) ⅠA期：外阴局部或单侧广泛切除术。

(3) ⅠB期：外阴广泛切除术及病灶同侧或双侧腹股沟淋巴结清扫术。

(4) Ⅱ期：外阴广泛切除术及双侧腹股沟淋巴结清扫和(或)盆腔淋巴结清扫术。

(5) Ⅲ期：同Ⅱ期或并做部分下尿道、阴道与肛门皮肤切除。

(6) Ⅳ期：除外阴广泛切除、双侧腹股沟及盆腔淋巴结清扫术外，分别根据膀胱、上尿道或直肠受累情况做相应切除。

2. 放射治疗　外阴鳞癌对放射治疗较敏感，但外阴组织对放射线耐受性极差，易发生放射反应。外阴癌放射治疗常用于：①配合手术治疗进行术前局部照射，缩小癌灶；②外阴广泛切除术后进行盆腔淋巴结照射；③用于术后局部残存病灶或复发癌治疗。

3. 化学治疗　多用于晚期治疗或复发治疗，配合手术或放射治疗，可缩小手术范围或提高放射治疗效果。常用的药物有博来霉素、多柔比星(阿霉素)、顺铂类、氟尿嘧啶等。

【护理评估】

1. 年龄　外阴癌主要是老年人的疾病，多发生于绝经后，发病年龄高峰在60～80岁。近年来，由于患者和医务人员均对外阴病毒感染等性传播疾病警惕性提高，加之外阴病变易于采取活检，外阴癌逐渐获得早期发现及早期诊断，因而现在亦有一些年轻患者，近年国内外病例报道均有17%～18%患者年龄在40岁以下。

2. 病史　外阴癌患者多数为老年人，多发生于绝经后。了解患者是否有长期外阴瘙痒、外阴营养不良或溃疡、白色病变等。了解患者分泌物的量、性状及有无臭味，了解患者溃疡出血感染的情况，对大小便是否有影响。由于患者年龄较大，可能会合并慢性高血压、冠心病、糖尿病等内科疾病。

3. 心理社会问题　外阴癌患者一般都有外阴慢性疾病史，病程较长，早期患者由于忽视而延误治疗，外阴瘙痒久治不愈，给生活和工作都带来不便；中、晚期患者对恶性肿瘤感到恐惧和绝望，对手术充满期待，又担心手术后外阴形态的改变，影响正常的生理功能，特别是年轻患者担心影响正常的性功能，她们往往自我谴责，自我贬低，丧失自信心，担心社会的歧视，减少日常的生活社交活动。

【护理问题】

1. 恐惧　与外阴癌对生命的威胁以及不了解治疗方法和预后有关。

2. 有感染的危险　与手术伤口靠近肛门易污染有关。

3. 自我形象紊乱　与外阴手术伤口外阴形态改变，放化疗后脱发有关。

4. 性功能障碍　与外阴手术后阴道狭窄造成性交困难疼痛有关。

5. 知识缺乏　与患者缺乏疾病及其预防保健知识有关。

【护理措施】

1. 心理护理　外阴癌患者手术前，护士要做好健康宣教，让患者了解手术的相关知识，讲解手术后应注意的问题，鼓励其表达出焦虑恐惧的心理，表达出对目前生殖器官丧失的感受，帮助其正确认识现在的身体状况，以良好的身体和心理状态迎接手术。手术后帮助患者与配偶交流情感，寻找适宜的性表达方式，获得性满足，提高生活质量；帮助患者参与有关的社会团体活动，完成角色转变，树立正确的人生观和价值观，回归家庭和社会。

2. 术前护理

(1)手术前进行全面的身体检查和评估，积极治疗各种内科疾病，完善各项化验检查。特别是糖尿病患者，维持血糖正常水平，防止影响术后伤口愈合。

(2)皮肤准备。多数外阴癌患者局部病灶都有溃疡，脓性分泌物亦较多，常伴有不同程度的继发感染，术前3～5d给予1:5000高锰酸钾溶液坐浴，每日2次，保持外阴清洁；术前1日，外阴及双侧腹股沟备皮，备皮动作轻柔，防止损伤局部病变组织。

(3)肠道准备。术前3d开始，每日口服50%硫酸镁40ml；术前第3日少渣半流食，术前第2日流食，术前 1d 禁食补液。

(4)阴道准备。术前 1d 阴道冲洗 2 次。

(5)尿道准备。不需安放导尿管，去手术室前排尿，将导尿管带至手术室。

3. 术后护理

(1)按硬膜外麻醉或全身麻醉护理常规，保持患者平卧位。严密观察生命体征，严格记录出入量及护理记录。

(2)伤口护理。手术后外阴及腹股沟伤口加压包扎 24h，压沙袋 4～8h，注意观察伤口敷料有无渗血。外阴及腹股沟伤口拆除敷料后，要保持局部清洁，每日用 1∶40 络合碘溶液擦洗 2 次，患者大便后及时擦洗外阴部。

(3)尿管护理。保持尿管通畅、无污染，保留尿管期间鼓励患者多饮水，观察尿的颜色、性状及量。一般 5～7d 后拔除尿管，拔尿管前 2d 训练膀胱功能，拔除尿管后注意观察患者排尿情况。

(4)保持局部干燥，手术后第 2 日即用支架支起盖被，以利通风；外阴擦洗后用冷风吹伤口，每次 20min，同时观察伤口愈合情况。

(5)手术伤口愈合不良时，用 1∶5000 高锰酸钾溶液坐浴，每日 2 次。

(6)饮食。外阴癌术后 1d 进流食，术后 2d 进半流食，以后根据病情改为普食。

4. 健康教育

(1)对妇女加强卫生宣传，使其了解外阴癌是可以预防及早期发现的。

(2)保持外阴清洁干燥，养成良好的卫生习惯。不滥用药物，内裤和卫生用品要干净舒适。

(3)注意外阴部的各种不适，如瘙痒、疼痛、破溃、出血等，有症状及时就诊。

(4)注意外阴部的颜色改变、发白、局部黑斑、痣点、紫蓝结节等。

(5)注意外阴部的硬结、肿物，在沐浴时，或用小镜子，或请丈夫帮助查看，任何的异常要及时就诊，不要随意抠抓。

(6)外阴癌手术后遵医嘱坚持放化疗，按时随诊，观察治疗效果及有无复发征象。

(7)加强锻炼，劳逸结合。

(8)鼓励患者高热量，高蛋白，高维生素饮食，加强营养，促进机体康复。

5. 出院指导

(1)预后：外阴癌的预后与癌灶大小、部位、临床分期、组织学分化、有无淋巴结转移及治疗措施有关，其中以淋巴结转移的因素最为明显。

(2)随访：治疗后应定期随访，术后第 1 年内每 1～2 个月 1 次，第 2 年每 3 个月 1 次，3～5 年可每半年随访 1 次。

第二节　子宫颈癌

子宫颈癌又称宫颈癌，在女性生殖器官癌瘤中占首位，是女性各种恶性肿瘤中最多见的恶性肿瘤。我国发病年龄以 40～50 岁为最多，60～70 岁又有一高峰出现。

【病因】

宫颈癌病因目前尚不完全清楚。相关流行病学和病因学的研究认为其发病原因主要与以下几个方面有关。

1. *初次性交年龄过早*　初次性交年龄 16 岁者其相对危险性为 20 岁以上的 2 倍。这与青春期宫颈发育尚未成熟，对致癌物较敏感有关。

2. *分娩次数*　随着分娩次数的增加，患宫颈癌的危险亦增加。这可能与分娩对宫颈的创伤及妊娠对内分泌及营养的改变有关。

3. *病毒感染*　人乳头瘤病毒(HPV)感染是宫颈癌主要危险因素，以 HPV16 及 18 型最常见。此外单纯疱疹病毒Ⅱ型及人巨细胞病毒等也可能与宫颈癌发生有一定关系。

4. *其他因素*　吸烟可抑制机体免疫功能，增加感染效应。与高危男子接触的妇女易患宫颈癌，高危男子包括患有阴茎癌、前列腺癌或其前妻曾患宫颈癌的男子。另外，应用屏障避孕法(子宫帽，避孕套)者宫颈癌的危险性很低，这可能是由于减少了接触感染的机会。

【临床表现】

1. *症状*　早期宫颈癌常无症状，也无明显体征，与慢性宫颈炎无明显区别。患者一旦出现症状，主要表现如下。

(1)阴道出血：早期患者常表现为接触性出血，出血发生在性生活或妇科检查后，后期则为不规则阴道出血。晚期病灶侵蚀大血管可引起大出血。

(2)阴道排液：患者常主诉阴道排液增多，白色或血性，稀薄如水样或米泔状，有腥臭。晚期因癌组织破溃、坏死，继发感染时则有大量脓性或米汤样恶臭白带。

(3)晚期癌的症状:根据病灶侵犯的范围而出现的继发性症状。病灶侵及盆腔结缔组织、骨盆壁、压迫输尿管或直肠、坐骨神经等时,患者主诉尿频、尿急、肛门坠胀、大便秘结、里急后重、下肢肿痛等;严重时导致输尿管梗阻、肾盂积水,最后引起尿毒症。晚期患者表现消瘦、发热、全身衰竭、恶病质等。

2. 体征　早期宫颈局部无明显病灶,宫颈光滑或轻度糜烂如一般宫颈炎的表现,随着宫颈浸润癌的生长发展,根据不同的类型,局部体征亦不同。外生型见宫颈上有赘生物向外生长,呈息肉状或乳头状突起,继而向阴道突起形成菜花样赘生物,表面不规则,合并感染时表面盖有灰白色渗出物,触之易出血。内生型则见宫颈肥大、质硬,宫颈管膨大如桶状,宫颈表面光滑或有浅表溃疡。晚期由于癌组织坏死脱落,形成凹陷性溃疡,整个宫颈有时被空洞替代,并盖有灰褐色坏死组织,有恶臭。妇科检查扪及两侧增厚,结节状,质地与癌组织相似,有时浸润达盆壁,形成冰冻骨盆。

【临床分期】

宫颈癌临床分期采用的是国际妇产科联盟(FIGO)的分期标准。分期应在治疗前进行,治疗后分期不再更改(表28-2)。

【转移途径】

主要为直接蔓延及淋巴转移,血行转移较少见。

1. 直接蔓延　最常见。癌组织局部浸润,向邻近器官及组织扩散。

2. 淋巴转移　癌灶局部浸润后累及淋巴管形成瘤栓,并随淋巴液引流进入局部淋巴结经淋巴引流扩散。

3. 血行转移　极少见。晚期可转移至肺、肝或骨骼等。

【辅助检查】

根据病史和临床表现,尤其有接触性出血者,应考虑宫颈癌,需做详细的全身检查及妇科三合诊检查,并采用以下各项辅助检查。

1.宫颈刮片细胞学检查　是宫颈癌筛查的主要方法。必须在宫颈移行带处刮片检查,采用巴氏染色分级法。巴氏Ⅲ级及以上,TBS分类中有上皮细胞异常病变时,均应重复刮片检查并行阴道镜下宫颈活组织检查。

2.碘试验　正常宫颈阴道部鳞状上皮含丰富的糖原,碘溶液涂染后应呈棕色或深褐色,不着色的区域说明该处上皮缺乏糖原,可为炎症或其他病变。因此,在不着色的区域取材行活检,可提高诊断率。

3. 阴道镜检查　凡是宫颈刮片细胞学检查Ⅲ级或Ⅲ级以上者,应在阴道镜下检查,观察宫颈表面有无异型上皮或早期病变,并选择病变部位进行活检。

表28-2　宫颈癌的临床分期(FIGO,2000年)

临床分期	肿瘤范围
0期	原位癌(浸润前癌)
Ⅰ期	癌灶局限于宫颈(包括累及宫体)
$Ⅰ_A$	肉眼未见癌灶,仅在显微镜下可见浸润癌
$Ⅰ_{A1}$	间质浸润深度≤3.0mm,宽度≤7.0mm
$Ⅰ_{A2}$	间质浸润深度在3.0~5.0mm,宽度≤7.0mm
$Ⅰ_B$	肉眼可见癌灶局限于宫颈,或镜下可见癌灶>$Ⅰ_{A2}$
$Ⅰ_{B1}$	肉眼可见癌灶最大直径≤4cm
$Ⅰ_{B2}$	肉眼可见癌灶最大直径>4cm
Ⅱ期	癌灶超出子宫颈,但未达盆壁。癌累及阴道,但未达到阴道下1/3
$Ⅱ_A$	无宫旁浸润
$Ⅱ_B$	有宫旁浸润
Ⅲ期	肿瘤扩展至盆壁和(或)阴道下1/3,导致肾盂积水或无功能肾
$Ⅲ_A$	肿瘤扩展至阴道下1/3,但未达盆腔
$Ⅲ_B$	肿瘤扩展至盆壁,和(或)肾盂积水或无功能肾
$Ⅳ_A$	肿瘤播散超过真骨盆或浸润膀胱或直肠黏膜
$Ⅳ_B$	远处转移

4. 宫颈及宫颈管活组织检查　是确诊宫颈癌及癌前病变最可靠和不可缺少的方法。宫颈无明显癌变可疑区域时，可在鳞-柱交接部的 3、6、9、12 点处取材或行碘试验、阴道镜观察可疑病变区取材。宫颈刮片阳性、宫颈活检阴性时，应用小刮匙搔刮宫颈管，刮出物送病理检查。

5. 宫颈锥切术　宫颈刮片检查多次阳性，而宫颈活检阴性，或活检为原位癌需确诊的患者，需要做宫颈锥切术送病理组织学检查以确定诊断。

6. 其他检查　当宫颈癌确诊后，根据具体情况，进行 X 线胸片、淋巴造影、膀胱镜、直肠镜检查等以确定临床分期。

【治疗原则】

宫颈癌应根据临床分期、年龄、全身情况制订治疗方案。主要的治疗方法包括手术治疗、放疗及化疗。

1.手术治疗　主要用于 $Ⅰ_{A1}$～$Ⅱ_{A}$ 的患者。年轻患者可保留卵巢和阴道功能。① $Ⅰ_{A1}$ 期：行全子宫切除术，对于要求保留生育功能的患者可行宫颈锥切术。② $Ⅰ_{A2}$～$Ⅱ_{A}$ 期：可行广泛子宫切除术及盆腔淋巴结清扫术，年轻患者可保留卵巢。

2.放射治疗　适用 $Ⅱ_{B}$ 期晚期、Ⅲ期和Ⅳ期的患者，或无法进行手术治疗的患者。可进行腔内照射和体外照射。早期患者以局部腔内照射为主，体外照射为辅；晚期则体外照射为主，腔内为辅。

3. 化学治疗　主要用于晚期或复发转移的患者、也可作为手术和放疗的辅助治疗方法。常用的化疗药物主要有顺铂、卡铂、博来霉素、丝裂霉素、异环磷酰胺等。

4. 手术及放疗联合治疗　对于局部病灶较大，可先做放疗待癌灶缩小后再进行手术。手术治疗后有盆腔淋巴结转移，宫旁转移或阴道有残留病灶者，可术后进行放疗，防止复发。

【护理评估】

1. 病史　宫颈癌的早期症状不明显，一旦出现症状已属中晚期。护士要了解患者的主要症状，如阴道不规则出血情况，异常阴道分泌物的性质及感染症状，是否有压迫症状，是否引起大小便的改变，了解患者的饮食情况，以及观察有无贫血和恶病质情况。了解患者的月经史、婚育史、性生活史、避孕方式等。

2. 心理社会问题　由于年轻宫颈癌患者有上升趋势，更多的患者害怕手术带来的疼痛，器官的丧失和生殖能力的丧失；担心放化疗带来的自我形象的改变和严重的不良反应，不能坚持治疗；担心失去家庭和孩子；担心疾病的预后。她们大多能积极应对手术治疗，但放化疗所带来的痛苦是她们难以想象和难以坚持面对的。

【护理问题】

1. 焦虑　与担心疾病的恶性诊断，担心预后，害怕丧失生殖器官和生殖能力有关。

2. 知识缺乏　与缺乏疾病相关的治疗和护理知识有关。

3. 排尿异常　与宫颈癌根治术后膀胱功能损伤有关。

4. 有受伤的危险　与宫颈癌放化疗的不良反应有关。

5. 疲乏　与宫颈癌阴道出血，贫血，晚期出现恶病质有关。

6. 自我形象紊乱　与宫颈癌治疗生殖器官的丧失，脱发等不良反应有关。

7. 疼痛　与手术组织损伤有关。

【护理措施】

1. 术前护理

(1)手术前评估患者的身心状况以及控制焦虑的应对能力，向患者讲解有关疾病的治疗和预防知识，讲解手术前后的注意事项，减轻患者的不安情绪。

(2)阴道准备。术前 1d 用 1∶40 的络合碘行阴道冲洗 2 次，冲洗时动作轻柔，防止病变组织的破溃出血。对于菜花型宫颈癌，应做好阴道大出血的抢救准备工作，备齐止血药物和填塞包，备好抢救车。需要行全子宫切除的患者，2 次冲洗后宫颈处涂甲紫，起到消毒和标记的作用。

(3)肠道准备。视手术范围大小，若行宫颈癌根治术则需 3d 的肠道准备，内容同外阴癌的肠道准备；若行简单的全子宫切除术，术前 1d 上午口服 50%磷酸镁 40ml 或晚上行 110ml 甘油剂灌肠 1 次，起到清洁肠道的作用。

(4)皮肤准备。术前 1d 备皮，剃除手术部位汗毛和阴毛，范围自剑突下至会阴部，两侧至腋前线，彻底清洁脐部。

2. 术后护理

(1)根据手术情况按硬膜外麻醉或全身麻醉术后护理常规，观察患者的意识，神志，保持呼吸道的通畅，防止患者躁动发生及意外。

(2)严密监测患者的生命体征，观察阴道出血情况，保持腹部和阴道引流管的通畅，观察引流液的性状和量，及时发现腹腔内出血情况。

(3)术后导尿管要保留7～10d，加强尿管的护理，拔除前2d开始训练膀胱功能，夹闭尿管定时开放，拔除尿管当天，观察患者排尿情况，并于下午测量残余尿，若残余尿量超过100ml，则需继续保留尿管，继续定时夹闭尿管，训练膀胱功能。

(4)手术后7～10d即开始化疗或放疗，由于化疗或放疗会影响腹部伤口愈合，因此伤口拆线要延迟，注意观察伤口愈合情况，先部分拆线，保留张力线，待完全愈合再全部拆除。

(5)化疗一般采用以顺铂为主的化疗方案，如顺铂加氟尿嘧啶的PF方案，或采用放疗加单纯顺铂增敏的方案。患者按化疗护理常规护理。

3. *放疗护理*　放疗是女性生殖器官恶性肿瘤的主要治疗方法之一。放射线可直接作用于细胞的蛋白质分子，使之电离，产生凝结现象，改变其原有的形态和生理功能，造成细胞死亡，放射线也可使组织产生不正常的氧化过程，破坏细胞的主要生理功能。放射线在抑制和破坏肿瘤细胞的同时，也对正常组织产生不良影响。人体各器官对放射线的敏感度不一样，卵巢属于高度敏感，阴道和子宫属于中度敏感。常用的放射源有放射性^{60}钴，放射性^{192}铱、^{226}镭、放射性核素、X射线等。常用的照射方式有体外照射、腔内照射。

(1)放疗前护理：①心理支持。多数患者对放疗缺乏正确的认识，治疗前应简明扼要的向患者和家属介绍有关放疗的知识、治疗中可能出现的不良反应及需要配合的事项。②放疗前，要做肝、肾功能及血象检查，排空小便，减少膀胱反应，会阴部备皮，1∶5000高锰酸钾溶液冲洗阴道1次，预防阴道、盆腔感染及粘连，增强放疗效果。准备好窥阴器、宫颈钳、阴道盒、宫腔管、纱布等。患者取膀胱截石位，护士协助医生放置阴道盒与宫腔管，将患者推入治疗间，连接好阴道盒与宫腔管和后装治疗机。

(2)治疗中护理：通过电视机和对讲机与患者联系，观察患者情况，如出现心慌、憋气、腹痛等症状及时发现，立即停机进入机房内及时处理。

(3)放疗后护理：①治疗结束后取出填塞纱布并核对数目，防止纱布留置在阴道内，观察阴道有无渗血和出血，如有出血应用无菌纱布填塞止血。如无出血可做阴道冲洗每日1次，防止阴道狭窄、粘连。②观察膀胱功能，注意患者排尿情况，如有排尿困难超过4h需导尿。应鼓励患者每日多饮水，最好＞3000ml，注意补充维生素C、维生素K，可使用消炎利尿药物预防感染。③注意血象变化，放疗可引起骨髓抑制，使血象降低，常以白细胞及血小板减少为常见。因此要注意预防感染和出血情况，嘱患者注意个人卫生及有无皮下出血倾向。如白细胞减少至$4\times10^9/L$以下、血小板降至$10\times10^9/L$以下，应暂停放疗，遵医嘱给予升血象药物治疗，必要时少量输血，采取保护性隔离。④盆腹腔放疗会造成胃、肠功能紊乱，肠黏膜水肿及渗出，常表现为食欲缺乏、恶心、呕吐、腹痛、腹胀、腹泻等，严重者亦会造成肠穿孔或大出血。反应轻者对症给予流食或半流食，口服维生素B_6、10%复方樟脑合剂等，严禁粗纤维食物，防止对直肠的刺激与损伤；严重者暂停放疗，及时输液，纠正水、电解质紊乱，注意观察大便的性状，及时送检。⑤外照射时主要是皮肤护理。被照射皮肤经放射线对组织细胞的侵袭可出现皮肤反应，多在照射后8～10d出现。放射性皮肤反应一般分为干性和湿性两种。干性反应表现为皮肤瘙痒、色素沉着及脱皮，但无渗出物，不会造成感染，但能产生永久性浅褐色斑。此时应给予保护性措施，用无刺激性软膏如维生素AD软膏或羊毛脂涂搽。湿性皮肤反应表现为照射区皮肤有湿疹、水疱，严重时可造成糜烂、破溃，因此要注意放疗区域皮肤的清洁、干燥、避免衣物摩擦，如有水疱出现可涂2%甲紫，如已经破溃，可停止放疗局部敷以抗生素药物，促使痊愈。护士要随时观察患者皮肤颜色、结构和皮肤完整性，嘱患者勿搔抓皮肤，注意皮肤的清洁、干燥，内衣及用物应柔软，吸湿性好，避免日晒、摩擦、热敷、粘贴胶布及使用含刺激性的肥皂和化妆品。

4. *心理社会支持*　护士要了解患者在治疗前后的心理变化。选择适合的时间，用恰当的语言向患者讲解病情，同时讲解治愈的希望，让患者尽早摆脱焦虑和恐惧，以良好的心态积极配合治疗。护士还应耐心做好手术前后的健康宣教工作。同时护士还要鼓励患者正确积极面对放化疗的不良反应，树立战胜疾病的信心，坚持治疗。

5. *健康教育*

(1)宫颈癌治疗后，应注意休息合理锻炼，保持愉快的心情。

(2)随诊。宫颈癌治疗后复发有50%在第1年内，因此，治疗后2年内每3个月随访1次，3～5年内每6个月随访1次，第6年开始每年随访1次。随访内容包括：盆腔检查、阴道涂片细胞学检查、X线胸片及血常规等。

第三节　子宫肌瘤

子宫肌瘤是女性生殖系统中最常见的一种良性肿瘤，由平滑肌和结缔组织所组成，好发年龄30～50 岁。由于许多肌瘤的妇女无症状而未就诊，因此，肌瘤的实际发生率远比报道的高。

【病因】

子宫肌瘤发生的原因尚不清楚。因肌瘤多发生于生育年龄的妇女，青春期前少见，绝经后逐渐萎缩，提示其发生可能与女性雌激素有关。另有研究表明子宫肌瘤的发生与孕激素的过度刺激关系密切，如以孕激素为主的妊娠期肌瘤生长迅速；肌瘤细胞有丝分裂在黄体期明显增高；肌瘤患者服用孕激素后，其肌瘤的有丝分裂明显增高。因此子宫肌瘤的发生可能与雌孕激素均有关系。

【分类】

1. 按肌瘤生长部位分为宫颈肌瘤（10%）和宫体肌瘤（90%），以宫体肌瘤最常见。

2. 按肌瘤与子宫肌壁的关系分为 3 类。

(1)肌壁间肌瘤：占 60%～70%，肌瘤位于子宫肌壁间，周围均被肌层包围。

(2)浆膜下肌瘤：占 20%左右，肌瘤向子宫浆膜面生长，并突出于子宫表面，肌瘤表面仅由子宫浆膜覆盖。

(3)黏膜下肌瘤：占 10%～15%，肌瘤向宫腔方向生长，突出于宫腔，仅为黏膜覆盖。

子宫肌瘤常为多个，各种类型的肌瘤可发生在同一子宫，呈多发性子宫肌瘤。

【临床表现】

1. 症状　多无明显症状，仅在体检时偶然发现。症状与肌瘤部位、有无变性相关，而与肌瘤数目、大小关系不大。常见症状有以下几种。

(1)异常子宫出血：为最常见的症状，表现为月经增多、经期延长。多见于黏膜下肌瘤及肌壁间肌瘤。浆膜下肌瘤月经多正常。肌瘤引起月经异常的原因有：宫腔增大，子宫内膜面积增加；肌瘤影响子宫收缩或血供，造成盆腔慢性充血；肌瘤合并内膜增生或息肉形成；肌瘤合并感染等。

(2)下腹部包块：肌瘤早期腹部摸不到肿块，当肌瘤逐渐增大使子宫超过 3 个月妊娠大小较易从腹部触及。肿块位于腹正中部位，实性、活动、无压痛、生长缓慢。

(3)白带增多：肌壁间肌瘤使宫腔面积增大，内膜腺体分泌增多，并伴有盆腔充血使白带增多；悬吊于阴道内的黏膜下肌瘤，其表面易感染、坏死，产生大量脓血性排液，有恶臭的阴道排液。

(4)压迫症状：大肌瘤可压迫邻近器官引起尿频、间歇性溢尿、肾盂积水、盆腔静脉淤血、下肢水肿或便秘。

(5)不孕或自然流产：肌瘤引起的不孕占2%～10%。肌瘤引起的自然流产概率是正常妊娠的2 倍。

(6)疼痛：常见下腹部坠胀、腰酸背痛，经期加重。肌瘤红色变性时有急性下腹痛，伴呕吐、发热及肿瘤局部压痛；浆膜下肌瘤扭转可有急性腹痛；子宫黏膜下肌瘤由宫腔向外排出时也可引起腹痛。

(7)继发贫血：患者由于出血过多可导致继发贫血。严重者有全身乏力，面色苍白、气短、心慌等症状。

2.体征　与肌瘤的大小，位置，数目以及有无变性有关。肌瘤增大超过 12 周时，下腹部可摸到包块。子宫增大质硬，表面不平。浆膜下肌瘤有时有蒂与子宫相连，而黏膜下肌瘤有时脱出阴道口，较大的肌瘤可有变性，检查时子宫变软。

【肌瘤变性】

肌瘤变性是肌瘤失去了原有的典型结构。常见的变性有以下几种。

1. 玻璃变性　又称透明变性，最常见。

2. 囊性变　子宫肌瘤玻璃变性继续发展，肌细胞坏死液化即可发生囊性变，此时肌瘤变软，很难与妊娠子宫或卵巢囊肿区别。

3. 红色样变　多见于妊娠期或产褥期，为肌瘤的一种特殊类型坏死。患者可有剧烈的腹痛伴恶心呕吐、发热、白细胞计数升高，检查发现肌瘤迅速增大，有压痛。

4. 肉瘤样变　肌瘤恶变为肉瘤较少见，仅为0.4%～0.8%，多见于年龄较大的患者。

5. 钙化　多见于蒂部细小血供不足的浆膜下肌瘤以及绝经后妇女。

【辅助检查】

肌瘤的诊断主要根据症状及盆腔检查，结合辅助检查，如 B 型超声检查宫腔镜、腹腔镜检查等协助诊断。

【治疗方法】

子宫肌瘤的治疗方法应根据患者的年龄、症状、肌瘤的大小和部位以及是否有生育要求等因素来决定。

1. 随访观察　肌瘤小，无症状，一般不需治疗，特别是近绝经期的妇女。每3～6个月随访1次，若肌瘤明显增大或出现症状可考虑进一步治疗。

2. 药物治疗　在近绝经期患者，肌瘤小于2个月妊娠子宫大小，症状轻或全身情况不宜手术者，可给予要求对症治疗。常用的药物有促性腺激素释放素类似物(GnRH-a)、雄激素、米非司酮等。

3. 手术治疗　当子宫肌瘤患者的子宫大于10周妊娠大小；月经过多继发贫血；有膀胱、直肠压迫症状或肌瘤生长较快；非手术治疗失败；不孕或反复流产排除其他原因时可行手术治疗。手术途径可经腹，经阴道或宫腔镜及腹腔镜下切除。术式包括子宫肌瘤切除术和子宫切除术。

【护理评估】

1.病史　了解她的年龄、月经史、生育史、是否长期使用雌激素如避孕药等及由于肌瘤压迫所伴随的其他症状。

2. 心理状况　了解患者对子宫肌瘤的认识，对自身疾病的心理反应及有无不良情绪等。

【护理问题】

1. 知识缺乏　与缺乏有关疾病和手术的相关知识有关。

2. 疼痛　与手术创伤有关。

3. 自理能力缺陷　与手术后伤口疼痛、输液影响患者自理活动有关。

4. 活动无耐力　与手术创伤和贫血有关。

5. 自我形象紊乱　与手术切除子宫、卵巢有关。

【护理措施】

1. 术前指导　护士要了解患者手术前焦虑的原因及所承受的心理压力，向她们讲解手术的方式、术前的各项准备工作的方法和目的，讲解子宫的切除不会影响性生活或改变女性特征。必要时提供一些科普书籍供患者阅读。让患者有良好的心态积极地面对手术。

2.术前准备及术后护理　同“妇科腹部手术”和“腹腔镜手术”护理。

3. 健康教育

(1)出院以后，家里休养环境要安静舒适、温湿度适宜，注意通风，保持空气新鲜。

(2)根据自身情况适当的活动、锻炼，要注意劳逸结合，逐步恢复自理能力。

(3)在恢复期要多食用富含维生素、蛋白质、高纤维的食物，如瘦肉、蛋类和新鲜的水果、蔬菜等，以尽快恢复身体功能。

(4)注意个人卫生。伤口拆线1周后可洗淋浴，1周内用温水擦身。每日用流动的温水冲洗外阴，并更换内衣裤。3个月内禁止性生活及盆浴。

(5)腹部伤口拆线后2～3d可将覆盖伤口的敷料或纱布揭去，以便观察伤口的情况。若伤口出现疼痛、红肿、硬结、渗血、渗液，且伴有体温升高，应及时来院诊治。

(6)手术后1～2周，阴道可有少量粉红色分泌物，此为阴道残端肠线溶化所致，为正常现象。若为血性分泌物，量如月经，并伴有发热，应及时到医院就诊。

(7)不具有手术指征的患者，应遵医嘱严格随诊。

第四节　子宫内膜癌

子宫内膜癌是女性生殖器官最常见的恶性肿瘤之一，发病老年妇女居多，平均年龄约55岁。子宫内膜癌占女性生殖道恶性肿瘤的20%～30%，其发病率在乳腺癌、肺癌和大肠癌之后，位居第四。近年其发病率有明显上升趋势。

【病因】

子宫内膜癌的病因尚未得到肯定的结论，但就目前的研究结果而言，可能有两种发病机制。

1. 雌激素依赖型　其发生可能是在无孕激素拮抗的雌激素长期作用下，发生子宫内膜增生症，甚至癌变。根据其流行病学特点，其危险因素包括：肥胖、未孕、晚绝经、糖尿病、高血压及其他心血管疾病等。

2. 非雌激素依赖性型　发病与雌激素无明确关系。

【临床表现】

1. 症状　极早期无明显症状，以后出现阴道出血、阴道排液、疼痛等。

(1)阴道出血:主要表现为绝经后阴道出血,量一般不多。未绝经的妇女表现为月经量增多、经期延长或绝经紊乱。

(2)阴道排液:为血性液体或浆液性分泌物,合并感染后可有脓血性排液,恶臭。

(3)下腹部疼痛:在内膜癌患者中并不多见,但当肿瘤累及宫颈内口时,可引起宫腔积脓,出现下腹部胀痛及痉挛样疼痛。晚期病灶浸润周围组织或压迫神经可引起腰骶部疼痛。

(4)其他:晚期癌症可出现贫血、消瘦及恶病质等症状。

2. *体征*　早期阳性体征不多。晚期可有子宫明显增大,合并宫腔积脓时可有明显触痛,宫颈管内偶有癌组织脱出,触之易出血。癌灶浸润周围组织时,子宫固定或在宫旁扪及不规则结节状物。

【临床分期】

目前广泛采用的子宫内膜癌分期是 FIGO 2000 年手术-病理分期(表 28-3)。

表 28-3　子宫内膜癌 FIGO 分期

临床分期	肿瘤范围
Ⅰ期	癌局限于子宫
$Ⅰ_A$	肿瘤局限于内膜
$Ⅰ_B$	肿瘤浸润肌层≤1/2
$Ⅰ_C$	肿瘤浸润肌层>1/2
Ⅱ期	癌累及宫颈,没有子宫外转移
$Ⅱ_A$	仅宫颈管腺体受累
$Ⅱ_B$	宫颈间质受累
Ⅲ期	癌扩散到子宫外的盆腔内,但未累及膀胱、直肠
$Ⅲ_A$	癌侵犯浆膜面和(或)附件和(或)腹腔细胞学检查阳性
$Ⅲ_B$	阴道转移
$Ⅲ_C$	转移至盆腔和(或)腹主动脉淋巴结
Ⅳ期	癌侵犯膀胱或直肠黏膜或有盆腔外远处转移
$Ⅳ_A$	癌侵犯膀胱和(或)直肠黏膜
$Ⅳ_B$	有远处转移,包括腹腔内转移和(或)腹股沟淋巴结转移

【转移途径】

子宫内膜癌主要转移途径为直接蔓延、淋巴转移,晚期可有血行转移。

1. *直接蔓延*　癌灶初期沿子宫内膜蔓延生长,向上可沿子宫角延至输卵管,向下可累及宫颈管及阴道。若癌瘤向肌壁浸润,可穿透子宫肌壁,累及子宫浆肌层,广泛种植于盆腹膜,直肠子宫陷凹及大网膜。

2. *淋巴转移*　为子宫内膜癌主要转移途径。当癌灶累及宫颈、深肌层或分化不良时易早期发生淋巴转移。转移途径与癌肿生长部位有关。

3. *血行转移*　晚期患者经血行转移至全身各器官,常见部位为肺、肝、骨等。

【辅助检查】

对于子宫内膜癌的诊断要依靠直接采取子宫内膜标本,进行病理诊断。

1. *子宫内膜活检*　本方法是确诊子宫内膜癌最直接、最有效、最准确的方法。为了弄清病变是否累及颈管,应行“分段诊刮”。操作步骤:先刮颈管,颈管深度应根据患者是否绝经及子宫大小进行估计,颈管搔刮后再探宫腔,扩张宫颈,最后进入宫体及宫体的刮宫。刮出的组织应注明部位,分别送病理检查,以免互相污染或混淆。此为有创性操作,会给患者带来一定的痛苦。

2. *B 型超声检查*　可以在明确宫腔内占位的同时,对其与子宫肌层的关系进行评估,对于患者的分期、预后的估价有帮助。

3. *磁共振(MRI)*　可以对于肿瘤的情况进行全面评价,对于肌层浸润的深度、宫颈受累、宫外转移的判断方面都具有其他方法无法比拟的优点。

4. CT　可以对于肿瘤的情况进行较为全面的评价,尤其是了解病变的范围和程度有一定的价值。

5. *宫腔镜检查*　可直接观察宫腔及宫颈管内有无癌灶,癌灶的大小及部位,直视下取材活检,减少对早期子宫内膜癌的漏诊。但有可能促进癌细胞的扩散。

6. *血清癌抗原(CA125)测定*　有子宫外癌肿播散者其血清(CA125)值明显升高。

【治疗原则】

子宫内膜癌应根据患者全身情况、病变累及范围及组织学类型选用治疗方法。早期患者以手术治疗为主,晚期则采用手术、放射、药物等综合治疗。

1. *手术治疗*　为首选的治疗方法。手术的目的是进行手术-病例分期和切除癌变的子宫及其他可能存在的转移病灶。

2. *放疗*　是子宫内膜癌的治疗方法之一,可进行腔内照射和体外照射。术前放疗可缩小癌灶,为手术创作条件;术后放疗是内膜癌最主要的辅助治疗方法，可明显降低局部复发，提高生存率。

3. *孕激素治疗* 对晚期或复发癌、早期要求保留生育功能的患者可选用孕激素治疗。孕激素受体阳性者有效率可达80%。常用的药物有甲羟孕酮、己酸孕酮。

4. *抗雌激素制剂治疗* 适应证与孕激素治疗相同。常用药物是他莫昔芬。

5. *化疗* 适用于晚期或复发子宫内膜癌患者。常用的药物有顺铂、多柔比星、紫杉醇、环磷酰胺等。

【护理评估】

1. *病史* 绝经后出血是子宫内膜癌的重要信号，因此要引起高度重视。同时还要了解患者的高危因素，如身体过重或肥胖、未孕、绝经晚（≥52岁）、糖尿病、高血压、使用雌激素等。子宫内膜癌的"三联症"是肥胖、高血压和糖尿病，患者常常是三症兼而有之。

2. *社会心理问题* 了解患者对疾病的认识程度及患病后的心理状态。特别是患者要面临手术前的各项检查，内心有无恐惧和焦虑情绪。

【护理问题】

1. *焦虑* 与绝经后出血，担心恶性疾病有关。

2. *知识缺乏* 与缺乏疾病相关知识有关。

3. *疼痛* 与手术创伤有关。

4. *自理能力缺陷* 与手术后伤口疼痛、输液影响患者自理活动有关。

5. *活动无耐力* 与手术创伤和绝经后出血引起贫血有关。

6. *潜在的受伤* 与放疗不良反应有关。

【护理措施】

1. *手术护理* 同妇科腹部手术护理。

2. *放疗护理* 同宫颈癌护理中"放疗护理"。

3. *化疗护理* 同妇科化疗护理。

4. *激素及其他药物治疗护理* 对于晚期和复发患者不能手术或年轻早期内膜癌要求保留生育功能的患者，应考虑孕激素治疗。如醋酸甲孕酮或己酸孕酮，在治疗中要注意观察药物的不良反应。一般可引起水钠潴留，出现水肿、药物性肝炎。此时，告知患者不必紧张，停药后会逐渐好转。用他莫昔芬（三苯氧胺）治疗的患者可能会出现类似更年期综合征的反应，如潮热、畏寒等，少数患者还可出现阴道出血、恶心、呕吐。如出现这些症状应及时就诊。

5. *健康教育*

(1)大力宣传科普防癌知识，提高女性防癌普查的自觉性。年龄在40岁以上的妇女每年接受1次妇科检查，注意子宫内膜癌的高危因素，积极治疗高血压、糖尿病。

(2)绝经后出血是危险信号，一旦出现就应马上就诊。此时治疗可获得满意的效果。

(3)随诊。治疗后应定期随访，75%～95%复发在术后2～3年。因此，一般术后2～3年每3个月随访1次，3年后每6个月1次，5年后每年1次。随访内容包括详细病史、盆腔检查、阴道细胞学涂片、X线胸片、血清CA125检测等，必要时可做CT及MRI检查。

第五节 卵 巢 癌

卵巢肿瘤是女性生殖器官常见的肿瘤，可发生于任何年龄，但多见生育期妇女。卵巢组织成分非常复杂，是全身各脏器原发肿瘤类型最多的器官。最多见的是卵巢上皮性肿瘤，其次是卵巢生殖细胞肿瘤、卵巢性索间质肿瘤。

卵巢恶性上皮性肿瘤是女性生殖器常见的三大恶性肿瘤之一，5年存活率仅为30%～40%。已成为威胁妇女生命和健康的主要肿瘤。

【卵巢肿瘤概述】

卵巢组织成分复杂，分类方法多，目前最常用的分类方法是组织学分类法。主要包括：上皮性肿瘤、生殖细胞肿瘤、性索间质肿瘤、脂质细胞瘤、性腺母细胞瘤等。

1. *上皮性肿瘤* 占原发性卵巢肿瘤50%～70%，其恶性类型占卵巢恶性肿瘤的85%～90%。来源于卵巢表面的生发上皮，是最常见的卵巢肿瘤，多见于中老年妇女。卵巢上皮性肿瘤分为良性、交界性和恶性，其组织学类型主要有浆液性肿瘤、黏液性肿瘤、卵巢子宫内膜样肿瘤、透明细胞肿瘤及未分化癌等。

2. *生殖细胞肿瘤* 占卵巢肿瘤的20%～40%。生殖细胞有发生多种组织的功能。未分化者为无性细胞瘤，胚胎多能者为胚胎癌，向胚胎结构分化者为畸胎瘤，向外胚结构分化为内胚窦瘤、绒癌。按组织学类型分类包括畸胎瘤、无性细胞瘤、胚胎癌及绒癌等。其中畸胎瘤又分为成熟畸胎瘤和未成熟畸胎瘤。成熟畸胎瘤又称皮样囊肿，属于良性肿瘤，占卵巢肿瘤的 10%～20%，占畸胎瘤的 95%以上，其发生以 20～40 岁居多。未成熟畸胎瘤属于恶性卵巢肿瘤，多发生在 11～19 岁的年轻女性。该肿瘤的复发及转移率均高，但复发后再次手术可见未成熟肿瘤组织具有向成熟转化的特点，即恶性程度出现逆转。

3. *性索间质肿瘤* 约占卵巢肿瘤的 5%。性索间质来源于原始体腔的间叶组织，可向男女两性分化。性索向上皮分化形成颗粒细胞瘤或支持细胞瘤；向间质分化形成卵泡膜细胞瘤或间质细胞瘤。此类肿瘤常有内分泌功能，故又称功能性卵巢肿瘤。性索间质肿瘤病理分类包括颗粒细胞-间质细胞瘤和支持细胞-间质细胞瘤。

4. *转移性肿瘤* 体内任何部位的原发癌均可转移至卵巢。常见的原发癌有乳腺、肠、胃、生殖器、泌尿道以及其他脏器等，占卵巢肿瘤的5%～10%。

【病因】

卵巢上皮性肿瘤是最常见的卵巢肿瘤。卵巢上皮性癌发展迅速，不易早期诊断，治疗困难，死亡率高。卵巢上皮癌的发病原因尚不清楚，其相关的高危因素主要有以下几种。

1. *持续排卵* 持续排卵使卵巢表面上皮不断损伤与修复，其结果一方面在修复过程中卵巢表面上皮细胞突变的可能性增加；另一方面增加卵巢上皮包涵囊肿形成的概率。减少排卵可减少卵巢上皮由排卵引起的损伤，可能降低卵巢癌发病危险。流行病学调查发现卵巢癌危险因素有未产、不孕。

2. *遗传因素* 5%～10%的卵巢上皮癌具有遗传异常。人群中卵巢癌的发生率为 1.4%，有 1 个一级亲属患卵巢癌的妇女患上皮性卵巢癌的危险为 5%；有 1 个一级亲属和 1 个二级亲属患卵巢癌的妇女患上皮性卵巢癌的危险高达 7%。这些卵巢癌的家族聚集现象称为"家族性卵巢癌"，认为是基因和环境共同作用的结果。

3. *环境因素* 环境因素是人类卵巢癌主要的病因决定因素。工业发达的国家卵巢癌的发病率高，提示工业的各种物理或化学产物可能与卵巢癌的发病有关。

【临床分期】

目前采用 FIGO，2000 年修订的手术-病理分期，用以估计预后和比较疗效(表 28-4)。

【转移途径】

卵巢恶性肿瘤转移途径主要通过直接蔓延及腹腔种植。瘤细胞可直接侵犯包膜。累及邻近器官，并广泛种植于腹膜及大网膜表面。淋巴转移也是恶性卵巢肿瘤的主要转移途径。

【临床表现】

卵巢癌早期无任何症状，出现症状时常常已达晚期。

1. *症状* 卵巢癌主要症状为腹胀、腹部肿物及腹水。其症状的轻重主要取决于肿瘤的大小、位置、侵犯邻近器官的程度；肿瘤的组织学类型及有无并发症。肿瘤若向周围组织浸润或压迫神经，可引起腹痛、腰痛或下肢疼痛；若压迫盆腔静脉，可出现下肢水肿。晚期可出现消瘦、严重贫血等恶病质

表 28-4 卵巢恶性肿瘤的 FIGO 分期

临床分期	肿瘤范围
Ⅰ期	病变局限于卵巢
$Ⅰ_A$	病变局限于一侧卵巢，包膜完整，表面无肿瘤，腹水或腹腔冲洗液中未见恶性细胞
$Ⅰ_B$	病变局限于双侧卵巢，包膜完整，表面无肿瘤，腹水或腹腔冲洗液中未见恶性细胞
$Ⅰ_C$	病变局限于一侧或双侧卵巢，伴有以下任何一项者：包膜破裂、卵巢表面有肿瘤、腹水或腹腔冲洗液中含有恶性细胞
Ⅱ期	病变累及一侧或双侧卵巢，伴盆腔内扩散
$Ⅱ_A$	病变蔓延和(或)转移至子宫和(或)卵管，腹水或腹腔冲洗液中无恶性细胞
$Ⅱ_B$	病变蔓延至其他盆腔组织，腹水或腹腔冲洗液中无恶性细胞
$Ⅱ_C$	$Ⅱ_A$ 或 $Ⅱ_B$ 期病变，在腹水或腹腔冲洗液中找到恶性细胞
Ⅲ期	病变累及一侧或双侧卵巢，伴盆腔外的腹腔转移和(或)区域淋巴结转移，肝表面转移为Ⅲ期
$Ⅲ_A$	淋巴结阴性，但盆腔外腹膜表面有镜下转移
$Ⅲ_B$	淋巴结阴性，腹腔转移灶直径≤2cm
$Ⅲ_C$	腹腔转移灶直径>2cm 和(或)腹膜后区域淋巴结阳性
Ⅳ期	远处转移，胸水有恶性细胞，肝实质转移

现象。

2. 体征　三合诊检查在阴道后穹窿触及盆腔质硬结节，肿块多为双侧，实性或半实性，表面凹凸不平，不活动，常伴有腹水。有时在腹股沟、腋下或锁骨上可触及肿大的淋巴结。

【辅助检查】

1. 妇科检查　通过三合诊检查可触及包块，多为双侧，实性或囊实性，不规则，活动性差，患者常伴有腹水和子宫直肠窝结节。

2. B型超声　检测肿块部位、大小、形态，提示肿瘤性状，鉴别卵巢肿瘤、腹水和结核性包裹性积液。其诊断的符合率>90%。彩色多普勒超声有助于诊断。

3. 腹部X线平片　可助卵巢畸胎瘤的诊断。

4. CT检查　可清晰地显示肿块，还可显示有无肝、肺结节及腹膜后淋巴结转移。

5. 肿瘤标记物　CA125是目前被认为对卵巢上皮癌较为敏感的肿瘤标记物，80%卵巢上皮癌患者CA125水平高于正常；90%以上患者CA125水平的高低与病情缓解或恶化相一致，可用于病情检查，敏感性高。其正常值为35μg/L。AFP(甲胎蛋白)主要用于生殖细胞肿瘤的诊断，内胚窦瘤可以合成AFP，因此，是诊断内胚窦瘤一个特异的肿瘤标记物，未成熟畸胎瘤患者血清AFP升高约占43.5%。

6. 细胞学检查　在腹水或腹腔冲洗液中找到癌细胞。

7. 腹腔镜检查　可直视肿块的大体情况，并对整个盆腔探查，在可疑部位进行多点活检。抽吸腹腔液进行细胞学检查。

【治疗方法】

1. 良性肿瘤　卵巢肿瘤一经确诊应手术治疗。手术范围应根据患者的年龄、生育要求及对侧卵巢情况来确定。

2. 恶性肿瘤　以手术为主，辅以化疗、放疗和其他综合治疗为原则。

(1)手术治疗：是治疗卵巢上皮癌的主要手段。应根据术中探查及冷冻病理检查结果决定手术范围。第1次手术彻底性与预后密切相关。对于早期卵巢癌(Ⅰ期，Ⅱ期)应行全面确定分期的手术。晚期卵巢癌应行肿瘤细胞减灭术，术式与全面确定分期的手术相同，手术的主要目的是尽最大努力切除卵巢癌之原发灶和转移灶，使残余肿瘤直径<2cm，必要时可切除部分肠管或脾等。

(2)化疗：为主要的辅助治疗。卵巢上皮性癌对化疗较敏感，常用于术后杀灭残留病灶及控制复发；也可用于术前，先化疗缩小病灶后再行手术治疗；化疗还可以用于复发的治疗。

晚期卵巢癌对一线化疗的反应率可达70%～80%。一线化疗是指首次肿瘤细胞减灭术后的化疗。常用的药物有顺铂、卡铂、紫杉醇、环磷酰胺、博来霉素、依托泊苷等。根据病情选用静脉化疗或静脉腹腔联合化疗。腹腔化疗不仅能控制腹水，还能使小的腹腔内残存病灶缩小或消失。

二线化疗方案主要针对复发性卵巢癌和耐药性和难治性卵巢癌，常用的药物有异环磷酰胺、紫杉醇、托扑替康等。

(3)放疗：外照射可用于锁骨上和腹股沟淋巴结转移灶和部分紧靠盆壁的局限性病灶的局部治疗。对卵巢上皮癌不主张以放疗作为主要辅助治疗手段。

(4)免疫治疗：目前临床上多用细胞因子治疗，如白介素-2、干扰素、胸腺肽等，均为辅助治疗手段。可以预见的是，随着基础医学和临床医学的发展，免疫治疗将成为卵巢癌治疗的重要手段。

【护理评估】

1. 病史　护士应了解患者的年龄、月经史、生育史、主要的临床表现，要重视盆腔检查。

2. 心理问题　卵巢肿瘤未确诊前，患者担心是恶性疾病，表现出焦虑、不安。当确定诊断是卵巢癌时，患者感到恐慌，孤单、痛苦。护士通过与患者及家属的交流，了解其存在的心理问题。

【护理问题】

1. 焦虑　与担心疾病的恶性诊断有关。

2. 恐惧　与癌症诊断，面临死亡与家人分离有关。

3. 知识缺乏　与缺乏疾病相关知识，缺乏手术及化疗注意事项有关。

4. 营养失调——低于机体需要量　与癌症慢性消耗性疾病，肿瘤晚期恶病质有关。

5. 疼痛　与手术创伤有关。

6. 有感染的危险　与肿瘤细胞减灭术、腹部伤口、留置引流管、营养不良、介入性治疗有关。

7. 潜在的并发症　出血，与肿瘤细胞减灭术创面大、血管断端结扎不紧或结扎脱落、患者凝血功能障碍有关。

8. 有受伤的危险　与卵巢癌化疗不良反应有关。

【护理措施】

1. 卵巢癌患者入院后，思想负担重，情绪低落。护士要耐心细致的向患者介绍病室环境，增加患者的安全感和信任感，对患者提出的问题要耐心解答。使其能积极配合治疗。

2. 患者卧床时间长，抵抗力差，易造成皮肤压伤。交接班时要查看患者全身皮肤，每 2 小时翻身 1 次，按摩骨隆突处，保持床单位的清洁和整齐，预防压疮的发生。

3. 卵巢癌患者饮食宜清淡，易消化，少食多餐，根据病情需要选择营养支持的方法，如鼻饲增加营养物质摄入，也可选择完全胃肠外营养。护士在配制和输入营养液时应严格无菌技术操作，注意输液速度，预防感染。同时患者应监测血象、肝肾功能、血清蛋白等。

4. 卵巢癌手术护理同妇科手术的护理。

5. 卵巢癌术后的尿管、引流管、胃管的护理非常重要。要保持其通畅，观察其颜色、量、性状，出现异常及时报告医生给予有效处理。

6. 放疗护理同妇科放疗护理。

7. 化疗护理同妇科化疗护理。

8. 健康教育。卵巢肿瘤治疗后易复发，应坚持长期随访。随访时间为：手术后 1 年内，每月 1 次；术后 1～2 年，每 3 个月 1 次；术后 2～3 年，每 6 个月 1 次；术后 3 年以上，每年 1 次。

第六节　妇科腹部手术患者的护理

【腹部手术种类】

按手术范围区分，有剖宫产探查手术、附件切除术、次全子宫切除术、全子宫及双侧附件切除术、子宫根治术、剖宫产术。

【手术护理】

1. 手术前准备

(1)心理护理：向患者讲解相关的知识，解除患者紧张情绪。

(2)术前指导：指导患者学会胸式呼吸、使用自控式镇痛泵；指导患者翻身、起床和活动的技巧；鼓励术后早期活动，以利术后康复。

(3)术前准备：手术前 1d 的准备。

①皮肤准备。术前 1d 进行皮肤准备。腹部皮肤备皮范围是上起剑突下缘，下至两下肢上 1/3，左右到腋中线，剃去阴毛。脐部用汽油棉签(或络合碘棉签)清洁后再用乙醇棉签擦拭。

②手术前 1d 抽血做血型及交叉配血试验、药物过敏试验。

③手术前 1d 晚及手术当日清晨测量生命体征，注意有无月经来潮，上呼吸道感染，如有上述情况应及时与医师取得联系。

④阴道准备。术前 1d 为患者冲洗阴道 2 次，第 2 次冲洗后在宫颈口及阴道穹窿部涂甲紫，为手术切除宫颈标记之用。行次全子宫切除术，卵巢囊肿剔除术及子宫肌瘤剔除术时不需要涂甲紫。阴道出血及未婚者不做阴道冲洗。

⑤胃肠道准备。妇科一般手术患者肠道准备于术前 1d 开始。手术前 1d 清洁肠道。妇科恶性肿瘤患者，肠道准备从术前 3d 开始。

⑥术前晚 8 时，按医嘱给予镇静催眠药。

⑦膀胱准备。手术前为患者置保留尿管。

⑧其他。了解患者有无药物过敏史。术前患者要摘下义齿、发卡及首饰等并妥善保管，遵医嘱给予术前药物，核对患者姓名、床号、手术带药及手术名称，将患者及病历交给手术室接手术人员。

2. 床单位准备　术后患者宜安置于安静舒适的小房间，护士应进行手术患者床单位的准备，铺好麻醉床，床上备有床垫，备好血压表、听诊器、沙袋、弯盘、吸氧用物、引流瓶等，必要时准备胃肠减压器等。

3. 手术日护理

(1)体位。患者返回病室后，全身麻醉患者取去枕平卧位，头偏向一侧。硬膜外麻醉的患者去枕平卧 6～8h，腰麻患者去枕平卧 12～24h，防止术后头痛。如患者无特殊病情变化，术后次日晨取半卧位。

(2)测量血压、脉搏和呼吸，检查静脉输液通路是否通畅、腹部伤口及麻醉穿刺部位敷料有无渗血、阴道有无出血、尿管是否通畅及尿液的量和性状、全身皮肤情况，如有引流管要观察引流管是否通畅、引流液的性状及量，接好引流管及引流瓶。腹部压沙袋 6h，防止出血。值班护士要向手术医生及麻醉师询问术中情况，包括术中出血量，手术范围，术后有无特别护理要求并做好记录。做胃肠减压的患者及时接通负压吸引器调节适当的压力。

4. 手术后护理

(1)生命体征的观察:术后应及时测量生命体征并准确记录。全身麻醉未清醒的患者还应注意观察瞳孔、意识及神经反射。每15～30分钟测量1次直至血压平稳后,改为每4小时1次。每日测量体温、脉搏、呼吸、血压3～4次,直至正常后3d。

(2)尿量的观察:术后保持尿管通畅、勿折、勿压,观察尿量及性状。常规手术术后第1天晨拔除尿管,妇科恶性肿瘤及阴道手术患者保留尿管的时间要根据患者的病情及手术情况而定。在拔除尿管的前1～2d,将尿管夹闭定时开放,一般3～4h开放1次,夜间应持续开放以训练和恢复膀胱功能,必要时拔除尿管后测残余尿。

(3)引流管的观察和护理:妇科手术后置阴道引流和(或)腹腔引流的目的是引流出腹腔及盆腔内渗血、渗液、防止感染及观察有无内出血和吻合口愈合情况。应保持引流管的通畅,观察引流液的性状及量,术后24h内若引流液每小时大于100ml并为鲜红色时,应考虑有内出血须立即报告医师。引流管及引流瓶应每日更换并要严格无菌操作,冲洗会阴每日2次,同时每日测体温3次,以及早发现感染征兆。一般情况下24h引流液小于10ml且患者体温正常可考虑拔除引流管。

(4)术后镇痛:一般术后24h内遵医嘱给予镇痛药物,可有效缓解伤口疼痛。6～8h重复1次。也可应用患者自控镇痛泵。术后12～24h患者半坐卧位,其不仅有利于引流防止感染,而且缓解疼痛。

(5)术后恶心、呕吐及腹胀的观察和护理:一般呕吐不需要处理,使患者头偏向一侧,嘴边接好弯盘,及时清理呕吐物。鼓励、帮助患者早期活动,以促进肠蠕动恢复,防止肠粘连。通常术后48h可恢复正常肠蠕动,一经排气,腹胀可减轻。

(6)饮食护理:一般妇科腹部手术后6～8h可进流质饮食,忌食牛奶及甜食,肛门排气后可进半流食,排便后开始进普食。进行胃肠减压的患者均应禁食。

(7)出院指导:术后应进食高蛋白、高热量、高维生素的饮食。多休息,有足够的睡眠。逐渐增加活动时间及活动量。同时,注意伤口愈合情况。若伤口出现红肿、硬结、疼痛或发热等症状及时来院就医。全宫切除术后7～14d,阴道可有少量粉红色分泌物不需处理,适当休息即可。如阴道出血量多如月经量,应及时就诊。伤口拆线后可淋浴。全宫切除术后3个月内禁止性生活及盆浴。子宫肌瘤剔除术、卵巢囊肿剔除术及宫外孕手术后1个月内禁止性生活及盆浴。妇科手术患者出院后应在1个月至1个半月来医院复查。

(刘绍金)

第29章

外阴、阴道手术妇女的护理

第一节　外阴、阴道创伤

【病因】

分娩是导致外阴、阴道创伤的主要原因。此外还有外伤、受到强暴至局部软组织损伤及初次性交导致阴道组织损伤等。创伤有时可伤及阴道，或穿过阴道损伤尿道、膀胱或直肠。

1. *分娩损伤*　分娩损伤是导致外阴阴道损伤最常见的原因。主要除了子宫收缩过强、产程进展过快、胎儿过大或头过硬、骨盆狭窄、会阴软组织异常等原因外，也与手术产及接产手法不当、缩宫素使用不当等相关，其中初产妇的发生率明显高于经产妇。

2. *性交损伤*　由性交引起的外阴阴道损伤多为粗暴性行为、性姿势不正确或强暴所致。初次性生活准备不足，外阴阴道发育不良、畸形，哺乳期和绝经期妇女由于雌激素水平的下降，阴道组织变脆，外阴阴道术后导致局部组织弹性降低，阴道变短等均易发生性交损伤。

3. *外伤性损伤*　多因不慎猛然摔跌碰撞到坚硬的物体引起，如骑自行车后摔倒，可造成外阴及阴道的损伤。

【临床表现】

根据外阴、阴道创伤的部位、深浅、范围不同，临床表现也存在着差异。

1. *疼痛*　疼痛是外阴、阴道创伤的主要症状。

2. *局部肿胀*　水肿或血肿，为常见表现。由于外阴、阴道组织疏松、血管丰富，损伤后导致组织液渗出及出血不易自然停止，往往形成血肿。

3. *外出血*　由于局部组织损伤，血管破裂，有活动出血，量可多可少，出血量多时可引起贫血及休克。

4. *其他*　由于疼痛，患者常出现坐卧不安，行走困难；出血量多时，可有头晕、乏力、心慌、出汗等休克前期症状；合并感染时可有发热和局部红、肿、热、痛等。形成外阴血肿时，可见外阴部有紫蓝色块状物突起，压痛明显；伤及膀胱、尿道，可有尿液自阴道流出；伤及直肠，可见直肠黏膜外翻等。

【辅助检查】

1. *病史*　通过仔细的病史询问。了解损伤的原因及部位。

2. *妇科检查*　明确损伤的部位、范围、程度。

3. *实验室检查*　出血多的患者红细胞计数及血红蛋白下降；伤口感染者可见白细胞数目增高。

4. *影像学检查*　了解有无邻近脏器损伤。

【治疗方法】

外阴、阴道创伤的治疗原则是确切止血、镇痛、抢救休克、防治感染。

1. *有活动性出血*　应立即输液、输血，纠正休克治疗。

2. *局部血肿的处理*　外阴、阴道小血肿，可行压迫、冷敷，使血管收缩减少出血，并严密观察血肿的情况；如血肿不继续增大，24h 后改为热敷，可服中药，促进吸收。对外阴、阴道大的血肿，应立即行血肿切开缝合术，缝合出血点，关闭无效腔，彻底止血。并在缝合后放置橡皮引流条，用纱条填塞压迫。当血肿巨大、止血困难时，可行选择性盆腔动脉栓塞术治疗。

3. *局部伤口的处理*　对局部伤口应先清理伤口，有活动性出血点应先缝扎止血，然后用肠线缝合裂伤。注意无菌操作，勿留残腔，勿损伤周围组织器官。术后防止感染，禁止性生活，直至伤口完全愈合。

4. 行手术修补　直肠、尿道、膀胱的裂伤应分别予以缝合，后穹窿盆腹腔贯通伤腹腔内出血者，应急诊行开腹探查和修补术。

5. 抗感染　外阴、阴道血肿容易并发感染，术后应给予抗生素治疗。

【护理评估】

1. 病史　了解导致损伤的原因，以帮助准确判断病情。

2. 身心状况　了解患者全身状况及局部损伤，评估疼痛的性质、程度及相关因素。了解患者受损伤后的心理状态及心理反应。

【护理问题】

1. 疼痛　与外阴、阴道创伤有关。

2. 恐惧　与突发创伤事件有关。

3. 潜在的并发症　失血性休克。

【护理措施】

1. 严密观察病情　对有活动性出血的患者，应密切观察生命体征及尿量的变化，并准确记录，以早期发现休克前期症状，及早治疗。注意观察血肿的大小及其变化。出血量多的患者应遵医嘱给予输血、输液及吸氧治疗。遵医嘱使用镇痛药物镇痛。

2. 心理护理　了解患者及家属的心理状态，评估其焦虑、恐惧等不良情绪的程度，适时做好心理护理。鼓励患者及家属面对现实，积极配合治疗，使病情尽快恢复。

3. 非手术治疗患者的护理　对血肿小，采取非手术治疗者，应嘱患者采取正确的体位，避免血肿受压；及时给予止血、镇痛药物；24h 内冷敷，使血管收缩，并降低局部神经敏感性，以达到止血镇痛的目的。24h 以后可行热敷或外阴部烤灯，促进局部水肿或血肿的吸收。治疗期间要保持外阴部的清洁、干燥，每天行外阴冲洗 3 次，大便后及时清洁外阴。

4. 做好术前准备　患者需要进行手术治疗前，应做好配血，皮肤准备，并禁食禁水。向患者及家属讲解手术的必要性及注意事项，以取得配合，使患者在良好的心理状态下接受手术治疗。

5. 术后护理　术后应积极为患者镇痛。血肿切开缝合术后置导尿管，患者需卧床休息，阴道内填塞纱条一般在术后 24～48h 取出，纱条取出或外阴包扎松解后应密切观察阴道及外阴伤口有无出血及有无进行性疼痛加重或阴道、肛门坠胀等再次形成血肿的症状。保持外阴部清洁、干燥。

第二节　先天性无阴道

先天性阴道闭锁是双侧副中肾管发育不良或双侧副中肾管尾端发育不良所致。先天性无阴道几乎均合并无子宫或仅有始基子宫，卵巢功能多正常。有些患者的外阴前庭，在相当于阴道口处，可见一浅凹或很短的管腔，此为泌尿生殖窦演变所致。

【病因】

病因不清，一方面是阴道始基与尿生殖窦在正常阴道分化中的完整性存在争议，一方面判断确切的病因必须包括内分泌和遗传发生等调节因素。目前所知，先天性阴道闭锁既非单基因异常的结果，也非致癌物质所致。

【临床表现】

患者体格、第二性征、外阴发育均正常，但无阴道口，或仅在前庭后部见一浅凹，偶见短浅阴道盲端。常伴子宫发育不良，多合并无子宫或仅有痕迹子宫。45%～50%患者伴泌尿道异常，10%患者伴脊椎异常。极少数子宫发育正常的患者因经血倒流，可有周期性腹痛。

【辅助检查】

1. 妇科检查　外阴检查未见阴道口或在阴道外口处有一浅窝。有正常子宫的患者出现宫腔积血时，可扪及下腹部包块。

2. B 超检查　了解盆腔内生殖器情况。

【治疗原则】

手术治疗是唯一有效的方法，尽早发现、及时行人工阴道成形术。

常见的手术方式有：①羊膜法阴道成形术；②盆腔腹膜阴道成形术；③乙状结肠代阴道成形术；④皮瓣阴道成形术；⑤外阴阴道成形术(Williams 手术)。若有正常子宫，应使阴道与子宫颈连通。

【护理评估】

1.病史　了解患者的年龄，月经：有无原发性闭经、周期性腹痛。婚姻：是否结婚，未婚者拟定何时结婚？已婚者有无性生活困难。

2.身心状况　了解先天性阴道闭锁患者的心

态、承受力、对手术的期望值。

【护理问题】

1.自尊紊乱　与性生活困难及缺乏生育能力有关。

2.焦虑　与担心手术的效果有关。

3.疼痛　与手术及术后置放模具有关。

4.有感染的危险　与手术后及模具护理不当有关。

5.知识缺乏　缺乏术后相关知识。

【护理措施】

1.心理护理　尊重患者，保护隐私。先天性阴道闭锁的患者往往羞于启齿，不愿谈论疾病，更不愿让同屋病友得知其诊断。针对患者的心理状态，在与患者的接触中，尽量选择在一个独立的、不被他人干扰的环境，努力创造轻松的氛围，以取得患者的信任。在与患者交流中应耐心倾听患者的心声，了解她们的担忧、顾虑，有针对性地给予指导，使她们能面对现实，努力配合治疗，以期达到最佳疗效。

2.术前特殊准备　根据患者情况选择适当型号的阴道模具，并准备2个以上的模具和丁字带，消毒后备用。另外，需根据手术方式做相应的准备，如行皮瓣阴道成形术需对一侧大腿内侧中部进行皮肤准备；行羊膜法阴道成形术需术前备好羊膜。结肠代法阴道成形术，由于需做肠吻合，术前需要进行肠道准备。

3. 术后护理

(1)阴道成形术易造成会阴静脉丛、淋巴管的破坏，使会阴部静脉、淋巴回流受阻，导致外阴水肿，患者出现肿胀、疼痛感。因此，在行会阴冲洗时要注意观察患者有无会阴部的水肿，如出现水肿可遵医嘱使用50% $MgSO_4$ 湿热敷，每日2次，每次20～30min以促使水肿的消退。

(2)患者行阴道成形术后，由于在人工腔道内填有软模具，可主诉有大便感，甚至伤口胀痛难忍，需及时通知医师并遵医嘱给予药物镇痛。少部分患者在服用镇痛药后仍无缓解，为防止软模具对人工腔道过紧的压迫，造成局部组织的缺血坏死，医师会酌情考虑提前拆线，并将软模具更换成由玻璃或硅胶制成的硬模具。

(3)正常情况下手术后7～10d拆线更换硬模具，由于伤口较新鲜，患者常会有明显的疼痛感，难以配合，因此，放置前半小时应遵医嘱给予镇痛药物，以缓解疼痛；放置时嘱患者深吸气，以减轻症状。

(4)手术及伤口邻近尿道、直肠，创面又有异物填塞和渗出，极易导致感染的发生，因此需加强局部护理。在术后1d起，每日为患者行会阴冲洗2次；大便后，需随时行会阴冲洗。更换硬模具后会将阴冲洗改为每日1次。在留置尿管期间做好尿管的护理，注意有无血尿，以观察发现膀胱是否受损。注意防止尿管脱出，每日清洁尿管。同时应监测患者生命体征、血白细胞、阴道渗出物的变化；保持床单位的清洁、嘱患者勤换内裤；遵医嘱给予抗生素；开窗通风、限制探视陪伴等，以避免感染的发生。

4. 教会患者更换阴道模具的方法　向患者讲解有关手术的方法、术后注意事项及置放阴道模具的重要性，使患者能够清楚地认识到正确置放模具是手术成功的关键。出院前，护士应评估患者是否已掌握了正确的放置方法。

5. 健康教育及随访指导

(1)健康指导：①模具更换。出院回家后，每日需更换1次模具。更换模具前，一定要先清洗双手，再用1∶40的络合碘溶液冲洗阴道，并将无菌模具全部放入阴道内，之后使用卫生带兜紧。一旦不慎使模具脱落，一定要在15～20min重新放入1个无菌阴道模具。在家，模具清洗及用含氯消毒液浸泡后，可采用煮沸或络合碘浸泡消毒法进行消毒。②术后由于伤口疼痛和活动不便，加之饮食不当容易出现便秘。便秘时，腹压增加，极易使模具脱出。因此，患者除进高蛋白、高维生素、易消化的饮食外，更需富含粗纤维的饮食及增加饮水量，同时适当活动，保证大便的通畅。

(2)随访指导：患者出院后仍需要不间断地置放模具3～6个月，以后定期随诊，根据具体情况，遵医嘱可酌情减少戴模具的时间。

第三节　尿　　瘘

尿瘘是指生殖道与泌尿道之间形成的异常通道，表现为尿液自阴道流出，不能控制。包括膀胱阴道瘘、尿道阴道瘘、输尿管阴道瘘等，其中最常见的是膀胱阴道瘘。尿瘘管是一种极为痛苦的损伤性疾病。由于不能自行控制排尿，外阴部长期浸泡在尿液中，不仅给患者带来肉体上痛苦，精神上的负担也很重。

【病因】

导致泌尿生殖瘘的原因很多，常见的病因是产伤和盆腔手术损伤。

1. 产伤　是引起尿瘘的主要原因（约占90%）。主要由于头盆不称、胎位异常、胎儿过大，产程延长，尤其是在第二产程，阴道前壁、膀胱、尿道被挤压在胎头和耻骨联合之间，导致局部组织缺血坏死形成尿瘘。在产科手术中直接造成的损伤。

2. 妇科手术损伤　经腹或经阴道进行盆腔的妇科手术损伤均可能导致尿瘘。通常是由于分离组织粘连造成的损伤。

3. 其他原因　外伤、放疗后、晚期生殖泌尿道肿瘤、子宫托安放不当等均可造成尿瘘。

【临床表现】

1. 漏尿　是最主要的症状。尿液不能控制地从阴道流出。膀胱阴道瘘、膀胱尿道阴道瘘，瘘孔位于尿道内口和（或）以上者，如瘘孔较大，尿液全部由阴道内漏出，而患者完全不能排尿；若瘘孔较小，而瘘孔周围有肉芽形成瓣状，患者往往能控制一部分尿液，而当膀胱过度充盈时，有溢尿现象。

2. 局部刺激　外阴部、臀部、大腿内侧皮肤，由于长期受尿液的浸渍，发生不同程度的皮炎、皮疹和湿疹，造成局部刺痒与灼痛，影响日常生活。

3. 尿路感染　尿瘘患者有时可有不同程度的泌尿系感染症状，出现尿频、尿急、尿痛及下腹部不适等症状。

4. 闭经　可能由于精神创伤，15%的尿瘘患者可有继发性闭经或月经失调。

5. 精神痛苦　由于漏尿，影响患者的学习和生活，特别是影响其社交活动，给患者带来巨大的精神痛苦，以致出现精神抑郁。

【辅助检查】

1. 亚甲蓝试验　可明确瘘孔位置和辨认小瘘孔。将100～200ml亚甲蓝稀释液注入膀胱，自阴道壁有蓝色液流出者为膀胱阴道瘘。自宫颈口或其裂伤中流出者，可为膀胱宫颈瘘或膀胱子宫瘘。如无蓝色液体流出，则应怀疑为输尿管瘘。

2. 靛胭脂试验　目的在于诊断输尿管瘘。凡经亚甲蓝试验阴道无蓝色液体流出者，可静脉注入靛胭脂5ml，5～10min后观察阴道有无蓝色液体流出，有则可诊断输尿管阴道瘘。

3. 膀胱镜、输尿管镜检查　了解膀胱容积、黏膜情况，有无炎症、结石等，明确瘘孔位置、大小、数目及其与膀胱三角的关系等。输尿管镜检查可以明确输尿管受阻的部位。

4. 静脉肾盂造影　有助于了解肾功能、输尿管通畅情况。方法是静脉注入76%泛影葡胺，分别在注射后5min、15min、30min、45min摄片，据显影情况做出诊断。

5. 肾图　目的在于了解肾功能及上尿路通畅情况。

【治疗方法】

尿瘘的治疗以手术修补为主。非手术治疗仅限于分娩或手术后1周内发生的膀胱阴道瘘和输尿管小瘘孔，其留置尿管2～4周有愈合的可能。

手术治疗中重要的是手术时间的选择。直接损伤的尿瘘应尽早手术。其他原因所致的尿瘘应等3～6个月，待组织水肿消退、局部血液供应恢复正常再行手术。如修补手术失败，应至少等3个月后再进行第2次修补术。

【护理评估】

1. 病史　了解患者产史及盆腔手术史。了解患者既往病史，如肿瘤、结核及是否接受放射治疗等情况。

2. 身心情况　评估患者漏尿情况，有无自主排尿等。评估患者的心理状态及患病后的心理感受等。

【护理问题】

1. 焦虑　与疾病造成的生活质量下降有关。

2. 有皮肤完整性受损的危险　与溢尿时尿液刺激皮肤有关。

3. 社交孤独　与长期漏尿，不愿意与人交往有关。

4. 有感染的危险　与长期溢尿及手术有关。

5. 知识缺乏　与缺乏疾病及术后相关知识有关。

【护理措施】

1. 心理护理　热情接待患者，主动关心患者，认真倾听患者的主诉。讲解有关疾病的知识及手术前后的注意事项，让患者了解手术方法及效果，增进其治疗疾病的信心，使其主动配合治疗及护理。

2. 适当体位　对有些妇科手术后所致的小瘘孔，给予保留尿管，病根据瘘孔的位置采用正确的体位，使小瘘孔自行愈合。一般采用使瘘孔高于尿液液面的位置。

3. 保证液体入量　由于有漏尿的症状，患者往往不愿意喝水，造成尿液呈酸性，这样漏出的尿液对皮肤刺激更大。因此，应嘱咐患者多饮水，一般每天入量不要少于3000ml，必要时按医嘱静脉输液，以保证液体入量，达到稀释尿液、自动冲洗膀胱的目的，减少漏出的尿液对患者皮肤的刺激。

4. 做好术前准备　除按一般外阴阴道手术前准备外，协助患者每天用低浓度的消毒液坐浴，常用的有1∶5000的高锰酸钾和0.02%的碘伏液等。外阴局部有湿疹的患者，可在坐浴后进行红外线照射治疗，然后涂氧化锌软膏，使局部干燥，患者舒适。按医嘱使用抗生素治疗。老年妇女和闭经者遵医嘱术前1周开始服用雌激素，或阴道局部应用含雌激素的软膏，以促进术后阴道上皮生长，有利于伤口愈合。

5. 术后护理　术后患者的护理是手术成功的关键，除一般护理外，应根据患者瘘孔的位置选择体位。如膀胱阴道瘘中，如瘘孔在膀胱后底部者，应取俯卧位；瘘孔在侧面者应健侧卧位，使瘘孔居于高位，减少尿液对修补伤口处的浸泡。保留尿管者，应注意防止尿管脱落，勿打折、堵塞，保持其通畅，避免膀胱过度充盈影响伤口愈合。一般情况尿管要保留10～14d，拔管后协助患者每1～2h排尿1次，以后可慢慢延长排尿时间，但应避免膀胱过度膨胀。术后要加强盆底肌肉的锻炼，同时积极预防咳嗽、便秘等使腹压增加的因素及避免增加腹压的动作。

6. 健康教育

(1)患者出院后应按医嘱服用药物，告知患者服药的方法及注意事项。

(2)出院3个月内禁止性生活及重体力劳动。

(3)如出现咳嗽、便秘等应积极治疗。

(4)保证营养物质的摄入，进食高蛋白、高维生素、高纤维素、低脂的饮食，注意粗细粮的搭配。

(5)如再次出现漏尿要及时到医院就诊。

(6)保持外阴清洁干燥，每日清洗外阴，勤更换内裤。

第四节　盆底功能障碍性疾病

盆底肌肉群、筋膜、韧带及其神经构成辅助的盆底支持系统，其相互作用和支持、维持盆腔器官的正常位置。女性盆底功能障碍是各种原因导致的盆底支持薄弱，进而盆腔脏器移位所引发其他盆腔器官的位置和功能异常。盆底功能障碍性疾病是中老年女性常见病，人群中的发病率约为40%，主要包括盆腔器官脱垂及压力性尿失禁。随着人口老龄化，盆腔器官脱垂发病率还将上升。

一、女性盆底组织解剖和功能

女性盆底是由封闭骨盆出口的多层肌肉和筋膜组成，有尿道、阴道和直肠经此贯穿而出。盆底肌肉群、筋膜、韧带及其神经构成了复杂的盆底支持系统，其互相作用和支持，承托并保持子宫、膀胱和直肠等盆腔脏器的正常位置。

盆底前方为耻骨联合下缘，后方为尾骨尖，两侧为耻骨降支、坐骨升支及坐骨结节。盆底由外、中、内3层组织构成。外层即浅层筋膜与肌肉；中层即泌尿生殖隔，由上下2层坚韧的筋膜及一层薄肌肉组成；内层为盆底最坚韧的一层，由肛提肌及筋膜所组成。

盆底肌肉是维持盆底支持结构的主要成分，其中，肛提肌起着最主要的支持作用，其对盆腔脏器有很强的支持作用。

二、子宫脱垂

子宫从正常位置沿阴道下降或脱出，当宫颈外口达坐骨棘水平以下，甚至子宫全部脱出阴道口以外，称子宫脱垂。

【病因】

1.分娩损伤　是发生子宫脱垂的解剖学基础。分娩过程中软产道及其周围盆底组织极度扩张，肌纤维拉长或断裂，特别是第二产程延长和助产手术分娩所导致的损伤。产后过早从事重体力劳动，也会影响盆底组织张力的恢复，导致尚未复旧的子宫有不同程度的下移。常伴有阴道前后壁膨出。

2.支持子宫组织疏松薄弱　①绝经后雌激素水平的降低，使盆底组织萎缩退化而薄弱。②营养不良导致的子宫支持组织薄弱。③盆底组织先天发育不良。④多产妇、多次分娩影响盆腔支持组织的恢复。

3.腹腔内压力增加　长期慢性咳嗽、长期站立工作、长期重负荷体力劳动、久蹲、便秘、腹水或盆腹腔巨大肿瘤等造成长期腹压增加，可加重或加快发生子宫脱垂。

【临床分度】

1. 子宫脱垂分度 子宫脱垂是以患者平卧用力向下屏气时子宫下降的最低点为分度标准，将子宫脱垂分为3度。

Ⅰ度：子宫颈下垂距处女膜＜4cm，但未脱出阴道口外。轻型：宫颈外口距处女膜缘＜4cm，未达处女膜缘。重型：宫颈已达处女膜缘，阴道口可见子宫颈。

Ⅱ度：子宫颈及部分子宫体已脱出阴道口外。轻型：宫颈脱出阴道口，宫体仍在阴道内。重型：部分宫体脱出阴道口。

Ⅲ度：子宫颈及子宫体全部脱出阴道口外。

2. POP-Q分类法 目前国际上多采用国际协会1996年公布的POP-Q评估系统。此系统是分别利用阴道前壁、阴道顶端、阴道后壁上的2个解剖指示点与处女膜的关系来界定盆腔器官的脱垂程度。与处女膜平行以0表示，位于处女膜以上用负数表示，处女膜以下用正数表示。阴道前壁上的2个点分别为Aa和Ba。阴道顶端的2个点分别为C点和D点。阴道后壁上的2个点分别与阴道前壁的2个点是对应的，分别是Ap和Bp。另外包括阴裂(gh)的长度，会阴体(pb)的长度，以及阴道的总长度(TVL)。测量值均厘米表示(表29-1)。

阴裂(gh)的长度为尿道外口正中线到处女膜后缘的中线距离。

会阴体(pb)的长度为阴裂的后端边缘到肛门中点距离。

阴道的总长度(TVL)为总阴道长度。

【临床表现】

轻度患者一般无自觉症状。Ⅱ、Ⅲ度子宫脱垂对子宫韧带有牵拉，患者会出现盆腔充血，有不同程度的腰骶部酸痛或下坠感，站立过久或重体力劳动后症状明显，卧床休息后会减轻。重度患者常伴有直肠、膀胱膨出，出现排便、排尿困难，易发生尿路感染。患者外阴“肿物”脱出，行动不便，轻者卧床后“肿物消失”，重者“肿物”一直存在，不可还纳。暴露在外的宫颈由于长期受到摩擦，组织增厚、角化、出现溃疡、分泌物增多或因感染导致脓性分泌物。子宫脱垂很少影响月经，也不影响受孕、妊娠、分娩，但子宫脱垂不可还纳者，可因子宫颈水肿而宫颈扩张困难导致难产。

【辅助检查】

1. 妇科检查时嘱患者平卧，并向下屏气或加腹压，判断子宫脱垂的程度，并予分度，同时观察有无溃疡及溃疡的大小、部位、深浅等情况。在患者膀胱充盈时嘱其咳嗽，观察有无溢尿。

2. 宫颈细胞学检查。

3. 做双合诊检查子宫两侧有无包块。

【治疗原则】

治疗方法应根据患者的情况进行选择，但要以安全、简单和有效为原则。

1. 支持治疗 加强营养，适当安排休息和工作，避免重体力劳动，保持大便通畅，积极治疗使腹压增高的咳嗽、便秘等慢性疾病。加强盆底肌肉和筋膜张力，促进盆底功能恢复。

2. 非手术治疗

(1)子宫托：子宫托是一种支持子宫和阴道壁并使其维持在阴道内而不脱出的工具。适用于不同程度的子宫脱垂和阴道前后壁脱垂的患者，但不能应用于重度子宫脱垂伴盆腔明显萎缩以及宫颈或阴道壁有炎症和溃疡的患者，经期和妊娠期停用。目前以环形、喇叭花形和球形的子宫托最为常用。使用时要选用大小合适的子宫托，第1次使用要在医生的指导下进行安置。白天使用，晚上取出洗净备用，使用后每3个月复查1次。

(2)盆底肌肉(肛提肌)锻炼：适用于轻度子宫脱垂者。可配合服用中药补中益气汤同时进行。

(3)改善全身情况：治疗使腹压增高的慢性疾病；绝经者在妇科内分泌医生指导下适量补充雌激

表29-1 盆腔器官脱垂分度(POP-Q分类法)

分度	内容
0	无脱垂 Aa、Ap、Ba、Bp均在－3cm处，C、D点在阴道总长度和阴道总长度－2cm之间，即C或D点量化值＜[TVL－2cm]
Ⅰ	脱垂最远端在处女膜平面上＞1cm，即量化值＜－1cm
Ⅱ	脱垂最远端在处女膜平面上＜1cm，即量化值＞－1cm，但＜＋1cm
Ⅲ	脱垂最远端超过处女膜平面＞1cm，但＜阴道总长度－2cm，即量化值＞＋1cm，但＜[TVL－2cm]
Ⅳ	下生殖道呈全长外翻，脱垂最远端即宫颈或阴道残端脱垂超过或阴道总长－2cm，即量化值＞[TVL－2cm]

素；注意劳逸结合。

3.手术治疗　适用于非手术治疗无效、子宫脱垂Ⅱ度及以上或 POP-Q 分期Ⅲ度以上的患者。手术治疗原则为恢复正常子宫解剖位置或切除子宫及阴道壁多余黏膜，缝合修补盆底肌肉，特别是肛提肌，重建会阴体，合并中度以上压力性尿失禁应同时行膀胱颈悬吊术。手术方式根据患者年龄、生育要求及全身健康情况选择。常用的手术方法有曼式手术、经阴道子宫全切术及阴道前后壁修补术、阴道封闭术、子宫悬吊术。

【护理评估】

1.病史　评估患者的饮食习惯，了解月经史、孕产史及产后是否过早重体力劳动等情况。了解其有无慢性病，如便秘、慢性咳嗽、盆腹腔巨大包块等。

2.身心状况　子宫脱垂的分度，脱出物是否可回纳，若不可回纳，有无糜烂、破溃，患者的排尿、排便情况。若有这些症状，可给患者带来极大的生理、心理上的痛苦。

【护理问题】

1.组织完整性受损　与子宫脱垂后子宫颈、体及阴道前后壁摩擦所致的糜烂、溃疡有关。

2.有感染的危险　与摩擦所致的溃疡有关。

3.自我形象紊乱　与子宫脱垂及切除子宫有关。

4.知识缺乏　与缺乏相关知识有关。

【护理措施】

1.心理护理　子宫脱垂病程较长，护士应亲切地对待患者、理解患者；鼓励患者说出自己的疾苦；讲解疾病知识和预后，协助患者早日康复。

2. 日常护理　指导患者①重度脱垂者如子宫脱出后应及时回纳，避免过久的摩擦。病情重，不能回纳者需卧床休息，减少下床活动次数、时间。②保持外阴部的清洁、干燥，每日使用流动的清水进行外阴冲洗，禁止使用酸性或碱性等刺激性药液。若出现溃疡需遵医嘱于冲洗后涂抹溃疡油；有感染时，需遵医嘱使用抗生素。③冲洗后嘱患者更换干净的棉制紧内裤，或用清洁的卫生带、丁字带，它们可有效地支托下垂的子宫，避免或减少摩擦。④使用纸垫时需选择吸水性、透气性均佳的用品。⑤进食高蛋白、高维生素的饮食，促进溃疡面愈合，增加机体抵抗力。

3. 子宫托的使用　使用子宫托的患者需注意：选择合适的型号、详细学会放置的方法、保持子宫托及阴道的清洁，防止感染发生。另外，子宫托应每天早上放入阴道，睡前取出消毒后备用，避免放置过久压迫生殖道而致糜烂、溃疡，甚至坏死造成生殖道瘘。上托后，分别于第 1 个月、3 个月、6 个月时到医院检查 1 次，以后每 3～4 个月到医院检查 1 次。

4. 手术前护理　术前 5d 开始阴道准备，根据患者子宫脱垂的程度可进行坐浴或阴道冲洗，有溃疡的患者冲洗后局部涂抹抗生素软膏。因子宫颈无感觉，冲洗时要注意冲洗液的温度，一般以 41～43℃为宜。其他护理同外阴阴道手术护理。

5. 术后护理　术后除按一般外阴阴道手术护理外，应注意子宫脱垂患者术后应卧床休息 7～10d。留置尿管 10～14d，保持尿管通畅。避免增加腹压的动作；术后要保持大便通畅，并每天进行外阴冲洗 2 次。

6. 术后宣教　子宫脱垂术后存在复发的可能，因此患者术后仍需注意休息。不能从事重体力劳动、举重物、长时间站立、行走，预防咳嗽及便秘等使腹压增加的活动及慢性病。术后要坚持做肛提肌的锻炼，使松弛的盆底组织逐渐恢复张力并起到进一步的预防作用。术后一般休息 3 个月，出院后 1、3 个月时进行复查。

7. 预防措施　①实行计划生育，避免多孕、多胎。②医护人员提高助产技术。③进行产后体操锻炼，帮助机体恢复。④产后避免重体力劳动，以免影响盆底支持组织的恢复。⑤盆底肌肉组织的锻炼：每日做收缩肛门运动 2～3 次，每次 10～15min。⑥积极治疗使腹压增加的慢性疾病，如咳嗽、便秘等。⑦避免长时间的站立、行走、久蹲。⑧更年期及绝经期的妇女在妇科内分泌医生的指导下使用激素替代疗法，并定期复查。⑨注意饮食结构，保证营养物质及粗纤维的摄入，防止便秘。⑩注意体育锻炼，提高身体素质。

第五节　外阴、阴道手术患者的护理

【手术种类】

外阴手术是指女性外生殖器部位的手术，主要包括外阴癌根治切除术、前庭大腺切除术、处女膜切开术、阴式子宫切除术、阴道成形术、阴道前后壁修补术、尿瘘修补术等。

【手术护理】

1. 手术前准备

(1)做好心理护理：帮助患者积极配合治疗。

(2)皮肤准备：常在术前1d进行，其范围上至耻骨联合上10cm，下包括外阴部、肛门周围、臀部及大腿内侧上1/3。

(3)肠道准备：同腹部手术涉及肠道者。

(4)阴道准备：术前3d开始进行阴道准备，一般行阴道冲洗或坐浴，每天2次，常用1∶5000高锰酸钾等溶液。术日晨用消毒液进行阴道和宫颈消毒。必要时宫颈涂甲紫。

2. 手术后护理

(1)体位：处女膜闭锁及有子宫的先天性无阴道患者，术后应采取半卧位，以利于经血的流出；外阴根治术后的患者则应取平卧位，双腿屈膝外展，膝下垫软枕，以减轻腹股沟及外阴部的张力，有利于切口的愈合；行阴道前后壁修补术或盆底修补术后的患者以平卧位为宜，禁止半卧位，从而降低外阴、阴道张力，促进切口的愈合。

(2)疼痛护理：护士应该正确评估患者的疼痛情况，采取多种措施镇痛，如更换体位、应用自控镇痛泵、按医嘱及时给予镇痛药物等，并及时、准确地评价镇痛效果。

(3)切口护理：外阴部肌肉组织较薄、张力大，切口不易愈合，有的外阴部手术需加压包扎或阴道内留置纱条压迫止血。应观察切口有无渗血、红肿热痛等炎性反应征象；并仔细观察切口周围皮肤的颜色、温度、湿度以及有无皮肤或皮下组织坏死等。

(4)保持外阴清洁干燥：每天行外阴擦洗2次，观察阴道分泌物的量、性状、颜色及有无异常气味。手术3d后可行外阴烤灯，以保持切口干燥，促进血液循环，有利于切口的愈合。

(5)保持大小便通畅：外阴、阴道手术一般留置尿管5～7d，应注意保持尿管的通畅，并做好保留尿管患者的护理；拔除尿管以后，观察患者自排小便情况。为防止大便对切口的污染及排便时对切口的牵拉，以控制术后5d大便为宜。术后第3天开始可服用液状石蜡30ml，每晚1次，使大便软化，避免排便困难。

(6)出院指导：嘱患者避免增加腹压的动作，如蹲、用力大便等，以免增加切口局部的张力，影响切口的愈合；逐渐增加活动量，避免重体力劳动；保持外阴部的清洁，防止感染；出院1个月后到门诊检查术后恢复情况，术后3个月再次到门诊复查，经医生检查确定切口完全愈合后方可恢复性生活；休息过程中，如有切口异常应及时就诊。

（刘绍金）

第30章

不孕症与辅助生殖技术

第一节　不　孕　症

凡婚后未避孕，有正常性生活，同居1年而未妊娠者，称为不孕症。不孕症可分为原发性和继发性。婚后有正常性生活从未妊娠者，称为原发不孕；有过妊娠史而后不孕者，称为继发不孕。

【病因】

妊娠是一个发生在男女双方的生理过程，需要有正常的卵子和精子，因此，不孕的原因分为男方因素、女方因素和双方因素。一般情况下，女方因素占40%～55%，男性因素占25%～40%，双方因素约占20%，免疫和不明原因的约占10%。

1. *女方因素*　以排卵障碍及输卵管因素最为常见。

(1)排卵障碍：正常排卵需下丘脑-垂体-卵巢性腺轴功能正常，其中任何环节功能失调或器质性病变，都可造成暂时或长期的卵巢功能障碍而导致无排卵。

(2)输卵管因素：是不孕的常见原因。凡可造成输卵管的机械性阻塞、影响输卵管蠕动功能及伞端捡拾卵子功能的因素均可导致不孕。如输卵管炎症、各种输卵管手术后的粘连、输卵管发育异常及肿瘤压迫等。近来许多资料显示性传播疾病如淋球菌、沙眼衣原体、支原体感染也与不孕有关，可能是感染造成了输卵管的损伤引起。

(3)子宫因素：子宫畸形、子宫肌瘤、子宫内膜息肉或慢性炎症、子宫腔粘连等均可导致不孕。子宫问题并不一定引起受孕的困难，但常是妊娠后流产的原因。

(4)宫颈因素：宫颈异常将影响精子的活动、上游与储存而导致不孕。如子宫颈炎症、子宫颈重度糜烂、宫颈发育异常、宫颈肿物。

(5)外阴、阴道因素：处女膜发育异常、阴道部分或完全闭锁等可影响性生活或阻碍精子进入宫颈口而致不孕。严重的阴道炎也可影响受孕。

2. *男方因素*　主要是生精障碍与输精障碍。

(1)精液异常：如少精症、弱精症、畸形精子症、无精症、无精浆症。

(2)性交功能及射精功能障碍：外生殖器发育不良，心理原因导致的勃起不足等。

3. *双方因素*

(1)缺乏性生活的基本知识，造成性生活障碍而导致不孕。

(2)心理上存在着某种障碍，男女双方盼孕心切造成的精神过度紧张。

4. *免疫因素*　包括同种免疫、自身免疫、女方体液免疫和子宫内膜局部细胞免疫异常。

5. *其他*　原因不明的不孕症。

【辅助检查】

不孕症夫妇双方均需要进行全面检查。

1. *男方检查*

(1)一般情况检查：详细询问病史，了解性生活、性功能等情况。进行全面的体检，重点是外生殖器的检查。

(2)精液检查：精液检查是不孕症的常规检查项目。精液的参考指标包括：射精量≥2ml，精子密度≥20×10^{9}/L，总精子数≥40×10^{6}个，向前运动精子(a+b级)≥50%，活精≥50%，正常形态精子≥15%，白细胞<1×10^{6}/ml。低于以上指标为异常。

2. *女方检查*

(1)病史采集：认真询问患者的一般情况，包括婚育史、性生活情况、避孕情况、月经史、家族史及以往病史等。

(2)体格检查:进行全身的体格检查,应注意第二性征的发育情况。

(3)卵巢功能检查:主要了解卵巢的排卵功能、内分泌功能及卵巢储备能力。常用的方法有:基础体温测定、子宫颈黏液评分、血清内分泌激素的检测及超声监测卵泡发育、排卵的情况。

(4)输卵管通畅试验:主要有子宫输卵管通液术、子宫输卵管碘液造影等检查方法。

(5)超声影像学检查:超声检查是诊断不孕的常用手段。超声检查科发现子宫、卵巢、输卵管的器质性病变,连续超声可监测卵泡发育、排卵、黄体形成等征象。超声还可显示卵巢窦卵泡的数目,以判断卵巢储备功能。

(6)腹腔镜检查:腹腔镜下可直视观察盆腔内情况,同时还可以进行治疗性操作。

(7)子宫腔镜检查:直视下了解子宫腔内情况,必要时可与腹腔镜同时进行,更有利于全面评价患者的情况。

(8)子宫内膜组织学检查:主要是了解卵巢功能及子宫内膜对卵巢激素的反应,并能发现子宫内膜病变。

(9)输卵管镜检查:可直视下了解输卵管内情况,有无阻塞,并了解输卵管蠕动情况。

(10)精子免疫学检查:可检查抗精子抗体。

(11)性交后试验。

【治疗方法】

1. 器质性病变的治疗　针对病因积极进行治疗子宫畸形、子宫发育异常、子宫肌瘤、子宫内膜异位症、阴道畸形、生殖器炎症等。

2. 输卵管性不孕的治疗　根据病因选择不同的治疗方法。常用的治疗方法有输卵管通液术,腹腔镜下或开腹直视下行盆腔粘连松解术或输卵管伞端成形术或输卵管腔插管疏通术等。

3. 促排卵药物的治疗　促排卵治疗只应用于女方排卵障碍所致的不孕症或用于正常排卵妇女在进行助孕技术时超排卵刺激周期。常用的药物有枸橼酸克罗米酚、人绝经后促性腺激素、卵泡刺激素、人绒毛膜促性腺激素、促性腺激素释放激素及其类似物、溴隐亭等。

4. 辅助生育技术　常见的辅助生育技术有:人工授精、体外受精与胚胎移植、显微授精技术、配子输卵管移植、供卵、供胚胎及植入前遗传学诊断等。体外受精与胚胎移植是辅助生育技术发展的基础。

【护理评估】

1. 病史　了解患者的月经情况:有无闭经、月经稀发或少经、不规则阴道出血或单纯不孕。询问男女双方的病史,了解其中与不孕相关的因素:包括手术史、盆腔炎、结核及其他疾病。了解婚孕史:双方年龄、不孕时间、性交频率、人工流产、中期引产、异位妊娠。有无精神压力、精神打击、服用药物情况、生活方式的改变等。

2. 身心状况　了解患者对不孕症的认知程度,了解患者目前所承受的精神压力和心理负担,自身的应对能力;了解患者对治疗效果的信心度,以及家属给予患者的支持力度。

【护理问题】

1. 知识缺乏　缺乏生育与不孕的相关知识。

2. 绝望　与治疗效果不佳或因不孕受到家庭、周围人群的歧视有关。

3. 慢性疼痛　与慢性盆腔炎或子宫内膜异位症引起的瘢痕粘连及盆腔充血有关。

【护理措施】

1. 心理护理　不孕患者由于盼子心切等多种因素,她们认为无孩子的家庭是不完美的,从而导致心理压抑,甚至感到绝望。护士在与患者的接触中要充分理解她们,了解她们的顾虑,减轻思想压力。同时做好患者家属的工作,讲明他们的支持与理解对患者具有极其重要的影响。最终达到夫妻双方在所能达到的最佳心理状态下配合检查及治疗。

2. 健康教育　除器质性病变外,环境、职业污染、饮食习惯、生活习惯、精神因素均可引起不孕。故需指导有生育要求的患者①远离噪声、高热、缺氧的环境,避免接触射线和有毒物质。这些因素可直接或间接地影响卵子和精子的发育及质量而造成不孕。②纠正饮食习惯:注意营养搭配,防止出现营养不良或营养过剩。保证微量元素、维生素的摄入量。③改变不良的生活习惯:避免酗酒、吸烟、吸毒、不规律的作息。④加强体育锻炼:具备健康的体魄,肥胖者需增强运动,注意减肥,因为肥胖会引起内分泌的失调,造成不孕。⑤缓解紧张的精神、保持稳定的情绪、和谐的夫妻关系是保证正常的性功能及受孕的基础。

3. 教会妇女提高妊娠率的技巧　①在性交前、中、后勿使用阴道润滑剂或进行阴道灌洗,不要在性交后立即如厕，而应该卧床，并抬高臀部，持续20～30min，以使精子进入宫颈；②选择适当的日期性交，如在排卵前2～3d或排卵后24h内增加性交次数，以增加受孕的概率。

第二节　辅助生育技术

辅助生育技术(ART)是帮助不孕患者妊娠的先进技术，适用于有指征的不孕患者。这是人类生殖医学技术的重大突破。

【常用的辅助生育技术】

1. 宫腔内人工授精(IUI)　是经排卵监测确定在排卵前后，将经洗涤或优选后的精子通过专用的宫腔内人工授精导管注入子宫腔内的技术。依据精子的来源分为夫精人工授精和供精人工授精。宫腔内人工授精必须证实至少有一侧输卵管通畅的情况下使用。

2. 体外受精与胚胎移植(IVF-ET)　体外受精与胚胎移植是将不孕患者夫妇的卵子和精子取出体外，在体外培养系统中受精并发育成胚胎后将优质胚胎移植入患者宫腔内，让其种植以实现妊娠的技术。随着体外受精与胚胎移植技术水平逐渐提高，目前临床妊娠率达到25%～60%。其适应证包括：

(1)女方各种因素导致的配子运送障碍。最常见的是各种原因导致的输卵管梗阻。

(2)排卵障碍。

(3)子宫内膜异位症。

(4)男方少、弱精子症。

(5)不明原因的不孕。

(6)免疫性不孕。

体外受精与胚胎移植的治疗过程有：首先应做好术前准备，完成系统的不孕症检查以及常规体格检查，排除不能耐受超排卵及妊娠的内、外科疾病及肿瘤等，确认患者具备恰当的适应证而无禁忌证。然后要经过控制性超排卵及其监测；取卵；体外受精；胚胎移植；黄体支持及随诊等步骤。

3. 单精子卵胞质内显微注射技术(ICSI)　单精子卵胞质内显微注射是在显微操作系统的帮助下，在体外直接将单个精子注入卵母细胞质内使其受精。其也适用于阻塞性或部分非阻塞性无精症患者。

4. 卵子赠送技术　是指采用健康的第三方自愿捐赠的卵子进行的辅助生殖技术。适用于卵巢早衰、双侧卵巢切除后等情况。卵子赠送技术与常规的体外受精与胚胎移植治疗的过程相似，其关键问题是处理供者与接受治疗的患者间生殖周期的同步。

5. 胚胎植入前遗传学诊断(PGD)　是指从卵母细胞或受精卵取出极体或从植入前阶段的胚胎取1～2个卵裂球或多个滋养层细胞进行特定的遗传学性状的检测，然后据此选择合适的胚胎进行移植的技术。该技术的主要目的与不孕症的治疗无关，但以辅助生殖技术为基础。应用该项技术可以避免反复的选择性流产或引产和遗传性疾病患儿的出生。

【辅助生育技术并发症】

1. 卵巢过度刺激综合征(OHSS)　卵巢过度刺激综合征的发生与所使用超排卵药物的种类、剂量、治疗方案、患者内分泌状况及是否妊娠等因素有关。绒毛膜促性腺激素的使用是触发卵巢过度刺激综合征发生的重要因素。其总体发生率为20%，重度患者1%～10%。

卵巢过度刺激综合征主要临床表现为卵巢囊性增大，毛细血管通透性增加，体液积聚于组织间隙，引起腹水，胸腔积液，伴局部或全身水肿。患者可出现胃肠道不适、腹胀、呼吸困难、少尿等，严重者可出现心肺功能降低，肝、肾功能受损，静脉血栓形成等。

治疗的主要措施包括提高循环胶体渗透压，解除胸腹水压迫，改善微循环及毛细血管通透性，纠正水、电解质与酸碱平衡失常和血液浓缩状态，保持有效血容量，维持正常的尿量。出现器官功能障碍者应给予相应处理。对病情严重且难以控制的患者应果断终止妊娠。

2. 多胎妊娠　多胎妊娠在应用体外受精与胚胎移植技术后的发生率为25%～50%，甚至出现较多的三胎以上妊娠。多胎妊娠可导致孕妇妊娠并发症、围生儿并发症及病死率明显增高。

多胎妊娠发生后可行减胎术。减胎术是实施超声显像引导下的介入治疗方法，其可通过阴道和腹腔2个途径进行手术。对孕7周前的胚胎可选择经阴道途径进行减胎，较大的胚胎可通过向胚心注射10%氯化钾致死的方法。

3. 其他并发症　如穿刺时损伤周围器官或血

管，引起出血或感染等。另外，经辅助生殖技术治疗获得的妊娠与自然妊娠相比，其流产率、早产率、异位妊娠率、宫内外同时妊娠率均较高。

【护理评估】

对要求实施 ART 的夫妇进行全面评估，如患者的一般情况、身体状况、病史、婚孕史等。同时了解夫妻双方的心理状态。

【护理措施】

1. *心理护理*　要求进行 ART 的夫妇往往需要漫长的检查和治疗过程，护理人员应经常与其交流，了解患者的心理状态，随时给予鼓励和帮助。

2. *采用 IVF-ET 的护理*　应严格按医嘱给予超促排卵药物；协助医生监测卵泡发育；做好取卵、精液处理、体外受精和培养、胚胎移植的各项准备工作。胚胎移植后的患者应卧床休息 6～24h，遵医嘱给予黄体酮或 hCG；移植后 14d，留尿或血检测 hCG 水平。如经 B 超确定已经妊娠，应按高危妊娠进行监护及护理。

3. *应用超促排卵 hCG 后的护理*　嘱患者注意观察恶心、呕吐、腹胀等症状，出现症状后应及时就诊。

4. *卵巢过度刺激征的护理*　OHSS 是 ART 的严重并发症，一般发生在注射后 3～10d，月经来潮后缓解，如妊娠病情加重，可持续 6 周左右，如胚胎停止发育或流产，则病情逐渐减轻。中、重度 OHSS 患者需住院观察和治疗，每 4 小时测量生命体征，记录出入量，每天测量体重和腹围。重度患者按抢救患者护理。

（刘绍金）

第31章

计划生育

第一节 避　　孕

避孕是指用科学的方法在不妨碍正常生活和身心健康的条件下，通过破坏受孕的基本条件，阻断生殖过程的某个环节，使妇女不受孕。随着科学技术的发展，可选择的避孕方法有多种，如宫内节育器、药物避孕、外用避孕药具、自然避孕法、生物技术避孕及免疫避孕法等。

一、宫内节育器

宫内节育器俗称节育环，是放置于子宫腔内的一类避孕器具。宫内节育器是我国育龄妇女的主要避孕措施。多年的应用证明它是一种安全、有效、简便、经济、不影响性生活的可逆性节育方法，深受广大妇女的欢迎。我国是使用宫内节育器最多的国家。

【宫内节育器的种类】

宫内节育器按其材料性能可分为两大类：惰性节育器和活性节育器。惰性宫内节育器是用惰性材料制成的，如不锈钢、塑料尼龙类或硅胶类等。其理化性稳定，本身不释放任何活性物质，常用的有金属环、混合环、宫形环、蛇形环等。由于惰性宫内节育器的避孕效果差，国内外已渐趋淘汰，我国从1993年开始惰性宫内节育器已不再使用。活性宫内节育器是指利用节育器为载体，带有铜或锌等金属、孕激素、止血药物及磁性材料的节育器，放入宫腔后，能缓慢释放活性物质，增加避孕效果，降低不良反应。活性环的优点包括：高效、长效、安全、可逆、简便等。

【宫内节育器的避孕原理】

宫内节育器不是通过全身而发挥作用，而是局部组织对异物的组织反应所致，而且随着宫内节育器材料的不同，其引发的组织反应也不相同。目前国内应用的惰性支架（金属或塑乙烯）和附加活性材料（铜或孕激素）两种宫内节育器，后者抗生育作用更强。

宫内节育器的避孕原理有以下几种。

1. *杀精毒胚*　宫内节育器诱发局部炎症反应主要是由机械性压迫、子宫收缩时的摩擦及放置操作损伤子宫内膜所致。载铜宫内节育器释放的铜离子也具有杀精的作用。

2. *干扰着床*　宫内节育器可使子宫内膜细胞浆雌激素受体转位胞核速度延缓，使大量的雌激素受体停留在细胞胞质中，导致了内膜生物学的变化，从而阻碍了受精卵着床。载铜宫内节育器释放铜离子可进入细胞核和线粒体，干扰细胞正常代谢。含孕激素的宫内节育器是通过孕激素抑制子宫内膜增生，并使内膜超前转化及改变细胞的许多重要生理功能等机制发挥作用。总之，子宫内膜的所有改变都干扰受精卵着床。

【宫内节育器的放置】

1. *适应证*　凡已婚育龄妇女无禁忌证自愿放置者。

2. *禁忌证*

(1)可疑妊娠或已经妊娠者。

(2)生殖器官炎症，如急、慢性盆腔炎、阴道炎、宫颈急性炎症和宫颈重度糜烂及性传播性疾病。

(3)月经频发、经血过多或有不规则阴道出血者。

(4)生殖器官畸形，如双子宫、子宫纵隔等。

(5)生殖器官肿瘤，如子宫肌瘤、卵巢肿瘤等慎用。

(6)子宫颈内口松弛、重度狭窄及严重的子宫脱垂。

(7)宫腔<5.5cm 或>9cm。

(8)盆腔结核。

(9)较严重的全身急、慢性疾病:如心力衰竭、心瓣膜疾病、中重度贫血、血液疾病和各种疾病的急性期。

(10)人工流产术中出血过多,或可疑胎盘组织残留。

(11)铜过敏者或可疑铜过敏者不宜放置带铜节育器。

3. 放置时间　宫内节育器常规的放置时间如下所述。

(1)月经干净后 3~7d。

(2)哺乳期闭经,或可疑妊娠者,应除外早孕后再放置。

(3)正常产后 42d 恶露已经干净,或转经后子宫恢复正常后。

(4)人工流产术后(子宫收缩不良、出血过多有感染可能或组织残留者暂不放)。

(5)自然流产正常转经后自然流产或中期妊娠引产转经后子宫恢复正常。

(6)剖宫产术后半年。

4. 护理要点

(1)放置节育器的术前准备

①了解病史和避孕史。

②配合做妇科检查、血常规检查、阴道清洁度检查,如有炎症应先进行治疗后再放置宫内节育器。

③嘱受术者术前 3d 禁性生活。

④术前测体温(2 次超过 37.5℃应暂停手术)。

⑤术前排空膀胱,冲洗外阴及阴道。

⑥配合选择好合适的宫内节育器。

(2)术后注意事项

①少量阴道出血和下腹痛等为正常现象,如出血多,腹痛明显,出现发热,白带异常,应及时就诊。

②术后休息 2d,1 周内避免重体力劳动。

③2 周内禁止性生活和盆浴。

④遵医嘱定期随访,宫内节育器失败以 1 年内最多,以后逐渐稳定,因此应于放置后 1、3、6 个月各随访 1 次,以后每年随访 1 次,若发现以下情况应随时就诊:月经异常、尾丝消失、尾丝变长或变短或节育器脱出;白带增多并有异味。

⑤术后 3 个月内经期与大便时注意宫内节育器是否脱落。

5. 宫内节育器的不良反应及并发症

(1)宫内节育器的不良反应:包括月经异常、下腹部或腰骶部疼痛及白带增多。前两种情况需明确诊断后进行处理。白带增多一般不需要治疗,多在数月后可自行减少。

(2)宫内节育器的并发症:包括术中出血、子宫穿孔,术后感染,铜过敏,节育器异位、嵌顿、脱落及带器妊娠。

【宫内节育器的取出】

1. 适应证

(1)放置期限已到,需要更换。

(2)因不良反应或并发症治疗无效。

(3)带器妊娠(包括宫内孕或宫外孕)。

(4)改换避孕措施或绝育。

(5)无须避孕,如要求生育,丧偶或离异,已绝经后半年。

(6)出现月经紊乱。

2. 禁忌证

(1)生殖器官炎症或盆腔急性炎症。

(2)各种严重的全身性疾病不能耐受手术。

3. 取出时间

(1)一般以月经干净后 3~7d 为宜。

(2)如因子宫出血需要取出者,随时可取。

(3)带器妊娠则于人工流产同时取出。

(4)带器异位妊娠原则上宜同时取出,如病情危重可以后再取。

4. 护理要点

(1)术前准备:了解放置节育器的种类及放置时间;检查子宫位置,注意节育器是否有尾丝,必要时检查阴道分泌物;确定节育器是否在宫腔内;45 岁以上取环者术前应测血压、脉搏;绝经 1 年以上的妇女宫颈防癌刮片正常。

(2)术后注意:2 周内禁性生活及盆浴;如有血、腹痛、发热及时就诊。

二、外用避孕药具

常用的有阴茎套和女用避孕套及阴道杀精剂。

1. 阴茎套　阴茎套又称男用避孕套,使用相当普遍。阴茎套是一种薄形乳胶或其他材料制成的圆形袋状物,筒径有 29mm,31mm,33mm,35mm 4 种型号,顶端呈小囊状,排精时精液潴留于小囊内,阻止精子进入阴道到达宫腔从而达到避孕的目的。

阴茎套是目前世界上最常用、最无害的男用避孕法。使用方法简单,适用于各种类型的育龄夫妇,不仅辅助治疗某些男子性功能障碍,而且可防止性传播疾病的感染。

避孕套使用方法虽然简单,但是使用不当也可造成避孕失败。正确的使用方法如下。

(1)避孕套的选择,要注意选择合适的型号,过大易滑脱,过小会感到不舒服。

(2)使用前用吹气法检查避孕套有无破损,如有漏气不能使用。

(3)在阴茎勃起后,插入阴道前应将避孕套戴好,不要等射精前才使用,因为射精前常会有少量的精子随分泌物排出,从而影响避孕效果。

(4)戴前将顶端小囊内的空气排空,顺卷边往上推直至阴茎根部。

(5)射精后阴茎尚处于勃起状态时,捏紧根部,小心将阴茎套连同阴茎从阴道一起抽出,以免精子外溢或套滑落。

2. *女用避孕套* 又称阴道套,是一种由聚氨酯制成的袋状女用避孕工具。其除具有避孕的作用外,还能预防性传播疾病。女用避孕套除阴道过紧、生殖道畸形、子宫中度以上脱垂、生殖道急性炎症及过敏者外,均可使用。

3. *阴道杀精药* 阴道杀精药是性交前置入女性阴道内,具有杀精作用的一类避孕制剂。目前常用的有避孕栓、胶冻、泡腾片和避孕药膜。使用方法是在性交前5～10min将药物放入阴道深处,待其溶解后即可性交。一般情况对女性阴道无不良刺激反应。

4. *安全期避孕法* 卵子自卵巢排出后可存活1～2d,而受精能力最强的时候为排卵后24h内,精子进入女子阴道内可存活2～3d。因此,排卵前后4～5d为易孕期,其余时间不易受孕,故称为安全期。采用安全期内进行性生活而达到避孕目的,称为安全期避孕法,也可称为自然避孕法。

使用安全期避孕法应首先确定排卵日期,可根据基础体温测定、宫颈黏液检查或通过月经周期规律来推算。由于妇女的排卵受情绪、健康状况的影响推迟或提前,还可能发生额外排卵,因此,安全期避孕法并不可靠,失败率达20%。月经周期不规律及夫妇分居的妇女不宜使用。

三、药物避孕

目前临床应用的主要是甾体激素避孕药,常用的大致有4类:①睾酮衍生物;②孕酮衍生物;③螺内酯类;④雌激素衍生物。

【避孕药的作用机制】

1. *抑制排卵* 对下丘脑-垂体-性腺轴系统的抑制作用,可抑制卵巢内卵泡发育及黄体的形成,从而抑制排卵功能。

2. *改变子宫内膜的形态与功能* 药物中的孕激素抑制内膜腺体的增生,使内膜不利于受精卵的着床。

3. *改变宫颈黏液性状* 受孕激素作用,宫颈黏液量减少而黏稠度增加,不利于精子的穿透。

4. *影响输卵管活动* 抑制输卵管蠕动速度使受精卵的发育与子宫内膜变化不同步。

5. *抑制精子的获能和受精能力* 在孕激素增加时,精子获能受限。

【常用的避孕药】

甾体激素避孕药分为口服避孕药、注射避孕药、缓释系统避孕药及避孕贴剂。

1. *口服避孕药* 口服避孕药包括口服短效避孕药和探亲避孕药。这类避孕药在国内外应用较早、也比较成熟。大多由雌激素和孕激素配合组成,其优点是避孕效率高,不良作用小。育龄妇女无禁忌证者均可服用。

(1)短效口服避孕药:①单相片。从月经开始的第5天起,每晚服用1片,连服22d,中间不能忘服,在停药1～3d下1次月经开始来潮,此次月经来潮的第5天起再开始服下1周期的药物。如停药7d后仍无月经来潮,仍可于第8日开始服药。在服药过程中如漏服可于第2天晨补服1片。②双相片。药物中孕激素在整个周期中的含量不同,雌激素含量变化不大。其服用方法与单相片相同。③三相片。雌激素与孕激素的含量在整个周期中是变化的。第一相,雌孕激素的含量均较低;第二相,雌孕激素含量均增加;第三相,孕激素含量再次增加,而雌激素含量降至开始水平。三相片配方合理,避孕效果可靠,不良反应小。服用方法,第一相每日1片共6片;第二相每日1片共5片;第三相每日1片共10片。

(2)探亲避孕药:探亲避孕药是1种速效避孕药,它不受月经周期的限制,适合夫妻两地分居,短期探亲时应用。分为孕激素制剂、雌孕激素复合制剂和非孕激素制剂。前两种药物服用方法是在探亲前1d或当天中午开始服用,以后每晚服1片,至少连服10～14d。后1种药物的服用方法是在第1

次房事后立即服用1片，次日清晨加服1片，以后每次房事后即服1片。

2. 缓释系统避孕药　缓释系统避孕药是1次给药，药物缓慢释放，可在一段时间内维持血药浓度，而达到避孕的目的。目前临床常用的是皮下埋置、缓释阴道避孕环、微球或微囊避孕针及避孕贴片等。

【激素避孕禁忌证】

1. 严重心血管疾病不宜服用，避孕药中孕激素对血脂蛋白代谢有影响，可加速冠状动脉粥样硬化发展；雌激素作用使凝血作用亢进，以致冠状动脉硬化者易并发心肌梗死。雌激素还可增加血浆肾素活性，使血压升高，高血压患者脑出血发生率较未服药者高2倍。

2. 急、慢性肝炎或肾炎。

3. 血液病或血栓性疾病。

4. 内分泌性疾病如糖尿病需用胰岛素控制者、甲状腺功能亢进者。

5. 恶性肿瘤、癌前期病变、子宫或乳房肿块者。

6. 哺乳期不宜服用，因避孕药抑制乳汁分泌，并使乳汁蛋白及脂肪含量下降。

7. 产后未满半年或月经未来潮者。

8. 月经稀少或年龄＞45岁者。

9. 年龄＞35岁吸烟的妇女不宜长期服用，以免卵巢功能早衰。

10. 精神病患者及生活不能自理者。

11. 患癫痫病的妇女，在用抗癫痫药物治疗期间，不宜采用口服避孕药。

【药物不良反应】

1. 类早孕反应　有的人服药初期可出现食欲缺乏、恶心、呕吐、嗜睡、乏力等，这是由于雌激素刺激胃肠黏膜引起。症状轻者不需要处理，可自行消失；症状严重者考虑更换制剂。

2. 对月经的影响　一般服药后月经变规律，经期缩短，经量减少，痛经减少或消失。若服药后出现闭经，反映药物对下丘脑-垂体-性腺轴抑制过度，如连续停经2个月，应停药改用其他避孕方法。

3. 突破性出血　服药期间发生不规则少量阴道出血，多因漏服药引起，少数人虽未漏服也可发生。此种情况因雌激素不足引起月经前半周期出血，如因孕激素不足，出血多发生在月经后半周期，如出血如月经量，应停药，按月经来潮处理，至第5天开始服药。

4. 体重增加　可能由于避孕药中的孕激素成分的弱雄激素活性促进体内合成代谢引起，也可因雌激素成分使水钠潴留所导致。

5. 色素沉着　少数妇女的面部皮肤出现淡褐色色素沉着，停药后可自然消失，极少数妇女色素脱失缓慢。

【激素避孕药对健康的影响】

国内外大量资料表明长期服用甾体激素避孕药并不增加生殖器官恶性肿瘤发生率，不影响生育功能及子代发育；对人体三大代谢中的某些影响是暂时性的，停药后可恢复；长期服用甾体激素避孕药不仅是安全有效的，而且对子宫内膜癌和卵巢癌具有保护作用。但为确保安全服用避孕药的妇女应定期的医院检查。

【健康教育】

1. 短效口服避孕药宜在晚上服用，可减轻药物引起的不良反应。若漏服应在12h内补服。

2. 如是糖衣片，则药物主要在糖衣上，要检查糖衣是否完整，受潮、变形、破损的药片不可服用，否则药量不足，可能造成失败。

3. 哺乳期妇女不宜口服避孕药，药物不仅影响乳汁的分泌，还可通过乳汁传给婴儿。

4. 产后妇女未行经者可任选1d开始服药，连服22d，停药2～4d月经即来潮，以后可于月经的第5天服药。

5. 如需生育，应提前半年停药，改用其他避孕措施。

6. 服用避孕药期间不宜服用以下几种药物：利福平因其除作用于雌激素成分外，亦影响孕激素的成分，明显改变这两类药的代谢；苯巴比妥类加速避孕药的代谢率，降低血浆游离孕激素浓度；新霉素等抗生素干扰肠、肝循环，以炔雌醇为重；抗抑郁类药物，避孕药可增加其毒性；口服避孕药可降低抗凝血药物和皮质激素类药物的作用。

四、紧急避孕

紧急避孕是指在无保护性生活，或避孕失败或特殊情况性交后3d内，妇女为防止非意愿妊娠所采取的避孕方法。

【避孕机制】

1. 阻止或延迟排卵。

2. 干扰受精或阻止受精卵着床。

【常用方法】

1. 紧急避孕药

(1)米非司酮：米非司酮在无保护性生活后

120h 内服用。

(2)左炔诺孕酮片:是一种较新的紧急避孕药,通过抑制卵泡发育、抑制或延迟排卵、影响子宫内膜发育、干扰着床等不同环节,达到避免妊娠的目的。用法是在房事后 72h 内服用第 1 片(0.75mg),隔 12h 后服第 2 片(0.75mg),总量为 2 片。

(3)速效探亲片:在无保护性生活后 72h 内服用 1 次,12h 后再重复服用 1 次。

2. 宫内节育器　紧急放置宫内节育器可以用作紧急避孕的方法,特别适合希望长期避孕且符合无禁忌证的妇女。一般在无保护性交后 120h 内放入宫内节育器,其避孕效果可达到 99%。

第二节　各种终止妊娠方法

人工终止妊娠是没有避孕或避孕措施失败的补救方法,其主要用于避孕失败后的妊娠及母亲由于各种原因不能继续妊娠或检查发现胚胎异常需终止妊娠。常用的人工终止妊娠的方法有人工流产、药物流产。

一、人工流产

人工流产分为早期人工流产和中期妊娠引产。凡妊娠在 3 个月以内采用人工或药物方法终止妊娠称为早期妊娠终止。早期妊娠终止的方法可选用手术或药物流产。手术流产又分为负压吸引术和钳刮术。人工流产仅作避孕失败的补救措施,不能作为常用的节育方法。

(一)负压吸宫术

负压吸宫术是用负压将子宫内的妊娠产物吸出,而达到终止妊娠的目的。

【适应证】

1.妊娠在 10 周以内要求终止妊娠而无禁忌证者。

2.因某种疾病或遗传疾病不宜继续妊娠者。

【禁忌证】

1.各种疾病的急性期或慢性疾病的急性发作期。

2.严重的全身疾病如心力衰竭、症状明显的高血压、严重贫血等不能承受手术者。

3.生殖器炎症,如阴道炎、重度宫颈糜烂、盆腔炎等。

4.术前间隔 4h 有 2 次体温在 37.5℃以上者。

【手术步骤】

1. 体位　受术者应先排空膀胱,采取膀胱截石位。常规消毒外阴及阴道,铺无菌巾,做双合诊检查,用阴道窥器暴露宫颈并消毒。

2. 探测宫腔　了解子宫屈向及深度。

3. 扩张宫颈　应用宫颈扩张器扩张宫颈管,一般扩张至比准备用吸管的号码大半号或 1 号。

4. 负压吸引　选择适宜号码的吸管吸出宫腔内容物,负压不宜超过 500mmHg。

5. 检查宫腔是否吸净　检查宫腔是否吸干净,并检查吸出物是否有绒毛、胚胎或胎儿组织,是否有水泡状物。如肉眼发现异常者需留取标本送病理检查。

【并发症】

1. 子宫穿孔　多见于哺乳期子宫、瘢痕子宫、畸形子宫,术者技术不熟练所致。术前应查清子宫大小及位置,严格按操作规程认真执行手术,切忌用力粗暴。对子宫软者,术前用缩宫素。当器械进入宫腔感觉深度明显超过检查时子宫大小,即应诊断"子宫穿孔"。此时需立即停止手术,立即给予缩宫素和抗生素,并严密观察受术者的生命体征,有无腹痛、阴道出血及腹腔内出血征象。子宫穿孔后,若情况稳定,胚胎组织尚未吸净者,可在 B 超或腹腔镜监护下清宫;尚未进行吸宫操作者,应立即剖宫探查。

2. 人工流产综合征　由于子宫体、宫颈受机械性刺激导致迷走神经兴奋,冠状动脉痉挛、心脏传导功能障碍所致。其发生与孕妇精神紧张,不能耐受子宫扩张牵拉和过高的负压有关,受术者在术时或术后出现心动过缓、心律失常、血压下降、面色苍白、出汗、胸闷甚至发生昏厥和抽搐,发生率一般为 12%～13%。术前做好受术者的精神、心理护理,吸宫时负压适度、进出宫颈口时关闭负压、吸净后勿反复吸刮宫壁;术前充分扩张宫颈,操作轻柔等均有利于预防人工流产综合征。受术者一旦出现心率缓慢,静脉注射阿托品 0.5～1mg,即可缓解症状。

3. 吸宫不全　是人工流产后常见的并发症,指部分胎儿或胎盘组织残留宫腔。多见于子宫体过度屈曲、术者技术不熟练。表现为术后阴道出血超过 10d,血量过多,或出血暂停后又有多量出血者。经B超确诊后需服用抗生素3d再行清宫术。刮出物送病理检查，术后继续抗感染治疗。

4. 漏吸　指已确诊为宫内妊娠，但术时未吸到胎盘或胎盘绒毛。常与孕周过小、子宫过度屈曲、子宫畸形(双子宫)及术者操作技术不熟练等有关。因此，术后检查吸出物未发现胎囊等妊娠物时，应复查子宫及位置，重新探测宫腔后行吸引术，如仍未见胚胎组织，应将吸出物送病理检查以排除异位妊娠。

5. 术中出血　多见钳刮术中，因妊娠月份较大，妊娠组织不能迅速排出而影响子宫收缩所致。术中扩张宫颈后，可注射缩宫素促使子宫收缩，同时尽快钳取或吸出妊娠物。

6. 术后感染　临床表现体温升高、下腹疼痛、白带浑浊或不规则阴道出血。妇科检查发现子宫或附件区有压痛。多数因吸宫不全或流产后过早恢复性生活；器械、敷料消毒不严或操作无菌观念不强所致。开始感染为子宫内膜炎，以后可以扩散至子宫肌层、子宫附件、腹膜，严重时可导致败血症。患者需要卧床休息，采用全身性支持疗法，积极抗感染。宫腔内有妊娠物残留者，应按感染性流产处理。

7. 栓塞　目前极少见。行人工流产钳刮术时，由扩宫引起宫颈裂伤，胎盘剥离血窦开放，羊水进入母体，其有形成分在肺内形成栓子，此时应用缩宫素可促使羊水栓塞发生。临床表现肺动脉高压致心力衰竭，循环呼吸衰竭及休克、出血及衰竭。孕早、中期羊水中有形成分少，即使发生栓塞，症状及严重性均不及晚期妊娠者凶险，病死率较低。

【护理评估】

1.健康史　了解受术者的初潮年龄、月经史、婚育史，末次月经时间。详细了解近1年内有无人工流产或药物流产史，末次妊娠时间，分娩方式妊娠反应情况。

2.病史　了解有无慢性疾病、出血疾病史，有无生殖器畸形或受伤史。

3.心理社会评估　了解受术者此次进行手术时的心理状态，是否有家人陪伴等。

【护理问题】

1. 知识缺乏　缺乏人工流产的相关知识及术后避孕知识。

2. 有感染的危险　与手术操作有关。

3. 担心　与担心手术疼痛及术后是否能够再次妊娠有关。

【护理措施】

1.术前护理

(1)心理护理：行人工流产的原因复杂与之相应的是受术者复杂的心理反应。多数妇女会有紧张、担心的心理。护理人员要耐心安慰，细心倾听，详细介绍手术过程及术后注意事项，通过交流减轻其紧张不安的情绪，能够主动配合手术。

(2)术前一餐禁食。

(3)测量体温，如术前间隔4h有2次体温超过37.5℃，暂缓手术。

(4)有特殊疾病的受术者做好相应的辅助检查。

2.术中及术后护理

(1)进手术室前，嘱其排空膀胱。

(2)手术过程中应注意观察受术者的脉搏、面色，如出现面色苍白，出冷汗，立即报告医师，暂停操作，立即给予吸氧测量血压，异常情况排除后方可继续手术。

(3)护士应协助医生准确找出绒毛或胎儿组织并确认是否完整。

(4)手术完成后护士应护送受术者返回病床休息，并加强巡视，了解其术后腹痛、阴道出血情况及有无人工流产后并发症的发生。

3.健康教育

(1)术后注意保持外阴清洁、干燥，每日用温开水清洗会阴并更换内裤，防止感染。

(2)术后1个月禁性生活及盆浴。

(3)负压吸宫术后休息2周，钳刮术后休息2～4周，休息期间避免重体力劳动及剧烈运动。

(4)2周后随诊，如出血多于月经量并伴有腹痛应及时就诊。

(5)指导夫妇双方采用安全的避孕措施。

(二)钳刮术

【适应证】

钳刮术适用于妊娠10～14周，要求终止妊娠或因疾病等特殊情况不宜继续妊娠者，其他方法流产失败并无禁忌证者。

【禁忌证】

禁忌证同负压吸引术。

【护理措施】

1. 扩张宫颈管　妊娠超过12周者需要住院手术。为保证钳刮术的顺利进行，术前12h需先扩张宫颈。扩张宫颈管的方法有：①用导尿管扩张宫颈管，于术前12h将16号或18号导尿管缓慢插入宫颈，次日行钳刮术前取出导尿管。②术前口服、肌内注射或阴道放置前列腺素制剂使宫颈软化、扩张。③用宫颈扩张棒扩张宫颈管。

2. 宫颈管扩张后护理

(1)宫腔内插管期间应绝对卧床休息，防止导管的脱出。

(2)加强巡视，做好生活护理。

(3)观察受术者有无腹痛、阴道出血及阴道排液增多的情况，如发现上述情况及时向医生报告。

(4)预防感染，保持会阴部清洁，同时注意体温的变化，插管当日应测3次体温，疑有感染的可遵医嘱给予抗生素。

其他护理内容同负压吸宫术。

二、药物流产

药物流产是用非手术措施终止早期妊娠的一种方法，其优点是简便，对孕妇无创伤。药物流产常用方案是米非司酮和米索前列醇配伍使用。米非司酮是一种合成类固醇，具有抗孕酮、糖皮质醇和轻度抗雄激素特性。米非司酮对子宫内膜孕激素受体的亲和力比孕酮高5倍，因而能和孕酮竞争而与脱膜孕激素受体结合，从而阻断孕酮活性而终止妊娠。同时妊娠脱膜坏死，释放内源性前列腺素，促进子宫收缩及宫颈软化。米索前列醇对妊娠子宫有明显的收缩作用，近年研究发现其与米非司酮合用，抗早孕有良好作用。

【适应证】

1.年龄在18～40岁自愿要求药物流产身体健康无烟酒嗜好的妇女。

2.确定为正常宫内妊娠，停经天数≤49d(从末次月经来潮的第1天到49d内)。

3.高危人工流产对象。

4.对手术流产有顾虑或恐惧心理者。

【禁忌证】

1.曾患过严重的心血管、呼吸、消化、肝肾、血液、内分泌、泌尿生殖系统或神经系统疾病者。

2.使用米非司酮有禁忌者，如肾上腺疾病、与内分泌有关的肿瘤、糖尿病及其他内分泌疾病肝功能异常者。

3.使用前列腺素禁忌证者，如心脏病、青光眼、胃肠功能紊乱、贫血、高血压、哮喘及血栓病史者等。

4.过敏体质者，妊娠剧吐者。

5.放置宫内节育器确认妊娠或怀疑宫外孕者。

6.吸烟超过每日10支或嗜酒者。

7.各种原因不能及时就诊者。

【不良反应】

药物流产不良反应有轻度下腹痛、乏力、恶心、呕吐。用药后应严密随访，出血量多时需急诊刮宫。药物流产最主要的不良反应是流产后出血时间长和出血量多，应用抗生素及宫缩药疗效不显著。此外，必须警惕异位妊娠误行药物流产可导致休克，危及生命。因此，药物流产必须在正规有抢救条件的医疗机构内进行。

【护理要点】

1.严密观察血压、脉搏、腹泻、腹痛、阴道出血和有无胎囊排出及不良反应，注意排除宫外孕，个别不良反应重的对症处理。

2.胎囊排出后，医务人员要认真检查并注意出血情况，出血多的要及时处理。

3.留院观察期间未见胎囊排出者，用药后第8日应到医院检查，经检查证实流产失败者必须行人工流产术。

4.留院观察期间胎囊排出者，用药第15日如出血多于月经量也应到医院检查，经检查证实不全流产时要进行清宫术，并送病理检查。

5. 出院指导

(1)阴道出血增多，随时去医院。

(2)流产后2周内适当休息，吃有营养的食物，不做重体力劳动。

(3)注意保持会阴清洁，阴道出血未干净时禁盆浴及性生活。

(4)流产后可能很快恢复排卵，应采取避孕措施，以免再次妊娠。

三、中期引产术

妊娠中期即孕14～27周。在妊娠中期因某种原因需终止妊娠者行中期引产术。目前常用的方法有药物引产及手术引产。

药物引产

药物引产是将药物注入宫腔、静脉、肌内或阴道内，在一定的时间里引起宫缩而达到引产的目的。常用的药物主要有依沙吖啶(利凡诺)、天花粉、黄芫花、缩宫素、前列腺素、高渗盐水等。目前临床最常用的药物是依沙吖啶(利凡诺)，其具有较强的杀菌作用，能刺激子宫平滑肌收缩，胎儿可因药物中毒而死亡。依沙吖啶(利凡诺)可经腹羊膜腔内注射，也可经阴道羊膜腔外注射。

【适应证】

妊娠中期即孕14～27周，因某种原因不能继续妊娠而又无禁忌者。

【禁忌证】

1. 生殖道炎症如阴道炎、宫颈炎、盆腔炎，子宫有瘢痕。

2. 妊娠期阴道反复出血。

3. 各种疾病的急性阶段，严重的高血压、心脏病、血液病。

【辅助检查】

1. 化验检查　如血尿常规、肝肾功能、血型等。

2. 阴道清洁度检查　阴拭子培养。

3. 其他检查　如有心血管疾病应做心电图检查等。

【并发症】

1.产后出血　胎儿娩出后出血量达400ml以上，称之为中期引产后出血。如果短时内大量出血，患者会发生休克而危及生命。分娩后子宫收缩乏力是引起产后出血最常见的原因，胎盘剥离不全，也会影响子宫收缩，而引起产后出血。

2.产道损伤　后穹窿、宫颈口裂伤，阴道裂伤，还有一种严重的损伤即子宫破裂。

3.羊水栓塞　这是中期引产术中比较凶险的一种并发症，患者会有呼吸困难、咳嗽、发绀、烦躁不安、出冷汗、胸闷、抽搐等，如抢救不及时，进而危及生命。

4.感染　在引产过程中或引产2周内，产妇发热，体温高达38℃以上，尤其在引产后持续高热24h以上不降，很可能是并发感染，要做细菌培养，并使用大剂量的抗生素以控制感染。

【护理要点】

1. 术前准备

(1)心理护理：中期引产的受术者一般因某种疾病或某些社会、家庭原因而不能继续妊娠，因而心情比较复杂，加之对手术的恐惧和担心，易产生焦虑等不良情绪。护士要了解其的心理状态，有针对的进行心理护理，多给予安慰，详细讲解中期引产的方法及可能出现的问题，消除其思想顾虑。

(2)预防感染：术前3h开始每天冲洗阴道1次。由于妊娠期宫颈软并充血，冲洗时动作要轻柔，防止损伤宫颈。同时每天测3次体温。

(3)软化宫颈：术前3d口服已烯雌酚，以增加子宫的敏感性，软化宫颈。

2. 注射依沙吖啶后的护理

(1)严格无菌操作。

(2)注药后需卧床休息10min，此时测量血压和脉搏，如无异常即可送回病室。

(3)随时注意观察受术者有无宫缩，如72h无宫缩发动说明引产失败。有宫缩出现要准确记录宫缩开始时间、频率、强度及每次宫缩持续时间，随时了解产程进展情况，定时测量血压及脉搏。

(4)生产过程中要尽量安慰受术者，若其精神过度紧张，宫缩时喊叫不停，指导其做深呼吸或用双手轻柔下腹部，以减轻疼痛，缓解紧张情绪，使产程顺利进行。

3. 产后护理

(1)观察宫缩及阴道出血情况。若子宫收缩不好阴道出血多可遵医嘱给予缩宫素治疗。

(2)由于生产过程中产妇消耗大量体力，此时要应充分休息，并保持外阴的清洁，每日冲洗会阴2次，防止感染发生。

(3)督促产妇饮水，产后4～6h协助排尿，防止尿潴留。

(4)产后乳汁开始分泌。为防止泌乳，每日肌内注射已烯雌酚4mg，连续3d。在此期间若出现泌乳，指导产妇不要挤压，保持局部清洁，防止乳腺炎发生，数日后乳胀会逐渐消退。

(5)出院指导。引产后6周内禁止性生活及盆浴。引产后1个月应来院随诊，在此期间如出现阴道出血多，持续腹痛、发热等异常情况要随时就诊。指导夫妇选择适宜的避孕措施。

第三节　女性绝育方法

绝育是利用人工的方法阻断受精途径，而达到永久性不生育的目的。目前主要采用是输卵管绝育术。这是一种安全、创伤小、永久性的节育措施，而且是可逆的，如绝育后的妇女需要再次妊娠，可行输卵管吻合术，成功率达80%以上。

输卵管绝育术按手术途径可分为开腹输卵管绝育术、经腹腔镜输卵管绝育术和经阴道输卵管绝育术。目前临床上常用的是开腹和经腹腔镜的绝育术，而经阴道绝育术极少施行。

一、开腹输卵管绝育术

【适应证】

经夫妇双方同意，自愿要求绝育，无禁忌证者；患有全身性疾病、遗传性疾病，不宜生育者。

【禁忌证】

1. 腹壁有感染病灶，急、慢性盆腔炎等，应在感染治愈后再行手术。

2. 全身情况不良不能耐受手术者，如产后出血休克、贫血、心力衰竭等。

3. 有严重的神经症者。

4. 24h内有2次间隔4h的体温超过37.5℃以上者。

【手术时间】

1. 非妊娠期妇女在月经干净后3～7d。

2. 人工流产、中期妊娠终止后即可进行手术。

3. 足月顺产后和剖宫产同时即可实施手术。

4. 自然流产正常转经后，药物流产后2次正常月经后可实施手术。

5. 哺乳期或闭经妇女应排除妊娠后再行手术。

6. 取出宫内节育器后，带器宫外孕手术同时。

【辅助检查】

1. 全身体格检查及妇科检查。

2. 化验检查：血尿常规化验、出凝血时间、肝功能检查。

3. 阴道分泌物常规检查。

【护理评估】

1.健康史　询问患者的年龄、初潮年龄，月经周期、生育史，末次月经时间，末次妊娠时间，分娩方式，是否行有人工流产史或药物流产史。

2.心理社会评估　多数夫妻双方虽然自愿选项绝育手术，但不免对手术是否会影响健康及性生活等问题有所担心。

【护理问题】

1.担心　与手术是否会影响健康及性生活等问题有关。

2.感染　与手术伤口有关。

【护理措施】

1.术前准备

(1)术前进行健康宣教，使接受手术的妇女了解手术过程，使其主动配合手术。

(2)术前1d口服缓泻剂或灌肠1次。

(3)手术当日禁食，术前排空膀胱。

(4)有宫内节育器或早孕者须先取节育器或行人工流产。

(5)术前应测量体温，如超过37.5℃应暂停手术。

2.术后护理

(1)绝育术后6h鼓励受术者尽早下床活动，以加快术后恢复。

(2)术后4～6h排尿，避免尿潴留。

(3)由于手术采用局部麻醉，术后4h可进食。

(4)术后连续3d监测体温，注意观察伤口敷料情况，并保持清洁干净，防止感染。如术后出现体温升高及伤口疼痛渗血应及时遵医嘱处理。

3.健康教育

(1)术后1个月、3个月随诊，以后可每年进行妇科普查时进行随诊。

(2)术后休息3～4周，禁止性生活及盆浴1个月。休息期间避免重体力劳动或剧烈运动。

【护理目标】

1.通过健康教育，使夫妻双方了解绝育的医学知识，消除顾虑，主动配合手术。

2.严格无菌操作，加强术后护理，术后不发生伤口感染。

二、经腹腔镜输卵管绝育术

腹腔镜手术在临床上的应用越来越广泛。通过腹腔镜进行绝育术对受术者损伤小，恢复快，易于广大妇女所接受。

【适应证】

同开腹输卵管绝育术。

【禁忌证】

主要为有腹腔粘连、心肺功能不全、膈疝等，其他同开腹输卵管绝育术。

【手术时间】

同开腹输卵管绝育术。

【护理措施】

1.术前准备　术前常规进行外阴、阴道冲洗；其他术前准备同腹部小切口绝育术。

2.术后护理

(1)术后卧床休息4～24h。

(2)注意观察生命体征。

(3)注意伤口及敷料情况，观察有无渗血、渗液，如有立即报告医生。

(4)手术后4～6h督促排尿。

3.健康教育　同开腹输卵管绝育术。

(刘绍金)

附　录

附录A　高级卫生专业技术资格考试大纲（妇产科护理学专业——副高级）

一、专业知识

1. 本专业知识

（1）熟练掌握妇产科护理学专业知识与理论，并熟悉各系统相应解剖学、生理及病理学、病理生理学、临床生化、遗传学等知识。

（2）掌握正常和异常的妊娠期、分娩期、产褥期的护理。了解产科相关的手术与检查。

（3）掌握妇科常见病、少见病、罕见病的发病机制、病理生理改变、临床表现、诊断检查、治疗原则及护理。了解妇科相关的手术及检查。

（4）掌握计划生育、妇女保健和新生儿保健内容。

（5）了解各系统疾病血流动力学、影像诊断学、实验室技术等专业技术知识。

2. 相关专业知识

（1）掌握内科、外科、儿科护理学的相关知识。

（2）掌握急救护理学的相关知识。

（3）掌握护理学的相关内容。

二、学科新进展

1.熟悉妇产科护理学国内外现状及发展趋势，不断吸取新理论、新知识、新技术，并应用于医疗护理实践与科学研究。

2.了解相关学科新进展。

三、专业实践能力

1.熟练掌握正常妊娠期、分娩期、产褥期的护理。

2.熟练掌握妇产科护理学专业的常见病的病因及发病机制、并发症、诊断、鉴别诊断、治疗方法及护理。了解妇产科的少见病和罕见病的发病机制、并发症、诊断、鉴别诊断、治疗方法及护理。

3. 熟练掌握妇产科护理学危重患者的护理、治疗与抢救措施等。

4. 掌握疑难病例、急诊病例等的诊断、鉴别诊断、治疗及护理要点。

5. 掌握计划生育妇女的护理及妇女保健内容。

6. 掌握妇产科常用护理技术、诊疗及手术患者的护理。

7. 了解妇产科常用药物的作用、不良反应、药理及药代动力学等知识。

8. 掌握妇产科各系统疾病的实验室检查结果，了解病理诊断标准。

附专业病种

1. 产前诊断
2. 正常分娩
3. 正常产褥
4. 流产
5. 早产
6. 双胎妊娠
7. 妊娠期高血压疾病
8. 异位妊娠
9. 胎盘早剥
10. 前置胎盘
11. 胎儿窘迫
12. 胎膜早破
13. 羊水量异常
14. 妊娠合并心脏病
15. 妊娠合并糖尿病
16. 妊娠合并贫血
17. 妊娠合并急性病毒性肝炎
18. 异常分娩
19. 产后出血

20. 羊水栓塞
21. 子宫破裂
22. 产褥感染
23. 外阴部炎症
24. 阴道炎症
25. 子宫颈炎症
26. 盆腔炎症
27. 尖锐湿疣
28. 淋病
29. 艾滋病
30. 功能失调性子宫出血
31. 闭经
32. 痛经
33. 围绝经期综合征
34. 葡萄胎
35. 恶性滋养细胞肿瘤
36. 滋养细胞瘤
37. 子宫颈癌
38. 子宫肌瘤
39. 子宫内膜癌
40. 卵巢肿瘤
41. 外阴、阴道创伤
42. 外阴癌
43. 处女膜闭锁
44. 先天性无阴道
45. 尿瘘
46. 子宫脱垂
47. 不孕症与辅助生殖技术
48. 各种避孕方法
49. 女性绝育方法
50. 各种终止妊娠方法
51. 其他

附录B 高级卫生专业技术资格考试大纲（妇产科护理学专业——正高级）

一、专 业 知 识

1. 本专业知识

(1)熟练掌握妇产科护理学专业知识与理论，并熟悉各系统相应解剖学、生理及病理学、病理生理学、临床生化、临床免疫学、遗传学等知识。

(2)掌握正常和异常的妊娠期、分娩期、产褥期的护理。了解产科相关的手术与检查。

(3)掌握妇科常见病、少见病、罕见病的发病机制、病理生理改变、临床表现、诊断检查、治疗原则及护理。熟悉相关检查方法及意义，了解妇科相关的手术。

(4)熟练掌握计划生育、妇女保健和新生儿保健内容。

(5)了解各系统疾病血流动力学、影像诊断学、实验室技术等专业技术知识。

2. 相关专业知识

(1)掌握内科、外科、儿科护理学的相关知识。

(2)掌握急救护理学的相关知识。

(3)掌握护理学的相关内容。

二、学科新进展

1. 熟悉妇产科护理学国内外现状及发展趋势，不断吸取新理论、新知识、新技术，并应用于医疗护理实践与科学研究。

2. 了解相关学科新进展。

三、专业实践能力

1. 熟练掌握正常妊娠期、分娩期、产褥期的护理。

2. 熟练掌握妇产科护理学专业的常见病的病因及发病机制、并发症、诊断、鉴别诊断、治疗方法及护理。熟悉妇产科的少见病和罕见病的发病机制、并发症、诊断、鉴别诊断、治疗方法及护理。

3. 熟练掌握妇产科护理学危重患者的护理、治疗与抢救措施等。

4. 掌握疑难病例、急诊病例等的诊断、鉴别诊断、治疗及护理要点。

5. 熟练掌握计划生育妇女的护理及妇女保健内容。

6. 掌握妇产科常用护理技术、诊疗及手术患者的护理。

7. 了解妇产科常用药物的作用、不良反应、药理及药代动力学等知识。

8. 掌握妇产科各系统疾病的实验室检查结果，了解病理诊断标准。

附专业病种

1. 产前诊断
2. 正常分娩
3. 正常产褥
4. 流产
5. 早产
6. 双胎妊娠
7. 妊娠期高血压疾病
8. 异位妊娠
9. 胎盘早剥
10. 前置胎盘
11. 胎儿窘迫
12. 胎膜早破
13. 妊娠期肝内胆汁淤积症
14. 羊水量异常
15. 妊娠合并心脏病
16. 妊娠合并糖尿病
17. 妊娠合并贫血
18. 妊娠合并急性病毒性肝炎
19. 妊娠合并肺结核
20. 异常分娩
21. 产后出血
22. 羊水栓塞
23. 子宫破裂
24. 产褥感染
25. 晚期产后出血
26. 产褥期抑郁症
27. 外阴部炎症
28. 阴道炎症
29. 子宫颈炎症
30. 盆腔炎症
31. 尖锐湿疣
32. 淋病
33. 梅毒
34. 艾滋病
35. 功能失调性子宫出血
36. 闭经
37. 痛经
38. 经前期紧张综合征
39. 围绝经期综合征
40. 葡萄胎
41. 恶性滋养细胞肿瘤
42. 滋养细胞瘤
43. 子宫颈癌
44. 子宫肌瘤
45. 子宫内膜癌
46. 卵巢肿瘤
47. 外阴癌
48. 处女膜闭锁
49. 外阴、阴道创伤
50. 先天性无阴道
51. 尿瘘
52. 子宫脱垂
53. 不孕症与辅助生殖技术
54. 各种避孕方法
55. 女性绝育方法
56. 各种终止妊娠方法
57. 其他

《妇产科护理学高级教程》网络练习题及答案

（注：答案前标号表示本书的篇-章-练习题序号-案例分析题第几问，如 2-10-5-1 表示第二篇第 10 章的第 5 题第 1 问，最后一位标号只有案例分析题有，其他题型没有）

一、二维码（见各章答案后）

二、答案

第一篇　护理学总论

第 1 章　护理管理

1-1-1A
1-1-2B
1-1-3D
1-1-4B
1-1-5A
1-1-6B
1-1-7D
1-1-8A
1-1-9A
1-1-10C
1-1-11D
1-1-12ABCD
1-1-13ABC
1-1-14ABCDE
1-1-15ACD
1-1-16ABCE
1-1-17ABCDE
1-1-18ABCD
1-1-19ABCD
1-1-20ABCDE
1-1-21ABCE
1-1-22ABCE
1-1-23ABE
1-1-24-1B
1-1-24-2A
1-1-24-3E
1-1-25-1B
1-1-25-2D
1-1-25-3D
1-1-25-4C
1-1-26-1B
1-1-26-2A
1-1-26-3A
1-1-27-1D
1-1-27-2A
1-1-27-3D

第 2 章　护理伦理

1-2-1B
1-2-2C
1-2-3C
1-2-4B
1-2-5C
1-2-6D
1-2-7A
1-2-8ABCDE
1-2-9ABC
1-2-10ACE
1-2-11AB
1-2-12ABCDE
1-2-13ABCDE
1-2-14-1C
1-2-14-2E
1-2-14-3D
1-2-15-1B
1-2-15-2E
1-2-15-3A
1-2-16-1BC
1-2-16-2BF
1-2-16-3ADEF
1-2-16-4BCDEF
1-2-17-1ABCE
1-2-17-2A
1-2-17-3CDE

第 3 章　心理护理

1-3-1B
1-3-2B
1-3-3A
1-3-4D
1-3-5D
1-3-6C
1-3-7A
1-3-8D
1-3-9C
1-3-10A
1-3-11D
1-3-12E
1-3-13B
1-3-14ABC
1-3-15ABCDE
1-3-16ABCE
1-3-17BC
1-3-18ABCDE
1-3-19ABCDE
1-3-20ABCDE
1-3-21ABCD
1-3-22ABCDE
1-3-23-1C
1-3-23-2E

1-3-23-3E
1-3-24-1E
1-3-24-2C
1-3-24-3A
1-3-25-1D
1-3-25-2E
1-3-25-3C
1-3-25-4A
1-3-25-5B
1-3-26-1A
1-3-26-2A
1-3-27-1E
1-3-27-2B
1-3-27-3C
1-3-27-4ACDE
1-3-28-1ABE
1-3-28-2ABCD
1-3-28-3CDF
1-3-29-1B
1-3-29-2D
1-3-29-3D
1-3-30-1AC
1-3-30-2D
1-3-30-3ABCDEF
1-3-31-1E
1-3-31-2B
1-3-31-3DEFG
1-3-32-1ABCD
1-3-32-2ABCDE
1-3-32-3ABCDE
1-3-33-1BCE
1-3-33-2ABCD
1-3-33-3ABCDE
1-3-34-1A
1-3-34-2ABCDE
1-3-34-3E
1-3-34-4BD
1-3-34-5ABCDE

第 4 章　护理教育学

1-4-1A
1-4-2C
1-4-3B
1-4-4A
1-4-5B
1-4-6D
1-4-7A
1-4-8D
1-4-9ABCDE
1-4-10ACDE
1-4-11ABC
1-4-12ABCDE
1-4-13BCD
1-4-14ABC
1-4-15ABCD
1-4-16ABCDE
1-4-17-1C
1-4-17-2D
1-4-17-3C
1-4-18-1A
1-4-18-2A
1-4-18-3E
1-4-19-1D
1-4-19-2E
1-4-20-1ABCDEF
1-4-20-2ABCDE
1-4-20-3ABCE
1-4-20-4ABCDEF
1-4-20-5ABCDE

第 5 章　医院感染护理

1-5-1B
1-5-2C
1-5-3E
1-5-4D
1-5-5E
1-5-6C
1-5-7E
1-5-8A
1-5-9A
1-5-10D
1-5-11D
1-5-12E
1-5-13C
1-5-14C
1-5-15A
1-5-16E
1-5-17A
1-5-18B
1-5-19D
1-5-20E
1-5-21C
1-5-22A
1-5-23B
1-5-24D
1-5-25ABC
1-5-26ABCD
1-5-27ABD
1-5-28ABCE
1-5-29AD
1-5-30DE
1-5-31BC
1-5-32ACE
1-5-33CDE
1-5-34ADE
1-5-35-1C
1-5-35-2E
1-5-35-3D

第 6 章　护理研究

1-6-1A
1-6-2C
1-6-3D
1-6-4D
1-6-5ACE
1-6-6ACDE

1-6-7ACDE
1-6-8AD
1-6-9-1B
1-6-9-2C
1-6-9-3D
1-6-10-1B
1-6-10-2C
1-6-10-3D
1-6-11-1E
1-6-11-2A
1-6-11-3E
1-6-12-1B
1-6-12-2C
1-6-12-3C
1-6-13-1E
1-6-13-2A
1-6-13-3E
1-6-14-1A
1-6-14-2B
1-6-14-3D
1-6-15-1B
1-6-15-2C
1-6-15-3B
1-6-15-4C
1-6-15-5C
1-6-16-1A
1-6-16-2B
1-6-16-3D
1-6-17-1B
1-6-17-2C
1-6-17-3E
1-6-17-4E
1-6-18-1C
1-6-18-2A
1-6-18-3C

第 7 章　护理健康教育学

1-7-1A
1-7-2B
1-7-3B
1-7-4C
1-7-5A
1-7-6A
1-7-7ABD
1-7-8ACD
1-7-9ABC
1-7-10ABCD
1-7-11-1A
1-7-11-2C
1-7-11-3E
1-7-12-1A
1-7-12-2D
1-7-12-3B
1-7-13-1A
1-7-13-2B
1-7-13-3C
1-7-14-1A
1-7-14-2B
1-7-14-3C
1-7-15-1ABCEF
1-7-15-2ABCDEF
1-7-15-3AC
1-7-16-1ABCEF
1-7-16-2ADEF
1-7-16-3A

第 8 章　患者的疼痛管理

1-8-1D
1-8-2B
1-8-3E
1-8-4C
1-8-5C
1-8-6C
1-8-7B
1-8-8C
1-8-9B
1-8-10E
1-8-11ACD
1-8-12ABDE
1-8-13ABCDE
1-8-14BCDE
1-8-15BDE
1-8-16ACDE
1-8-17ABE
1-8-18ACD
1-8-19ABCDE
1-8-20ABCE
1-8-21ABCDE
1-8-22ABCD
1-8-23-1B
1-8-23-2D
1-8-23-3A
1-8-23-4E
1-8-24-1B
1-8-24-2D
1-8-24-3B
1-8-25-1C
1-8-25-2D
1-8-26-1A
1-8-26-2D
1-8-27-1E
1-8-27-2B
1-8-27-3C
1-8-28-1C
1-8-28-2A
1-8-28-3B
1-8-29-1CDE
1-8-29-2CEF
1-8-29-3ABCDEF
1-8-29-4BCE
1-8-29-5AEFGH
1-8-30-1BCDEF
1-8-30-2ACDEF
1-8-30-3CEG
1-8-30-4E
1-8-30-5ABDEF
1-8-31-1BCEF
1-8-31-2ACE
1-8-31-3ABCDEF
1-8-31-4ABCDEF
1-8-31-5ABCDE
1-8-31-6ABCDEF

第 9 章　社区护理

1-9-1D

1-9-2D

1-9-3C

1-9-4E

1-9-5A

1-9-6E

1-9-7C

1-9-8E

1-9-9A

1-9-10C

1-9-11B

1-9-12E

1-9-13A

1-9-14C

1-9-15D

1-9-16AB

1-9-17ABDE

1-9-18ABCE

1-9-19DE

1-9-20ABCE

1-9-21ABCDE

1-9-22ABDE

1-9-23ADE

1-9-24ABDE

1-9-25ABDE

1-9-26ADE

1-9-27BCD

1-9-28CDE

1-9-29AC

1-9-30ABCE

第二篇　妇产科护理学

第 10 章　产前诊断

2-10-1C

2-10-2B

2-10-3ABCDE

2-10-4AD

2-10-5-1A

2-10-5-2B

第 11 章　正常分娩

2-11-1B

2-11-2E

2-11-3B

2-11-4B

2-11-5C

2-11-6B

2-11-7B

2-11-8E

2-11-9ABCE

2-11-10ACD

2-11-11-1EFGH

2-11-11-2AF

2-11-11-3ABD

2-11-11-4B

2-11-11-5C

第 12 章　正常产褥期

2-12-1C

2-12-2D

2-12-3B

2-12-4B

2-12-5B

2-12-6C

2-12-7ACDE

2-12-8AE

2-12-9BD

2-12-10BDE

2-12-11BCDE

2-12-12-1AEG

2-12-12-2AF

2-12-12-3C

2-12-12-4CDF

第 13 章　妊娠时限异常

2-13-1C

2-13-2C

2-13-3A

2-13-4C

2-13-5D

2-13-6BD

2-13-7ABD

2-13-8-1A

2-13-8-2B

第 14 章　异位妊娠

2-14-1D

2-14-2E

2-14-3D

2-14-4-1E

2-14-4-2D

第 15 章　妊娠特有疾病

2-15-1B

2-15-2E
2-15-3ABDE
2-15-4ACDE
2-15-5-1AEF
2-15-5-2ABCE
2-15-5-3C
2-15-5-4BCF
2-15-5-5F
2-15-5-6AC

第 16 章　妊娠晚期出血

2-16-1C
2-16-2E
2-16-3CDE
2-16-4CE
2-16-5-1B
2-16-5-2E
2-16-6-1D
2-16-6-2BC
2-16-6-3C

第 17 章　羊水异常

2-17-1C
2-17-2A
2-17-3B
2-17-4BC
2-17-5ACE
2-17-6ABD

第 18 章　胎儿窘迫及新生儿窒息复苏

2-18-1B
2-18-2A
2-18-3E
2-18-4B
2-18-5ABC
2-18-6AB
2-18-7ABCDE
2-18-8ABCD

第 19 章　双胎与胎儿发育异常

2-19-1D
2-19-2A
2-19-3C
2-19-4D
2-19-5C
2-19-6B
2-19-7C
2-19-8D
2-19-9AE
2-19-10ABDE

第 20 章　妊娠合并症

2-20-1B
2-20-2C
2-20-3E
2-20-4C
2-20-5A
2-20-6A
2-20-7ABCE
2-20-8ABD
2-20-9BCDE
2-20-10ABCDE
2-20-11ABDE
2-20-12ABE
2-20-13-1BF
2-20-13-2BEF
2-20-13-3ABCD
2-20-13-4CDF
2-20-13-5ABE
2-20-13-6ABCE

第 21 章　异常分娩

2-21-1D
2-21-2C
2-21-3D
2-21-4C
2-21-5A
2-21-6ABCD
2-21-7ABD
2-21-8ABCD
2-21-9ABE
2-21-10ADE

第 22 章　分娩期并发症

2-22-1B
2-22-2D
2-22-3C
2-22-4B
2-22-5D
2-22-6C
2-22-7ABDE
2-22-8ABDE
2-22-9BCDE
2-22-10-1C
2-22-10-2ABDF

2-22-10-3CDEF

第 23 章　异常产褥期

2-23-1E

2-23-2E

2-23-3A

2-23-4B

2-23-5BCD

2-23-6ACDE

2-23-7ABCD

2-23-8ABCD

2-23-9-1CF

2-23-9-2ABCDE

2-23-9-3ACD

第 24 章　生殖系统炎症

2-24-1E

2-24-2D

2-24-3D

2-24-4ACDE

2-24-5ABC

2-24-6ABCE

2-24-7-1C

2-24-7-2BCE

2-24-7-3BD

2-24-7-4A

2-24-7-5ACE

第 25 章　性传播疾病

2-25-1B

2-25-2C

2-25-3C

2-25-4B

2-25-5B

2-25-6D

2-25-7CDE

第 26 章　月经失调

2-26-1C

2-26-2D

2-26-3D

2-26-4ACD

2-26-5ABE

2-26-6-1AF

2-26-6-2AF

2-26-6-3B

2-26-7-1ADH

2-26-7-2ABCD

2-26-7-3AF

2-26-7-4ABE

第 27 章　妊娠滋养细胞疾病

2-27-1C

2-27-2E

2-27-3BCDE

2-27-4ABDE

2-27-5-1D

2-27-5-2B

2-27-6-1CEG

2-27-6-2C

2-27-6-3ADEF

2-27-6-4ADF

第 28 章　生殖系统肿瘤

2-28-1C

2-28-2D

2-28-3ABD

2-28-4CDE

2-28-5-1B

2-28-5-2E

2-28-6-1ACE

2-28-6-2ACD

2-28-6-3C

2-28-6-4F

2-28-6-5BDF

第 29 章　外阴、阴道手术

2-29-1E

2-29-2D

2-29-3ABCE

2-29-4ABCD

2-29-5-1C

2-29-5-2E

2-29-5-3D

2-29-6-1ADEF

2-29-6-2ABCE

2-29-6-3DE

第 30 章　不孕症与辅助生殖技术

2-30-1C

2-30-2B
2-30-3A
2-30-4ABE
2-30-5ABCD
2-30-6ABD

第 31 章　计划生育

2-31-1A
2-31-2A
2-31-3BC
2-31-4BCD
2-31-5-1A
2-31-5-2E
2-31-6-1AE
2-31-6-2E
2-31-6-3CD